高等职业教育中医药类创新教材

针灸学

（供中医学、中医骨伤、中医养生保健、中医康复技术等专业用）

主　　编　苁绪林　陈春华

副 主 编　冉　茜　万　飞　陈　劼　景　政　李丽英

编　　委　（以姓氏笔画为序）

万　飞（重庆医药高等专科学校）
田小婷（重庆医药高等专科学校）
冉　茜（重庆三峡医药高等专科学校）
刘　霞（重庆三峡医药高等专科学校）
刘春梅（南阳医学高等专科学校）
苏绪林（重庆三峡医药高等专科学校）
李丽英［山东医学高等专科学校（临沂）］
宋春侠（承德医学院附属医院）
张　锦（菏泽医学专科学校）
陈　旭（遵义医药高等专科学校）
陈　劼（菏泽医学专科学校）
陈春华（南阳医学高等专科学校）
高　月［山东医学高等专科学校（临沂）］
景　政（山东中医药高等专科学校）
魏治中（江苏卫生健康职业学院）

编写秘书　马　越（江苏卫生健康职业学院）

中国健康传媒集团
中国医药科技出版社

内容提要

本教材是“高等职业教育中医药类创新教材”之一，根据针灸学的特点和课程标准编写而成。主要涵盖针灸学总体认知、经络腧穴的识别与应用、针灸操作技术、常见病针灸治疗技术、针灸创新思维与学习方法指导、附录等内容。

本教材按模块、项目、任务式编写，融入课程思政、中医经典、中医执考、学习指导和信息技术，着力于提升中医药文化自信、夯实中医传承基础、强化中医执业能力、启发中医创新思维、建设针灸学习社区。本教材为书网融合教材，配套有教学课件、习题库、微课等数字资源，使教学资源更多样化、立体化。可供中医学、中医骨伤、中医养生保健、中医康复技术等专业使用。

图书在版编目（CIP）数据

针灸学 / 苏绪林，陈春华主编 . —北京：中国医药科技出版社，2022.8

高等职业教育中医药类创新教材

ISBN 978-7-5214-3181-0

Ⅰ.①针… Ⅱ.①苏… ②陈… Ⅲ.①针灸学—高等职业教育—教材 Ⅳ.①R245

中国版本图书馆CIP数据核字（2022）第078645号

美术编辑 陈君杞

版式设计 南博文化

出版 **中国健康传媒集团** | 中国医药科技出版社

地址 北京市海淀区文慧园北路甲22号

邮编 100082

电话 发行：010-62227427 邮购：010-62236938

网址 www.cmstp.com

规格 889×1194mm $^{1}/_{16}$

印张 22 $^{1}/_{4}$

字数 621千字

版次 2022年8月第1版

印次 2022年8月第1次印刷

印刷 三河市万龙印装有限公司

经销 全国各地新华书店

书号 ISBN 978-7-5214-3181-0

定价 66.00元

获取新书信息、投稿、为图书纠错，请扫码联系我们。

《高等职业教育中医药类创新教材》

建设指导委员会

主任委员

吴少祯（中国健康传媒集团董事长）

袁志勇（山东中医药高等专科学校党委书记）

战文翔（山东中医药高等专科学校校长）

副主任委员

荆雪宁（山东中医药高等专科学校副校长）

范　真（南阳医学高等专科学校副校长）

沈　力（重庆三峡医药高等专科学校副校长）

葛淑兰（山东医学高等专科学校副校长）

蒋继国（菏泽医学专科学校副校长）

覃晓龙（遵义医药高等专科学校副校长）

何　坪（重庆医药高等专科学校副校长）

高璀乡（江苏医药职业学院副校长）

张明理（中国医药科技出版社执行董事、经理）

委　　员

沈　伟（山东中医药高等专科学校教务处处长）

刘荣志（南阳医学高等专科学校教务处处长）

孙　萍（重庆三峡医药高等专科学校发展规划处处长）

来卫东（山东医学高等专科学校教务处副处长）

代爱英（菏泽医学专科学校教务处处长）
刘　亮（遵义医药高等专科学校教务处副处长）
兰作平（重庆医药高等专科学校教务处处长）
王庭之（江苏医药职业学院教务处处长）
张炳盛（山东中医药高等专科学校教务教辅党总支原书记）
张明丽（南阳医学高等专科学校中医系党委书记）
苏绪林（重庆三峡医药高等专科学校中医学院院长）
王　旭（菏泽医学专科学校中医药系主任）
于立玲（山东医学高等专科学校科研处副处长）
冯育会（遵义医药高等专科学校中医学系副主任）
万　飞（重庆医药高等专科学校中医学院院长）
周文超（江苏医药职业学院医学院党总支书记）

办公室主任

范志霞（中国医药科技出版社副总编辑、副经理）
徐传庚（山东中医药高等专科学校中医系原主任）

数字化教材编委会

主　　编　冉　茜　苏绪林　陈春华

副 主 编　万　飞　陈　劼　景　政　李丽英

编　　委　（以姓氏笔画为序）

万　飞（重庆医药高等专科学校）

田小婷（重庆医药高等专科学校）

冉　茜（重庆三峡医药高等专科学校）

刘　霞（重庆三峡医药高等专科学校）

刘春梅（南阳医学高等专科学校）

苏绪林（重庆三峡医药高等专科学校）

李丽英［山东医学高等专科学校（临沂）］

宋春侠（承德医学院附属医院）

张　锦（菏泽医学专科学校）

陈　旭（遵义医药高等专科学校）

陈　劼（菏泽医学专科学校）

陈春华（南阳医学高等专科学校）

高　月［山东医学高等专科学校（临沂）］

景　政（山东中医药高等专科学校）

魏治中（江苏卫生健康职业学院）

编写秘书　马　越（江苏卫生健康职业学院）

出版说明

中医药职业教育是医药职业教育体系的重要组成部分，肩负着培养中医药行业多样化人才、传承中医药技术技能、促进就业创业的重要职责。为深入贯彻落实国务院印发的《中医药发展战略规划纲要（2016—2030年）》《国家职业教育改革实施方案》和教育部等九部门印发的《职业教育提质培优行动计划（2020—2023年）》等文件精神，充分体现教材育人功能，适应“互联网+”新时代要求，满足中医药事业发展对高素质技术技能中医药人才的需求，在“高等职业教育中医药类创新教材”建设指导委员会的指导下，中国医药科技出版社启动了本套教材的组织编写工作。

本套教材包含21门课程，主要特点如下。

一、教材定位明确，强化精品意识

本套教材认真贯彻教改精神，强化精品意识，紧紧围绕专业培养目标要求，认真遵循“三基”“五性”和“三特定”的原则，在教材内容的深度和广度上符合中医类专业高职培养目标的要求，与特定学制、特定对象、特定层次的培养目标相一致，力求体现“专科特色、技能特点、时代特征”。以中医药类专业人才所必需的基本知识、基本理论、基本技能为教材建设的主题框架，充分体现教材的思想性、科学性、启发性、先进性和适用性，注意与本科教材和中职教材的差异性，突出理论和实践相统一，注重实践能力培养。

二、落实立德树人，体现课程思政

党和国家高度重视职业教育事业的发展，落实立德树人是教材建设的根本任务。本套教材注重将价值塑造、知识传授和能力培养三者融为一体，在传授知识和技能的同时，有机融入中华优秀传统文化、创新精神、法治意识，弘扬劳动光荣、技能宝贵、创造伟大的时代风尚，注重加强医德医风教育，着力培养学生“敬佑生命、救死扶伤、甘于奉献、大爱无疆”的医者精神，弘扬精益求精的专业精神、职业精神、工匠精神和劳模精神，以帮助提升学生的综合素质和人文修养。

三、紧跟行业发展，精耕教材内容

当前职业教育已经进入全面提质培优的高质量发展阶段。教育部印发的《“十四五”职业教育规划教材建设实施方案》强调：教材编写应遵循教材建设规律和职业教育教学规律、技术技能人才成长规律，紧扣产业升级和数字化改造，满足技术技能人才需求变化，依据职业教育国家教学标准体系，对接职业标准和岗位能力要求。本套教材编写以学生为本，以岗位职业需求为标准，以促进就业和适应产业发展需求为导向，以实践能力培养为重点，增加实训内容和课时的设置，力争做到课程内容与职业标准对接、教学过程与生产过程对接，突出鲜明的专业特色。内容编写上注意与时俱进，注重吸收融入行业发展的新知识、新技术、新方法，以适应当前行业发展的趋势，实现教材与时代的融合，以提高学生创造性解决实际问题的能力。

四、结合岗位需求，体现学考结合

为深入贯彻执行《国家职业教育改革实施方案》中推动的1+X证书制度，本套教材充分考虑学生考取相关职业资格证书、职业技能等级证书的需要，将岗位技能要求、劳动教育理念、国家执业助理医师资格考试等有关内容有机融入教材，突出实用和实践。教材理论内容和实训项目的设置涵盖相关考试内容和知识点，做到学考结合，满足学生在学习期间取得各种适合工作岗位需要的职业技能或资格证书的需求，以提升其就业创业本领。

五、配套数字教材，丰富教学资源

本套教材为书网融合教材，编写纸质教材的同时，重视数字资源配套增值服务的建设，通过教学课件PPT、思维导图、视频微课、题库等形式，丰富教学资源，利用中国医药科技出版社成熟的“医药大学堂”智能化在线教学平台，能够实现在线教学、在线评价、在线答疑、在线学习、在线作业、在线考试、在线互动等功能，极大提升教学手段，满足教学管理需要，为提高教育教学水平和质量提供支撑。

六、以学生为本，创新编写形式

本套教材在编写形式上坚持创新，在内容设置上注重模块化编写形式，整套教材设立相对统一的编写模块，模块设计分为“必设模块”和“选设模块”两种类型。“必设模块”是每本教材必须采用的栏目，使整套教材整齐划一。“选设模块”是每本教材根据课程的特点自行设计，目的是增强课堂互动和教材的可读性，提高学习的目的性和主动性。模块设置注重融入中医经典，融入课程思政，融入职业技能与中医助理执业医师资格考试内容，凸显本轮中医学专业教材编写的“传承创新”特色。

为编写出版一套高质量的精品教材，本套教材建设指导委员会的专家给予了很多宝贵的、建设性的指导意见，参编的几十所院校领导给予了大力支持和帮助，教材的编写专家均为一线优秀教师，他们业务精良，经验丰富，态度认真严谨，为本套教材的编写献计献策、精益求精、无私奉献，付出了辛勤的汗水和努力，在此一并表示衷心感谢。

本套教材目标明确，以满足高等职业院校中医药类专业教育教学需求和应用型中医药学人才培养目标要求为宗旨，旨在打造一套与时俱进、教考融合、特色鲜明、质量优良的中医类高职教材。希望本套教材的出版，能够得到广大师生的欢迎和支持，为促进我国中医类相关专业的职业教育教学改革和人才培养做出积极贡献。希望各院校师生在教材使用中提出宝贵意见或建议，以便不断修订完善，为下一轮教材的修订工作奠定坚实基础。

中国医药科技出版社
2022年6月

《针灸学》依据《国家职业教育改革实施方案》《教育部 国家卫生健康委 国家中医药管理局 关于深化医教协同进一步推动中医药教育改革与高质量发展的实施意见》等文件精神，从新时代中医药事业发展对高素质技术技能中医人才的需求出发，按照新时代职业教育改革发展要求，由中国医药科技出版社规划出版，供高等职业教育中医药专业教学使用。

针灸学是中医类专业必修课程和主干课程，是中医执业（助理）医师资格考试科目。本教材遵循中医药职业教育规律，以学生为中心，注重思想性、科学性、创新性、规范性、实用性、启发性。教材内容对接中医健康服务对针灸技术的要求，突出五个特点：融入课程思政，提升中医文化自信；融入中医经典，夯实中医传承基础；融入中医执考，强化中医执业能力（教材中标“★”为中医执业医师考试内容，标“★★”为中医执业医师和中医执业助理医师考试内容）；融入学习指导，启发中医创新思维；融入信息技术，建设针灸学习社区。教材编写按模块化、项目类、任务化形式编写，每个项目明确学习目标，提供目标检测，配套课件、题库、图片、视频、思维导图等数字资源，技能操作项目编写实训实练，以增强教材实用性，激发学生学习兴趣，提高学习效果。

本教材编写分为五个学习模块。

模块一为针灸学总体认知，学习项目有3个，即针灸历史发展认知、经络总体认知、腧穴总体认知，由冉茜编写。

模块二为经络腧穴的识别与应用，学习项目有15个：手太阴、手阳明、足阳明、足太阴经及其腧穴由马越编写；手少阴、手太阳、足太阳、足少阴经及其腧穴由田小婷编写；手厥阴经及其腧穴由苏绪林编写；手少阳、足少阳、足厥阴经及其腧穴，督脉、任脉及其腧穴，经外奇穴由魏治中编写。

模块三为针灸操作技术，学习项目有7个：毫针刺法、刮痧法由陈春华编写，灸法、拔罐法、头针法、耳针法由陈旭编写，其他针法由景政编写。

模块四为常见病针灸治疗技术，学习项目有6个：针灸治疗基础由万飞编写；内科病证的针灸治疗中，任务1~6、21~23由冉茜编写，任务7~13由陈劼编写，任务14~18由刘春梅编写，任务19~20由苏绪林编写；妇儿科病证的针灸治疗由高月编写；皮外伤科病证针灸治疗中，任务1~4由宋春侠编写、任务5~9由李丽英编写；五官科病证的针灸治疗由刘霞编写；急症及其他病证的针灸治疗由张锦编写。

模块五为针灸创新思维拓展与学习方法指导，学习项目有2个，即子午流注针法、灵龟八法和飞腾八法，以及针灸学习指导，由苏绪林编写。

教材附录列有古代人体部位名称释义、针灸歌赋选，由刘霞编写；腧穴拼音索引由冉茜编写。

数字化内容的编写由冉茜统筹，并录制大部分微课，具体章节分工与纸质教材一致。

本教材所用插图由苏绪林、冉茜提供样图和组稿，出版社负责描绘。为保证教材编写质量，全体编写人员承担了交叉初审任务，副主编分模块进行组稿和初审，模块一由万飞负责，模块二由陈劼负责，模块三由李丽英负责，模块四由景政负责，模块五和附录由冉茜负责。主编负责全书统稿和审稿。为增强教材与学生的亲和力，重庆三峡医药高等专科学校聘请了学生顾问。在此对参与本教材编写工作的全体人员表示衷心的感谢！

由于水平所限，敬请各位同仁和同学在使用本教材过程中不断提出宝贵意见，以便今后修订完善。

《针灸学》编委会

2022年5月

CONTENTS 目录

模块一　针灸总体认知

模块二　经络腧穴的识别与应用

模块三　针灸操作技术

模块四　常见病针灸治疗

模块五 针灸创新思维与学习方法指导

附 录

模块一
针灸总体认知

项目一　针灸历史发展认知

项目二　经络总体认知

项目三　腧穴总体认知

项目一 针炙历史发展认知

PPT

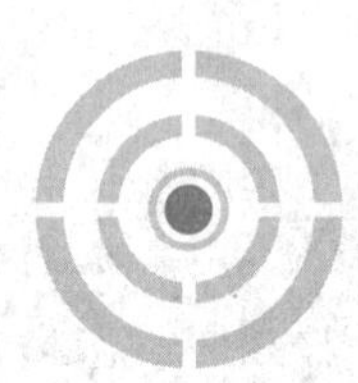

学习目标

知识要求：

1. 掌握针灸的概念、代表性的著作。
2. 了解针灸的起源、发展和国外的传播情况。

技能要求：

1. 能说出针灸学的概念。
2. 能列举历代著名针灸医家及其学术贡献。

思政课堂

针灸铜人

人体的腧穴很多，取穴的准确与否，直接影响治疗效果。但古代医者学习腧穴定位，主要依靠书籍和图谱，没有立体直观形象作为教学参考。因此，针灸模型便应运而生。最早的针灸铜人由北宋医家王惟一所铸，以当时标准男子身高为准，其上刻有十四经的循行和354个腧穴。铜人胸背前后两面可以开合，体内设有木雕的脏腑器官，既可作为针灸教学的教具，又可作为考核医生的模型。铜人首次以三维立体模型取代了以往的二维平面图，开创了针灸直观教学的先河，是针灸国家标准制定史上的一次创举。可以说针灸铜人是现代各种针灸人体模型的“前身”。西方类似的教具在此后的800多年才出现。

通过针灸铜人这种“看得见，摸得着”的载体，讲授中医针灸历史，传承中医药文化，会使更多人了解祖国医学，了解中国历史。

针灸学是以中医理论为指导，研究经络、腧穴及刺灸方法，探讨运用针灸防治疾病规律的一门学科。它是中医学的重要组成部分，主要内容包括经络、腧穴、刺法灸法及治疗。针灸疗法具有适应证广、疗效显著、应用方便、经济安全等优点，普遍为人们所接受，是世界医学的重要组成部分。

一、针灸学的起源

针灸学是我国劳动人民及医家在长期与疾病作斗争的过程中创造和发展起来的，它的形成经历了一个漫长的历史过程。古代原始社会的人们，生活条件恶劣，一旦患病，除祈祷鬼神外，往往本能地用手或石块揉按、捶击体表某部位，以减轻病痛。在旧石器时代，先民们就懂得了使用石块打制的石器来治疗疾病。到了新石器时代，先民们已能根据不同用途制造不同形状的石器，这种“砭石”就是针具的雏形或前身。最初的砭石极其粗糙，本是刺痈排脓放血的工具。《素问·异法方宜论》载："其病皆为痈疡，其治宜砭石。"随着人类的发展，出现了骨针、陶针、竹针等，尤其是人类发明冶金术后，针具出现了大的发展，产生了铜针、铁针、金针、银针，直到近代改进为不锈钢针。

灸法的起源可追溯到原始社会人类学会用火以后。人们在用火的过程中，发现身体某一部位的病痛受到火的烘烤而感到舒适或缓解，逐渐认识到了灸疗的作用。通过长期的实践，从用各种树枝施灸到战国时代应用艾灸，形成了灸法。

二、针灸学的发展

在针法和灸法产生以后，随着实践经验的积累和古代哲学思想及其他自然科学知识的渗透，针灸学理论体系开始形成、发展和不断完善，大致上可概括为以下几个阶段。

（一）针灸学理论体系的肇始时期

这一阶段大约在《黄帝内经》成书以前。1973年在湖南长沙马王堆三号汉墓出土的医学帛书中，有两种古代经脉的文献，即《足臂十一脉灸经》和《阴阳十一脉灸经》。其中对十一经脉的循行分布、病候表现及灸法进行了论述。这是现存最早的针灸学文献，反映了经络系统认识的早期面貌。

（二）针灸学理论体系的建立时期

这一阶段主要是战国到秦汉时期，以《黄帝内经》的成书为标志。书中对经络的循行和病候、腧穴、针灸方法及适应证、禁忌证等，作了比较详细的论述。尤其是《灵枢》中有大量篇幅专门论述针灸学理论和临床治疗，故被称为"针经"，标志着针灸理论体系的基本形成，是针灸学的第一次总结。

（三）针灸学术的发展时期

魏晋时代的皇甫谧编撰《针灸甲乙经》（简称《甲乙经》），共收录349个腧穴的名称、定位和刺灸法，对各科病证的针灸治疗进行了归纳和论述，成为现存最早的针灸学专著。该书是继《黄帝内经》之后针灸学的又一次总结，在针灸学发展史上起到了承前启后的作用。两晋和南北朝时期，随着针灸临床实践的不断深化，出现了许多临床医家和针灸专著。如晋代名医葛洪撰《肘后备急方》，收载针灸医方109条，其中99条为灸方，大大地推动了灸法的临床应用。唐代孙思邈的《备急千金要方》（简称《千金方》）中广泛收集了前代针灸医家的经验和个人的体会，绘制了"明堂三人图"，以不同颜色标注经络，成为历史上最早的彩色经络腧穴图，他还创用了"阿是穴"和"指寸法"。另外，王焘的《外台秘要》和崔知悌的《骨蒸病灸方》收录了大量的灸治经验。唐代是国家针灸教育体系成立的开端，唐太医署负责医学教育，内设针灸专业，有"针博士一人，针助教一人，针师十人，针工二十人，针生二十人"，为针灸学的规范教育奠定了基础。

唐代以后，五代、辽、宋、金、元时期，相继建立了更为完善的针灸机构和教育体系，设立针科、灸科。北宋医家王惟一所著《铜人腧穴针灸图经》（简称《铜人》），考证了354个腧穴；1027年，他设计了两具铜人模型，外刻经络腧穴，内置脏腑，供针灸教学和考试使用，这是我国最早的针灸模型，开创了直观教学的先河。元代的滑寿对经脉的循行及相关腧穴进行了考订，著《十四经发挥》，首次把任、督二脉和十二经脉并称为"十四经"。明代是针灸学发展史上较为活跃的时期，对前代针灸文献进行了整理和研究，出现了许多学术流派和争鸣，创立了丰富的针刺手法，对于没有归经的穴位进行归纳而形成"奇穴"。其中具代表性的医家和著作有杨继洲的《针灸大成》，全书内容丰富，搜罗了大量针灸歌赋，记载了针灸验案、小儿推拿，可谓继《针灸甲乙经》后，针灸学的第三次总结。

（四）针灸学术的衰退时期

清代针灸学开始走向衰退，当时医者多重药轻针，尤其是清代统治者竟以“针刺火灸，究非奉君所宜”的荒诞理由，于1822年废除了太医院的针灸科。鸦片战争失败以后，帝国主义入侵，在各地设立教会医院和西医学院校，排斥和歧视中医学。更有甚者，国民党时期竟有人提出废除中医的议案。然而，由于中医针灸疗法的经济、方便和良好的疗效，深受广大群众的喜爱，因此，针灸依然在民间得到广泛的应用。同时以承淡安等为代表的一大批有识之士，创办针灸学社、学校，培养针灸人才，为保护和发扬针灸做出了一定的贡献。

（五）新中国成立后的针灸发展

新中国成立后，由于党和国家制定了发展中医的政策，中医针灸事业出现了前所未有的繁荣景象。全国各地相继建立了中医药院校、中医医院和研究机构，针灸学作为中医药院校学生的必修课程，针灸科是必设的科室。20世纪80年代初期，各中医药院校先后建立了针灸系，使用全国统一的针灸学教材，并逐渐开展了针灸学硕士、博士研究生的培养，形成了针灸学教学、医疗、科研的完整体系。自1945年4月，延安白求恩国际和平医院在我国综合医院第一次开设针灸科以来，许多西医院都开设了针灸科，并且在部分西医院校里也开设了中医针灸课程。

随着针灸事业的蓬勃发展，针灸教学、医疗和科研取得了丰硕的成果。整理针灸学文献，观察针灸适应证；应用神经生理学、解剖学、组织化学、生物化学、免疫学、分子生物学等先进的现代科学技术手段，对针灸的基本作用开展了研究，尤其对于针灸治病机制和镇痛原理都有了更深刻的认识。针灸治疗病种也不断扩大，临床实践表明，针灸对内、外、妇、儿、五官、骨伤等科300多种病证有一定的治疗效果，对其中100种左右的病证有较好或很好的疗效。

三、针灸学的国外传播

大约在6世纪，针灸学被传到朝鲜、日本。针灸传播到欧洲开始于16世纪，法国成为欧洲传播针灸学术的主要国家，近年来德国、美国、英国等都兴起了针灸热，许多国家和地区已把针灸纳入医疗保险的范围。1979年12月，世界卫生组织向全世界推荐43种病应用针灸治疗。为适应针灸医学的国际化发展要求，我国成立了多个针灸国际培训中心，为许多国家培养针灸人才，目前在全世界有120多个国家和地区获准应用针灸治病。2010年11月16日，中医针灸被联合国教科文组织列入“人类非物质文化遗产代表作名录”。

四、针灸学的传承创新

针灸学是一门实践性较强的课程，我们在学习时不仅要熟记基础知识，更应勤于实践，注重理论联系实际，熟练掌握针灸操作技术，为临床工作打下扎实的基本功。中国是针灸医学的发祥地，我们只有在继承传统针灸学理论的基础上，不断创新，应用现代先进的科学技术和方法研究针灸治病的机制，才能使针灸学不断地完善和发展。

目标检测

答案解析

单项选择题

1. 我国现存最早的针灸学专著是（　）

A.《灵枢》 B.《难经》 C.《针灸甲乙经》
D.《针灸大成》 E.《足臂十一脉灸经》

2. 我国现存最早的针灸学文献是（ ）
A.《黄帝内经》 B.《难经》 C.《针灸甲乙经》
D.《针灸大成》 E.《足臂十一脉灸经》《阴阳十一脉灸经》

3. 元代滑寿所著《十四经发挥》中，在十二经脉外增加的经脉是（ ）
A. 任脉、督脉 B. 阴跷脉 C. 阳跷脉 D. 阴维脉 E. 阳维脉

4. 唐代医家孙思邈的针灸学术贡献，不包括（ ）
A. 编著《备急千金要方》 B. 绘制“名堂三人图” C. 创用阿是穴
D. 创用指寸法 E. 编著《外台秘要》

5. 北宋王惟一编著的《铜人腧穴针灸图经》，考证的穴位数是（ ）
A. 160 B. 349 C. 361 D. 354 E. 362

（冉 茜）

书网融合……

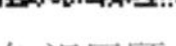
知识回顾

微课

习题

项目二 经络总体认知

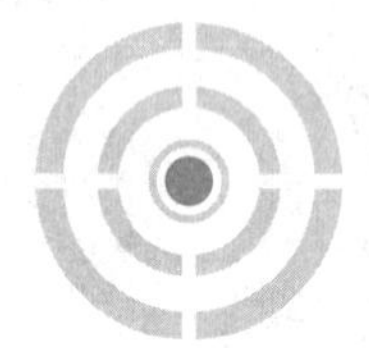

学习目标

知识要求：

掌握经络系统的组成；十二经脉的名称、分布规律、表里属络关系、循行走向与交接规律；奇经八脉的名称、作用；十二经筋、十五络脉的分布；经络学说的临床运用。

技能要求：

1. 能列表展示经络系统的组成。
2. 会用经络学说指导临床诊疗。

任务一 经络系统的组成

经络是人体内运行气血的通道。经络概指经脉和络脉。“经”，有路径的含义，为直行的主干；“络”，有网络的含义，为侧行的分支。经脉以上下纵行为主，是经络的主体部分；络脉从经脉中分出侧行，是经络的细小部分。《灵枢·脉度》指出：“经脉为里，支而横者为络，络之别者为孙。”经络纵横交错，遍布全身，是人体重要组成部分。

经络学说是阐述人体经络系统的循行分布、生理功能、病理变化及其与脏腑相互关系的理论体系，是中医理论的重要组成部分，对中医临床尤其是针灸临床实践具有重要的指导作用。

经络系统（图1-2-1）由经脉和络脉组成，其中经脉包括十二经脉、奇经八脉，以及附属于十二经脉的十二经别、十二经筋、十二皮部；络脉包括十五络脉和难以数计的浮络、孙络等。

一、十二经脉

十二经脉指十二脏腑所属的经脉，是经络系统的主体，故又称为“正经”。

（一）十二经脉的名称

十二经脉的名称由手足、阴阳、脏腑三部分组成。首先用手、足将十二经脉分成手六经和足六经；其次分为阴经和阳经，凡属六脏及循行于四肢内侧的经脉为阴经，属六腑及循行于四肢外侧的经脉为阳经。再者，根据阴阳消长变化的规律，阴阳又划分为三阴三阳，三阴为太阴、少阴、厥阴，三阳为阳明、太阳、少阳。按照上述命名规律，十二经脉的名称分别为手太阴肺经、手阳明大肠经、足阳明胃经、足太阴脾经、手少阴心经、手太阳小肠经、足太阳膀胱经、足少阴肾经、手厥阴心包经、手少阳三

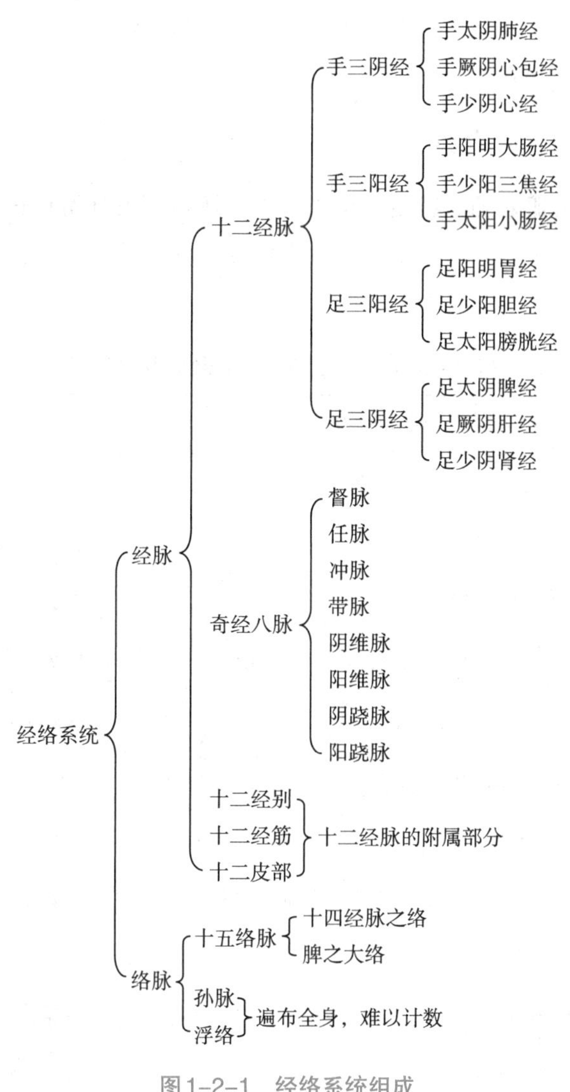

图1-2-1　经络系统组成

焦经、足少阳胆经、足厥阴肝经。

（二）十二经脉的分布规律

十二经脉左右对称地分布于头面、躯干和四肢，纵贯全身。与六脏相配属的六条阴经（六阴经），分布于四肢内侧和胸腹，上肢内侧为手三阴经，下肢内侧为足三阴经；与六腑相配属的六条阳经（六阳经），分布于四肢外侧和头面、躯干，上肢外侧为手三阳经，下肢外侧为足三阳经。十二经脉在四肢的分布呈现一定规律，具体表述如下：

按立正姿势，两臂下垂、拇指向前的体位，将上下肢的内外侧分别分成前、中、后三个区线。手足阳经为阳明在前、少阳在中、太阳在后；手足阴经为太阴在前、厥阴在中、少阴在后。其中足三阴经在足内踝上8寸以下为厥阴在前、太阴在中、少阴在后，至内踝上8寸以上，太阴交出于厥阴之前。

（三）十二经脉表里属络关系

十二经脉在体内与脏腑相联属，并具有明确的表里属络关系。阴经属脏络腑；阳经属腑络脏；脏为阴主里，腑为阳主表，脏腑相表里。一经配一脏（腑），一脏配一腑，阴阳配对，这样就形成了脏腑阴阳经脉的表里属络关系。如手太阴肺经属肺络大肠，与手阳明大肠经相表里；手阳明大肠经属大肠络肺，与手太阴肺经相表里。余皆仿此。具有属络关系的脏腑与经脉以及互为表里的经脉在生理上相互联系，病理上相互影响，治疗上相互为用。

（四）十二经脉与脏腑器官的联络

在体内，十二经脉除与五脏六腑有特定配属关系外，还与相关脏腑有联系；在头身，十二经脉还与其循行分布部位的组织器官有着密切的联络。临床上辨证分经、循经取穴，以此为依据。十二经脉与脏腑器官的联络，详见表1–2–1。

表1–2–1　十二经脉与脏腑器官联络表

经脉名称	联络的脏腑	联络的器官
手太阴肺经	属肺，络大肠，环循胃口	喉咙
手阳明大肠经	属大肠，络肺	入下齿中，挟口、鼻
足阳明胃经	属胃，络脾	起于鼻，入上齿，环口挟唇，循喉咙
足太阴脾经	属脾，络胃，流注心中	挟咽，连舌本，散舌下
手少阴心经	属心，络小肠，上肺	挟咽，系目
手太阳小肠经	属小肠，络心，抵胃	循咽，至目内外眦，入耳中，抵鼻
足太阳膀胱经	属膀胱，络肾	起于目内眦，至耳上角，入络脑
足少阴肾经	属肾，络膀胱，上贯肝，入肺中，络心	循喉咙，挟舌本
手厥阴心包经	属心包，络三焦	
手少阳三焦经	属三焦，络心包	系耳后，出耳上角，入耳中，至目锐眦
足少阳胆经	属胆，络肝	起于目锐眦，下耳后，入耳中，出耳前
足厥阴肝经	属肝，络胆，挟胃，注肺	过阴器，连目系，环唇内

（五）十二经脉的循行走向与交接规律

十二经脉的循行走向总的规律：手三阴经从胸走手，手三阳经从手走头，足三阳经从头走足，足三阴经从足走腹胸。

十二经脉循行交接规律：相表里的阴经与阳经在手足末端交接，如手太阴肺经与手阳明大肠经交接于食指；同名的阳经与阳经在头面部交接，如手阳明大肠经与足阳明胃经交接于鼻旁；相互衔接的阴经与阴经在胸中交接，如足太阴脾经与手少阴心经交接于心中。具体见图1–2–2。

（六）十二经脉的气血循环流注

十二经脉的气血流注从肺经开始逐经相传，至肝经而终，再由肝经复传于肺经，流注不已，从而构成了周而复始、如环无端的循环传注系统。十二经脉将气血周流全身，使人体不断地得到营养物质而维持各脏腑组织器官的功能活动。十二经脉的循环流注顺序：肺经→大肠经→胃经→脾经→心经→小肠经→膀胱经→肾经→心包经→三焦经→胆经→肝经→肺经。具体见图1–2–2。

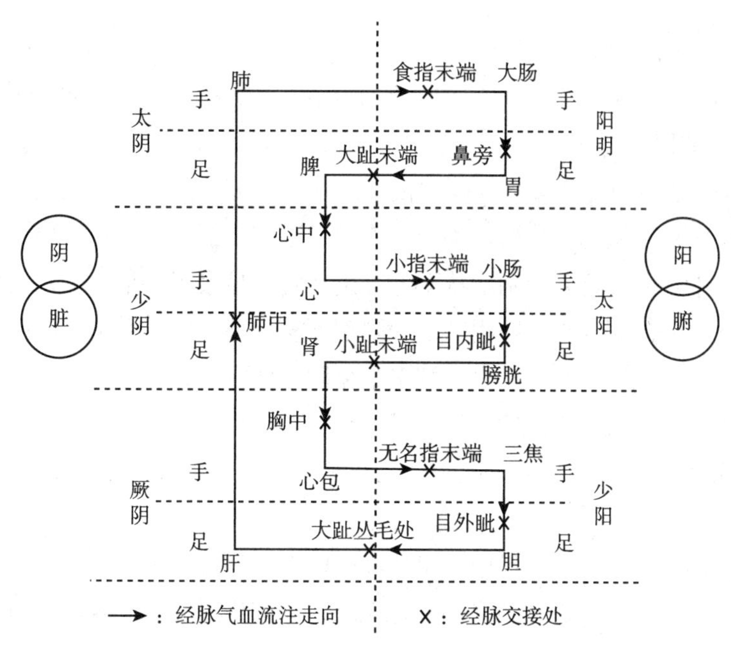

图1-2-2 十二经脉循行走向与交接规律

二、奇经八脉

奇经八脉，指别道奇行的经脉，有督脉、任脉、冲脉、带脉、阴维脉、阳维脉、阴跷脉、阳跷脉，共八条，故称奇经八脉。

“奇”有“异”的意思，即奇特、奇异。奇经八脉与十二正经不同，不直接隶属于十二脏腑，也无表里属络关系，除任、督二脉外，其他六脉均无本经所属的腧穴。奇经八脉与奇恒之腑（脑、髓、骨、脉、胆、女子胞）联系密切，故称“奇经”，也称“别道奇行”的经脉。督脉、任脉、冲脉皆起于胞中，同出于会阴，称为“一源三歧”。督脉可调节全身阳经脉气，故称“阳脉之海”；任脉可调节全身阴经脉气，故称“阴脉之海”；冲脉可涵蓄调节十二经气血，故称“十二经之海”，又称“血海”。

奇经八脉除带脉横向循行外，均为纵向循行，纵横交错地循行分布于十二经脉之间。奇经八脉的主要作用体现在两方面：其一，沟通了十二经脉之间的联系，将部位相近、功能相似的经脉联系起来，起到统摄有关经脉气血、协调阴阳的作用；其二，对十二经脉气血有着蓄积和渗灌的调节作用。若喻十二经脉如江河，奇经八脉则犹如湖泊。奇经八脉具体的循行分布和功能见表1-2-2。

表1-2-2 奇经八脉循行分布和功能

脉名	循行分布概况	功能
任脉	腹、胸、颏下正中，总任六阴经	调节全身阴经经气，故称“阴脉之海”
督脉	腰、背、头面正中，总督六阳经	调节全身阳经经气，故称“阳脉之海”
带脉	起于胁下，环腰一周，状如束带	约束纵行躯干的诸条经脉
冲脉	与足少阴经相并上行，环绕口唇，且与任、督、足阳明等有联系	涵蓄十二经气血，故称“十二经之海”或“血海”
阴维脉	小腿内侧，并足太阴、厥阴上行至咽喉合于任脉	调节六阴经经气
阳维脉	足跗外侧，并足少阳经上行，至项后会合于督脉	调节六阳经经气
阴跷脉	足跟内侧，伴足少阴等经上行，至目内眦与阳跷脉会合	调节下肢运动，司眼睑开合
阳跷脉	足跟外侧，伴足太阳等经上行，至目内眦与阴跷脉会合	调节下肢运动，司眼睑开合

三、十五络脉

十二经脉和任、督二脉各自别出一络，加上脾之大络，总计15条，称为十五络脉。十二经脉的别络均从本经四肢肘膝关节以下的络穴分出，走向其相表里的经脉，即阴经别络于阳经，阳经别络于阴经。手太阴别络从列缺分出，别走手阳明；手少阴别络从通里分出，别走手太阳；手厥阴别络从内关分出，别走手少阳；手阳明别络从偏历分出，别走手太阴；手太阳别络从支正分出，别走手少阴；手少阳别络从外关分出，别走手厥阴；足阳明别络从丰隆分出，别走足太阴；足太阳别络从飞扬分出，别走足少阴；足少阳别络从光明分出，别走足厥阴；足太阴别络从公孙分出，别走足阳明；足少阴别络从大钟分出，别走足太阳；足厥阴别络从蠡沟分出，别走足少阳。任脉、督脉的别络以及脾之大络主要分布在头身部。任脉的别络从鸠尾分出后散布于腹部；督脉的别络从长强分出后散布于头，左右别走足太阳经；脾之大络从大包分出后散布于胸胁。此外，还有从络脉分出的浮行于浅表部位的浮络和细小的孙络，分布极广，遍布全身。

四肢部的十二经别络，加强了十二经中表里两经的联系，沟通了表里两经的经气，补充了十二经脉循行的不足。躯干部的任脉别络、督脉别络和脾之大络，分别沟通了腹、背和全身经气，输布气血以濡养全身组织。

四、十二经别

十二经别是十二正经离、入、出、合的别行部分，是正经别行深入体腔的支脉。十二经别多从四肢肘膝关节以上的正经别出（离），经过躯干深入体腔与相关的脏腑联系（入），再浅出于体表上行头项部（出），在头项部，阳经经别合于本经的经脉，阴经经别合于其相表里的阳经经脉（合）。十二经别按阴阳表里关系汇合成六组，在头项部合于六阳经脉，故有“六合”之称。足太阳、足少阴经别从腘部分出，入走肾与膀胱，上出于项，合于足太阳膀胱经；足少阳、足厥阴经别从下肢分出，行至毛际，入走肝胆，上系于目，合于足少阳胆经；足阳明、足太阴经别从髀部分出，入走脾胃，上出鼻頞，合于足阳明胃经；手太阳、手少阴经别从腋部分出，入走心与小肠，上出目内眦，合于手太阳小肠经；手少阳、手厥阴经别分别从所属正经分出，进入胸中，入走三焦，上出耳后，合于手少阳三焦经；手阳明、手太阴经别从所属正经分出，入走肺与大肠，上出缺盆，合于手阳明大肠经。

由于十二经别有离、入、出、合于表里之间的特点，不仅加强了十二经脉的内外联系，而且加强了经脉所属络的脏腑在体腔深部的联系，补充了十二经脉在体内外循行的不足。由于十二经别通过表里相合的“六合”作用，使得十二经脉中的阴经与头部发生了联系，从而扩大了手足三阴经穴位的主治范围。如手足三阴经穴位之所以能主治头面和五官疾病，与阴经经别合于阳经而上头面的循行是分不开的。此外，由于十二经别加强了十二经脉与头面部的联系，故而突出了头面部经脉和穴位的重要性及其主治作用。

五、十二经筋

十二经筋是十二经脉之气输布于筋肉骨节的体系，是附属于十二经脉的筋肉系统。其循行分布均起始于四肢末端，结聚于关节骨骼部，走向躯干、头面。十二经筋行于体表，不入内脏，有刚筋、柔筋之分。刚（阳）筋分布于项背和四肢外侧，以手足阳经经筋为主；柔（阴）经分布于胸腹和四肢内侧，以手足阴经经筋为主。足三阳经筋起于足趾，循股外上行结于頄；足三阴经筋起于足趾，循股内上行结于阴器（腹）；手三阳经筋起于手指，循臑外上行结于角（头）；手三阴经筋起于手指，循臑内上行结于贲（胸）。

经筋具有约束骨骼、屈伸关节，维持人体正常运动功能的作用。经筋为病，多为转筋、筋痛、痹证等，针灸治疗多局部取穴而泻之，如《灵枢·经筋》载："治在燔针劫刺，以知为数，以痛为输。"

六、十二皮部

十二皮部是十二经脉功能活动反映于体表的部位，也是络脉之气散布之所在。十二皮部的分布区域是以十二经脉在体表的分布范围，即十二经脉在皮肤上的分属部分为依据而划分的，故《素问·皮部论》指出："欲知皮部，以经脉为纪者，诸经皆然。"

由于十二皮部居于人体最外层，又与经络气血相通，故是机体的卫外屏障，起着保卫机体、抗御外邪和反映病证的作用。近现代临床常用的皮肤针、穴位贴敷法等，均以皮部理论为指导。

任务二　经络的作用和经络学说的临床应用

一、经络的作用

（一）联系脏腑，沟通内外

《灵枢·海论》指出："夫十二经脉者，内属于腑脏，外络于肢节。"人体的五脏六腑、四肢百骸、五官九窍、皮肉筋骨等组织器官，之所以能保持相对的协调与统一，完成正常的生理活动，是依靠经络系统的联络沟通而实现的。经络中的经脉、经别与奇经八脉、十五络脉，纵横交错、入里出表、通上达下，联系人体各脏腑组织；经筋、皮部联系肢体筋肉皮肤；浮络和孙络联系人体各细微部分。这样，经络将人体形成了一个统一的有机整体。

经络的联络沟通作用，反映出经络具有传导功能。体表感受病邪和各种刺激，可传导于脏腑；脏腑的生理功能失常，亦可传导于体表。这些都是经络作用所为。

（二）运行气血，协调阴阳

《灵枢·本脏》指出："经脉者，所以行血气而营阴阳，濡筋骨，利关节者也。"气血是人体生命活动的物质基础，全身各组织器官只有得到气血的营养才能完成正常的生理功能。经络是人体气血运行的通道，能将营养物质输布到全身各组织脏器，使脏腑组织得以营养，筋骨得以濡润，关节得以通利。

（三）抗御病邪，反映病候

营气行于脉中，卫气行于脉外。经络"行血气"而使营卫之气密布周身，在内和调于五脏、洒陈于六腑，在外抗御病邪，防止内侵。外邪侵犯人体由表及里，先从皮毛开始。卫气充实于络脉，络脉散布于全身、密布于皮部，当外邪侵犯机体时，卫气首当其冲发挥其抗御外邪、保卫机体的屏障作用。如《素问·缪刺论》所说："夫邪之客于形也，必先舍于皮毛，留而不去，入舍于孙脉，留而不去，入舍于络脉，留而不去，入舍于经脉，内连五脏，散于肠胃。"内脏病变可通过经络反映到体表组织器官，如《灵枢·邪客》曰："肺心有邪，其气留于两肘；肝有邪，其气留于两腋；脾有邪，其气留于两髀；肾有邪，其气留于两腘。"说明经络既是病邪传注的通路，又是反映病候的途径。

（四）传导感应，调整虚实

针刺过程中的得气和行气现象都是经络传导感应的功能表现。人身经络之气发于周身腧穴，《灵枢·九针十二原》曰："节之交，三百六十五会……所言节者，神气之所游行出入也。"所以针刺操作的关键在于调气，所谓"刺之要，气至而有效"。当经络或内脏功能失调时，通过针灸等刺激体表的穴位，经络可将刺激传导到有关的部位和脏腑，从而发挥调节人体脏腑气血，平衡阴阳的作用，以达到治疗的目的。

二、经络学说的临床应用

（一）说明病理变化

经络是人体通内达外的一个联络系统，在生理功能失调时，又是病邪传注的途径，具有反映病候的特点。如在有些疾病的病理过程中，常可在经络循行通路上出现明显的压痛，或结节、条索状等反应物，以及相应的部位皮肤色泽、形态、温度等变化。通过望色、循经触摸反应物和按压等，可推断疾病的病理状况。

（二）指导辨证归经

辨证归经，是指通过辨析患者的症状、体征以及相关部位发生的病理变化，以确定疾病所在的经脉。辨证归经在经络学说指导下进行。如头痛一证，痛在前额者多与阳明经有关，痛在两侧者多与少阳经有关，痛在后项者多与太阳经有关，痛在颠顶者多与督脉、足厥阴经有关。这是根据头部经脉分布特点辨证归经。临床上还可根据所出现的证候，结合其所联系的脏腑，进行辨证归经。如咳嗽、鼻流清涕、胸闷，或胸外上方、上肢内侧前缘疼痛等，与手太阴肺经有关；脘腹胀满、胁肋疼痛、食欲不振、嗳气吞酸等，与足阳明胃经和足厥阴肝经有关。

（三）指导针灸治疗

针灸治病是通过针刺和艾灸等刺激体表经络腧穴，以疏通经气，调节人体脏腑气血功能，从而达到治疗疾病的目的。腧穴的选取、针灸方法的选用是针灸治疗的两大关键，均依靠经络学说的指导。针灸临床通常根据经脉循行和主治特点进行循经取穴，如《四总穴歌》所载"肚腹三里留，腰背委中求，头项寻列缺，面口合谷收"，就是循经取穴的具体体现。由于经络、脏腑与皮部有密切联系，故经络、脏腑的疾患可以用皮肤针叩刺皮部或皮内埋针进行治疗，如胃脘痛可用皮肤针叩刺中脘、胃俞穴，也可在该穴皮内埋针；经络瘀滞、气血痹阻，可以刺其络脉出血以进行治疗，如目赤肿痛刺太阳穴出血，软组织挫伤在其损伤局部刺络拔罐等；经筋疾患，多因疾病在筋膜肌肉，表现为拘挛、强直、弛缓，可以"以痛为输"取其局部痛点或穴位进行针灸治疗。

目标检测

答案解析

单项选择题

1. 十二经脉的命名主要是结合了（　）

A. 阴阳、五行、脏腑三方面的内容　　B. 手足、阴阳、五行三方面的内容

C. 手足、阴阳、脏腑三方面的内容　　D. 手足、五行、脏腑三方面的内容

E. 手足、阴阳、五行三方面的内容

2. 十二经脉中，相表里的阴经与阳经交接在（ ）

A. 额头部 B. 头面部 C. 四肢末端 D. 胸腹部 E. 背腰部

3. 手少阳三焦经与足少阳胆经的循行交接部位是（ ）

A. 鼻旁 B. 目外眦 C. 目内眦 D. 无名指端 E. 足小趾端

4. 十二经脉的别络从本经分出的部位是（ ）

A. 腕踝关节以下 B. 肘膝关节以下 C. 肘膝关节以上

D. 肩关节、髀枢周围 E. 四肢末端的指、趾部

5. 手三阴经走行方向的规律是（ ）

A. 从手走头 B. 从胸走手 C. 从足走腹 D. 从头走足 E. 从足走胸

6. 十二经脉中，同名的阳经与阳经交接在（ ）

A. 背腰部 B. 头面部 C. 上肢部 D. 胸腹部 E. 下肢部

7. 下列关于奇经八脉与十二经脉的不同之处，描述错误的是（ ）

A. 不直属脏腑 B. 无表里属络关系

C. 没有十二正经那样的循环流注关系 D. 没有专属的腧穴

E. 除带脉外都为上下走行

8. 经络学说中的“血海”指的是（ ）

A. 足阳明胃经 B. 督脉 C. 任脉 D. 冲脉 E. 足太阴脾经

9. 在经络系统中具有“离入出合”循行特点的是（ ）

A. 奇经八脉 B. 十五络脉 C. 十二经别 D. 十二经脉 E. 十二皮部

10. 在经络系统中具有“约束骨骼、屈伸关节”作用的是（ ）

A. 十二经筋 B. 十五络脉 C. 十二经别 D. 十二经脉 E. 十二皮部

（冉 茜）

书网融合……

知识回顾

微课

习题

项目三 腧穴总体认知

PPT

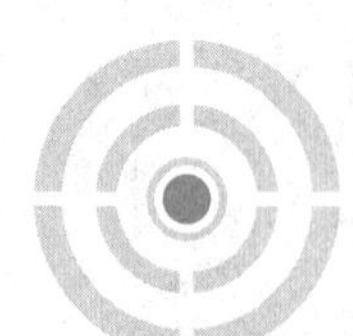

学习目标

知识要求：

1. 掌握腧穴的分类、主治特点和规律、特定穴的分类、腧穴的定位方法。

2. 了解腧穴的概念。

技能要求：

能灵活应用腧穴定位方法，在人体找准穴位。

任务一 腧穴概述

腧穴是人体脏腑经络之气输注于体表的特殊部位。腧，有转输、输注的含义，言经气转输之所；穴，即孔隙的意思，言经气所居之处。

腧穴在《黄帝内经》中又称作“节”“会”“气穴”“气府”“骨空”等；后世医家还将其称为“孔穴”“穴道”“穴位”；宋代的《铜人腧穴针灸图经》则通称“腧穴”。

人体的腧穴既是疾病的反应点，又是针灸的施术部位。腧穴与经络、脏腑、气血密切相关。《灵枢·九针十二原》载：“欲以微针通其经脉，调其血气，营其逆顺出入之会。”说明针灸是通过经脉、气血、腧穴三者的共同作用，达到治疗的目的。

一、腧穴的发展

腧穴是人们在长期的医疗实践中发现的治病部位。远古时代，当我们的祖先在身体某一部位或脏器发生疾病时，在病痛局部砭刺、叩击、按摩、针刺、火灸，发现可减轻或消除病痛。这种“以痛为输”所认识的腧穴，既无定位，又无定名，是认识腧穴的最初阶段。

在医疗实践中，人们对体表施术部位及其治疗作用的了解逐步深入，积累了较多的经验，认识到有些腧穴有确定的位置和主治的病证，并给以位置的描述和命名。这是腧穴发展的第二阶段，即定位、定名阶段。

随着对经络以及腧穴主治作用认识的不断深化，古代医家对腧穴的主治作用进行了归类，并与经络相联系，说明腧穴不是体表孤立的点，而是与经络脏腑相通的。通过不断总结、分析归纳，逐步将腧穴分别归属各经。这是腧穴发展的成熟阶段，即定位、定名、归经阶段。

《黄帝内经》论及穴名约160个，并有腧穴归经的记载。晋代皇甫谧所著《针灸甲乙经》记载周身经穴名349个，论述了腧穴的定位、主治、配伍、操作要领等。北宋王惟一所著《铜人腧穴针灸图经》详载了354个穴名。元代滑寿所著《十四经发挥》载经穴穴名亦为354个，并将全身经穴按循行顺序排列，称“十四经穴”。明代杨继洲《针灸大成》载经穴名359个，并列举了辨证选穴的范例，充实了针灸辨证施治的内容。清代李学川《针灸逢源》定经穴穴名361个。2006年9月18日发布的国家标准GB/T12346—2006《腧穴名称与定位》中，印堂穴由经外奇穴归至督脉，定位不变，故经穴数量由361增加为362个。2021年发布的新版《腧穴名称与定位》（GB/T 12346–2021）中仍为362个经穴。

二、腧穴的分类

人体的腧穴大体上可归纳为十四经穴、奇穴、阿是穴三类。

1. 十四经穴　是指具有固定的名称和位置，且归属于十二经和任脉、督脉的腧穴，简称“经穴”。这类腧穴具有主治本经和所属脏腑病证的共同作用。

2. 奇穴　是指既有一定的名称，又有明确的位置，但尚未归入或不便归入十四经系统的腧穴。这类腧穴的主治范围比较单纯，多数对某些病证有特殊疗效，因未归入十四经系统，故又称“经外奇穴”。

3. 阿是穴　是指既无固定名称，亦无固定位置，而是以压痛点或其他反应点作为针灸施术部位的一类腧穴，又称“天应穴”“不定穴”“压痛点”等。唐代孙思邈《备急千金要方》载：“有阿是之法，言人有病痛，即令捏其上，若里当其处，不问孔穴，即得便快成痛处，即云阿是，灸刺皆验，故曰阿是穴也。”

三、腧穴的命名

腧穴的名称均有一定的含义，《千金翼方》指出：“凡诸孔穴，名不徒设，皆有深意。”历代医家以腧穴所居部位和作用为基础，结合自然界现象和医学理论等，采用取类比象的方法对腧穴命名。了解腧穴命名的含义，有助于熟悉、记忆腧穴的部位和治疗作用。腧穴命名分类如下：

1. 根据所在部位命名　即根据腧穴所在的人体解剖部位而命名，如腕旁的腕骨、乳下的乳根、面部颧骨下的颧髎等。

2. 根据治疗作用命名　即根据腧穴对某种病证的特殊治疗作用命名，如治目疾的睛明、光明，治水肿的水分、水道，治面瘫的牵正。

3. 利用天体地貌命名　即根据自然界的天体名称（如日、月、星、辰等）和地貌名称（如山、陵、丘、墟、溪、谷、沟、泽、池、泉、海等），结合腧穴所在部位的形态或气血流注的状况而命名，如日月、上星、承山、大陵、商丘、丘墟、太溪、合谷、水沟、曲泽、涌泉、小海等。

4. 参照动植物命名　即根据动植物的名称，以形容腧穴所在部位的形象而命名，如伏兔、鱼际、犊鼻、鹤顶、攒竹、口禾髎等。

5. 借助建筑物命名　即根据建筑物来形容某些腧穴所在部位的形态或作用特点而命名，如天井、印堂、屋翳、膺窗、库房、地仓、梁门等。

6. 结合中医学理论命名　即根据腧穴部位或治疗作用，结合阴阳、脏腑、经络、气血等中医学理论命名，如阴陵泉、阳陵泉、心俞、三阴交、百会、气海、血海、神堂、魄户等。

任务二　腧穴的主治特点及规律

腧穴既是疾病的反应点，又是针灸的施术部位。所有腧穴均有一定的治疗作用。通过针刺、艾灸等对腧穴的刺激可通其经脉、调其气血，使阴阳平衡，脏腑和调，从而达到扶正祛邪的目的。腧穴的治疗作用具有明显的特点和一定的规律。

一、腧穴的主治特点

腧穴的主治特点主要表现在三个方面，即近治作用、远治作用和特殊作用。

（一）近治作用

近治作用，是指腧穴均具有治疗其所在部位局部及邻近组织、器官病证的作用。这是一切腧穴主治作用所具有的共同特点。如眼区及其周围的睛明、承泣、攒竹、瞳子髎等经穴均能治疗眼疾；胃脘部及其周围的中脘、建里、梁门等经穴均能治疗胃痛；膝关节及其周围的鹤顶、膝眼等能治疗膝关节疼痛。

（二）远治作用

远治作用，是指腧穴具有治疗其远隔部位的脏腑、组织器官病证的作用。腧穴不仅能治疗局部病证，而且还有远治作用。十四经穴，尤其是十二经脉中位于四肢肘膝关节以下的经穴，远治作用尤为突出。如合谷穴不仅能治疗手部的局部病证，还能治疗本经脉所过处的颈部和头面部病证。

（三）特殊作用

特殊作用，是指有些腧穴具有双向的良性调整作用和相对的特异治疗作用。所谓双向良性调整作用，是指同一腧穴对机体不同的病理状态，可以起到两种相反而有效的治疗作用。如腹泻时针天枢穴可止泻，便秘时针天枢穴可以通便；内关可治心动过缓，又可治疗心动过速；又如实验证明，针刺足三里穴既可使原来处于弛缓状态或处于较低兴奋状态的胃运动加强，又可使原来处于紧张或收缩亢进的胃运动减弱。此外，腧穴的治疗作用还具有相对的特异性，如大椎穴退热、至阴穴矫正胎位、阑尾穴治疗阑尾炎等。

二、腧穴的主治规律

腧穴的治疗作用呈现出一定的主治规律，主要有分经主治和分部主治两类。大体上，四肢部经穴以分经主治为主，头身部经穴以分部主治为主。

（一）分经主治规律

十四经腧穴的分经主治，以手足三阴、三阳经及任、督脉划分，各组经穴主治既有主治本经病证的特性，又有主治二经或三经相同病证的共性。兹列表简介于下（表1-3-1）。

（二）分部主治规律

分部主治，是指处于身体某一部位的腧穴均可治疗该部位的病证。腧穴的分部主治与腧穴的局部治

表1-3-1　十四经腧穴主治异同表

经名		本经主治特点	二经相同主治	三经相同主治
手三阴经	手太阴经	肺、喉病		胸部病
	手厥阴经	心、胃病	神志病	
	手少阴经	心病		
手三阳经	手阳明经	前头、鼻、口、齿病		咽喉病、热病
	手少阳经	侧头、胁肋病	目病、耳病	
	手太阳经	后头、肩胛病，神志病		
足三阳经	足阳明经	前头、口齿、咽喉病，胃肠病	眼病	神志病、热病
	足少阳经	侧头、耳、胁肋病		
	足太阳经	后头、背腰病（背俞并治脏腑病）		
足三阴经	足太阴经	脾胃病		腹部病、妇科病
	足厥阴经	肝病	前阴病	
	足少阴经	肾病、肺病、咽喉病		
任督脉	任脉	回阳固脱，有强壮作用	神志病、脏腑病、妇科病	
	督脉	中风、昏迷、热病、头面病		

疗作用有相关性。位于头面、颈项部的腧穴，以治疗头面五官及颈项部病证为主；位于胸腹部的腧穴，以治疗脏腑病证为主；位于四肢部的腧穴，可以治疗四肢的病证。人体某一部位出现病证，均可选取位于相应部位的腧穴治疗，或循经近道取穴，或在局部直接选取腧穴。现将分部经穴的主治范围归纳列表如下（表1-3-2）。

表1-3-2　分部经穴主治范围归纳

分部		主治
头面颈项部	前头、侧头区	眼、鼻病
	后头区	神志、局部病
	项区	神志、音哑、咽喉、眼、头项病
	眼区	眼病
	颈区	鼻病、舌、咽喉、音哑、哮喘、食管、颈部病
胸膺胁腹部	胸膺部	胸、肺、心病
	腹部	肝、胆、脾、胃病
	少腹部	经带、前阴、肾、膀胱、肠病
肩背腰尻部	肩胛部	局部、头项病
	背部	肺、心病
	背腰部	肝、胆、脾、胃病
	腰尻部	肾、膀胱、肠、后阴、经带病

续表

分部		主治
胸侧胁腹部	胸胁部	肝、胆、局部病
	侧腹部	脾、胃、经带病
上肢内侧部	上臂内侧部	肘臂内侧病
	前臂内侧部	胸、肺、心、咽喉、胃、神志病
	掌指内侧部	神志病、发热、昏迷、急救
上肢外侧部	上臂外侧部	肩、肘臂外侧病
	前臂外侧部	头、眼、颈项、肩胛、胁肋、发热病
	掌指外侧部	面颊、耳、鼻、咽喉、神志病、发热、急救
下肢后面部	大腿后面	臀股部病
	小腿后面	腰背、后阴病
	足跟后、足外侧	头、项、背腰、眼、神志、发热病
下肢前面部	大腿前面	腿膝部病
	小腿前面	胃肠病
	足跗前面	前头、口齿、咽喉、胃肠、神志、发热病
下肢内侧部	大腿内侧	经带、小便、前阴病
	小腿内侧	经带、脾胃、小便、前阴病
	足内侧	经带、脾胃、肝、肺、肾、前阴、咽喉病
下肢外侧部	大腿外侧	腰尻、膝骨关节病
	小腿外侧	胸胁、颈项、眼、侧头部病
	足外侧	侧头、眼、耳、胁肋、发热病

任务三　特定穴

十四经穴中，有一部分腧穴被称为“特定穴”，它们除具有经穴的共同主治特点外，还有其特殊的性能和治疗作用。特定穴是针灸临床最常用的经穴，掌握特定穴的有关知识，对针灸临床选穴具有重要的指导意义。

一、特定穴的意义

十四经中具有特殊性能和治疗作用，并有特定称号的经穴，称为特定穴。根据其不同的分布特点、含义和治疗作用，将特定穴分为五输穴、原穴、络穴、郄穴、下合穴、背俞穴、募穴、八会穴、八脉交会穴、交会穴等。

二、特定穴的分类和特点

（一）五输穴

十二经脉分布在肘、膝关节以下的五个特定腧穴，即井、荥、输、经、合穴，称为“五输穴”，简称“五输”。古人把十二经脉气血在经脉中的运行比作自然界之水流，认为具有由小到大、由浅入深的特点，并将“井、荥、输、经、合”五个名称分别冠之于五个特定穴，即组成了五输穴。五输穴从四肢末端向肘膝方向依次排列。“井”，意为谷井，喻山谷之泉，是水之源头；井穴分布在指或趾末端，其经气初出。“荥”，意为小水，喻刚出的泉水微流；荥穴分布于掌指或跖趾关节之前，为经气开始流动。“输”，有输注之意，喻水流由小到大，由浅渐深；输穴分布于掌指或跖趾关节之后，其经气渐盛。“经”，意为水流宽大通畅；经穴多位于腕、踝关节以上之前臂、胫部，其经气盛大流行。“合”，有汇合之意，喻江河之水汇合入海；合穴位于肘膝关节附近，其经气充盛且入合于脏腑。《灵枢·九针十二原》有“所出为井，所溜为荥，所注为输，所行为经，所入为合”之论，是对五输穴经气流注特点的概括。五输穴与五行相配，故又有“五行输”之称。

（二）原穴、络穴

十二脏腑原气输注、经过和留止于十二经脉的部位，称为“原穴”，又称“十二原”。“原”含本原、原气之意，是人体生命活动的原动力，为十二经之根本。十二原穴多分布于腕踝关节附近。阴经之原穴与五输穴中的输穴同穴名、同部位，实为一穴，即所谓“阴经以输为原”“阴经之输并于原”。阳经之原穴位于五输穴中的输穴之后，即另置一原。

十五络脉从经脉分出处各有一腧穴，称为“络穴”，又称“十五络穴”。“络”，有联络、散布之意。十二经脉各有一络脉分出，故各有一络穴。十二经脉的络穴位于四肢肘膝关节以下；任脉络穴鸠尾位于上腹部；督脉络穴长强位于尾骶部；脾之大络大包穴位于胸胁部。

（三）郄穴

十二经脉和奇经八脉中的阴跷、阳跷、阴维、阳维脉之经气深聚的部位，称为“郄穴”。“郄”有空隙之意。郄穴共有十六个，除胃经的梁丘之外，都分布于四肢肘膝关节以下。

（四）背俞穴、募穴

脏腑之气输注于背腰部的腧穴，称为“背俞穴”，又称为“俞穴”。“俞”，有转输、输注之意。六脏六腑各有一背俞穴，共十二个。俞穴均位于背腰部足太阳膀胱经第一侧线上，大体依脏腑位置的高低而上下排列，并分别冠以脏腑之名。

脏腑之气汇聚于胸腹部的腧穴，称为“募穴”，又称为“腹募穴”。“募”，有聚集、汇合之意。六脏六腑各有一募穴，共十二个。募穴均位于胸腹部有关经脉上，其位置与其相关脏腑所处部位相近。

（五）下合穴

六腑之气下合于足三阳经的腧穴，称为“下合穴”，又称“六腑下合穴”。下合穴共有六个，其中胃、胆、膀胱的下合穴位于本经，大肠、小肠的下合穴同位于胃经，三焦的下合穴位于膀胱经。

（六）八会穴

脏、腑、气、血、筋、脉、骨、髓等精气聚会的八个腧穴，称为“八会穴”。八会穴分散在躯干部和四肢部，其中脏、腑、气、血、骨之会穴位于躯干部；筋、脉、髓之会穴位于四肢部。

（七）八脉交会穴

十二经脉与奇经八脉相通的八个腧穴，称为“八脉交会穴”，又称“交经八穴”。八脉交会穴均位于腕踝部的上下。

（八）交会穴

两经或数经相交会的腧穴，称为“交会穴”。交会穴多分布于头面、躯干部。

任务四　腧穴的定位方法

取穴是否准确，直接影响针灸的疗效。因此，针灸治疗强调准确取穴。《灵枢·邪气脏腑病形》指出：“刺此者，必中气穴，无中肉节。”《备急千金要方》亦载：“灸时孔穴不正，无益于事，徒破好肉耳。”为了准确取穴，必须掌握好腧穴的定位方法。常用的腧穴定位方法有以下四种。

一、骨度分寸定位法

骨度分寸定位法，是指主要以骨节为标志，将两骨节之间的长度折量为一定的分寸，用以确定腧穴位置的方法。不论男女、老少、高矮、胖瘦，均可按一定的骨度分寸在其自身测量。常用的“骨度”折量寸见图1-4-1和表1-4-1。

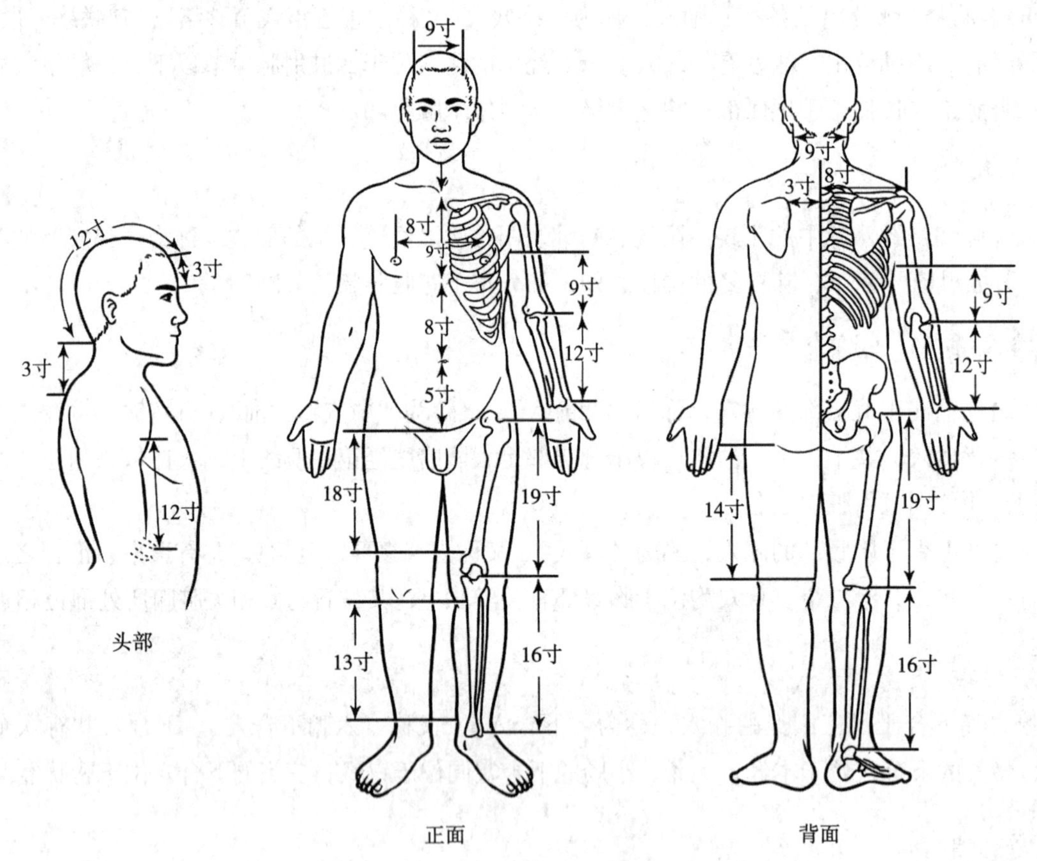

图1-4-1　人体各部常用骨度分寸示意图

二、体表解剖标志定位法

体表解剖标志定位法，是以人体解剖学的各种体表标志为依据来确定腧穴位置的方法，俗称自然标志定位法。可分为固定的标志和活动的标志两种。

表 1-4-1　常用骨度折量寸表

分部	起止点	骨度分寸	度量法	说明
头面部	前发际正中至后发际正中	12寸	直寸	用于确定头部腧穴的纵向距离
	眉间（印堂）至前发际正中	3寸	直寸	用于确定前发际及其头部腧穴的纵向距离
	第7颈椎棘突下（大椎）至后发际正中	3寸	直寸	用于确定后发际及其头部腧穴的纵向距离
	前两额发角（头维）之间	9寸	横寸	用于确定前头部腧穴的横向距离
	耳后两乳突（完骨）之间	9寸	横寸	用于确定后头部腧穴的横向距离
胸腹胁部	胸骨上窝（天突）至剑突尖	9寸	直寸	用于确定胸部任脉穴的纵向距离
	剑突尖至脐中	8寸	直寸	用于确定上腹部腧穴的纵向距离
	脐中至耻骨联合上缘（曲骨）	5寸	直寸	用于确定下腹部腧穴的纵向距离
	两乳头之间	8寸	横寸	用于确定胸腹部腧穴的横向距离
	两肩胛骨喙突内侧缘之间	12寸	横寸	用于确定胸部腧穴的横向距离
背腰部	肩胛骨内侧缘至后正中线	3寸	横寸	用于确定背腰部腧穴的横向距离
上肢部	腋前纹头至肘横纹（平尺骨鹰嘴）	9寸	直寸	用于确定上臂前侧及其内侧部腧穴的纵向距离
	腋后纹头至尺骨鹰嘴（平肘横纹）	9寸	直寸	用于确定上臂外侧及其后侧部腧穴的纵向距离
	肘横纹（平尺骨鹰嘴）至腕掌（背）侧横纹	12寸	直寸	用于确定前臂部腧穴的纵向距离
下肢部	耻骨联合上缘至髌底	18寸	直寸	用于确定大腿前部及其内侧部腧穴的纵向距离
	髌底至髌尖	2寸	直寸	
	髌尖（平膝中）至内踝尖 （胫骨内侧髁下方阴陵泉至内踝尖为13寸）	15寸	直寸	用于确定小腿内侧部腧穴的纵向距离
	股骨大转子至腘横纹（平髌尖）	19寸	直寸	用于确定大腿前外侧部腧穴的纵向距离
	臀沟至腘横纹	14寸	直寸	用于确定大腿后部腧穴的纵向距离
	腘横纹（平髌尖）至外踝尖	16寸	直寸	用于确定小腿外侧部腧穴的纵向距离
	内踝尖至足底	3寸	直寸	用于确定足内侧部腧穴的纵向距离

1. 固定的标志　指各部位由骨节和肌肉所形成的突起、凹陷、五官轮廓、发际、指（趾）甲、乳头、肚脐等，是在自然姿势下可见的标志。可以借助这些标志确定腧穴的位置。如足内踝尖上3寸、胫骨内侧缘后方定三阴交、眉头定攒竹、脐中旁开2寸定天枢等。

2. 活动的标志　指各部的关节、肌肉、肌腱、皮肤随着活动而出现的空隙、凹陷、皱纹、尖端等，是在活动姿势下才会出现的标志。据此亦可确定腧穴的位置。如拇指向上翘起，在腕背横纹中取阳溪；下颌角前上方约一横指当咀嚼时咬肌隆起，按之凹陷处取颊车等。

三、手指同身寸定位法

手指同身寸定位法，是指依据患者本人手指所规定的分寸来量取腧穴的定位方法，又称“指寸法”。常用的手指同身寸有以下3种。

1. 中指同身寸　以患者中指中节桡侧两端纹头（拇、中指屈曲呈环形）之间的距离作为1寸（图1-4-2）。

2. 拇指同身寸　以患者拇指的指间关节的宽度作为1寸（图1-4-3）。

3. 横指同身寸　令患者将食指、中指、无名指和小指并拢，以中指中节横纹为标准，其四指的宽度作为3寸（图1-4-4）。四指相并名曰“一夫”；用横指同身寸量取腧穴，又名“一夫法”。

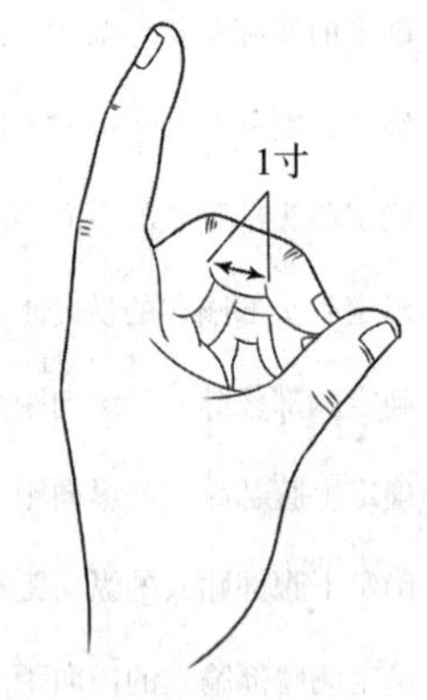

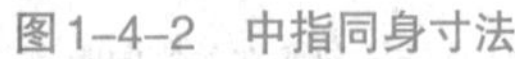

图1-4-2　中指同身寸法

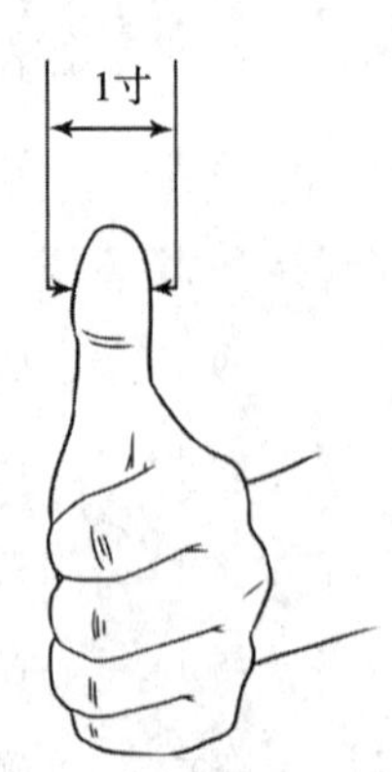

图1-4-3　拇指同身寸法

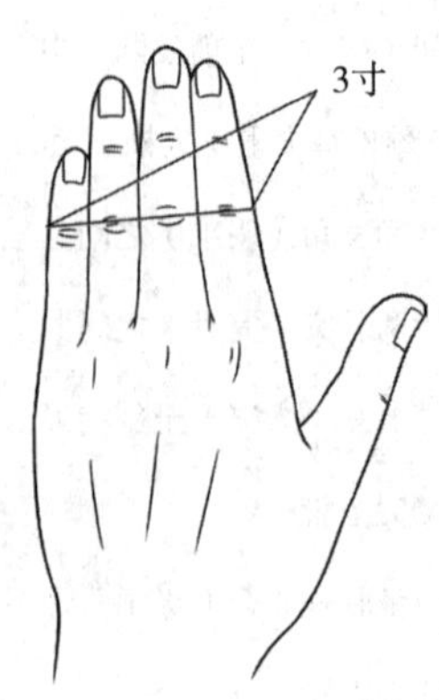

图1-4-4　横指同身寸法

四、简便定位法

简便定位法是临床中一种简便易行的腧穴定位方法。如立正姿势，手臂自然下垂，其中指端在下肢所触及处为风市；两手虎口自然平直交叉，一手食指压在另一手腕后，高骨的上方，其食指尽端到达处取列缺等。此法是一种辅助取穴方法。

目标检测

答案解析

单项选择题

1. 下列有关奇穴的描述，正确的是（　）

A. 无固定位置　B. 无固定名称　C. 又称为压痛点

D. 又称为天应穴　E. 多数对某些病证有特殊疗效

2. 创立“阿是穴”的医家是（　）

A. 孙思邈　B. 杨继洲　C. 王执中　D. 王惟一　E. 滑伯仁

3. 根据骨度分寸法，下列除哪项外，两者间距离均为9寸（　）

A. 两完骨间　B. 腋前纹头至肘横纹　C. 天突至歧骨

D. 两额角发际间　E. 歧骨至脐中

4. 不属于经络学说临床应用的是（　）

A. 通过经络望诊帮助诊断疾病　B. 依据经络学说指导针灸临床选穴

C. 依据经络学说指导刺灸方法的选用　D. 经络可以运行气血，濡养周身

E. 指导药物归经

5. 下列腧穴中，不属于八会穴的是（　）

A. 阳陵泉　B. 阴陵泉　C. 悬钟　D. 大杼　E. 章门

6. 膀胱的下合穴是（　）

A. 阳陵泉　B. 委中　C. 足三里　D. 上巨虚　E. 下巨虚

7．膻中治疗胸闷、胸痛属于腧穴的何种治疗作用（　　）

A．远治作用　　B．近治作用　　C．双向良性调整作用

D．相对特异治疗作用　　E．特殊作用

8．合谷治疗口眼歪斜属于腧穴的何种治疗作用（　　）

A．远治作用　　B．近治作用　　C．双向良性调整作用

D．相对特异治疗作用　　E．特殊作用

9．一侧肩胛骨内侧缘至后正中线的骨度分寸是（　　）

A．8寸　　B．3寸　　C．6寸　　D．12寸　　E．4寸

10．下列关于背俞穴的描述，错误的是（　　）

A．是脏腑之气输注于背腰部的腧穴　　B．位于膀胱经第二侧线上

C．大体依脏腑位置上下排列　　D．有12个

E．当脏腑发生病变时，在相关背俞穴常出现压痛现象

（冉　茜）

书网融合……

知识回顾

微课

习题

模块二 经络腧穴的识别与应用

项目一　手太阴肺经及其腧穴

学习目标

知识要求：

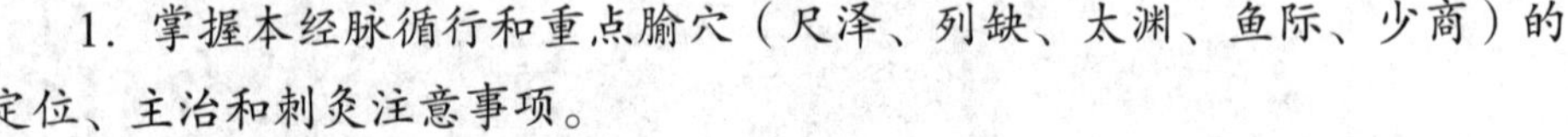

1. 掌握本经脉循行和重点腧穴（尺泽、列缺、太渊、鱼际、少商）的定位、主治和刺灸注意事项。

2. 熟悉本经脉的主治概要和常用腧穴（中府、孔最）的定位、主治和刺灸注意事项。

3. 了解本经的其他腧穴。

技能要求：

1. 能画出本经脉在体表的循行路线。

2. 能在体表点出须掌握的重点腧穴。

一、经脉循行

图2-1-1　手太阴肺经循行示意图

【原文】《灵枢·经脉》：肺手太阴之脉，起[1]于中焦，下络[2]大肠，还循[3]胃口[4]，上膈属[5]肺。从肺系[6]，横出[7]腋下，下循臑[8]内，行少阴、心主[9]之前，下肘中，循臂内上骨下廉[10]，入寸口[11]，上鱼[12]，循鱼际，出大指之端。

其支[13]者，从腕后直出次指内廉，出其端。（图2-1-1）

【注释】

［1］起：经脉循行的开始。

［2］络：网络、联络的意思。

［3］还循：还，经脉循行去而复回；循，顺着、沿着走。

［4］胃口：此指胃上口的贲门部。

［5］属：隶属、统属。

［6］肺系：指与肺相连接的喉咙、气管等组织。系，系带。

［7］出：经脉由深部而出浅部称"出"。

［8］臑（nào）：指上臂部。

［9］少阴、心主：分别指手少阴心经、手厥阴心包经。

［10］上骨下廉：上骨，指桡骨；廉，指边缘。

［11］寸口：指腕后桡动脉（即寸口脉）搏动处。

［12］鱼：指手大指本节后掌侧肌肉隆起处，又称“手鱼”，今称大鱼际。

［13］支：经脉的分支。

【语译】手太阴肺经，起于中焦，向下联络大肠，再返回沿胃上口，穿过横膈，入属于肺。从肺系（肺与喉咙相联系的部位）向外横行至腋窝下，沿上臂内侧下行，循行于手少阴经与手厥阴经之前，下至肘中，沿着前臂内侧桡骨前缘下行，经寸口动脉搏动处，行至大鱼际，再沿大鱼际桡侧缘循行直达拇指末端。

其支脉，从手腕后分出，沿着食指桡侧直达食指末端。

二、联系脏腑器官

属肺，络大肠，并与胃、气管、喉咙相联系。

三、主治概要

1. 肺、胸、咽喉部等肺系相关病证　咳嗽、气喘、咯血、咽喉肿痛、胸痛等。
2. 经脉循行部位的其他病证　肩背痛、肘臂挛痛、臂内侧前缘疼痛、手腕痛等。

四、本经腧穴（11穴）

1. 中府*（Zhōngfǔ，LU 1）　肺募穴，手足太阴经的交会穴

【定位】在前胸部，横平第1肋间隙，锁骨下窝外侧，前正中线旁开6寸（图2-1-2）。

【主治】①咳嗽、胸痛、咯血、肺胀满、胸中烦满等肺胸病证。②肩臂痛。

【操作】向外斜刺或平刺0.5~0.8寸，不可向内深刺，以免伤及脏器。

2. 云门（Yúnmén，LU 2）

【定位】在前胸部，锁骨下窝凹陷中，肩胛骨喙突内缘，前正中线旁开6寸（图2-1-2）。

【主治】①咳嗽，气喘。②胸痛，肩痛。

【操作】向外斜刺0.5~0.8寸，不可向内深刺，以免伤及肺脏。

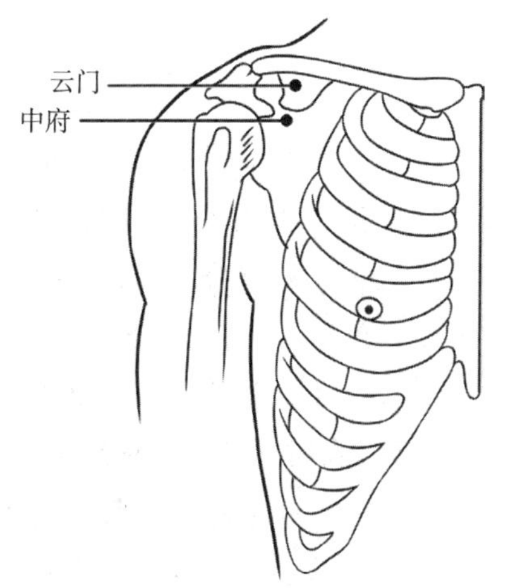

图2-1-2　手太阴肺经胸部穴位示意图

3. 天府（Tiānfǔ，LU 3）

【定位】在臂前外侧，腋前纹头下3寸，肱二头肌桡侧缘处（图2-1-3）。

【主治】①咳嗽、气喘、鼻衄等肺系病证。②肩及上臂内侧疼痛。

【操作】直刺0.5~1.0寸。

4. 侠白（Xiábái，LU 4）

【定位】在臂前外侧，腋前纹头下4寸，肱二头肌桡侧缘处（图2-1-3）。

【主治】①咳嗽，气喘，烦满。②上臂内侧疼痛。

【操作】直刺0.5~1.0寸。

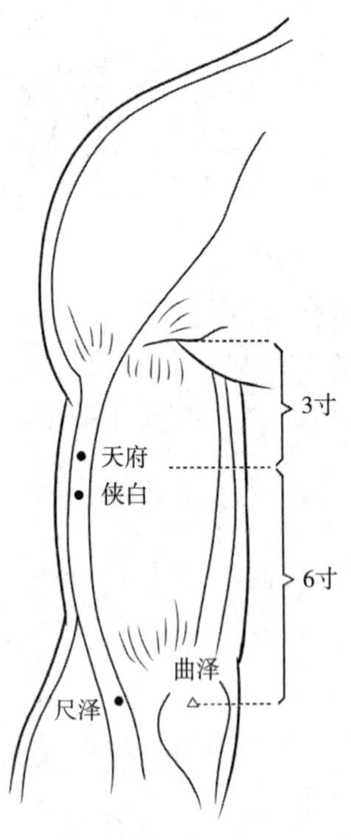

图2-1-3　手太阴肺经上臂穴位示意图

5. 尺泽**（Chǐzé，LU 5）　合穴

【定位】在肘前侧，肘横纹上，肱二头肌腱桡侧缘凹陷中（图2-1-3）。

【主治】①咳嗽、气喘、咳血、潮热、胸部胀满、咽喉肿痛等肺胸病证。②急性腹痛、吐泻，小儿惊风等急症。③肘臂挛痛。

【操作】直刺0.8~1.2寸，或点刺出血。

6. 孔最*（Kǒngzuì，LU 6）　郄穴

【定位】在前臂前外侧，腕掌侧远端横纹上7寸，尺泽与太渊连线上（图2-1-4）。

【主治】①咳嗽、气喘、咽喉肿痛、失音、热病无汗等肺系病证。②咳血，鼻衄，痔血。③肘臂挛痛。

【操作】直刺0.5~1.0寸。

7. 列缺**（Lièquē，LU 7）　络穴，八脉交会穴（通任脉）

【定位】在前臂外侧，腕掌侧远端横纹上1.5寸，拇短伸肌腱与拇长展肌腱之间，拇长展肌腱沟的凹陷中。简便取穴法：两手虎口自然平直交叉，一手食指按在另一手桡骨茎突上，指尖下凹陷中是穴（图2-1-4）。

【主治】①咳嗽、气喘、咽喉肿痛等肺系病证。②外感头痛、偏正头痛、项强、口㖞、齿痛等头面五官疾患。③手腕痛。

【操作】向肘部斜刺0.5~0.8寸。

知识拓展

《针灸大全》中“四总穴歌”有一句为“头项寻列缺”。有研究表明，针刺列缺后，脑动脉血流低流速和高流速血流峰速度均有显著变化，而尺泽对脑血管舒缩功能无影响，说明列缺对脑血管舒缩变化具有一定特异性，为“头项寻列缺”的经验提供了一些科学依据。[王蓓蕾，胡幼平，刘阳.浅析“头项寻列缺”的理论依据及临床应用.湖南中医杂志，2015（8）：91-92.]

8. 经渠（Jīngqú，LU 8）　经穴

【定位】在前臂前外侧，腕掌侧远端横纹上1寸，桡骨茎突与桡动脉之间（图2-1-4）。

【主治】①咳嗽、气喘、胸痛、喉痹等肺系病证。②手腕疼痛。

【操作】避开桡动脉，直刺0.3~0.5寸。禁灸。

9. 太渊**（Tàiyuān，LU 9）　输穴，原穴，八会穴之脉会

【定位】在腕前外侧，桡骨茎突与舟状骨之间，拇长展肌腱尺侧凹陷中（图2-1-4）。

注：在腕掌侧远端横纹桡侧，桡动脉搏动处。

【主治】①咳嗽、气喘、咯血、咽喉肿痛等肺系病证。②无脉症。③胸痛，缺盆中痛，腕臂痛。

【操作】避开桡动脉，直刺0.3~0.5寸。

10. 鱼际**（Yújì，LU 10）　荥穴

【定位】在手掌，第1掌骨桡侧中点赤白肉际处（图2-1-4）。

【主治】①咳嗽、气喘、咯血、咽喉肿痛、咽干、失音等肺系病证。②外感发热，掌中热。③小儿疳积。

【操作】直刺0.5~0.8寸。

11. 少商** (Shàoshāng，LU 11)　井穴

【定位】在手指，拇指末节桡侧，指甲根角侧上方0.1寸(指寸)(图2-1-4)。

注：拇指桡侧指甲根角侧上方(即沿角平分线方向)0.1寸。相当于沿爪角桡侧划一直线与爪角基底缘水平线交点处取穴。

【主治】①咽喉肿痛、发热、咳嗽、失音、鼻衄等肺系实热证。②昏迷，癫狂。③中暑，发热。④指肿、麻木。

【操作】浅刺0.1寸，或点刺出血。

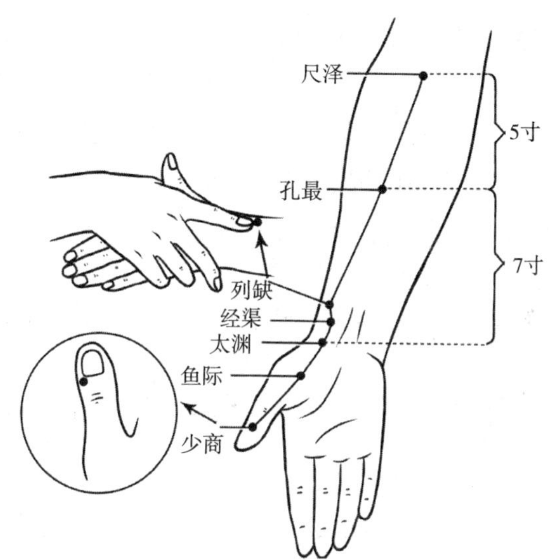

图2-1-4　手太阴肺经前臂穴位示意图

实训实练一　手太阴肺经画经点穴

【实训目标】能在人体上画出手太阴肺经在体表的循行路线，能准确点出中府、尺泽、孔最、列缺、太渊、鱼际、少商。

【实训用品】检查床、记号笔、毛巾、湿纸巾。

【实训步骤】

1. 三个学生一组，相互配合，依次轮换操作，分别称为操作者、助手和模特。

2. 模特取仰卧位，充分暴露上肢和胸部。

3. 操作者依次点穴：中府、尺泽、孔最、列缺、太渊、鱼际、少商，同时说出所点腧穴的主治作用及针刺注意事项。助手在床旁协助操作者点穴，提示操作要领和注意事项。

4. 操作者结合本经点穴在体表画出经脉循行路线。

5. 三个人依次轮换操作，每次操作完毕后应及时用湿纸巾擦拭标记，整理器物，做好清洁卫生。

【注意事项】操作须认真严谨、大方得体，注意保护隐私和人文关怀，必要时用毛巾对身体暴露部分进行遮挡。

答案解析

目标检测

单项选择题

1．属于手太阴肺经的腧穴是（　）

A．中冲　　B．劳宫　　C．太渊　　D．中极　　E．养老

2．肺经的募穴是（　）

A．云门　　B．经渠　　C．太渊　　D．列缺　　E．中府

3．列缺穴的取穴法为（　）

A．两手虎口自然平直交叉，拇指尖下凹陷是穴　　B．两手虎口自然平直交叉，食指尖下凹陷是穴

C．两手虎口自然平直交叉，中指尖下凹陷是穴　　D．腕横纹上一横指

E．腕横纹上二横指

4．治疗鼻衄，首选穴为（　）

A．中府　　B．经渠　　C．尺泽　　D．孔最　　E．太渊

5．太渊穴属于（　）

A．经穴与郄穴　　B．井穴与募穴　　C．输穴与络穴　　D．原穴与输穴　　E．络穴与原穴

（马　越）

书网融合……

知识回顾

习题

项目二　手阳明大肠经及其腧穴

PPT

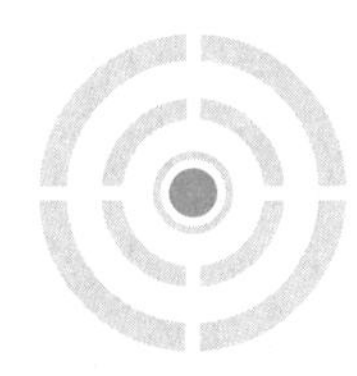

学习目标

知识要求：

1. 掌握本经脉循行和重点腧穴（商阳、合谷、手三里、曲池、肩髃、迎香）的定位、主治和刺灸注意事项。

2. 熟悉本经脉的主治概要和常用腧穴（阳溪、偏历、扶突）的定位、主治和刺灸注意事项。

3. 了解本经的其他腧穴。

技能要求：

1. 能画出本经脉在体表的循行路线。

2. 能在体表点出须掌握的重点腧穴。

一、经脉循行

【原文】《灵枢·经脉》：大肠手阳明之脉，起于大指次指之端，循指上廉[1]，出合谷两骨之间[2]，上入两筋之中[3]，循臂上廉，入肘外廉，上臑外前廉，上肩，出髃骨[4]之前廉，上出于柱骨之会[5]上，下入缺盆[6]，络肺，下膈，属大肠。

其支者，从缺盆上颈，贯颊，入下齿中；还出挟口，交人中，左之右，右之左，上挟鼻孔（图2-2-1）。

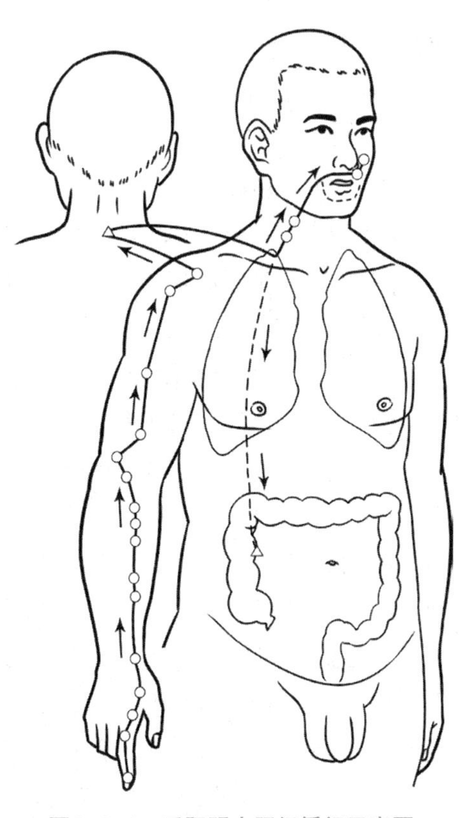

图2-2-1　手阳明大肠经循行示意图

【注释】

［1］指上廉：指食指桡侧缘。文中按屈肘立拳位描述，故称为上廉。

［2］两骨之间：指第1、2掌骨之间。

［3］两筋之中：指手腕背侧，拇长伸肌腱与拇短伸肌腱之间凹陷中。

［4］髃骨：肩胛骨肩峰部。

［5］柱骨之会：柱骨，指颈椎，叠瓦如柱故为柱骨；会，指大椎穴。

［6］缺盆：指锁骨上窝。

【语译】手阳明大肠经，起于食指之尖端（桡侧），沿食指桡侧，经过第1、2掌骨之间，上行至腕后两筋之间，沿前臂外侧前缘，至肘部外侧，再沿上臂外侧前缘上行到肩部，经肩峰前，向上循行至背部，与诸阳经交会于大椎穴，再向前行进入缺盆，络于肺，下行穿过横膈，属于大肠。

其支脉，从缺盆部上行至颈部，经面颊进入下齿之中，又返回经口角到上口唇，交会于人中（水沟穴），左脉右行，右脉左行，止于对侧鼻孔旁。

二、联系脏腑器官

属大肠，络肺，并与下齿、口、鼻相联系。

三、主治概要

1. 头面五官病证　头痛、口眼㖞斜、鼻衄、齿痛、咽喉肿痛、耳鸣、耳聋等。
2. 肠腑病证　腹胀、腹痛、肠鸣、泄泻等。
3. 皮肤病证　风疹、湿疹、瘾疹、荨麻疹、痤疮、皮肤瘙痒等症。
4. 神志病证　昏迷、癫狂等。
5. 热病　发热、热病汗出等。
6. 经脉循行部位的其他病证　手臂、肩部酸痛、麻木，上肢不遂等。

四、本经腧穴（20穴）

1. 商阳**（Shāngyáng，LI 1）　井穴

【定位】在手指，食指末节桡侧，指甲根角侧上方0.1寸（指寸）（图2-2-2）。

注：食指桡侧指甲根角侧上方（即沿角平分线方向）0.1寸。相当于沿爪角桡侧划一直线与爪角基底缘水平线交点处取穴。

【主治】①咽喉肿痛、颐颔肿、齿痛、耳聋、青盲等五官病证。②热病，昏迷。③食指麻木。

【操作】浅刺0.1寸，或点刺出血。

2. 二间（Èrjiān，LI 2）　荥穴

【定位】在手指，第2掌指关节桡侧远端赤白肉际处（图2-2-2）。

【主治】①咽喉肿痛、齿痛、鼻衄、目痛等五官病证。②食指屈伸不利。③热病。

【操作】直刺0.2~0.3寸。

3. 三间（Sānjiān，LI 3）　输穴

【定位】在手背，第2掌指关节桡侧近端凹陷中（图2-2-2）。

【主治】①目痛、齿痛、咽喉肿痛等五官病证。②手指及手背肿痛。③腹胀、肠鸣等。

【操作】直刺0.3~0.5寸。

4. 合谷**（Hégǔ，LI 4）　原穴

【定位】在手背，第1掌骨与第2掌骨之间，约第2掌骨桡侧的中点处（图2-2-2）。

【主治】①头痛、齿痛、目赤肿痛、咽喉肿痛、口渴、鼻衄、耳聋、痄腮、牙关紧闭、口㖞等头面五官病证。②滞产、经闭、胎衣不下、恶露不止等妇科病证。③腹痛、痢疾、便秘等肠腑病证。④上肢不遂，指臂疼痛。⑤热病，无汗，多汗。⑥发热恶寒等外感病。⑦皮肤瘙痒、荨麻疹等。⑧小儿惊风，痉证。⑨面口五官及颈部的针麻常用穴。

【操作】直刺0.5~1.0寸。可灸。孕妇慎用。

知识拓展

《针灸大全》中“四总穴歌”有一句为“面口合谷收”。现代研究表明，合谷穴与面口部在大脑皮层中可对应为手区以及面区，针刺合谷穴可使大脑皮层手面区交叉区发生改变，这是合谷穴治疗面口部疾病可能的中枢机制。在大脑皮层中，手区与面区感觉和运动皮层的位置相互接壤，甚至有所交叠。无论是在生理还是病理情况下，手区及面区均可发生功能重组，并且两者存在着相互竞争、相互依赖的关系，从而为“面口合谷收”的经验提供了一定科学依据。[何晓玲，彭伟钦，杨一玲，等.从功能重组探讨“面口合谷收”理论基础.针灸临床杂志，2019，35（8）：1-3.]

5. 阳溪*（Yángxī，LI 5）经穴

【定位】在腕后外侧，腕背侧远端横纹桡侧，桡骨茎突远端，解剖学“鼻烟窝”凹陷中。简便取穴法：手拇指充分外展和后伸时，手背外侧部拇指长伸肌腱与拇指短伸肌腱之间形成一明显的凹陷——解剖学“鼻烟窝”，其最凹陷处即本穴（图2-2-2）。

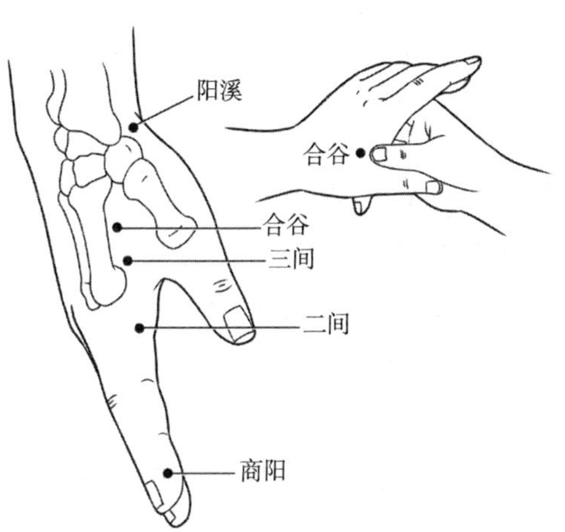

图2-2-2　手阳明大肠经手部穴位示意图

【主治】①头痛、目赤肿痛、齿痛、咽喉肿痛、耳鸣、耳聋等五官病证。②手腕痛，手指拘急。

【操作】直刺0.3~0.8寸。可灸。

6. 偏历*（Piānlì，LI 6）络穴

【定位】在前臂后外侧，腕背侧远端横纹上3寸，阳溪与曲池连线上（图2-2-3）。

【主治】①目赤、耳鸣、耳聋、鼻衄、咽喉肿痛等五官病证。②水肿，小便不利。③肩臂肘腕疼痛。

【操作】直刺或斜刺0.5~0.8寸。可灸。

7. 温溜（Wēnliū，LI 7）郄穴

【定位】在前臂后外侧，腕背侧远端横纹上5寸，阳溪与曲池连线上（图2-2-3）。

【主治】①头痛、面肿、口舌肿痛、咽喉肿痛等五官病证。②肠鸣，腹痛。③肩背酸痛。

【操作】直刺0.5~0.8寸。可灸。

8. 下廉（Xiàlián，LI 8）

【定位】在前臂后外侧，肘横纹下4寸，阳溪与曲池连线上（图2-2-3）。

【主治】①头痛、眩晕、目痛等五官病证。②腹痛，腹胀。③肘臂痛。

【操作】直刺0.5~1.0寸。可灸。

9. 上廉（Shànglián，LI 9）

【定位】在前臂后外侧，肘横纹下3寸，阳溪与曲池连线上（图2-2-3）。

【主治】①肩臂酸痛麻木，半身不遂。②腹痛、肠鸣、泄泻等肠腑病证。

【操作】直刺0.5~1.0寸。可灸。

10. 手三里**（Shǒusānlǐ，LI 10）

【定位】在前臂后外侧，肘横纹下2寸，阳溪与曲池连线上（图2-2-3）。

【主治】①手臂麻痛，肘挛不伸，上肢不遂。②腹胀、泄泻等肠腑病证。③齿痛，颊肿。

【操作】直刺0.8~1.2寸。

11. 曲池**（Qūchí，LI 11） 合穴

【定位】在肘外侧，尺泽与肱骨外上髁连线的中点处（图2-2-3）。

【主治】①目赤肿痛、咽喉肿痛、齿痛等五官病证。②热病。③手臂肿痛，上肢不遂。④风疹、瘾疹、湿疹、丹毒、疮疡等皮肤科病证。⑤腹痛、吐泻、痢疾等肠腑病证。⑥头痛、眩晕、癫狂等神志病证。

【操作】直刺1.0~1.5寸。可灸。

12. 肘髎（Zhǒuliáo，LI 12）

【定位】在肘后外侧，肱骨外上髁上缘，髁上嵴的前缘（图2-2-4）。

【主治】肘臂疼痛、麻木、拘挛不舒。

【操作】直刺0.5~1.0寸。可灸。

13. 手五里（Shǒuwǔlǐ，LI 13）

【定位】在臂外侧，肘横纹上3寸，曲池与肩髃连线上（图2-2-4）。

【主治】①肘臂挛急、疼痛。②瘰疬。

【操作】避开动脉，直刺0.5~1.0寸。可灸。

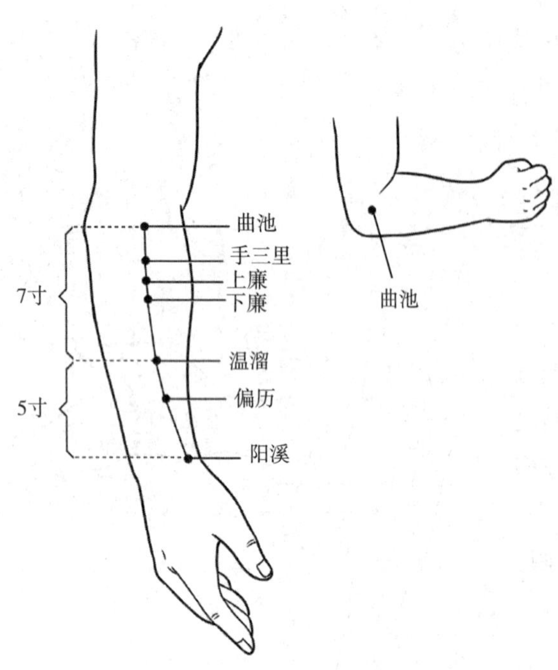

图2-2-3 手阳明大肠经前臂穴位示意图

14. 臂臑（Bìnào，LI 14）

【定位】在臂外侧，曲池与肩髃连线上，三角肌前缘处（图2-2-4）。

注：曲池与肩髃连线上，横平臑会。

【主治】①肘臂挛痛，颈项拘急。②瘰疬。

【操作】直刺或向上斜刺0.8~1.5寸。可灸。

15. 肩髃**（Jiānyú，LI 15） 手阳明经、阳跷脉交会穴

【定位】在肩带部，肩峰外侧缘前端与肱骨大结节两骨间凹陷中（图2-2-4）。

注：屈臂外展，肩峰外侧缘前后端呈现两个凹陷，前一较深凹陷即本穴，后一凹陷为肩髎。

【主治】①肩痛不举，上肢不遂。②瘰疬，瘿气。③瘾疹。

【操作】直刺或向下斜刺0.8~1.5寸。可灸。

16. 巨骨（Jùgǔ，LI 16） 手阳明经、阳跷脉交会穴

【定位】在肩带部，锁骨肩峰端与肩胛冈之间的凹陷中（图2-2-5）。

【主治】①手臂、肩背疼痛，上肢不遂。②瘰疬，瘿气。

【操作】直刺，微向外下方，进针0.5~1.0寸；不可深刺，以免刺入胸腔引起气胸。可灸。

17. 天鼎（Tiāndǐng，LI 17）

【定位】在颈前部，横平环状软骨，胸锁乳突肌后缘（图2-2-6）。

注：扶突直下，横平水突。

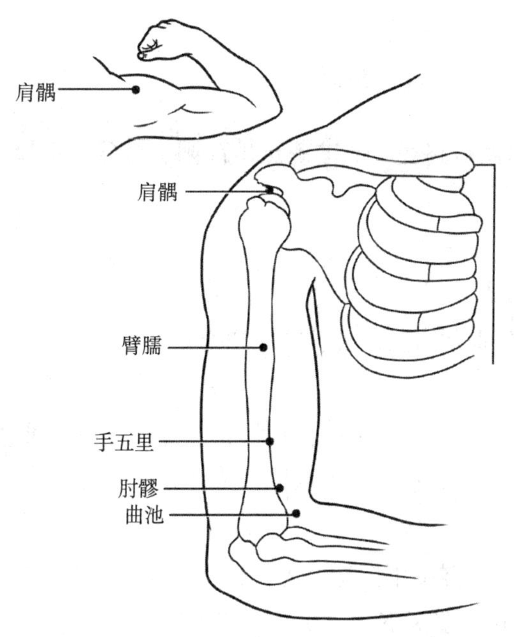

图2-2-4　手阳明大肠经上臂穴位示意图

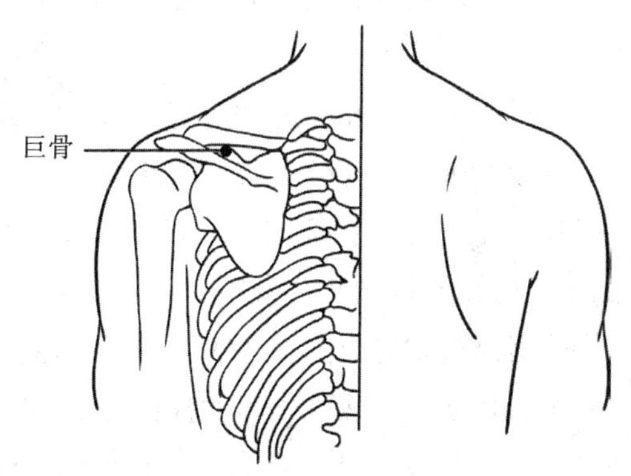

图2-2-5　手阳明大肠经肩部穴位示意图

【主治】①咽喉肿痛，暴喑。②瘿气，瘰疬。

【操作】直刺0.3~0.5寸。可灸。

18. 扶突*（Fútū，LI 18）

【定位】在颈前部，横平环状软骨上缘（约相当于喉结处），胸锁乳突肌前、后缘中间（图2-2-6）。

【主治】①咽喉肿痛，暴喑，吞咽困难。②瘿气，瘰疬。③咳嗽，气喘。④颈部针麻常用穴。

【操作】直刺0.5~0.8寸。避开颈动脉，不可深刺。一般不用电针，以免引起迷走神经反应。可灸。

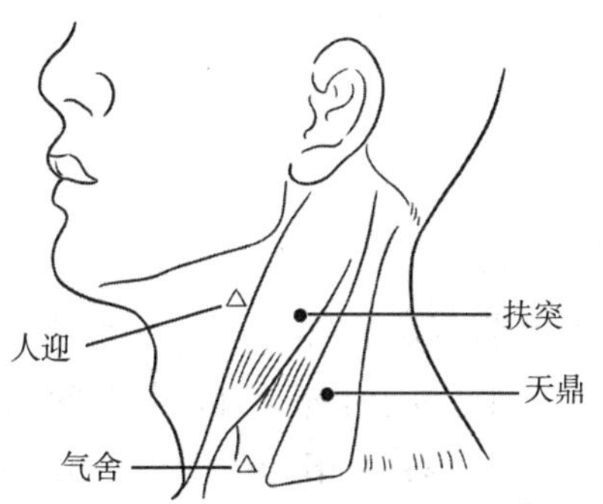

图2-2-6　手阳明大肠经颈部穴位示意图

19. 口禾髎（Kǒuhéliáo，LI 19）

【定位】在面部，横平人中沟上1/3与下2/3交点，鼻孔外缘直下（图2-2-7）。

注：水沟（GV 26）旁开0.5寸。

【主治】①鼻塞，鼻衄。②口㖞，口噤不开。

【操作】直刺或斜刺0.3~0.5寸。可灸。

20. 迎香**（Yíngxiāng，LI 20）　手、足阳明经交会穴

【定位】在面部，鼻翼外缘中点旁，鼻唇沟中（图2-2-7）。

【主治】①鼻塞，鼽衄，鼻渊。②口㖞，面痒，面肿。③胆道蛔虫症。

【操作】平刺或略向上方斜刺0.3~0.5寸。可灸。

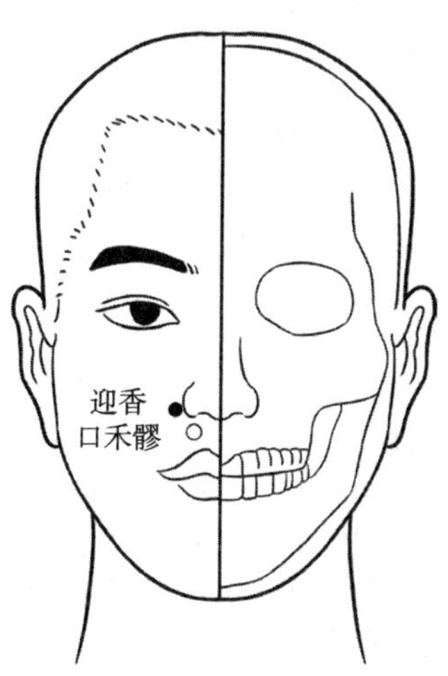

图2-2-7　手阳明大肠经面部穴位示意图

实训实练二　手阳明大肠经画经点穴

【实训目标】能在人体画出手太阴肺经在体表的循行路线，能准确点出商阳、合谷、阳溪、偏历、手三里、曲池、肩髃、扶突、迎香。

【实训用品】检查床、记号笔、毛巾、湿纸巾。

【实训步骤】

1. 三个学生一组，相互配合，依次轮换操作，分别称为操作者、助手和模特。
2. 模特取仰卧位，充分暴露上肢和胸部。
3. 操作者依次点穴：商阳、合谷、阳溪、偏历、手三里、曲池、肩髃、扶突、迎香，同时说出所点腧穴的主治作用及针刺注意事项。助手在床旁协助操作者点穴，提示操作要领和注意事项。
4. 操作者结合本经点穴在体表画出经脉循行路线。
5. 三个人依次轮换操作，每次操作完毕后应及时用湿纸巾擦拭标记，整理器物，做好清洁卫生。

【注意事项】操作须认真严谨、大方得体，注意保护隐私和人文关怀，必要时需用毛巾对身体暴露部分进行遮挡。

目标检测

答案解析

单项选择题

1. 位于手指，食指末节桡侧，指甲根角侧上方0.1寸处的腧穴是（　）
   A. 商阳　B. 曲池　C. 合谷　D. 尺泽　E. 手三里
2. 大肠的络穴是（　）
   A. 阳溪　B. 曲池　C. 合谷　D. 偏历　E. 迎香
3. 循行“人下齿中”的经脉是（　）
   A. 小肠经　B. 大肠经　C. 胃经　D. 脾经　E. 肝经
4. 下列腧穴中，可以治疗胆道蛔虫症的（　）
   A. 商阳　B. 合谷　C. 曲池　D. 手三里　E. 迎香
5. 下列各项中，不属于手阳明大肠经腧穴的主治病证的是（　）
   A. 热病　B. 神志病　C. 皮肤病　D. 胸胁病　E. 头面五官疾患

（马　越）

书网融合……

知识回顾

微课

习题

项目三 足阳明胃经及其腧穴

PPT

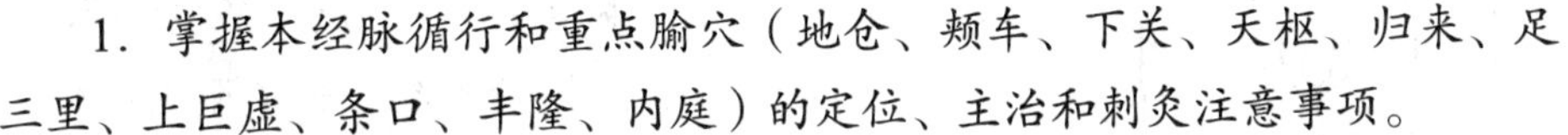

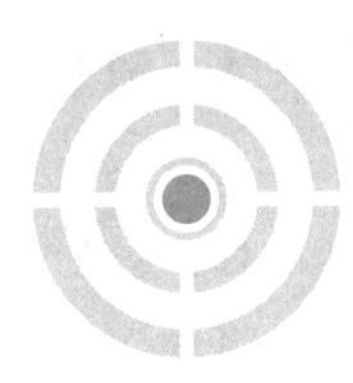

学习目标

知识要求：

1. 掌握本经脉循行和重点腧穴（地仓、颊车、下关、天枢、归来、足三里、上巨虚、条口、丰隆、内庭）的定位、主治和刺灸注意事项。
2. 熟悉本经脉的主治概要和常用腧穴（承泣、四白、头维、人迎、梁门、梁丘、下巨虚、解溪、历兑）的定位、主治和刺灸注意事项。
3. 了解本经的其他腧穴。

技能要求：

1. 能画出本经脉在体表的循行路线。
2. 能在体表点出须掌握的重点腧穴。

一、经脉循行

【原文】《灵枢·经脉》：胃足阳明之脉，起于鼻，交頞[1]中，旁约太阳之脉[2]，下循鼻外，入上齿中，还出挟口，环唇，下交承浆，却[3]循颐[4]后下廉，出大迎，循颊车，上耳前，过客主人[5]，循发际，至额颅[6]。

其支者，从大迎前，下人迎，循喉咙，入缺盆，下膈，属胃，络脾。

其直者，从缺盆下乳内廉，下挟脐，入气街[7]中。

其支者，起于胃口[8]，下循腹里，下至气街中而合，以下髀关，抵伏兔，下膝膑[9]中，下循胫外廉，下足跗[10]，入中指内间[11]。

其支者，下膝三寸而别，以下入中指外间。

其支者，别跗上，入大指间，出其端。（图2–3–1）

【注释】

[1] 頞（è）：指鼻根部。

[2] 旁约太阳之脉：约，或作“纳”，缠束、交会；旁约太阳之脉指足阳明经与旁侧的足太阳经相交会而言。

[3] 却：进而退转之意。

[4] 颐（yí）：指口角的外下方，腮的前下方。

[5] 客主人：特指上关穴。

［6］额颅：指前额骨部，在发下眉上处。

［7］气街：此指气冲部。当腹股沟股动脉搏动处。

［8］胃口：此指胃下口的幽门部。

［9］膝膑：即髌骨，俗称膝盖骨。

［10］足跗：即足背。

［11］中指内间："指"通"趾"，指脚趾；内间，指它的内侧趾缝；中指内间指足中趾内侧趾缝。

【语译】足阳明胃经，起于鼻旁，上行鼻根，与足太阳经脉相汇合，再沿鼻外侧下行，入上齿龈中，返回环绕口唇，入下唇交会于承浆穴；再向后沿下颌下缘，至大迎穴处，再沿下颌角至颊车穴，上行到耳前，过足少阳经的上关穴处，沿发际至额颅部。

其支脉，从大迎前下走人迎穴，沿喉咙入缺盆，下横膈，入属于胃，联络于脾。

其直行的经脉，从缺盆沿乳房内侧下行，经脐旁到下腹部的气冲部；一支脉从胃口分出，沿腹内下行，至气冲部与直行经脉相汇合。由此经髀关、伏兔穴下行，至膝关节中。

再沿胫骨外侧前缘下行，经足背到第2足趾外侧端（厉兑穴）；一支脉从膝下3寸处分出，下行到中趾外侧端；一支脉从足背分出，沿足大趾内侧直行到末端。

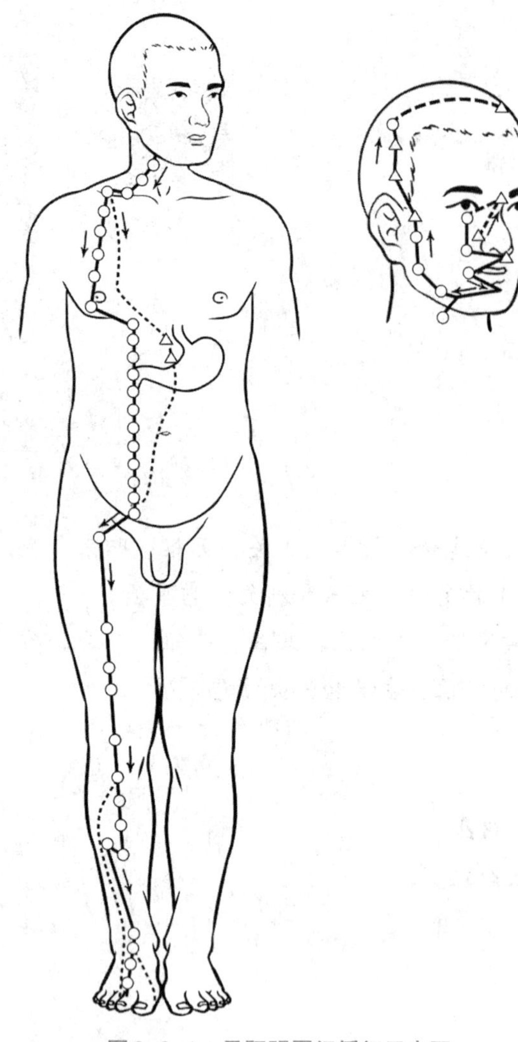

图2-3-1 足阳明胃经循行示意图

二、联系脏腑器官

属胃，络脾，并与鼻、上齿、口唇、耳、喉咙、乳部相联系。

三、主治概要

1. 脾胃肠腑病证 胃痛、呕吐、腹痛、腹胀、肠鸣、泄泻、便秘等。
2. 头面五官病证 头痛、眩晕、面痛、口眼㖞斜、眼睑瞤动、齿痛、目赤肿痛、近视等。
3. 神志病证 癫狂、谵语、吐舌等。
4. 热病。
5. 经脉循行部位的其他病证 下肢痿痹、中风瘫痪、足背肿痛、乳痈等。

四、本经腧穴（45穴）

1. 承泣*（Chéngqì，ST 1） 阳跷脉、任脉与足阳明经的交会穴

【定位】在面部，眼球与眶下缘之间，瞳孔直下（图2-3-2）。

【主治】①目赤肿痛，迎风流泪，近视，夜盲，眼睑瞤动。②口眼㖞斜。

【操作】医者押手固定眼球，刺手持针紧靠眶缘缓慢直刺0.5~1.0寸，不宜提插和大幅度捻转，以防刺破血管引起血肿。出针时稍加按压，以防出血。禁灸。

2. 四白*（Sìbái，ST 2）

【定位】在面部，眶下孔处（图2-3-2）。

【主治】①目赤肿痛，目痒，目翳，眼睑瞤动，近视。②口眼㖞斜。③头痛，眩晕，面痛。

【操作】直刺或向上斜刺0.3~0.5寸。不宜灸。

3. 巨髎（Jùliáo，ST 3）足阳明经与阳跷脉的交会穴

【定位】在面部，横平鼻翼下缘，瞳孔直下（图2-3-2）。

【主治】①口眼㖞斜，齿痛，鼻衄，唇颊肿痛。②眼睑瞤动。

【操作】直刺0.3~0.6寸。

4. 地仓**（Dìcāng，ST 4）手足阳明经与阳跷脉的交会穴

【定位】在面部，口角旁开0.4寸（指寸）（图2-3-2）。

注：口角旁，在鼻唇沟或鼻唇沟延长线上。

【主治】口眼㖞斜，眼睑瞤动，流涎，齿痛，颊肿。

【操作】斜刺或平刺0.3~0.8寸，可向颊车透刺。

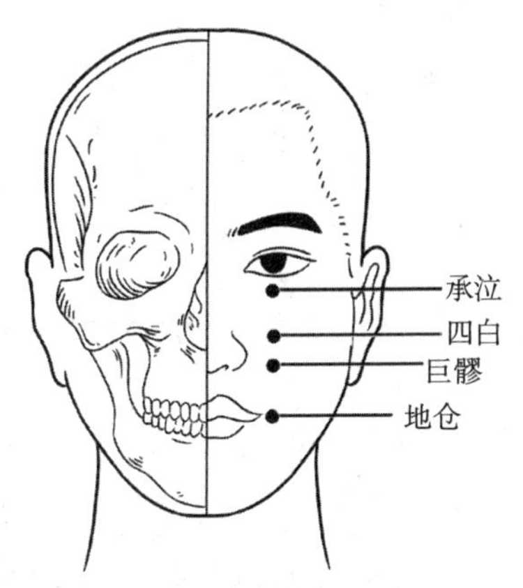

图2-3-2　足阳明胃经面部穴位示意图

5. 大迎（Dàyíng，ST 5）

【定位】在面部，下颌角前方，咬肌附着部的前缘凹陷中，面动脉搏动处（图2-3-3）。

【主治】①齿痛，颊肿。②口㖞，口噤。

【操作】避开动脉，直刺0.2~0.3寸；或向地仓方向斜刺。

6. 颊车**（Jiáchē，ST 6）

【定位】在面部，下颌角前上方一横指（中指）（图2-3-3）。

注：沿下颌角角平分线上一横指，闭口咬紧牙时咬肌隆起，放松时按之有凹陷处。

【主治】①口㖞，口噤。②齿痛，颊肿，面痛，牙关紧闭。

【操作】直刺0.3~0.5寸；或向地仓穴透刺1.0~1.5寸。

7. 下关**（Xiàguān，ST 7）足阳明经与足少阳经的交会穴

【定位】在面部，颧弓下缘中央与下颌切迹之间凹陷中（图2-3-3）。

注：闭口取穴，上关直下，颧弓下缘凹陷中。

【主治】①牙关开合不利，面痛，齿痛，口㖞。②耳鸣，耳聋，聤耳。

【操作】直刺0.5~1.0寸。

8. 头维*（Tóuwéi，ST 8）足阳明经与足少阳经、阳维脉的交会穴

【定位】在头部，额角发际直上0.5寸，头正中线旁开4.5寸（图2-3-3）。

【主治】①头痛，眩晕。②目痛，迎风流泪，眼睑瞤动。

【操作】平刺0.5~1.0寸。

9. 人迎*（Rényíng，ST 9）

【定位】在颈前部，横平甲状软骨上缘（约相当于喉结处），胸锁乳突肌前缘，颈总动脉搏动处（图2-3-4）。

【主治】①咽喉肿痛，瘿气，瘰疬。②胸满，气喘。③原发性高血压。④假性延髓麻痹。

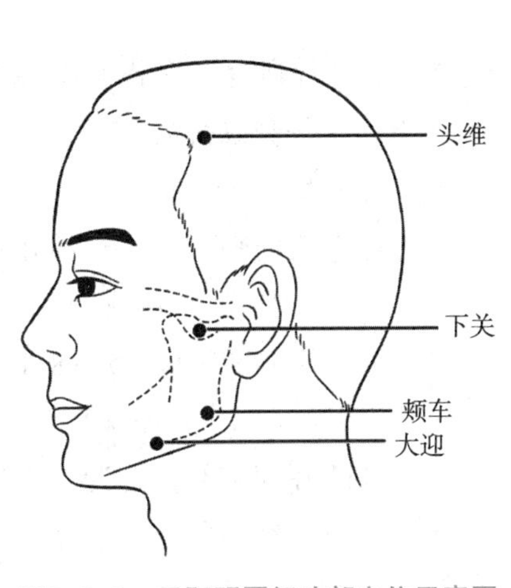

图2-3-3　足阳明胃经头部穴位示意图

【操作】避开动脉直刺0.2~0.8寸。禁灸。

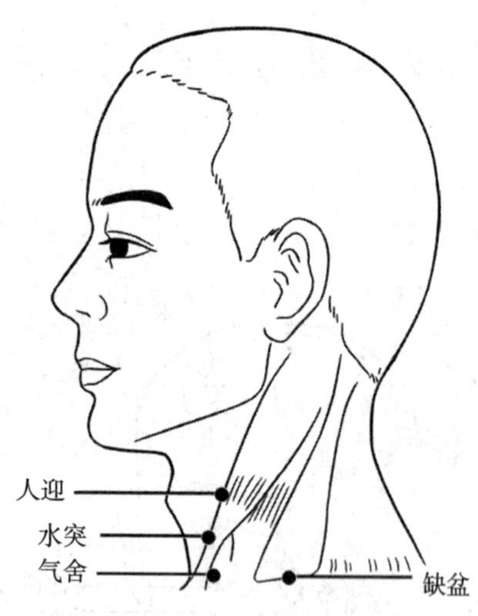

图2-3-4 足阳明胃经颈部穴位示意图

10. 水突（Shuǐtū，ST 10）

【定位】在颈前，横平环状软骨，胸锁乳突肌前缘（图2-3-4）。

【主治】①咽喉肿痛，瘿瘤，瘰疬。②咳嗽，气喘。

【操作】直刺0.3~0.5寸。

11. 气舍（Qìshè，ST 11）

【定位】在颈前部，锁骨上小窝，锁骨胸骨端上缘，胸锁乳突肌胸骨头与锁骨头中间的凹陷中（图2-3-4）。

【主治】①咽喉肿痛，瘿瘤，瘰疬，颈项强痛。②咳嗽，气喘，呃逆。

【操作】直刺0.3~0.5寸。

12. 缺盆（Quēpén，ST 12）

【定位】在颈前部，锁骨上大窝，锁骨上缘凹陷中，前正中线旁开4寸（图2-3-4）。

【主治】①缺盆中痛，咽喉肿痛，瘰疬。②咳嗽，气喘。

【操作】直刺0.2~0.5寸，不可深刺，以防刺伤胸膜而引发气胸。

13. 气户（Qìhù，ST 13）

【定位】在前胸部，锁骨下缘，前正中线旁开4寸（图2-3-5）。

【主治】①胸胁胀满、疼痛。②咳嗽，气喘。

【操作】平刺或斜刺0.5~0.8寸。

14. 库房（Kùfáng，ST 14）

【定位】在前胸部，第1肋间隙，前正中线旁开4寸（图2-3-5）。

【主治】①胸胁胀满。②咳嗽，气喘。

【操作】平刺或斜刺0.5~0.8寸。

15. 屋翳（Wūyì，ST 15）

【定位】在前胸部，第2肋间隙，前正中线旁开4寸（图2-3-5）。

注：先于胸骨角水平确定第2肋，其下为第2肋间隙，男性可以乳头定第4肋间隙，再向上2肋为第2肋间隙。

【主治】①乳痈，胸胁胀满、疼痛。②咳嗽，气喘，咳唾脓血。

【操作】平刺或斜刺0.5~0.8寸。

16. 膺窗（Yīngchuāng，ST 16）

【定位】在前胸部，第3肋间隙，前正中线旁开4寸（图2-3-5）。

【主治】①乳痈，胸胁胀满。②咳嗽，气喘。

【操作】平刺或斜刺0.5~0.8寸。

17. 乳中（Rǔzhōng，ST 17）

【定位】在前胸部，乳头中央（图2-3-5）。

【操作】不针不灸，只作为胸腹部腧穴定位标志。

18. 乳根（Rǔgēn，ST 18）

【定位】在前胸部，第5肋间隙，前正中线旁开4寸（图2-3-6）。

注：男性在乳头下1肋，即乳中线与第5肋间隙的相交处。女性在乳房根部弧线中点处。

【主治】①乳痈，乳少，乳汁不下。②咳嗽，气喘。③胸闷，胸痛。

【操作】平刺或斜刺0.5~0.8寸。

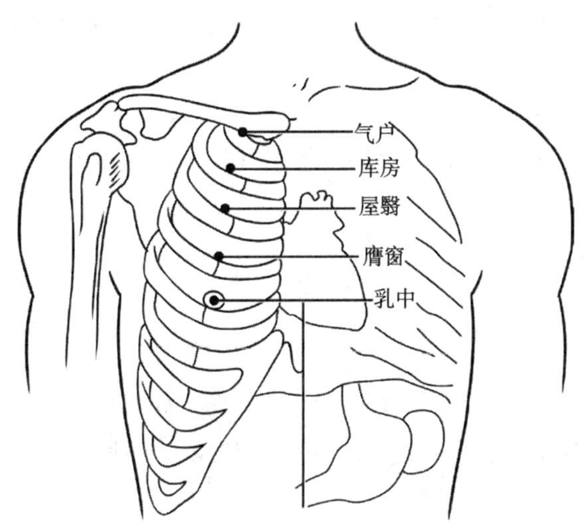

图2-3-5 足阳明胃经胸部穴位示意图

19. 不容（Bùróng，ST 19）

【定位】在上腹部，脐中上6寸，前正中线旁开2寸（图2-3-6）。

【主治】胃痛，呕吐，恶心，腹胀，食欲不振。

【操作】直刺或斜刺0.5~0.8寸。

20. 承满（Chéngmǎn，ST 20）

【定位】在上腹部，脐中上5寸，前正中线旁开2寸（图2-3-6）。

【主治】①胃痛，呕吐，恶心，腹胀，食欲不振。②吐血。

【操作】直刺0.5~1.0寸。

21. 梁门*（Liángmén，ST 21）

【定位】在上腹部，脐中上4寸，前正中线旁开2寸（图2-3-6）。

【主治】胃痛，呕吐，食欲不振，腹胀，泄泻。

【操作】直刺0.5~1.0寸。

22. 关门（Guānmén，ST 22）

【定位】在上腹部，脐中上3寸，前正中线旁开2寸（图2-3-6）。

【主治】①胃痛，胃胀，腹痛，腹胀，食欲不振，肠鸣，泄泻。②水肿。

【操作】直刺0.5~1.0寸。

23. 太乙（Tàiyǐ，ST 23）

【定位】在上腹部，脐中上2寸，前正中线旁开2寸（图2-3-6）。

【主治】①胃痛，胃胀，腹痛，腹胀。②癫狂，心烦。

【操作】直刺0.8~1.2寸。

24. 滑肉门（Huáròumén，ST 24）

【定位】在上腹部，脐中上1寸，前正中线旁开2寸（图2-3-6）。

【主治】①胃痛，呕吐。②癫狂，吐舌。

【操作】直刺0.8~1.2寸。

25. 天枢**（Tiānshū，ST 25） 大肠募穴

【定位】在上腹部，横平脐中，前正中线旁开2寸（图2-3-6）。

【主治】①绕脐腹痛，腹胀，便秘，肠鸣，泄泻，痢疾，肠痈。②癥瘕，月经不调，痛经。

【操作】直刺1.0~1.5寸。

26. 外陵（Wàilíng，ST 26）

【定位】在下腹部，脐中下1寸，前正中线旁开2寸（图2-3-6）。

注：横平内侧的中注、阴交。

【主治】腹痛，疝气，痛经。

【操作】直刺1.0~1.5寸。

27. 大巨（Dàjù，ST 27）

【定位】在下腹部，脐中下2寸，前正中线旁开2寸（图2-3-6）。

【主治】①小腹胀满、疼痛，疝气。②小便不利。③遗精，早泄。

【操作】直刺1.0~1.5寸。

28. 水道（Shuǐdào，ST 28）

【定位】在下腹部，脐中下3寸，前正中线旁开2寸（图2-3-6）。

注：天枢下3寸，大巨下1寸，关元旁开2寸。

【主治】①水肿，小便不利。②小腹胀满、疼痛，疝气。③痛经，遗精，早泄。

【操作】直刺1.0~1.5寸。

29. 归来**（Guīlái，ST 29）

【定位】在下腹部，脐中下4寸，前正中线旁开2寸（图2-3-6）。

【主治】①小腹胀痛，疝气。②月经不调，经闭，痛经，带下，阴挺，茎中疼痛。

【操作】直刺1.0~1.5寸。

30. 气冲（Qìchōng，ST 30） 足阳明经、冲脉交会穴

【定位】在腹股沟，耻骨联合上缘，前正中线旁开2寸，动脉搏动处（图2-3-6）。

【主治】①腹痛，疝气。②月经不调，不孕，阳痿，阴肿。

【操作】直刺0.5~1.0寸。不宜灸。

31. 髀关（Bìguān，ST 31）

【定位】在股前侧，股直肌近端、缝匠肌与阔筋膜张肌3条肌肉之间凹陷中（图2-3-7）。

注：约相当于髂前上棘、髌底外侧端连线与耻骨联合下缘水平线的交点处。

【主治】腰腿疼痛、拘急不得屈伸，髀股痿痹，足麻不仁。

【操作】直刺1.0~2.0寸。

32. 伏兔（Fútù，ST 32）

【定位】在股前外侧，髌底上6寸，髂前上棘与髌底外侧端的连线上（图2-3-7）。

【主治】①下肢麻痹，腰膝冷痛，脚气。②疝气。

【操作】直刺1.0~2.0寸。

33. 阴市（Yīnshì，ST 33）

【定位】在股前外侧，髌底上3寸，股直肌腱外侧缘（图2-3-7）。

注：伏兔与髌底外侧端连线中点。

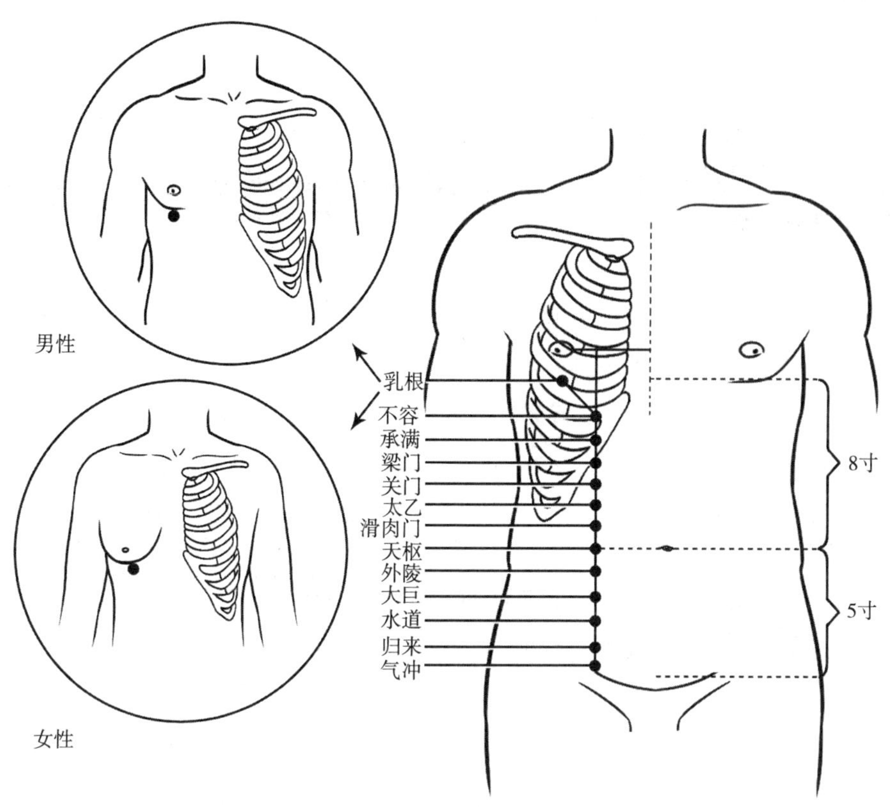

图2-3-6　足阳明胃经胸腹部穴位示意图

【主治】①下肢痿痹、屈伸不利。②腹胀，腹痛，疝气。

【操作】直刺1.0~2.0寸。

34. 梁丘*（Liángqiū，ST 34）郄穴

【定位】在股前外侧，髌底上2寸，股外侧肌与股直肌腱之间（图2-3-7）。

【主治】①膝肿痛，下肢不遂。②乳痈，乳痛。③急性胃痛。

【操作】直刺1.0~1.5寸。

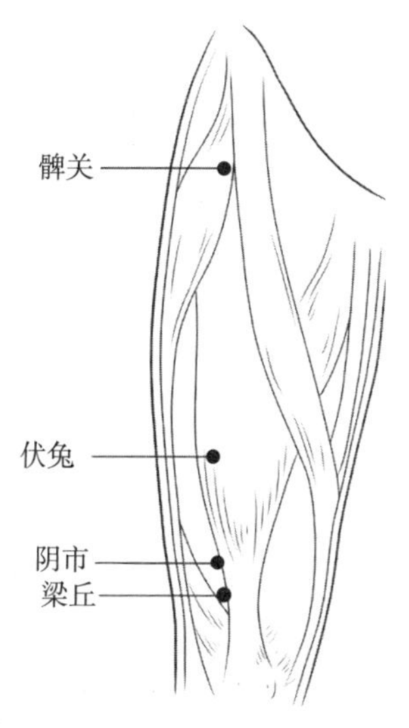

图2-3-7　足阳明胃经股部穴位示意图

35. 犊鼻（Dúbí，ST 35）

【定位】在膝前侧，髌韧带外侧凹陷中（图2-3-8）。

注：屈膝45°，髌骨外下方的凹陷中。

【主治】膝肿，膝痛，膝关节屈伸不利。

【操作】屈膝90°，稍向髌韧带方向斜刺1.0~1.5寸。

36. 足三里**（Zúsānlǐ，ST 36）合穴，胃下合穴

【定位】在小腿外侧，犊鼻下3寸，犊鼻与解溪连线上（图2-3-8）。

【主治】①胃痛、呕吐、肠鸣、腹胀、泄泻、痢疾、便秘、肠痈等脾胃肠腑病证。②膝痛，下肢痿痹、水肿，脚气，中风瘫痪等下肢病证。③乳痈。④癫狂、不寐等神志病证。⑤咳嗽气喘，痰多，心悸气短，头晕，虚劳羸瘦。

【操作】直刺1.0~2.0寸。

37. 上巨虚**（Shàngjùxū，ST 37）大肠下合穴

【定位】在小腿外侧，犊鼻下6寸，犊鼻与解溪连线上（图2-3-8）。

【主治】①肠鸣、泄泻、痢疾、肠痈、便秘、腹中切痛等脾胃肠腑病证。②下肢痿痹、脚气、中风

瘫痪等下肢病证。

【操作】直刺1.0~2.0寸。

38. 条口**（Tiáokǒu，ST 38）

【定位】在小腿外侧，犊鼻下8寸，犊鼻与解溪连线上（图2-3-8）。

【主治】①下肢痿痹、跗肿、转筋等下肢病证。②肩臂痛。③脘腹疼痛。

【操作】直刺1.0~1.5寸。

39. 下巨虚*（Xiàjùxū，ST 39） 小肠下合穴

【定位】在小腿外侧，犊鼻下9寸，犊鼻与解溪连线上（图2-3-8）。

注：在胫骨前肌上取穴，横平外丘、阳交。

【主治】①下肢痿痹。②泄泻，痢疾，小腹痛，腰脊痛引睾丸。③乳痈。

【操作】直刺1.0~1.5寸。

40. 丰隆**（Fēnglóng，ST 40） 络穴

【定位】在小腿外侧，外踝尖上8寸，胫骨前肌的外缘（图2-3-8）。

【主治】①下肢痿痹。②头痛、眩晕。③癫狂，痫证。④咳嗽，哮喘，痰多，胸痛。

【操作】直刺1.0~1.5寸。

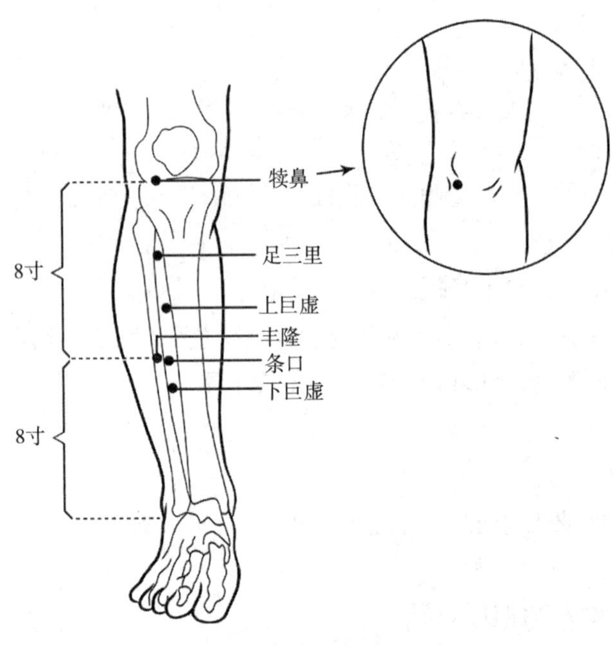

图2-3-8 足阳明胃经胫部穴位示意图

41. 解溪*（Jiěxī，ST 41） 经穴

【定位】在踝前侧，踝关节前面中央凹陷中，踇长伸肌腱与趾长伸肌腱之间（图2-3-9）。

注：令足趾上跷，显现足背部两肌腱，穴在两肌腱之间，相当于内、外踝尖连线的中点处。

【主治】①下肢痿痹、足踝肿痛、足下垂等下肢病证。②头痛，眩晕，癫狂，谵语。③腹胀，便秘。

【操作】直刺0.5~1.0寸。

42. 冲阳（Chōngyáng，ST 42） 原穴

【定位】在足背，第2跖骨基底部与中间楔状骨关节处，可触及足背动脉（图2-3-9）。

【主治】①足背肿痛，足痿无力，足下垂。②癫狂。③胃痛，腹胀。④口㖞，面肿，齿痛。

【操作】避开动脉，直刺0.3~0.5寸。

43. 陷谷（Xiàngǔ，ST 43）　输穴

【定位】在足背，第2、3跖骨间，第2跖趾关节近端凹陷中（图2-3-9）。

【主治】①足背肿痛，足痿无力，足下垂。②目赤肿痛，面浮肢肿。③肠鸣腹痛，腹满喜噫。

【操作】直刺0.3~0.5寸。

44. 内庭**（Nèitíng，ST 44）　荥穴

【定位】在足背，第2、3趾间，趾蹼缘后方赤白肉际处（图2-3-9）。

【主治】①足背肿痛。②胃痛、吐酸、泄泻、痢疾、便秘等脾胃肠腑病证。③口㖞、齿痛、咽喉肿痛、鼻衄等五官病证。④热病。

【操作】直刺或向上斜刺0.3~0.5寸。可灸。

45. 厉兑*（Lìduì，ST 45）　井穴

【定位】在足趾，第2趾末节外侧，趾甲根角侧后方0.1寸（指寸）（图2-3-9）。

注：足第2趾外侧甲根角侧后方（即沿角平分线方向）0.1寸。相当于沿爪角外侧划一直线与爪甲基底缘水平线交点处取穴。

【主治】①足胫寒冷。②口㖞、齿痛、咽喉肿痛、鼻衄等五官病证。③热病。④梦魇不宁、癫狂等神志病证。

【操作】浅刺0.1寸；或用三棱针点刺出血。

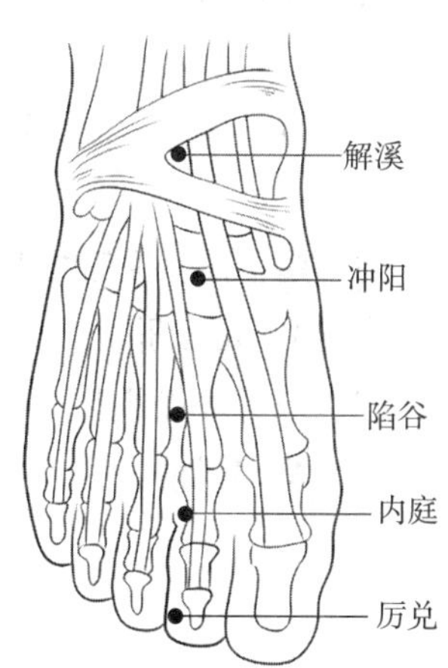

图2-3-9　足阳明胃经足部穴位示意图

实训实练三　足阳明胃经画经点穴

【实训目标】能在人体画出足阳明胃经在体表的循行路线，能准确点出承泣、四白、地仓、颊车、下关、头维、人迎、梁门、天枢、归来、梁丘、足三里、上巨虚、条口、下巨虚、丰隆、解溪、内庭、厉兑穴。

【实训用品】检查床、记号笔、毛巾、湿纸巾。

【实训步骤】

1. 三个学生一组，相互配合，依次轮换操作，分别称为操作者、助手和模特。

2. 模特取仰卧位，充分暴露上肢和胸部。

3. 操作者依次点穴：承泣、四白、地仓、颊车、下关、头维、人迎、梁门、天枢、归来、梁丘、足三里、上巨虚、条口、下巨虚、丰隆、解溪、内庭、厉兑，同时说出所点腧穴的主治作用及针刺注意事项。助手在床旁协助操作者点穴，提示操作要领和注意事项。

4. 操作者结合本经点穴在体表画出经脉循行路线。

5. 三个人依次轮换操作，每次操作完毕后应及时用湿纸巾擦拭标记，整理器物，做好清洁卫生。

【注意事项】操作须认真严谨、大方得体，注意保护隐私和人文关怀，必要时用毛巾对身体暴露部分进行遮挡。

答案解析

目标检测

单项选择题

1. 在胸部，距前正中线4寸循行的经脉是（　）

A．足少阴肾经　B．足阳明胃经　C．手太阴肺经　D．足太阴脾经　E．手厥阴心包经

2. 胃经循行未至的部位是（　）

A．口　B．目　C．鼻　D．膈　E．下齿

3. 用于强壮保健的要穴是（　）

A．足三里　B．上巨虚　C．下巨虚　D．条口　E．丰隆

4. 位于足背第2、3趾间，趾蹼缘后方赤白肉际处的腧穴是（　）

A．丘墟　B．中府　C．内庭　D．公孙　E．照海

（马　越）

书网融合……

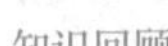

知识回顾

习题

项目四　足太阴脾经及其腧穴

PPT

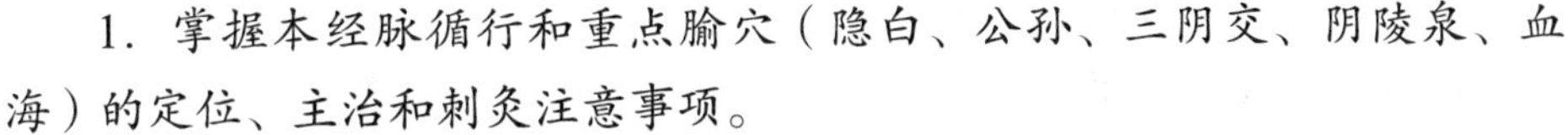

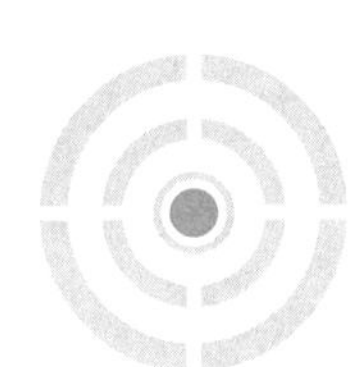

学习目标

知识要求：

1. 掌握本经脉循行和重点腧穴（隐白、公孙、三阴交、阴陵泉、血海）的定位、主治和刺灸注意事项。

2. 熟悉本经脉的主治概要和常用腧穴（太白、地机、大横、大包）的定位、主治和刺灸注意事项。

3. 了解本经的其他腧穴。

技能要求：

1. 能画出本经脉在体表的循行路线。

2. 能在体表点出须掌握的重点腧穴。

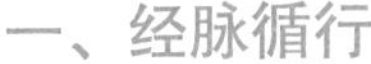

一、经脉循行

【原文】《灵枢·经脉》：脾足太阴之脉，起于大指[1]之端，循指内侧白肉际[2]，过核骨[3]后，上内踝前廉[4]，上腨[5]内，循胫骨后，交出厥阴[6]之前，上膝股内前廉，入腹，属脾，络胃，上膈，挟咽[7]，连舌本[8]，散舌下。

其支者，复从胃，别上膈，注心中。（图2-4-1）

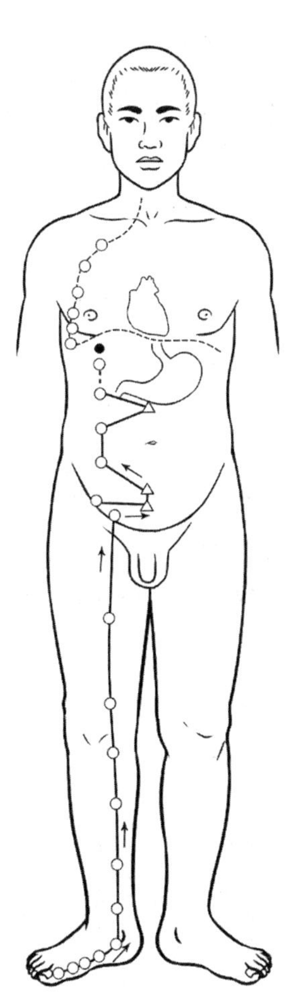
图2-4-1　足太阴脾经循行示意图

【注释】

［1］大指："指"通"趾"，指脚趾，此指足大趾。

［2］白肉际：又称赤白肉际，是手足两侧阴阳面的分界处。阳面赤色，阴面白色。

［3］核骨：指第1跖趾关节内侧圆形突起。

［4］内踝前廉：内踝前面。

［5］腨：指腓肠肌部，俗称小腿肚。

［6］厥阴：指足厥阴肝经。

［7］咽：指食管。

［8］舌本：指舌根部。

【语译】足太阴脾经，起于足大趾末端，沿着大趾内侧赤白肉际，经过大趾本节后的第1跖趾关节后面，上行至内踝前面，再沿小腿内侧胫骨后缘上行，至内踝上8寸处交于足厥阴经之前，再沿膝股部内侧前缘上行，进入腹部，属脾，联络胃；再经过横膈上行，挟咽部两旁，系舌根，分散于舌下。

其支脉，从胃上膈，注心中。

二、联系脏腑器官

属脾，络胃，并与心、食管、舌相联系。

三、主治概要

1. 脾胃病证　腹满、腹胀、食不化、胃痛、呕吐、腹痛、泄泻、痢疾等。
2. 妇科病证　月经不调、痛经、经闭、崩漏等。
3. 前阴病证　阴挺、遗尿、癃闭、阳痿、疝气等。
4. 经脉循行部位的其他病证　胸胁胀痛、下肢痿痹、足踝肿痛等。

四、本经腧穴（21穴）

1. 隐白**（Yǐnbái，SP 1）井穴

【定位】在足趾，大趾末节内侧，趾甲根角侧后方0.1寸（指寸）（图2-4-2）。

注：足大趾内侧甲根角侧后方（即沿角平分线方向）0.1寸。相当于沿爪角内侧划一直线与爪甲基底缘水平线交点处取穴。

【主治】①月经过多、崩漏、便血、尿血等血证。②腹满、呕吐、泄泻等脾胃病证。③癫狂、多梦、惊风等神志病证。

【操作】浅刺0.1寸；或点刺出血。

2. 大都（Dàdū，SP 2）荥穴

【定位】在足趾，第1跖趾关节远端赤白肉际凹陷中（图2-4-2）。

【主治】①体重肢肿。②腹胀、胃痛、呕吐、泄泻、便秘等脾胃病证。③热病无汗，心烦。

【操作】直刺0.3~0.5寸。

3. 太白*（Tàibái，SP 3）输穴，原穴

【定位】在足内侧，第1跖趾关节近端赤白肉际凹陷中（图2-4-2）。

【主治】①体重节痛。②肠鸣、腹胀、泄泻、胃痛、便秘等脾胃病证。③足痛，足肿。

【操作】直刺0.5~0.8寸。

4. 公孙**（Gōngsūn，SP 4）络穴，八脉交会穴（通冲脉）

【定位】在足内侧，第1跖骨底的前下缘赤白肉际处（图2-4-2）。

【主治】①胃痛、呕吐、肠鸣、腹胀、腹痛、泄泻、痢疾等脾胃病证。②心烦不寐，发狂妄言等神志病证。③逆气里急，气上冲心（奔豚气）。

【操作】直刺0.6~1.2寸。

5. 商丘（Shāngqiū，SP 5）经穴

【定位】在踝足内侧，内踝前下方，舟骨粗隆与内踝尖连线中点凹陷中（图2-4-2）。

【主治】①肠鸣、腹胀、泄泻、便秘、痔疾等脾胃病证。②足踝肿痛。

【操作】直刺0.3~0.5寸。

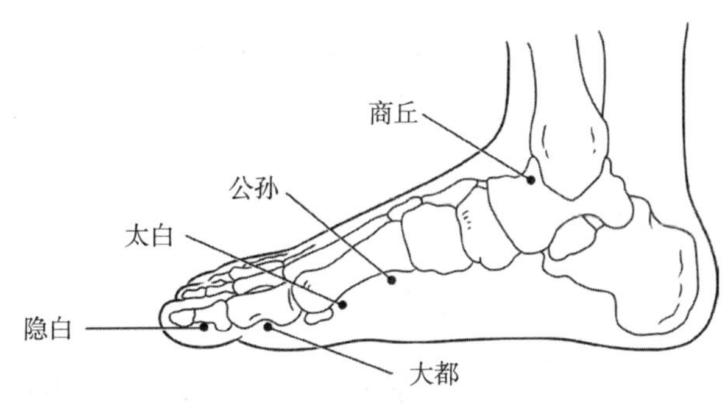

图2-4-2 足太阴脾经足部穴位示意图

6. 三阴交**（Sānyīnjiāo，SP 6） 足三阴经的交会穴

【定位】在小腿内侧，内踝尖上3寸，胫骨内侧缘后际（图2-4-3）。

【主治】①肠鸣、腹胀、泄泻、便秘等脾胃病证。②月经不调、经闭、痛经、崩漏、带下、阴挺、不孕、滞产、产后恶露不尽等妇科病证。③小便不利、遗尿、遗精、阳痿、阴茎痛、疝气等生殖、泌尿系统病证。④心悸、不寐、癫狂等神志病证。⑤下肢痿痹。⑥湿疹，荨麻疹。⑦阴虚诸证。

【操作】直刺1.0~1.5寸。孕妇禁针。

7. 漏谷（Lòugǔ，SP 7）

【定位】在小腿内侧，内踝尖上6寸，胫骨内侧缘后际（图2-4-3）。

【主治】①肠鸣，腹胀。②小便不利，遗尿，遗精，水肿。③下肢痿痹。

【操作】直刺1.0~1.5寸。

8. 地机*（Dìjī，SP 8） 郄穴

【定位】在小腿内侧，阴陵泉下3寸，胫骨内侧缘后际（图2-4-3）。

【主治】①腹胀、腹痛、泄泻、水肿、小便不利等生殖、泌尿系统病证。②痛经、崩漏、月经不调、癥瘕。③腿膝麻木、疼痛，腰痛。

【操作】直刺1.0~1.5寸。

9. 阴陵泉**（Yīnlíngquán，SP 9） 合穴

【定位】在小腿内侧，胫骨内侧髁下缘与胫骨内侧缘之间的凹陷中（图2-4-3）。简便取法：用拇指沿胫骨内缘由下往上推，至拇指抵膝关节下时，胫骨向内上弯曲的凹陷中即是本穴。

【主治】①腹胀，腹痛，泄泻，水肿，黄疸，小便不利或失禁。②遗精，阴茎痛，带下，妇人阴痛。③膝痛，下肢痿痹。

【操作】直刺1.0~2.0寸。

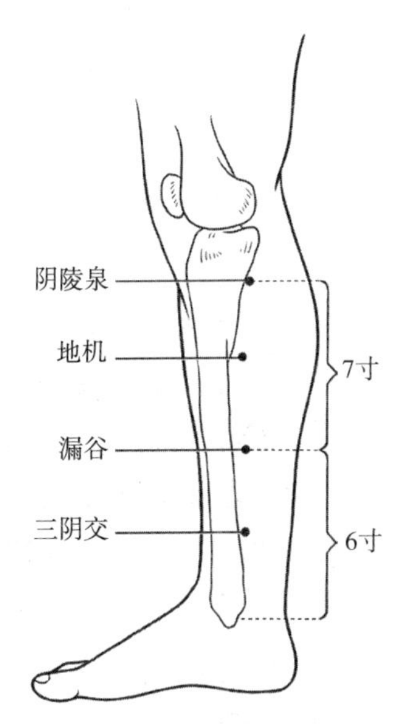

图2-4-3 足太阴脾经小腿内侧穴位示意图

10. 血海**（Xuèhǎi，SP 10）

【定位】在股前内侧，髌底内侧端上2寸，股内侧肌隆起处（图2-4-4）。

【主治】①月经不调、痛经、经闭、崩漏等妇科病证。②湿疹，瘾疹，丹毒、皮肤瘙痒等皮外科病证。③膝股内侧痛。

【操作】直刺1.0~1.5寸。

11. 箕门（Jīmén，SP 11）

【定位】在股内侧，髌底内侧端与冲门的连线上1/3与下2/3交点，长收

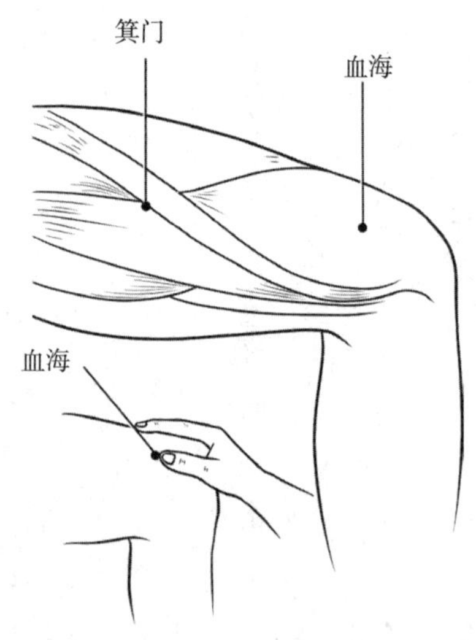

图2-4-4 足太阴脾经大腿部穴位示意图

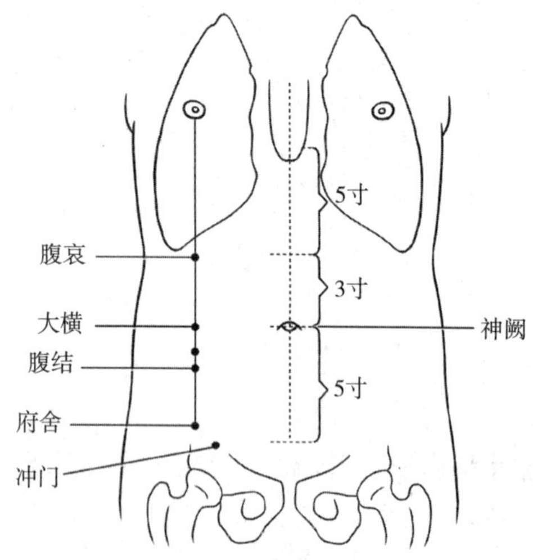

图2-4-5 足太阴脾经腹部穴位示意图

肌和缝匠肌交角的动脉搏动处（图2-4-4）。

【主治】①小便不利、遗尿等泌尿系统疾病。②腹股沟疼痛。

【操作】避开动脉，直刺0.5~1.0寸。

12. 冲门（Chōngmén，SP 12） 足太阴经与足厥阴经的交会穴

【定位】在腹股沟，腹股沟斜纹中，髂外动脉搏动处的外侧（图2-4-5）。

【主治】①崩漏，带下。②腹痛，疝气。

【操作】避开动脉，直刺0.5~1.0寸。

13. 府舍（Fǔshè，SP 13） 足太阴经与足厥阴经和阴维脉交会穴

【定位】在下腹部，脐中下4.3寸，前正中线旁开4寸（图2-4-5）。

【主治】腹痛，腹满积聚，疝气。

【操作】直刺0.5~1.5寸。

14. 腹结（Fùjié，SP 14）

【定位】在下腹部，脐中下1.3寸，前正中线旁开4寸（图2-4-5）。

【主治】①腹痛、泄泻、便秘、痢疾等脾胃肠腑病证。②疝气。

【操作】直刺1.0~1.5寸。

15. 大横*（Dàhéng，SP 15） 足太阴经与阴维脉的交会穴

【定位】在上腹部，脐中旁开4寸（图2-4-5）。

【主治】①腹痛，泄泻，便秘。②肥胖症。

【操作】直刺1.0~2.0寸。

16. 腹哀（Fù'āi，SP 16） 足太阴经与阴维脉的交会穴

【定位】在上腹部，脐中上3寸，前正中线旁开4寸（图2-4-5）。

【主治】腹痛、便秘、消化不良、痢疾等脾胃肠腑病证。

【操作】直刺0.5~1.5寸。

17. 食窦（Shídòu，SP 17）

【定位】在前胸部，第5肋间隙，前正中线旁开6寸（图2-4-6）。

【主治】①胸胁胀痛。②腹胀，肠鸣，恶心，噫气，水肿。

【操作】斜刺或向外平刺0.5~0.8寸。

18. 天溪（Tiānxī，SP 18）

【定位】在前胸部，第4肋间隙，前正中线旁开6寸（图2-4-6）。

【主治】①胸胁疼痛，咳嗽。②乳汁少，乳痈。

【操作】斜刺或向外平刺0.5~0.8寸。

19. 胸乡（Xiōngxiāng，SP 19）

【定位】在前胸部，第3肋间隙，前正中线旁开6寸（图2-4-6）。

【主治】胸胁胀痛。

【操作】斜刺或向外平刺0.5~0.8寸。

20. 周荣（Zhōuróng，SP 20）

【定位】在前胸部，第2肋间隙，前正中线旁开6寸（图2-4-6）。

【主治】①胸胁胀满、疼痛。②咳嗽，气喘。

【操作】斜刺或向外平刺0.5~0.8寸。

21. 大包*（Dàbāo，SP 21）　脾之大络

【定位】在侧胸部，第6肋间隙，在腋中线上（图2-4-6）。

【主治】①气喘，胸胁痛。②周身疼痛，四肢无力。

【操作】斜刺或向外平刺0.5~0.8寸。

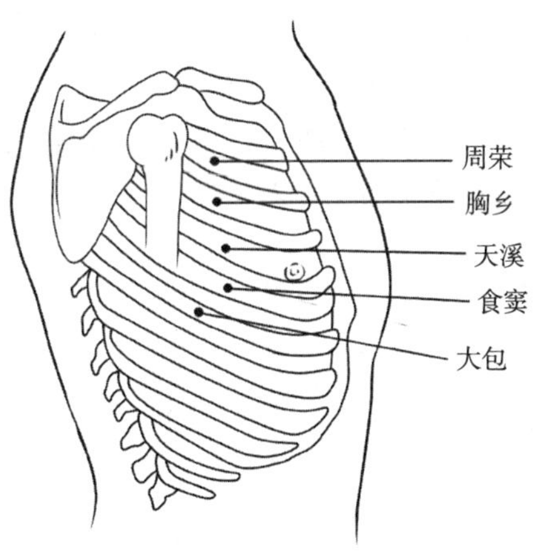

图2-4-6　足太阴脾经胸部穴位示意图

实训实练四　足太阴脾经画经点穴

【实训目标】能在人体画出足太阴脾经在体表的循行路线，能准确点出隐白、太白、公孙、三阴交、地机、阴陵泉、血海、大横、大包穴。

【实训用品】检查床、记号笔、毛巾、湿纸巾。

【实训步骤】

1. 三个学生一组，相互配合，依次轮换操作，分别称为操作者、助手和模特。

2. 模特取仰卧位，充分暴露上肢和胸部。

3. 操作者依次点穴：隐白、太白、公孙、三阴交、地机、阴陵泉、血海、大横、大包，同时说出所点腧穴的主治作用及针刺注意事项。助手在床旁协助操作者点穴，提示操作要领和注意事项。

4. 操作者结合本经点穴在体表画出经脉循行路线。

5. 三个人依次轮换操作，每次操作完毕后应及时用湿纸巾擦拭标记，整理器物，做好清洁卫生。

【注意事项】操作须认真严谨、大方得体，注意保护隐私和人文关怀，必要时用毛巾对身体暴露部分进行遮挡。

目标检测

答案解析

单项选择题

1. 下列不属于足太阴脾经的腧穴是（　）

A. 太白　B. 隐白　C. 大包　D. 阴陵泉　E. 上巨虚

2. 在足趾，大趾末节内侧，趾甲根角侧后方0.1寸的穴位是（　）

A. 隐白　B. 大敦　C. 太冲　D. 至阴　E. 足临泣

3. 善治水湿病证的腧穴是（　）

A. 隐白　B. 公孙　C. 阳陵泉　D. 三阴交　E. 阴陵泉

4．位于股前内侧，髌底内侧端上两寸，股内侧肌隆起处的腧穴是（　）

A．血海　　B．阴陵泉　　C．三阴交　　D．悬钟　　E．公孙

5．常用公孙穴治疗的是（　）

A．乳痈　　B．逆气里急　　C．瘾疹　　D．四肢疼痛　　E．全身疼痛

（马　越）

书网融合……

知识回顾

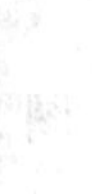

习题

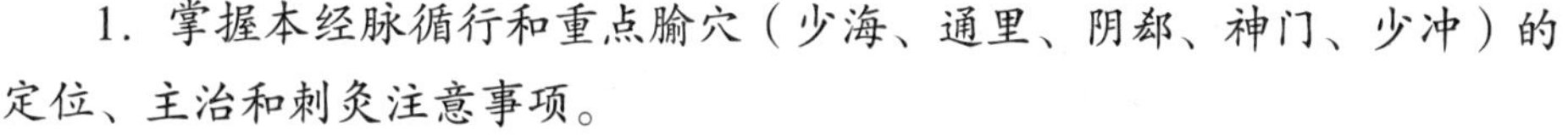

项目五 手少阴心经及其腧穴

PPT

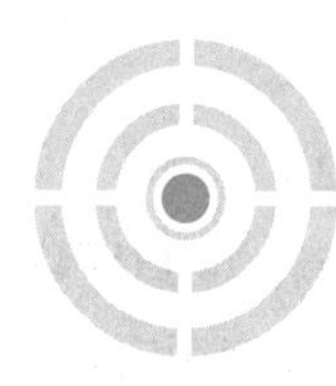

学习目标

知识要求：

1．掌握本经脉循行和重点腧穴（少海、通里、阴郄、神门、少冲）的定位、主治和刺灸注意事项。

2．熟悉本经脉的主治概要和常用腧穴（极泉）的定位、主治和刺灸注意事项。

3．了解本经的其他腧穴。

技能要求：

1．能画出本经脉在体表的循行路线。

2．能在体表点出须掌握的重点腧穴。

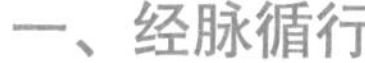

一、经脉循行

【原文】《灵枢·经脉》：心手少阴之脉，起于心中，出属心系[1]，下膈，络小肠。

其支者，从心系，上挟咽[2]，系目系[3]。

其直者，复从心系，却上肺，下出腋下，下循臑内后廉，行太阴、心主[4]之后，下肘内，循臂内后廉，抵掌后锐骨[5]之端，入掌内后廉[6]，循小指之内，出其端。（图2-5-1）

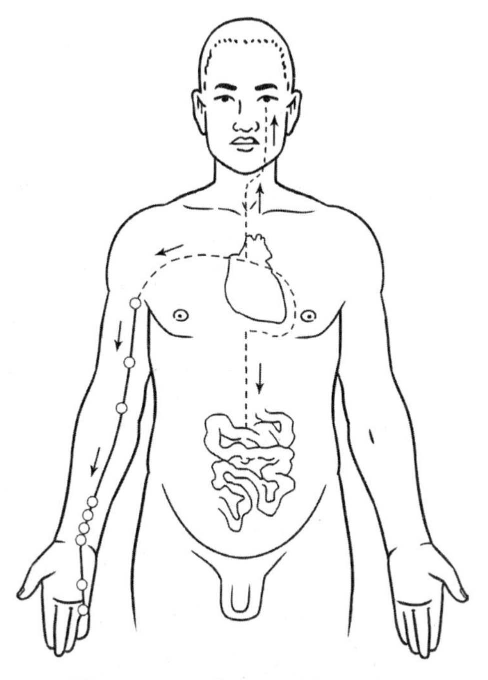
图2-5-1　手少阴心经循行示意图

【注释】

［1］心系：指心与各脏腑相连的组织。

［2］咽：指食管。

［3］目系：指眼后与脑相接连的组织。

［4］太阴、心主：指手太阴肺经与手厥阴心包。

［5］掌后锐骨：指豌豆骨。

［6］掌内后廉：指掌心的后边（尺侧）。

【语译】手少阴心经，起于心中，出属心系（心与其他脏器相连的组织）。下行经过横膈，联络小肠。

其支脉，从心系向上，挟着食管上行，连于目系（眼球连接于脑的组织)。

其直行经脉，从心系上行到肺部，再向外下到达腋窝部，沿着上臂内侧后缘，行于手太阴经和手厥阴经的后面，到达肘窝。再沿前臂内侧后缘，至掌后豌豆骨部，进入掌内，止于小指桡侧末端。

二、联系脏腑器官

属心，络小肠。并与目、食管、肺相联系。

三、主治概要

1. 心、胸、神志病证　心痛、心悸、心烦、不寐、癫狂痫等。
2. 经脉循行部位的其他病证　肩臂疼痛、胁肋疼痛、腕臂痛等。

四、本经腧穴（9穴）

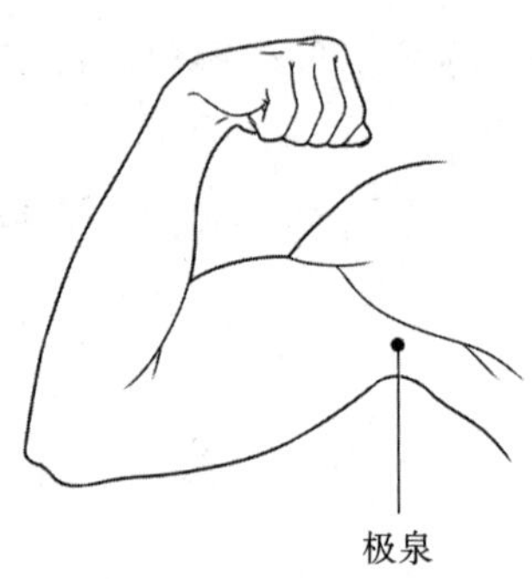

图2-5-2　手少阴心经上臂穴位示意图

1. 极泉*（Jíquán，HT 1）

【定位】在腋窝中央，腋动脉搏动处（图2-5-2）。

【主治】①心痛、心悸等心系病证。②胁肋疼痛。③肩臂疼痛、肘臂疼痛、上肢不遂等上肢病证。④瘰疬。⑤上肢针麻用穴。

【操作】上臂外展，避开腋动脉，直刺或斜刺0.5~0.8寸。慎灸。

2. 青灵（Qīnglíng，HT 2）

【定位】在臂内侧，肘横纹上3寸，肱二头肌的内侧沟中（图2-5-3）。

【主治】①头痛、胁痛、肩臂疼痛。②目视不明。

【操作】直刺0.5~1.0寸。可灸。

3. 少海**（Shàohǎi，HT 3）　合穴

【定位】在肘前内侧，横平肘横纹，肱骨内上髁前缘（图2-5-3）。

【主治】①心痛、癔症、癫狂、痫证等心疾、神志病证。②肘臂挛痛、麻木，手颤。③腋胁痛，头项痛。④瘰疬。

【操作】直刺0.5~1.0寸。可灸。

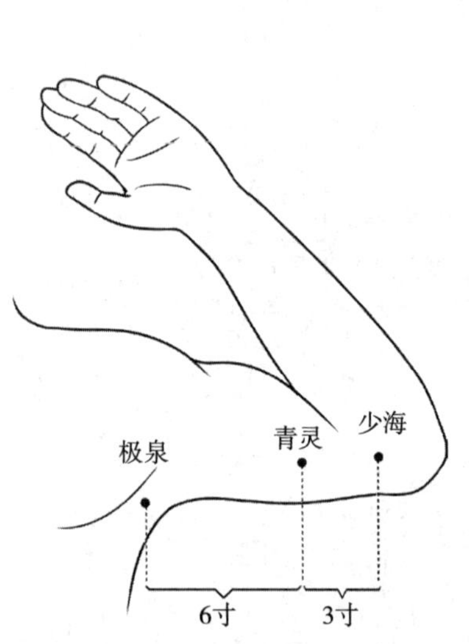

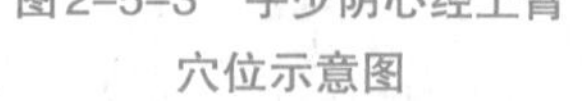

图2-5-3　手少阴心经上臂穴位示意图

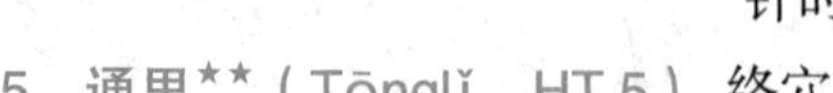

4. 灵道（Língdào，HT 4）　经穴

【定位】在前臂前内侧，腕掌侧远端横纹上1.5寸，尺侧腕屈肌腱的桡侧缘（图2-5-4）。

【主治】①心痛、心悸。②暴喑。③肘臂挛痛，手指麻木。

【操作】直刺0.3~0.5寸。不宜深刺，以免伤及血管和神经。留针时，不可做屈腕动作。可灸。

5. 通里**（Tōnglǐ，HT 5）　络穴

【定位】在前臂前内侧，腕掌侧远端横纹上1寸，尺侧腕屈肌腱的桡侧缘（图2-5-4）。

【主治】①心悸、怔忡等心病。②暴喑、舌强不语等舌窍病证。③肘臂挛痛、麻木，手颤等上肢病证。

【操作】直刺0.3~0.5寸。不宜深刺，以免伤及血管和神经。留针时，不可做屈腕动作。可灸。

6. 阴郄**（Yīnxì，HT 6） 郄穴

【定位】在前臂前内侧，腕掌侧远端横纹上0.5寸，尺侧腕屈肌腱的桡侧缘（图2-5-4）。

【主治】①心痛、心悸、惊恐等心疾。②吐血、衄血等血证。③骨蒸盗汗。

【操作】避开尺动脉、尺静脉，直刺0.3~0.5寸。不宜深刺，以免伤及血管和神经。留针时，不可做屈腕动作。可灸。

7. 神门**（Shénmén，HT 7） 输穴，原穴

【定位】在腕前内侧，腕掌侧远端横纹尺侧端，尺侧腕屈肌腱的桡侧缘（图2-5-4）。

【主治】①心痛、心烦、惊悸、怔忡等心系病证。②不寐、健忘、痴呆、癫狂痫等神志病证。③胸胁痛。

【操作】直刺0.3~0.5寸。可灸。

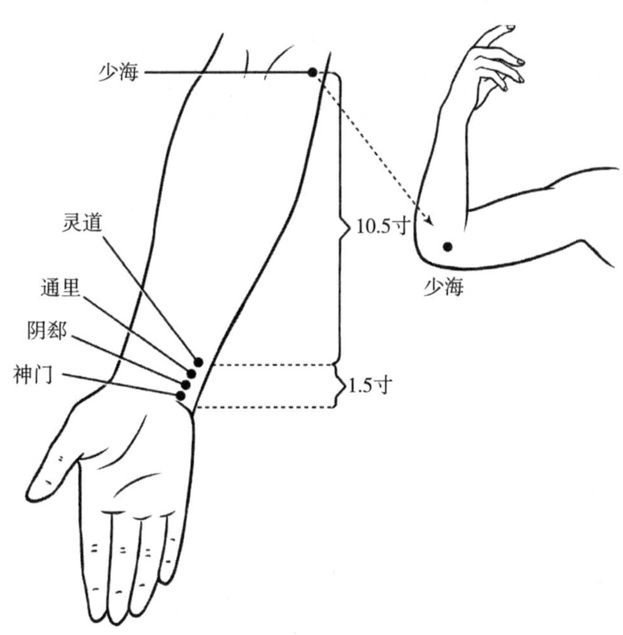

图2-5-4 手少阴心经前臂穴位示意图

8. 少府（Shàofǔ，HT 8） 荥穴

【定位】在手掌，横平第5掌指关节近端，第4、5掌骨之间（图2-5-5）。

【主治】①心悸、胸痛。②小便不利、遗尿、阴痒痛。③小指挛痛、掌中热。

【操作】直刺0.3~0.5寸。可灸。

9. 少冲**（Shàochōng，HT 9） 井穴

【定位】在手指，小指末节桡侧，指甲根角侧上方0.1寸（图2-5-5）。

【主治】①心悸、心痛等心疾。②癫狂、昏迷等神志病证。③目赤。④热病。⑤胸胁痛。

【操作】浅刺0.1寸，或点刺出血。可灸。

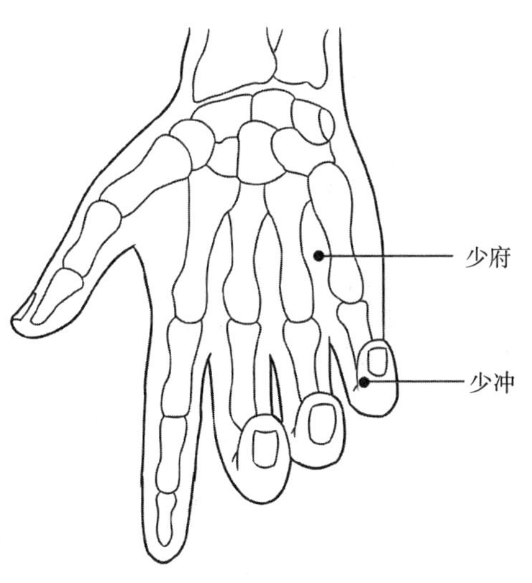

图2-5-5 手少阴心经手部穴位示意图

实训实练五　手少阴心经画经点穴

【实训目标】能在人体画出手少阴心经在体表的循行路线，能准确点出极泉、少海、通里、阴郄、神门、少冲穴。

【实训用品】检查床、记号笔、毛巾、湿纸巾。

【实训步骤】

1. 三个学生一组，相互配合，依次轮换操作，分别称为操作者、助手和模特。
2. 模特取仰卧位，充分暴露上肢部。
3. 操作者依次点穴：极泉、少海、通里、阴郄、神门、少冲，同时说出所点腧穴的主治作用及针刺注意事项。助手在床旁协助操作者点穴，提示操作要领和注意事项。
4. 操作者结合本经点穴在体表画出经脉循行路线。
5. 三个人依次轮换操作，每次操作完毕后应及时用湿纸巾擦拭标记，整理器物，做好清洁卫生。

【注意事项】操作须认真严谨、大方得体，注意保护隐私和人文关怀，必要时用毛巾对身体暴露部分进行遮挡。

目标检测

答案解析

单项选择题

1. 下列不属于手少阴心经的腧穴是（　）
   A. 少冲　　B. 少泽　　C. 神门　　D. 少海　　E. 通里
2. 下列关于针刺的叙述正确的是（　）
   A. 极泉穴针刺应避开动脉　　B. 四肢腧穴安全，针刺无禁忌　　C. 四肢腧穴均要直刺
   D. 通里留针时可屈腕　　E. 极泉可针刺可艾灸
3. 在下列特定穴中具有治疗“失音不能言”作用的是（　）
   A. 劳宫　　B. 神门　　C. 阴郄　　D. 少泽　　E. 通里
4. 在下列特定穴中，既是“输穴”又是“原穴”的是（　）
   A. 合谷　　B. 阳溪　　C. 后溪　　D. 神门　　E. 经渠
5. 长于治疗衄血等血证的腧穴是（　）
   A. 少海　　B. 神门　　C. 通里　　D. 阴郄　　E. 少冲

（田小婷）

书网融合……

知识回顾

习题

项目六　手太阳小肠经及其腧穴

PPT

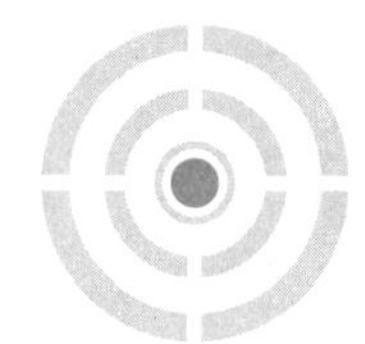

学习目标

知识要求：

1. 掌握本经脉循行和重点腧穴（少泽、后溪、养老、天宗、听宫）的定位、主治和刺灸注意事项。

2. 熟悉本经脉的主治概要和常用腧穴（支正、颧髎）的定位、主治和刺灸注意事项。

3. 了解本经的其他腧穴。

技能要求：

1. 能画出本经脉在体表的循行路线。

2. 能在体表点出须掌握的重点腧穴。

一、经脉循行

【原文】《灵枢·经脉》：小肠手太阳之脉，起于小指之端，循手外侧上腕，出踝[1]中，直上循臂骨[2]下廉，出肘内侧两骨之间[3]，上循臑外后廉，出肩解[4]，绕肩胛，交肩上，入缺盆，络心，循咽，下膈，抵胃，属小肠。

其支者，从缺盆循颈，上颊，至目锐眦[5]，却入耳中。

其支者，别颊，上𩑶[6]，抵鼻，至目内眦[7]，斜络于颧。（图2-6-1）

【注释】

［1］踝：此处指手腕后方的尺骨小头隆起处。

［2］臂骨：尺骨。

［3］两骨之间：当为尺骨鹰嘴与肱骨内上髁之间。

［4］肩解：肩关节。

［5］目锐眦：亦称目外眦，指外眼角。

［6］𩑶：音拙，指目下颧部。

［7］目内眦：内眼角。

【语译】手太阳小肠经，起于手小指尺侧端，沿着手背外侧至腕部，出于尺骨茎突，直上沿着前臂外侧后缘，经尺骨鹰嘴与肱骨内上髁之间，沿上臂外侧后缘，到达肩关节，绕行肩胛部，交会于大椎，向下进入缺盆部，联络心，沿着食管，经过横膈，到达胃部，属于小肠。

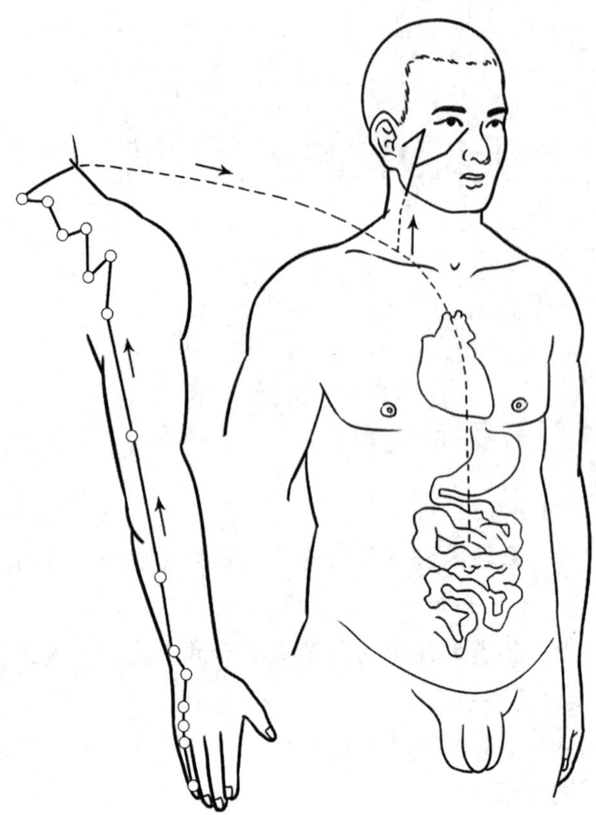

图2-6-1 手太阳小肠经循行示意图

其支脉，从缺盆分出，沿着颈部，上达面颊，到目外眦，向后进入耳中。

另一支脉，从颊部分出，上行目眶下，抵于鼻旁，至目内眦，斜行络于颧骨部。

二、联系脏腑器官

属小肠，络心，并与食管、胃、目、耳相联系。

三、主治概要

1. 头面五官病证 头痛、眩晕、目翳、咽喉肿痛等。
2. 神志病、热病 昏迷、癫、狂、痫，发热、疟疾等。
3. 经脉循行部位的其他病证 颈项强痛、肩臂酸痛、手指及肘臂挛痛等。

四、本经腧穴（19穴）

1. 少泽**（Shàozé，SI 1） 井穴

【定位】在手指，小指末节尺侧，指甲根角侧上方0.1寸（图2-6-2）。

【主治】①肩臂后侧痛、小指麻木疼痛等上肢病证。②乳痈、乳少、产后缺乳等乳疾。③昏迷、癫狂等神志病证。④头痛、咽喉肿痛、目翳、胬肉攀睛、耳聋、耳鸣等头面五官病证。

【操作】浅刺0.1寸，或点刺出血。可灸。孕妇慎用。

2. 前谷（Qiángǔ，SI 2） 荥穴

【定位】在手指，第5掌指关节尺侧远端赤白肉际凹陷中（图2-6-2）。

【主治】①热病。②乳痈，乳少。③头痛、耳鸣。

【操作】直刺0.2~0.3寸。可灸。

3. 后溪**（Hòuxī，SI 3） 输穴，八脉交会穴（通督脉）

【定位】在手背，第5掌指关节尺侧近端赤白肉际凹陷中（图2-6-2）。

【主治】①头项强痛、腰背痛、手指及肘臂挛痛等痛证。②耳聋、目赤、咽喉肿痛等五官病证。③癫狂痫等神志病证。④疟疾，盗汗。

【操作】直刺0.5~1.0寸，治手指挛痛可向合谷方向透刺。可灸。

4. 腕骨（Wàngǔ，SI 4） 原穴

【定位】在腕后内侧，第5掌骨底与三角骨之间的赤白肉际凹陷中（图2-6-2）。

【主治】①头项强痛，耳鸣，目翳。②黄疸，消渴，热病，疟疾。③指挛，腕痛。

【操作】直刺0.3~0.5寸。可灸。

5. 阳谷（Yánggǔ，SI 5） 经穴

【定位】在腕后内侧，尺骨茎突与三角骨之间的凹陷中（图2-6-2）。

【主治】①头痛，目眩，耳鸣，耳聋。②热病、癫狂痫等神志病。③腕臂痛。

【操作】直刺0.3~0.4寸。可灸。

6. 养老**（Yǎnglǎo，SI 6） 郄穴

【定位】在前臂后侧，腕背横纹上1寸，尺骨头桡侧凹陷中（图2-6-2）。

【主治】①肩、背、肘、臂酸痛，急性腰痛等痛证。②目视不明，头痛，面痛。

【操作】以掌心向胸姿势，直刺或斜刺0.5~0.8寸。可灸。

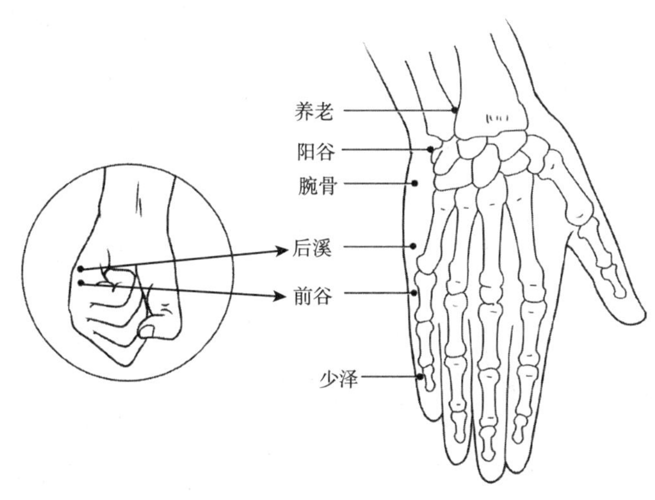

图2-6-2 手太阳小肠经手部穴位示意图

7. 支正*（Zhīzhèng，SI 7） 络穴

【定位】在前臂外侧，腕背侧远端横纹上5寸，尺骨尺侧与尺侧腕屈肌之间（图2-6-3）。

【主治】①头痛、眩晕、项强等头项病证。②肘臂酸痛。③热病。④癫狂。⑤疣症。

【操作】直刺或斜刺0.5~0.8寸。可灸。

8. 小海（Xiǎohǎi，SI 8） 合穴

【定位】在肘后内侧，尺骨鹰嘴（即肘尖）与肱骨内上髁之间凹陷中（图2-6-3）。

【主治】①肘臂疼痛、麻木。②癫痫。

【操作】直刺0.3~0.5寸。可灸。

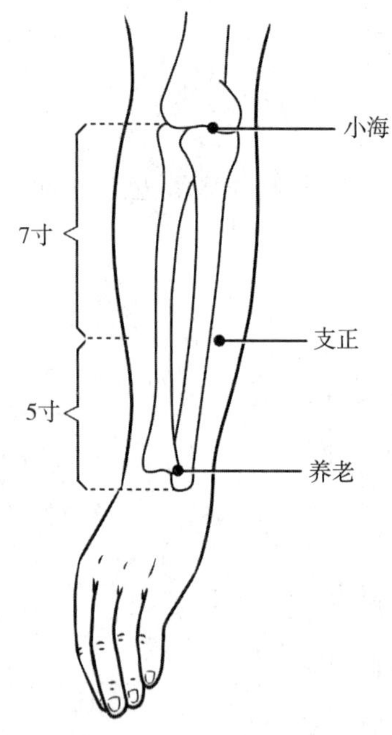

图2-6-3 手太阳小肠经前臂穴位示意图

9. 肩贞（Jiānzhēn，SI 9）

【定位】在肩带部，肩关节后下方，腋后纹头直上1寸（图2-6-4）。

【主治】①肩背疼痛，上肢不遂。②瘰疬。

【操作】直刺或向外斜刺1~1.5寸或向腋前纹头方向透刺，不宜向胸侧深刺。可灸。

10. 臑俞（Nàoshū，SI 10） 手太阳经与阳维脉和阳跷脉的交会穴

【定位】在肩带部，腋后纹头直上，肩胛冈下缘凹陷中（图2-6-4）。

【主治】①肩臂疼痛。②瘰疬。

【操作】直刺或向外斜刺0.5~1.5寸，不宜向胸侧深刺。可灸。

11. 天宗**（Tiānzōng，SI 11）

【定位】在肩带部，肩胛冈中点与肩胛骨下角连线的上1/3与下2/3交点凹陷中（图2-6-4）。

【主治】①肩胛疼痛。②气喘。③乳痈、乳癖等乳房病证。

【操作】直刺或向四周斜刺0.5~1寸，遇到阻力不可强行进针。可灸。

12. 秉风（Bǐngfēng，SI 12） 手足少阳经与手阳明经和手太阳经的交会穴

【定位】在肩带部，肩胛冈中点上方冈上窝中（图2-6-4）。

【主治】肩胛疼痛，手臂酸麻。

【操作】直刺或斜刺0.5~1.0寸。可灸。

13. 曲垣（Qūyuán，SI 13）

【定位】在肩带部，肩胛冈内侧端上缘凹陷中（图2-6-4）。

【主治】肩胛、项背疼痛。

【操作】直刺或向外斜刺0.5~1寸，不宜向胸部深刺。可灸。

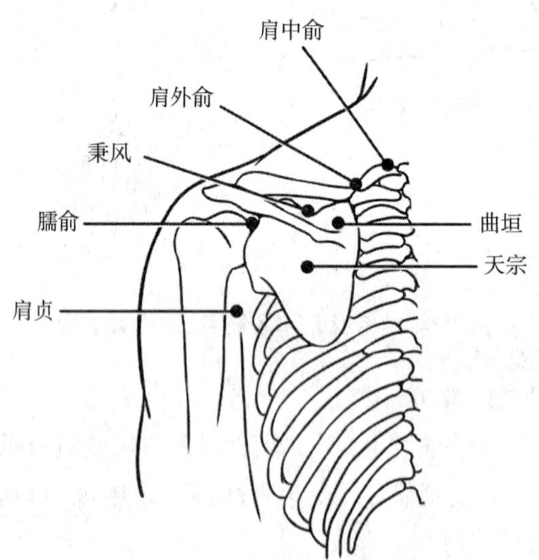

图2-6-4 手太阳小肠经肩部穴位示意图

14. 肩外俞（Jiānwàishū，SI 14）

【定位】在背部，第1胸椎棘突下，后正中线旁开3寸（图2-6-4）。

【主治】肩背疼痛，颈项强急。

【操作】向外斜刺0.5~0.8寸，不宜直刺、深刺。可灸。

15. 肩中俞（Jiānzhōngshū，SI 15）

【定位】在背部，第7颈椎棘突下，后正中线旁开2寸（图2–6–4）。

【主治】①咳嗽，气喘。②肩背疼痛。③目视不明。

【操作】直刺或向外斜刺0.5~0.8寸，不宜直刺、深刺。可灸。

16. 天窗（Tiānchuāng，SI 16）

【定位】在颈前部，横平甲状软骨上缘（约相当于喉结处），胸锁乳突肌的后缘（图2–6–5）。

【主治】①耳鸣，耳聋，咽喉肿痛，暴喑。②颈项强痛。

【操作】直刺或向下斜刺0.5~1.0寸。可灸。

17. 天容（Tiānróng，SI 17）

【定位】在颈前部，下颌角后方，胸锁乳突肌的前缘凹陷中（图2–6–5）。

【主治】①耳鸣、耳聋，咽喉肿痛。②头痛，颈项肿痛。

【操作】直刺0.5~1.0寸，不宜深刺。可灸。

18. 颧髎*（Quánliáo，SI 18）　手少阳经与手太阳经的交会穴

【定位】在面部，颧骨下缘，目外眦直下凹陷中（图2–6–6）。

【主治】口眼㖞斜、眼睑瞤动、齿痛、面痛、颊肿等面部病证。

【操作】直刺0.3~0.5寸，斜刺或平刺0.5~1.0寸。可灸。

19. 听宫**（Tīnggōng，SI 19）　手足少阳经与手太阳经的交会穴

【定位】在面部，耳屏正中与下颌骨髁突之间的凹陷中（图2–6–6）。

【主治】①耳鸣、耳聋、聤耳等耳部病证。②面痛、齿痛等口面病证。③癫、狂、痫等神志病证。

【操作】微张口，直刺0.5~1.0寸。可灸。

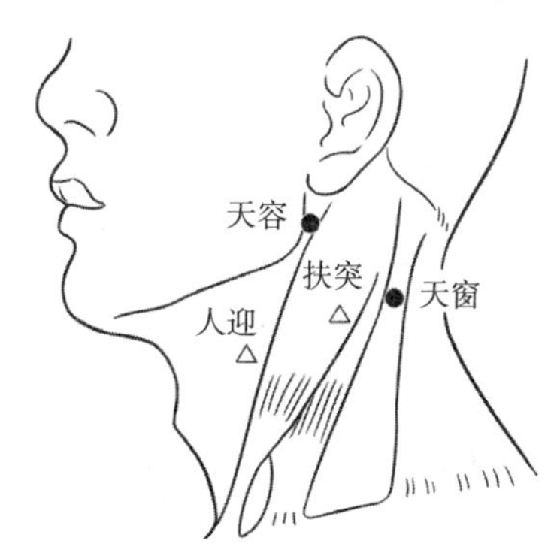

图2–6–5　手太阳小肠经颈部穴位示意图

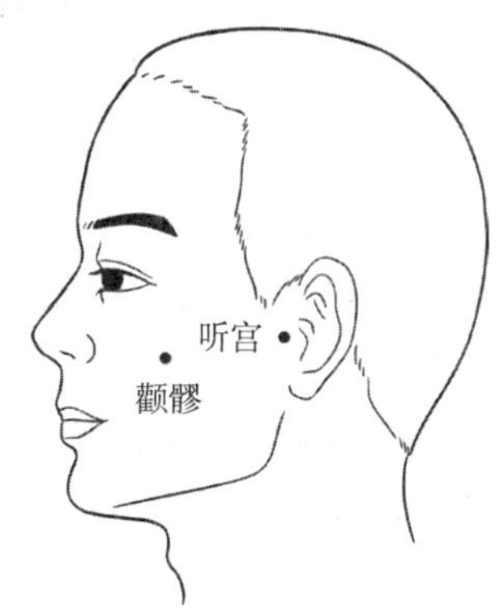

图2–6–6　手太阳小肠经头部穴位示意图

实训实练六　手太阳小肠经画经点穴

【实训目标】能在人体画出手太阳小肠经在体表的循行路线，能准确点出少泽、后溪、养老、支正、天宗、颧髎、听宫穴。

【实训用品】检查床、记号笔、毛巾、湿纸巾。

【实训步骤】

1. 三个学生一组，相互配合，依次轮换操作，分别称为操作者、助手和模特。

2. 模特取仰卧位，充分暴露上肢、肩背、颈项和头面部。

3. 操作者依次点穴：少泽、后溪、养老、支正、天宗、颧髎、听宫，同时说出所点腧穴的主治作用及针刺注意事项。助手在床旁协助操作者点穴，提示操作要领和注意事项。

4. 操作者结合本经点穴在体表画出经脉循行路线。

5. 三个人依次轮换操作，每次操作完毕后应及时用湿纸巾擦拭标记，整理器物，做好清洁卫生。

【注意事项】操作须认真严谨、大方得体，注意保护隐私和人文关怀，必要时用毛巾对身体暴露部分进行遮挡。

目标检测

答案解析

单项选择题

1. 既循行至目锐眦，又循行至目内眦的经脉是（　）

A. 手太阳小肠经　B. 手少阳三焦经　C. 手阳明大肠经　D. 手太阴肺经　E. 足太阳膀胱经

2. 下列属于小肠经穴位的是（　）

A. 肩髃　B. 肩髎　C. 肩贞　D. 巨骨　E. 肩前

3. 支正穴位于（　）

A. 前臂背面尺侧，当阳谷与小海的连线上，腕背横纹上5寸

B. 前臂背面尺侧，当尺骨小头近端桡侧凹陷中

C. 手腕尺侧，当尺骨茎突与三角骨之间的凹陷处

D. 前臂背面桡侧，当阳谷与小海的连线上，腕背横纹上5寸

E. 前臂背面桡侧，当尺骨小头近端桡侧凹陷中

4. 听宫穴位于（　）

A. 面部，耳屏上切迹的前方，下颌骨髁突后缘，张口呈凹陷处

B. 面部，耳屏下切迹的前方，下颌骨髁突后缘，张口呈凹陷处

C. 面部，耳屏正中前，下颌骨髁突后缘，张口呈凹陷处

D. 面部，耳屏正中前，下颌骨髁突后缘，闭口凹陷处

E. 面部，耳屏间切迹的前方，下颌骨髁突后缘，张口呈凹陷处

5. 足太阳膀胱经与手太阳小肠经衔接于（　）

A. 瞳子髎　B. 听宫　C. 睛明　D. 丝竹空　E. 攒竹

（田小婷）

书网融合……

知识回顾

习题

项目七 足太阳膀胱经及其腧穴

PPT

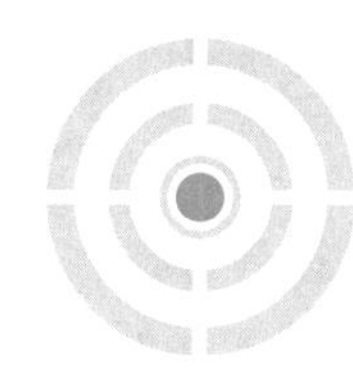

学习目标

知识要求：

1. 掌握本经脉循行和重点腧穴（睛明、攒竹、肺俞、心俞、膈俞、肝俞、脾俞、肾俞、大肠俞、次髎、委中、承山、昆仑、申脉、至阴）的定位、主治和刺灸注意事项。

2. 熟悉本经脉的主治概要和常用腧穴（天柱、大杼、风门、胆俞、胃俞、膀胱俞、承扶、委阳、膏肓、志室、秩边、飞扬、束骨）的定位、主治和刺灸注意事项。

3. 了解本经的其他腧穴。

技能要求：

1. 能画出本经脉在体表的循行路线。

2. 能在体表点出须掌握的重点腧穴。

一、经脉循行

【原文】《灵枢·经脉》：膀胱足太阳之脉，起于目内眦，上额交巅[1]。

其支者，从巅至耳上角[2]。

其直者，从巅入络脑[3]，还出别下项，循肩髆内[4]，挟脊抵腰中，入循膂[5]，络肾，属膀胱。

其支者，从腰中，下挟脊[6]，贯臀[7]，入腘中。

其支者，从髆内左右别下贯胛[8]，挟脊内，过髀枢[9]，循髀外[10]后廉下合腘中，以下贯腨[11]内，出外踝之后，循京骨[12]，至小指外侧。（图2-7-1）

【注释】

[1] 巅：即颠顶，当头顶最高处，约当百会处。

[2] 耳上角：指耳上方。

[3] 脑：滑寿注“颈上为脑，脑后为项”。应当说颈之上为头部，头内为脑，颈后部为项。

[4] 肩髆内：即肩胛部内侧。滑寿谓：“肩后之下为肩髆。”

[5] 膂（lǚ）：夹脊两旁的肌肉，即竖脊肌。

[6] 挟脊：此分支从肾俞处分出夹脊下行，经过八髎、会阳至会阴部，故称此为会阴之脉。

[7] 贯臀：指此分支通过臀下承扶穴部，直下经殷门，至委中。

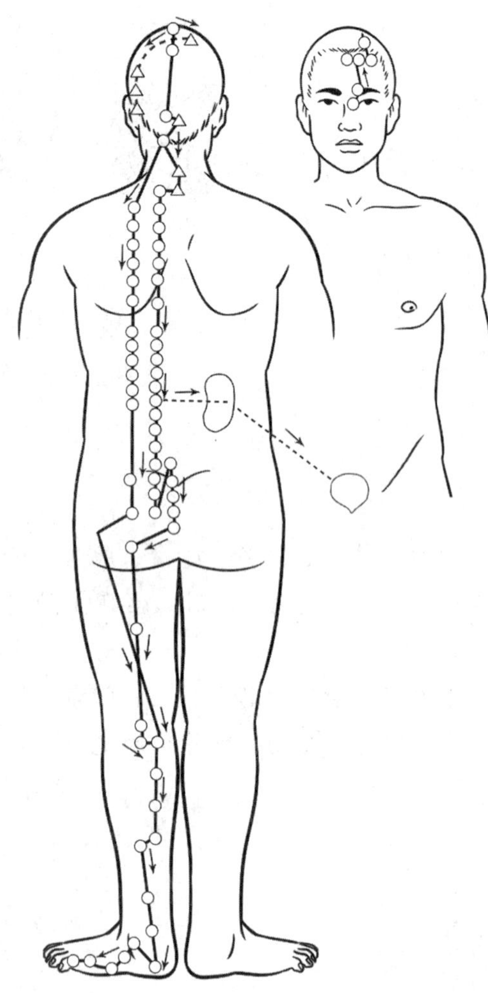

图2-7-1　足太阳膀胱经循行示意图

［8］贯胛：此支从肩胛骨内缘，夹脊肌（竖脊肌）外侧直下，当后正中线旁开3寸。

［9］髀枢：此处指髋关节，当股骨大转子处，为环跳穴所在。

［10］髀外：大腿外侧。

［11］腨：腓肠肌部。

［12］京骨：第5跖骨粗隆部，其下为京骨穴。

【语译】足太阳膀胱经，起始于内眼角，向上过额部，与督脉交会于头顶。

其支脉，从头顶分出到耳上方。

其直行经脉，从头顶入颅内络脑，再浅出沿枕项部下行，从肩胛内侧脊柱两旁下行到达腰部，进入脊旁肌肉，入内络于肾，属于膀胱。

一支脉从腰中分出，向下夹脊旁，通过臀部，进入腘窝中。

一支脉从左右肩胛内侧分别下行，穿过脊旁肌肉，经过髋关节部，沿大腿外侧后缘下行，会合于腘窝内，向下通过腓肠肌，出外踝的后方，沿第5跖骨粗隆，至小趾的外侧末端。

二、联系脏腑器官

属膀胱，络肾，并与脑、耳、目相联系。

三、主治概要

1. 脏腑病证　背部第一侧线的背俞穴及第二侧线的腧穴，主治与其相关的脏腑病证和有关的组织器官病证。

2. 神志病证　癫、狂、痫等。

3. 头面五官病证　头痛、鼻塞、鼻衄、目视不明等。

4. 经脉循行部位的其他病证　项、背、腰、下肢病证等。

四、本经腧穴（67穴）

1. 睛明**（Jīngmíng，BL 1）　手足太阳经与足阳明经的交会穴

【定位】在面部，目内眦内上方眶内侧壁凹陷中（图2-7-2）。

【主治】①目赤肿痛、流泪、视物不明、目眩、近视、夜盲、色盲、目翳等目疾。②急性腰扭伤，坐骨神经痛。③心悸、怔忡等心疾。

【操作】嘱患者闭目，医者左手轻推眼球向外侧固定，右手缓慢进针，紧靠眶缘直刺0.5~1.0寸。遇到阻力时，不宜强行进针，应改变进针方向或退针。不捻转，不提插（或只轻微地捻转和提插）。出针后按压针孔片刻，以防出血。针具宜细，消毒宜严。禁灸。

知识拓展

晴明是治疗眼病的局部穴位之主穴，其治疗眼病的功效已被古今针灸医家肯定。如《针灸甲乙经》记载：“目不明，恶风日，泪出憎寒，目痛目眩，眦痒痛，淫肤白翳，睛明主之。”《秘传眼科龙木论》记载：“睛明治攀睛翳膜复瞳，恶风泪出，目内眦痒痛，小儿雀目疳眼，大人气睛冷泪，睹目视物不明，大眦胬肉侵睛，针入一寸五分，留三呼，禁不可灸。雀目者宜可久留针，然后速出针，忌如前法。”《席弘赋》云：“睛明治眼若未效，合谷、光明安可缺。”

2. 攒竹**（Cuánzhú，BL 2）

【定位】在面部，眉头凹陷中，额切迹处（图2–7–2）。

【主治】①头痛、面痛、眉棱骨痛、面瘫等头面病证。②眼睑瞤动、眼睑下垂、目视不明、流泪、目赤肿痛等眼疾。③呃逆。④急性腰扭伤。

【操作】可向眉中或向眼眶内缘平刺或斜刺0.5~0.8寸，或直刺0.2~0.3寸。禁灸。

3. 眉冲（Méichōng，BL 3）

【定位】在头部，额切迹直上入发际0.5寸（图2–7–2）。

【主治】①头痛，眩晕，目视不明。②鼻塞，鼻衄。③癫痫。

【操作】平刺0.3~0.5寸。可灸。

4. 曲差（Qūchā，BL 4）

【定位】在头部，前发际正中直上0.5寸，旁开1.5寸（图2–7–2）。

【主治】①头痛。②目眩，目视不明。③鼻塞，鼻衄。

【操作】平刺0.5~0.8寸。可灸。

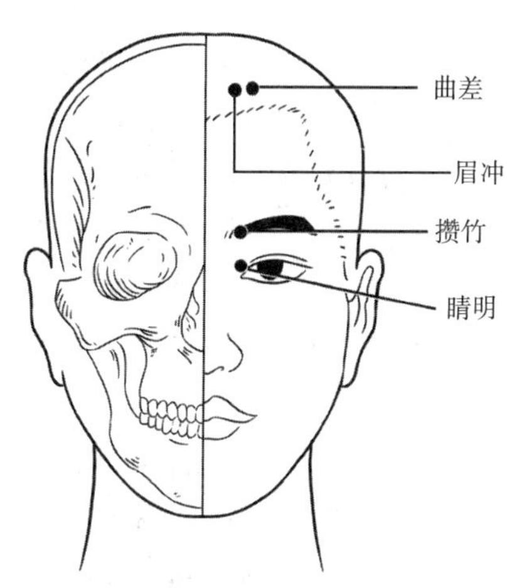

图2–7–2　足太阳膀胱经面部穴位示意图

5. 五处（Wǔchù，BL 5）

【定位】在头部，前发际正中直上1寸，旁开1.5寸（图2–7–3）。

【主治】①头痛，目眩，目视不明。②癫痫。

【操作】平刺0.3~0.5寸。可灸。

6. 承光（Chéngguāng，BL 6）

【定位】在头部，前发际正中直上2.5寸，旁开1.5寸（图2–7–3）。

【主治】①头痛，眩晕，癫痫。②目视不明，目眩。③鼻塞。

【操作】平刺0.3~0.5寸。可灸。

7. 通天（Tōngtiān，BL 7）

【定位】在头部，前发际正中直上4寸，旁开1.5寸（图2–7–3）。

【主治】①鼻塞，鼻渊，鼻衄。②头痛，眩晕。

【操作】平刺0.3~0.5寸。可灸。

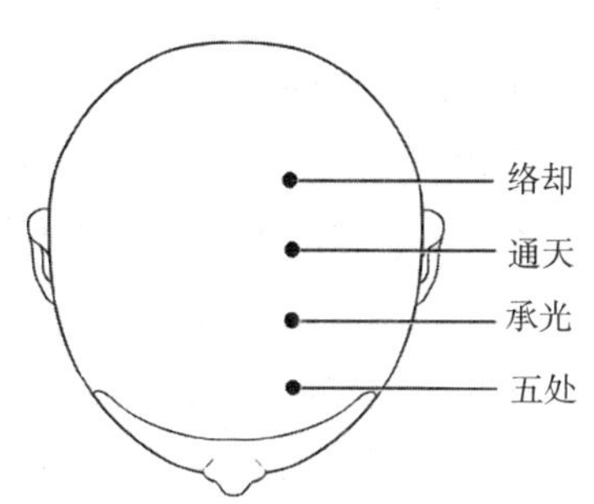

图2–7–3　足太阳膀胱经头顶部穴位示意图

8. 络却（Luòquè，BL 8）

【定位】在头部，前发际正中直上5.5寸，旁开1.5寸（图2–7–3）。

【主治】①头痛，眩晕，癫狂痫。②耳鸣，鼻塞。

【操作】平刺0.3~0.5寸。可灸。

9. 玉枕（Yùzhěn，BL 9）

【定位】在头部，横平枕外隆凸上缘，后发际正中旁开1.3寸（图2–7–4）。

【主治】①头项痛。②目痛、目视不明，鼻塞。

【操作】平刺0.3~0.5寸。可灸。

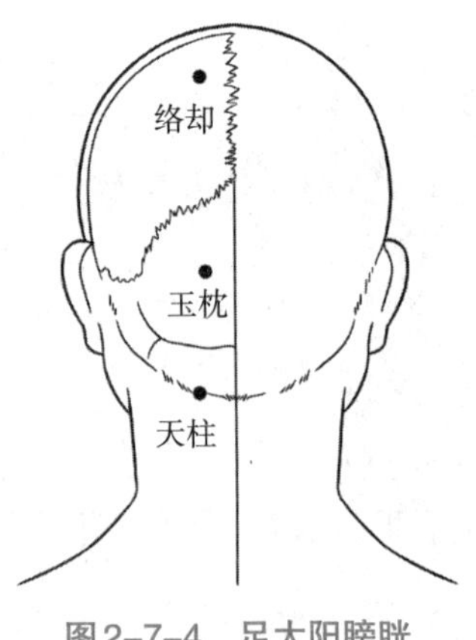

图2–7–4 足太阳膀胱经头后部穴位示意图

10. 天柱*（Tiānzhù，BL 10）

【定位】在颈后部，横平第2颈椎棘突上际，斜方肌外缘凹陷中（图2–7–4）。

【主治】①后头痛、项强、肩背腰痛等痛证。②眩晕、咽喉肿痛、鼻塞、目赤肿痛、近视等头面五官病证。③热病。④癫狂痫。

【操作】直刺0.5~0.8寸，不可向内上方深刺。可灸。

11. 大杼*（Dàzhù，BL 11） 八会穴之骨会，手足太阳经的交会穴

【定位】在背部，第1胸椎棘突下，后正中线旁开1.5寸（图2–7–5）。

【主治】①咳嗽，发热。②项强，肩背痛。③颈椎病、腰椎病、膝骨关节炎、齿痛等骨病。

【操作】斜刺0.5~0.8寸。本经背部诸穴，不宜深刺，以免伤及内部重要脏器。可灸。

12. 风门*（Fēngmén，BL 12） 足太阳经与督脉的交会穴

【定位】在背部，第2胸椎棘突下，后正中线旁开1.5寸（图2–7–5）。

【主治】①感冒、发热、头痛、咳嗽、哮喘等外感病证、肺系病证。②项强，胸背痛。

【操作】斜刺0.5~0.8寸。热证宜点刺放血。可灸。

13. 肺俞**（Fèishū，BL 13） 肺之背俞穴

【定位】在背部，第3胸椎棘突下，后正中线旁开1.5寸（图2–7–5）。

【主治】①鼻塞、咳嗽、气喘、咯血等肺系病证。②骨蒸潮热、盗汗等阴虚病证。③背痛。④皮肤瘙痒、瘾疹等皮肤病。

【操作】斜刺0.5~0.8寸。热证宜点刺放血。可灸。

14. 厥阴俞（Juéyīnshū，BL 14） 心包之背俞穴

【定位】在背部，第4胸椎棘突下，后正中线旁开1.5寸（图2–7–5）。

【主治】①心痛，心悸。②咳嗽，气喘，胸闷。③呕吐。

【操作】斜刺0.5~0.8寸。可灸。

15. 心俞**（Xīnshū，BL 15） 心之背俞穴

【定位】在背部，第5胸椎棘突下，后正中线旁开1.5寸（图2–7–5）。

【主治】①心痛、惊悸、不寐、健忘、癫痫等心与神志病证。②胸闷、胸痛、咳嗽、吐血等胸肺病证。③遗精、白浊等男科病证。④盗汗。

【操作】斜刺0.5~0.8寸。可灸。

16. 督俞（Dūshū，BL 16）

【定位】在背部，第6胸椎棘突下，后正中线旁开1.5寸（图2–7–5）。

【主治】①心痛，心悸，胸闷，气喘。②胃痛，腹痛，腹胀，呃逆。

【操作】斜刺0.5~0.8寸。可灸。

17. 膈俞**（Géshū，BL 17） 八会穴之血会

【定位】在背部，第7胸椎棘突下，后正中线旁开1.5寸（图2–7–5）。

【主治】①胃痛。②呕吐、呃逆、咳嗽、气喘等气逆之证。③贫血、吐血、便血等血证。④瘾疹、皮肤瘙痒等皮肤病证。⑤潮热、盗汗等阴虚证。

【操作】斜刺0.5~0.8寸。可灸。

18. 肝俞**（Gānshū，BL 18） 肝之背俞穴

【定位】在背部，第9胸椎棘突下，后正中线旁开1.5寸（图2-7-5）。

【主治】①胁痛、黄疸等肝胆病证。②目赤、目视不明、夜盲、迎风流泪等目疾。③眩晕，癫狂痫。④脊背痛，角弓反张，转筋。

【操作】斜刺0.5~0.8寸。可灸。

19. 胆俞*（Dǎnshū，BL 19） 胆之背俞穴

【定位】在背部，第10胸椎棘突下，后正中线旁开1.5寸（图2-7-5）。

【主治】①胁痛、黄疸、口苦等肝胆病证。②肺痨，潮热。

【操作】斜刺0.5~0.8寸。可灸。

20. 脾俞**（Píshū，BL 20） 脾之背俞穴

【定位】在背部，第11胸椎棘突下，后正中线旁开1.5寸（图2-7-5）。

【主治】①腹胀、纳呆、呕吐、泄泻、痢疾、便血、多食善饥、身体消瘦等脾胃肠腑病证。②黄疸，水肿。③背痛。

【操作】斜刺0.5~0.8寸。可灸。

21. 胃俞*（Wèishū，BL 21） 胃之背俞穴

【定位】在背部，第12胸椎棘突下，后正中线旁开1.5寸（图2-7-5）。

【主治】胃痛、呕吐、腹胀、肠鸣、多食善饥、身体消瘦等脾胃病证。

【操作】斜刺0.5~0.8寸。可灸。

22. 三焦俞（Sānjiāoshū，BL 22） 三焦之背俞穴

【定位】在腰部，第1腰椎棘突下，后正中线旁开1.5寸（图2-7-5）。

【主治】①水肿、小便不利。③腹胀、肠鸣、泄泻、痢疾。④腰背强痛。

【操作】直刺0.5~1.0寸。可灸。

23. 肾俞**（Shènshū，BL 23） 肾之背俞穴

【定位】在腰部，第2腰椎棘突下，后正中线旁开1.5寸（图2-7-5）。

【主治】①头晕、耳鸣、耳聋、慢性腹泻、气喘、腰酸痛、遗精、阳痿、不育等肾虚病证。②遗尿、癃闭等前阴病证。③月经不调、带下、不孕等妇科病证。④消渴。

【操作】直刺0.5~1.0寸。可灸。

24. 气海俞（Qìhǎishū，BL 24）

【定位】在腰部，第3腰椎棘突下，后正中线旁开1.5寸（图2-7-5）。

【主治】①腹胀，肠鸣，痔疾。②痛经。③腰痛。

【操作】直刺0.5~1.0寸。可灸。

25. 大肠俞**（Dàchángshū，BL 25） 大肠之背俞穴

【定位】在腰部，第4腰椎棘突下，后正中线旁开1.5寸（图2-7-5）。

【主治】①腰痛。②腹胀、泄泻、便秘等肠腑病证。

【操作】直刺0.8~1.2寸。可灸。

26. 关元俞（Guānyuánshū，BL 26）

【定位】在腰部，第5腰椎棘突下，后正中线旁开1.5寸（图2-7-5）。

【主治】①腹胀，泄泻，小便频数或不利，遗尿。②腰痛。

【操作】直刺0.8~1.2寸。可灸。

27. 小肠俞（Xiǎochángshū，BL 27） 小肠之背俞穴

【定位】在骶部，横平第1骶后孔，骶正中嵴旁开1.5寸（图2-7-5）。

【主治】①腹痛，泄泻，痢疾。②遗精，遗尿，尿血，带下，疝气。③腰痛。

【操作】直刺0.8~1.2寸。可灸。

28. 膀胱俞*（Pángguāngshū，BL 28） 膀胱之背俞穴

【定位】在骶部，横平第2骶后孔，骶正中嵴旁开1.5寸（图2-7-5）。

【主治】①石淋、癃闭、遗尿等膀胱气化功能失调病证。②腰骶痛。③腹泻、便秘等肠腑病。

【操作】直刺0.8~1.2寸。可灸。

29. 中膂俞（Zhōnglǚshū，BL 29）

【定位】在骶部，横平第3骶后孔，骶正中嵴旁开1.5寸（图2-7-5）。

【主治】①泄泻，疝气。②腰脊强痛。

【操作】直刺0.8~1.2寸。可灸。

30. 白环俞（Báihuánshū，BL 30）

【定位】在骶部，横平第4骶后孔，骶正中嵴旁开1.5寸（图2-7-5）。

【主治】①遗尿，小便不利。②疝气，遗精，带下，月经不调。③腰骶疼痛。

【操作】直刺0.8~1.2寸。可灸。

31. 上髎（Shàngliáo，BL 31）

【定位】在骶部，正对第1骶后孔中（图2-7-5）。

【主治】①月经不调，带下，遗精，阳痿，阴挺，大小便不利。②腰脊痛。

【操作】直刺1.0~1.5寸。可灸。

32. 次髎**（Cìliáo，BL 32）

【定位】在骶部，正对第2骶后孔中（图2-7-5）。

【主治】①月经不调、痛经、阴挺、带下等妇科病证。②遗精、阳痿等男科病证。③小便不利、癃闭、遗尿、疝气等前阴病证。④腰骶痛，下肢痿痹。

【操作】直刺1.0~1.5寸。可灸。

33. 中髎（Zhōngliáo，BL 33）

【定位】在骶部，正对第3骶后孔中（图2-7-5）。

【主治】①月经不调，带下，小便不利。②便秘，泄泻。③腰痛。

【操作】直刺1.0~1.5寸。可灸。

34. 下髎（Xiàliáo，BL 34）

【定位】在骶部，正对第4骶后孔中（图2-7-5）。

【主治】①小腹痛，腰骶痛。②小便不利，带下，便秘。

【操作】直刺1.0~1.5寸。可灸。

35. 会阳（Huìyáng，BL 35）

【定位】在臀部，尾骨端旁开0.5寸（图2-7-5）。

【主治】①泄泻，痢疾，痔疾。②阳痿，带下。

【操作】直刺0.8~1.2寸。可灸。

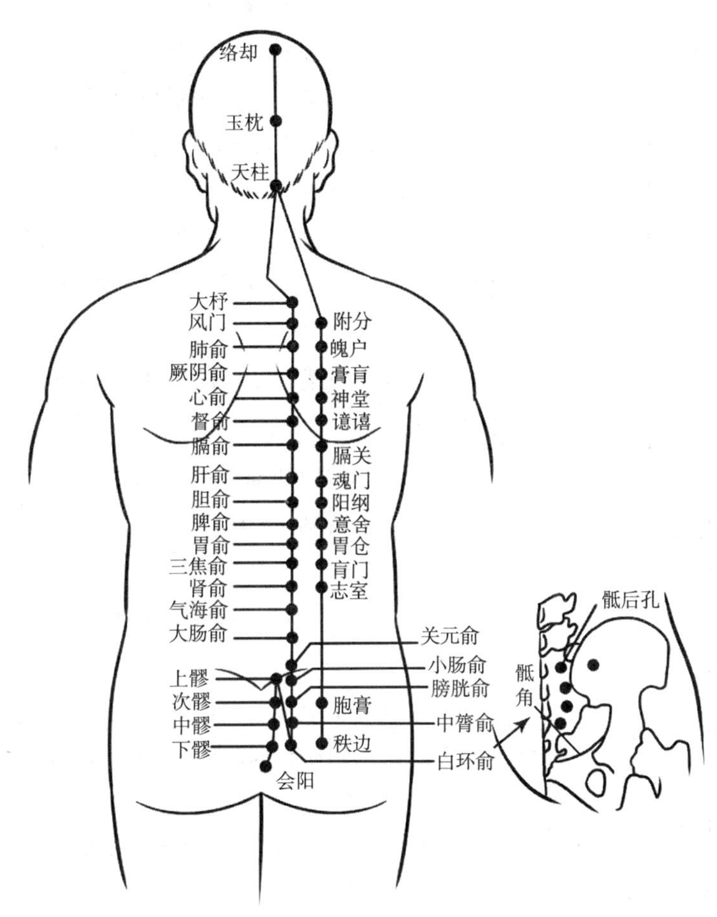

图2-7-5　足太阳膀胱经背部穴位示意图

36. 承扶*（Chéngfú，BL 36）

【定位】在臀部，臀沟的中点（图2-7-6）。

【主治】①腰腿痛、下肢痿痹等下肢病证。②痔疾。

【操作】直刺1.0~2.0寸。可灸。

37. 殷门（Yīnmén，BL 37）

【定位】在股后侧，臀沟下6寸，股二头肌与半腱肌之间（图2-7-6）。

【主治】腰腿痛，下肢痿痹。

【操作】直刺1.0~2.0寸。可灸。

38. 浮郄（Fúxì，BL 38）

【定位】在膝后侧，腘横纹上1寸，股二头肌腱内侧缘（图2-7-6）。

【主治】①膝腘痛麻挛急。②便秘。

【操作】直刺1.0~1.5寸。可灸。

39. 委阳*（Wěiyáng，BL 39） 三焦下合穴

【定位】在膝后外侧，腘横纹上，股二头肌腱的内侧缘（图2-7-6）。

【主治】①腹满，癃闭。②腰脊强痛，腿足挛痛。

【操作】直刺1.0~1.5寸。可灸。

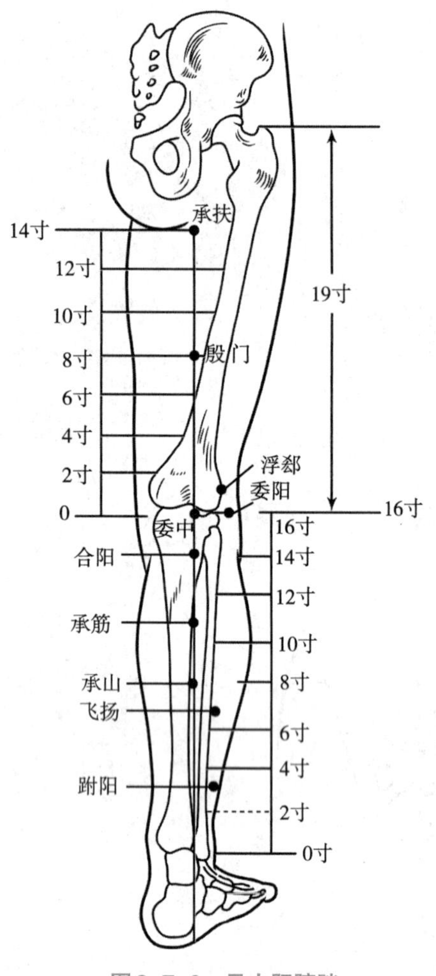

图2-7-6 足太阳膀胱经股胫部穴位示意图

40. 委中**（Wěizhōng，BL 40） 合穴，膀胱下合穴

【定位】在膝后侧，腘横纹中点（图2-7-6）。

【主治】①腰背痛、下肢痿痹等。②急性腹痛、急性吐泻等急症。③癃闭、遗尿等泌尿系统病证。④丹毒、瘾疹、皮肤瘙痒、疔疮等血热病证。

【操作】直刺1.0~1.5寸，或用三棱针点刺腘静脉出血。针刺不宜过快、过强、过深，以免损伤血管和神经。慎灸。

41. 附分（Fùfēn，BL 41） 手足太阳经交会穴

【定位】在背部，第2胸椎棘突下，后正中线旁开3寸（图2-7-5）。

【主治】颈项强痛，肩背拘急，肘臂麻木。

【操作】斜刺0.5~0.8寸。不宜直刺、深刺。可灸。

42. 魄户（Pòhù，BL 42）

【定位】在背部，第3胸椎棘突下，后正中线旁开3寸（图2-7-5）。

【主治】①咳嗽，气喘，肺痨，咯血。②肩背痛，项强。

【操作】斜刺0.5~0.8寸。不宜直刺、深刺。可灸。

43. 膏肓*（Gāohuāng，BL 43）

【定位】在背部，第4胸椎棘突下，后正中线旁开3寸（图2-7-5）。

【主治】①咳嗽、气喘、肺痨等肺系虚损病证。②肩胛痛。③健忘、遗精、盗汗、羸瘦等虚劳诸证。

【操作】斜刺0.5~0.8寸。不宜直刺、深刺。此穴多用灸法。

44. 神堂（Shéntáng，BL 44）

【定位】在背部，第5胸椎棘突下，后正中线旁开3寸（图2-7-5）。

【主治】①心痛，心悸。②胸闷，咳嗽，气喘，背痛。

【操作】斜刺0.5~0.8寸。不宜直刺、深刺。可灸。

45. 譩譆（Yìxǐ，BL 45）

【定位】在背部，第6胸椎棘突下，后正中线旁开3寸（图2-7-5）。

【主治】①咳嗽，气喘，心痛。②疟疾，热病。③肩背痛。

【操作】斜刺0.5~0.8寸。不宜直刺、深刺。可灸。

46. 膈关（Géguān，BL 46）

【定位】在背部，第7胸椎棘突下，后正中线旁开3寸（图2-7-5）。

【主治】①呕吐，呃逆，嗳气，噎膈。②脊背强痛。

【操作】斜刺0.5~0.8寸。不宜直刺、深刺。可灸。

47. 魂门（Húnmén，BL 47）

【定位】在背部，第9胸椎棘突下，后正中线旁开3寸（图2-7-5）。

【主治】①胸胁痛，呕吐，泄泻，黄疸。②背痛。

【操作】斜刺0.5~0.8寸。可灸。

48. 阳纲（Yánggāng，BL 48）

【定位】在背部，第10胸椎棘突下，后正中线旁开3寸（图2-7-5）。

【主治】①腹痛，腹胀，肠鸣，泄泻。②黄疸，消渴。

【操作】斜刺0.5~0.8寸。可灸。

49. 意舍（Yìshè，BL 49）

【定位】在背部，第11胸椎棘突下，后正中线旁开3寸（图2-7-5）。

【主治】腹痛，腹胀，肠鸣，泄泻，呕吐。

【操作】斜刺0.5~0.8寸。可灸。

50. 胃仓（Wèicāng，BL 50）

【定位】在背部，第12胸椎棘突下，后正中线旁开3寸（图2-7-5）。

【主治】①胃脘痛，腹胀，小儿食积。②水肿。

【操作】斜刺0.5~0.8寸。可灸。

51. 肓门（Huāngmén，BL 51）

【定位】在腰区，第1腰椎棘突下，后正中线旁开3寸（图2-7-5）。

【主治】腹痛，痞块，便秘。

【操作】直刺0.5~0.8寸。可灸。

52. 志室*（Zhìshì，BL 52）

【定位】在腰部，第2腰椎棘突下，后正中线旁开3寸（图2-7-5）。

【主治】①遗精、阳痿、月经不调等肾虚病证。②小便不利、水肿。③腰脊强痛。

【操作】直刺0.5~1.0寸。可灸。

53. 胞肓（Bāohuāng，BL 53）

【定位】在臀部，横平第2骶后孔，骶正中嵴旁开3寸（图2-7-5）。

【主治】①小便不利，阴肿。②肠鸣，腹胀，便秘。③腰脊痛。

【操作】直刺0.8~1.2寸。可灸。

54. 秩边*（Zhìbiān，BL 54）

【定位】在臀部，横平第4骶后孔，骶正中嵴旁开3寸（图2-7-5）。

【主治】①腰骶痛、下肢痿痹等腰及下肢病证。②癃闭、便秘、痔疾、阴痛等前后二阴病证。

【操作】直刺1.5~2.0寸。可灸。

55. 合阳（Héyáng，BL 55）

【定位】在小腿后侧，腘横纹下2寸，腓肠肌内、外侧头之间（图2-7-7）。

【主治】①腰脊强痛，下肢痿痹。②疝气，崩漏。

【操作】直刺1.0~2.0寸。可灸。

56. 承筋（Chéngjīn，BL 56）

【定位】在小腿后侧，腘横纹下5寸，腓肠肌两肌腹之间（图2-7-7）。

【主治】①痔疾。②腰腿拘急疼痛。

【操作】直刺1.0~1.5寸。可灸。

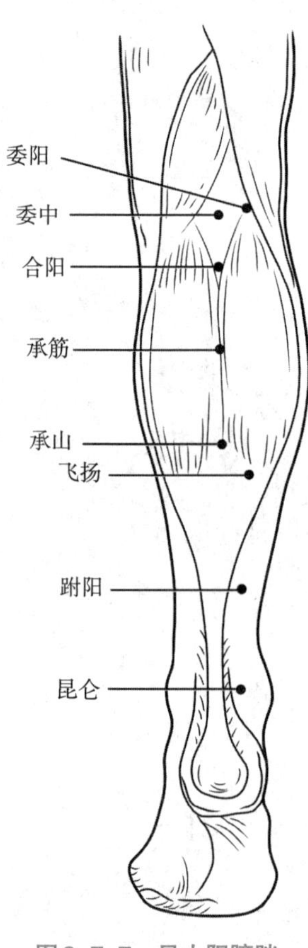

图2-7-7 足太阳膀胱经小腿后部穴位示意图

57. 承山**（Chéngshān，BL 57）

【定位】在小腿后侧，腓肠肌两肌腹与肌腱交角处（图2-7-7）。

【主治】①腰腿拘急疼痛。②痔疾，便秘。③腹痛，疝气。

【操作】直刺1~2寸。不宜过强地刺激，以免引起腓肠肌痉挛。可灸。

58. 飞扬*（Fēiyáng，BL 58） 络穴

【定位】在小腿后外侧，约当昆仑直上7寸，腓肠肌外下缘与跟腱移行处（图2-7-7）。

【主治】①头痛，眩晕，鼻塞，鼻衄。②颈痛，腰腿痛。③痔疾。

【操作】直刺1.0~1.5寸。可灸。

59. 跗阳（Fūyáng，BL 59） 阳跷脉郄穴

【定位】在小腿后外侧，昆仑直上3寸，腓骨与跟腱之间（图2-7-7）。

【主治】①头痛，头重。②腰腿痛，下肢痿痹，外踝肿痛，脚气。

【操作】直刺0.8~1.2寸。可灸。

60. 昆仑**（Kūnlún，BL 60） 经穴

【定位】在踝后外侧，外踝尖与跟腱之间的凹陷中（图2-7-7）。

【主治】①后头痛、目眩、项强等头项病证。②腰骶疼痛，足踝肿痛。③癫痫。④滞产。

【操作】直刺0.5~0.8寸。孕妇禁用，经期慎用。可灸。

61. 仆参（Púcān，BL 61） 足太阳经与阳跷脉的交会穴

【定位】在足外侧，昆仑直下，跟骨外侧，赤白肉际处（图2-7-8）。

【主治】①下肢痿痹，足跟痛。②癫痫。

【操作】直刺0.2~0.3寸。可灸。

62. 申脉**（Shēnmài，BL 62） 八脉交会穴（通阳跷脉）

【定位】在足外侧，外踝尖直下，外踝下缘与跟骨之间凹陷中（图2-7-8）。

【主治】①头痛、眩晕等头部疾病。②癫、狂、痫等神志病证。③嗜睡、不寐及眼睑开合不利病证。④腰腿酸痛，下肢运动不利。

【操作】直刺0.3~0.5寸。可灸。

63. 金门（Jīnmén，BL 63） 郄穴

【定位】在足背，外踝前缘直下，第5跖骨粗隆后方，股骨下缘凹陷中（图2-7-8）。

【主治】①头痛，癫痫，小儿惊风。②腰痛，下肢痹痛，外踝肿痛。

【操作】直刺0.3~0.5寸。可灸。

64. 京骨（Jīnggǔ，BL 64） 原穴

【定位】在足外侧，第5跖骨关节粗隆前下方，赤白肉际处（图2-7-8）。

【主治】①头痛，项强。②腰腿痛。③癫痫。

【操作】直刺0.3~0.5寸。可灸。

65. 束骨*（Shùgǔ，BL 65） 输穴

【定位】在足外侧，第5跖趾关节近端，赤白肉际处（图2-7-8）。

【主治】①头痛、项强、目眩等头项部病证。②腰腿痛。③癫狂。

【操作】直刺0.3~0.5寸。可灸。

66. 足通谷（Zútōnggǔ，BL 66） 荥穴

【定位】在足趾，第5跖趾关节的远端，赤白肉际处（图2–7–8）。

【主治】①头痛，项强。②目眩，鼻衄。③癫狂。

【操作】直刺0.2~0.3寸。可灸。

67. 至阴**（Zhìyīn，BL 67） 井穴

【定位】在足趾，小趾末节外侧，趾甲根角侧后方0.1寸（图2–7–8）。

【主治】①胎位不正、滞产、胞衣不下等胎产病证。②头痛、目痛、鼻塞、鼻衄等头面五官病证。

【操作】浅刺0.1寸，或点刺出血。胎位不正用灸法。

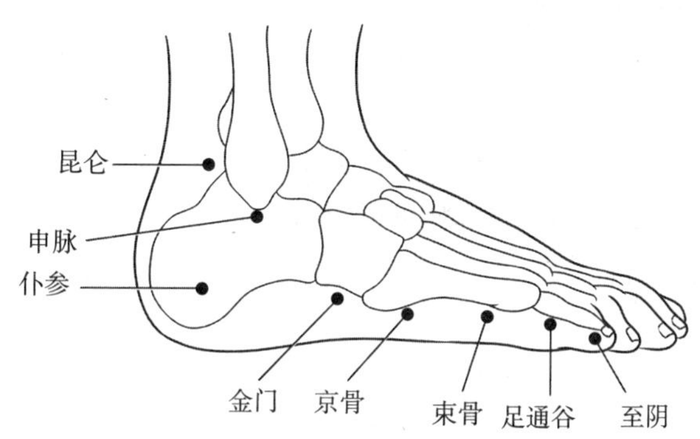

图2–7–8　足太阳膀胱经足部穴位示意图

实训实练七　足太阳膀胱经画经点穴

【实训目标】能在人体画出足太阳膀胱经在体表的循行路线，能准确点出睛明、攒竹、天柱、大杼、风门、肺俞、心俞、膈俞、肝俞、胆俞、脾俞、胃俞、肾俞、大肠俞、膀胱俞、次髎、承扶、委阳、委中、膏肓、志室、秩边、承山、飞扬、昆仑、申脉、束骨、至阴穴。

【实训用品】检查床、记号笔、毛巾、湿纸巾。

【实训步骤】

1. 三个学生一组，相互配合，依次轮换操作，分别称为操作者、助手和模特。

2. 模特取仰卧位，充分暴露头面部、项背腰骶部和下肢部。

3. 操作者依次点穴：睛明、攒竹、天柱、大杼、风门、肺俞、心俞、膈俞、肝俞、胆俞、脾俞、胃俞、肾俞、大肠俞、膀胱俞、次髎、承扶、委阳、委中、膏肓、志室、秩边、承山、飞扬、昆仑、申脉、束骨、至阴，同时说出所点腧穴的主治作用及针刺注意事项。助手在床旁协助操作者点穴，提示操作要领和注意事项。

4. 操作者结合本经点穴在体表画出经脉循行路线。

5. 三个人依次轮换操作，每次操作完毕后应及时用湿纸巾擦拭标记，整理器物，做好清洁卫生。

【注意事项】操作须认真严谨、大方得体，注意保护隐私和人文关怀，必要时用毛巾对身体暴露部分进行遮挡。

目标检测

答案解析

单项选择题

1. 下列足太阳膀胱经穴不位于背部第一侧线的是（　）
   A. 膈俞　　B. 督俞　　C. 膏肓　　D. 厥阴俞　　E. 气海俞
2. 治疗胎位不正的针灸经验穴是（　）
   A. 至阴　　B. 关元　　C. 肾俞　　D. 足三里　　E. 阴陵泉
3. 足太阳膀胱经背腰部两条侧线的循行在何处汇合（　）
   A. 腰部　　B. 腘窝部　　C. 臀部　　D. 项部　　E. 踝部
4. 膀胱经的络穴是（　）
   A. 跗阳　　B. 飞扬　　C. 京骨　　D. 委中　　E. 阳辅
5. 根据“治风先治血”的理论，治疗荨麻疹可以配用（　）
   A. 合谷　　B. 肝俞　　C. 脾俞　　D. 膈俞　　E. 内关

（田小婷）

书网融合……

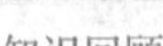
知识回顾

习题

项目八　足少阴肾经及其腧穴

PPT

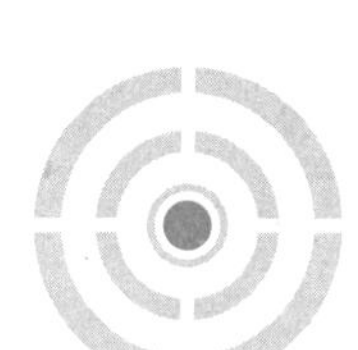

学习目标

知识要求：

1. 掌握本经脉循行和重点腧穴（涌泉、太溪、照海、复溜）的定位、主治和刺灸注意事项。

2. 熟悉本经脉的主治概要和常用腧穴（然谷、大钟、肓俞）的定位、主治和刺灸注意事项。

3. 了解本经的其他腧穴。

技能要求：

1. 能画出本经脉在体表的循行路线。

2. 能在体表点出须掌握的重点腧穴。

一、经脉循行

【原文】《灵枢·经脉》：肾足少阴之脉，起于小指之下，邪走足心[1]，出于然骨[2]之下，循内踝之后，别入跟中[3]，以上腨内，出腘内廉，上股内后廉，贯脊[4]属肾，络膀胱。

其直者，从肾上贯肝膈，入肺中，循喉咙，挟舌本[5]。

其支者，从肺出，络心，注胸中。（图2-8-1）

【注释】

[1] 邪走足心：邪即斜，指本经从小趾下斜行走向足心涌泉穴。

[2] 然骨：亦作“然谷”。然骨，指舟骨粗隆。然谷穴，在舟骨粗隆下方凹陷处。

[3] 别入跟中：指此处有一分支进入足跟部。

[4] 贯脊：指由长强穴沿脊上行，先属肾，再下络膀胱，其穴位即当肓俞向下至横骨。

[5] 舌本：指舌根部。

【语译】足少阴肾经，起于足小趾下，斜走足心，行舟骨粗隆下，经内踝的后方，向下进入足跟中，沿小腿内侧上行，经腘窝内侧，沿大腿内侧后缘上行，贯脊柱，属于肾，络于膀胱。

其直行支脉，从肾脏向上经过肝、膈，进入肺脏，沿着喉咙，挟舌根旁。

另一支脉，从肺分出，联络心，流注于胸中。

二、联系脏腑器官

属肾，络膀胱，并与肝、膈、肺、喉咙、舌相联系。

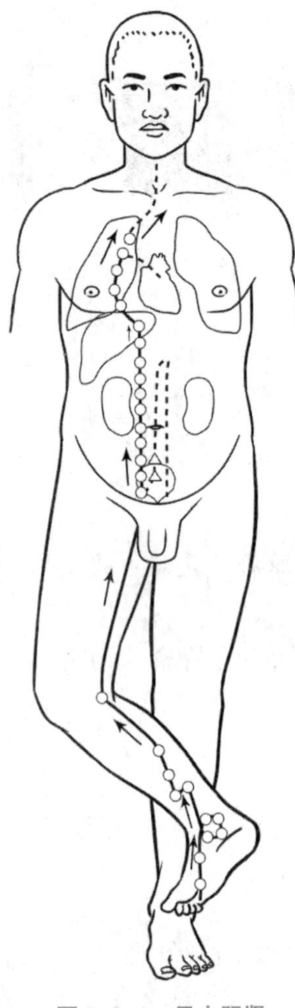
图2-8-1 足少阴肾经循行示意图

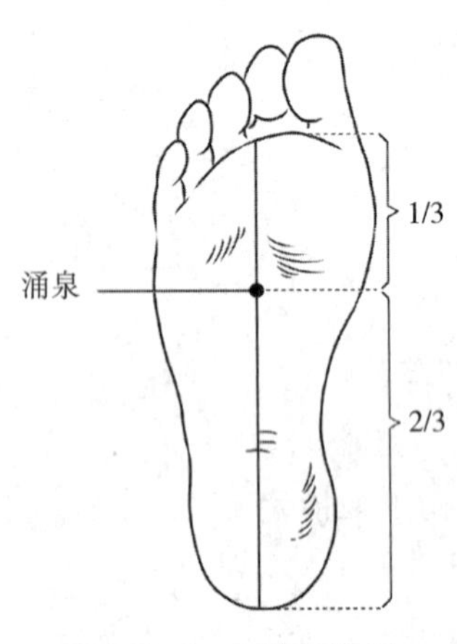

图2-8-2 足少阴肾经足底穴位示意图

三、主治概要

1. 头和五官病证 头痛、目眩、咽喉肿痛、齿痛、耳聋、耳鸣等。

2. 妇科病证，前阴病证 月经不调、遗精、阳痿、小便频数等。

3. 经脉循行部位的其他病证 下肢厥冷、内踝肿痛等。

四、本经腧穴（27穴）

1. 涌泉**（Yǒngquán，KI 1） 井穴

【定位】在足底，屈足卷趾时足心最凹陷中（图2-8-2）。

【主治】①昏厥、中暑、小儿惊风等急症。②癫狂痫、头痛、头晕、目眩、失眠等神志病证。③咽喉肿痛、喉痹、失音、咯血等肺系病证。④大便难、小便不利等前后二阴病证。⑤足心热。⑥奔豚气。

【操作】直刺0.5~1.0寸。针刺时要防止刺伤足底动脉弓。临床常用灸法或药物贴敷。

2. 然谷*（Rángǔ，KI 2） 荥穴

【定位】在足内侧，足舟骨粗隆下方，赤白肉际处（图2-8-3）。

【主治】①月经不调、阴痒、带下病、阴挺、白浊等妇科病证。②遗精、阳痿等男科病证。③癃闭、小便不利等泌尿系统病证。④咯血，咽喉肿痛。⑤消渴，腹泻。⑥下肢痿痹，足背痛。⑦小儿脐风，口噤。

【操作】直刺0.5~0.8寸。可灸。

3. 太溪**（Tàixī，KI 3） 输穴，原穴

【定位】在踝后内侧，内踝尖与跟腱之间的凹陷中（图2-8-3）。

【主治】①头晕目眩、不寐、健忘、遗精、阳痿、月经不调等肾虚证。②咽喉肿痛、齿痛、耳聋、耳鸣等阴虚性五官病证。③咳喘、胸痛、咳血等肺系病证。④消渴，小便频数，便秘。⑤腰脊痛，内踝肿痛，下肢厥冷。

【操作】直刺0.5~0.8寸。可灸。

4. 大钟*（Dàzhōng，KI 4） 络穴

【定位】在足内侧，内踝后下方，跟骨上缘，跟腱附着部前缘凹陷中（图2-8-3）。

【主治】①遗尿、癃闭、便秘等前后二阴病证。②咽痛，咳血，气喘。③痴呆，嗜卧。④腰脊强痛，足跟痛。

【操作】直刺0.3~0.5寸。可灸。

5. 水泉（Shuǐquán，KI 5） 郄穴

【定位】在足内侧，太溪直下1寸，跟骨结节内侧凹陷中（图2-8-3）。

【主治】①内踝肿痛，下肢痿痹。②痛经，月经不调，阴挺。③小便不利，腹痛。

【操作】直刺0.3~0.5寸。可灸。

6. 照海**（Zhàohǎi，KI 6） 八脉交会穴，通于阴跷脉

【定位】在足内侧，内踝尖下1寸，内踝下缘边际凹陷中（图2-8-3）。

【主治】①月经不调、痛经、阴痒、赤白带下等妇科病证。②癫痫、不寐、嗜卧、癔症等精神、神志病证。③咽喉干痛、目赤肿痛等五官热性病证。④小便频数，癃闭。⑤便秘。

【操作】直刺0.5~0.8寸。可灸。

7. 复溜★★（Fùliū，KI 7）　经穴

【定位】在小腿后内侧，内踝尖上2寸，跟腱的前缘（图2-8-4）。

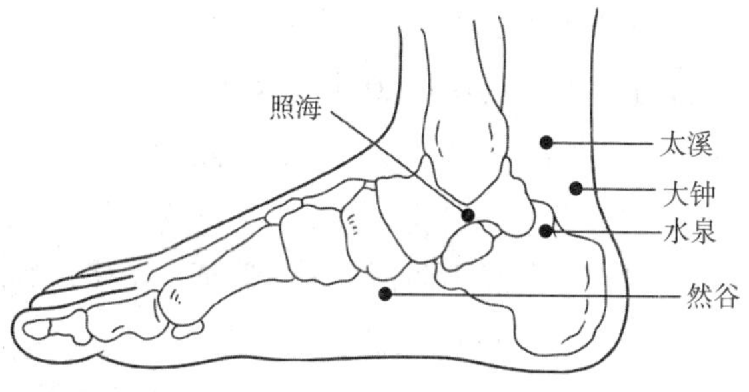

图2-8-3　足少阴肾经足部穴位示意图

【主治】①腹胀、泄泻等胃肠病证。②水肿、汗证（盗汗、无汗或多汗）等津液输布失调病证。③腰脊强痛，下肢痿痹。

【操作】直刺0.5~1.0寸。可灸。

8. 交信（Jiāoxìn，KI 8）　阴跷脉之郄穴

【定位】在小腿内侧，内踝尖上2寸，胫骨内侧缘后际凹陷中，复溜前0.5寸（图2-8-4）。

【主治】①小腿内侧痉挛、疼痛。②月经不调，崩漏，阴痒。③泄泻，便秘。

【操作】直刺1.0~1.5寸。可灸。

9. 筑宾（Zhùbīn，KI 9）　阴维脉之郄穴

【定位】在小腿后内侧，太溪直上5寸，比目鱼肌与跟腱之间（图2-8-4）。

【主治】①小腿疼痛、痉挛。②癫狂痫，呕吐。③疝气。

【操作】直刺1.0~1.5寸。可灸。

10. 阴谷（Yīngǔ，KI 10）

【定位】在膝后内侧，腘横纹上，半腱肌肌腱外侧缘（图2-8-4）。

【主治】①膝股内侧痛。②月经不调，崩漏，阳痿，小便不利。

【操作】直刺1.0~1.5寸。可灸。

11. 横骨（Hénggǔ，KI 11）　足少阴经与冲脉的交会穴

【定位】在下腹部，脐中下5寸，前正中线旁开0.5寸（图2-8-6）。

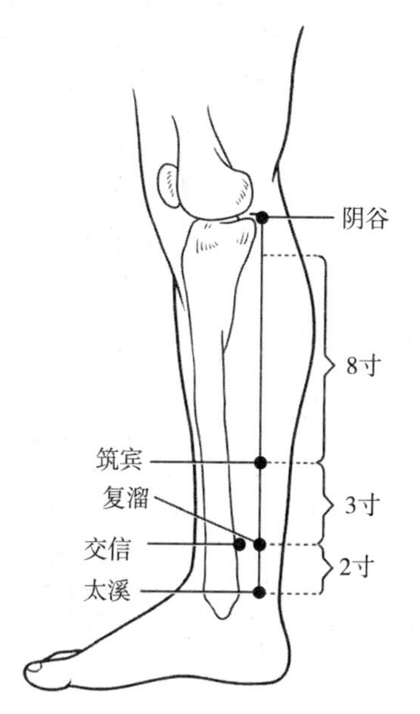

图2-8-4　足少阴肾经小腿内侧穴位示意图

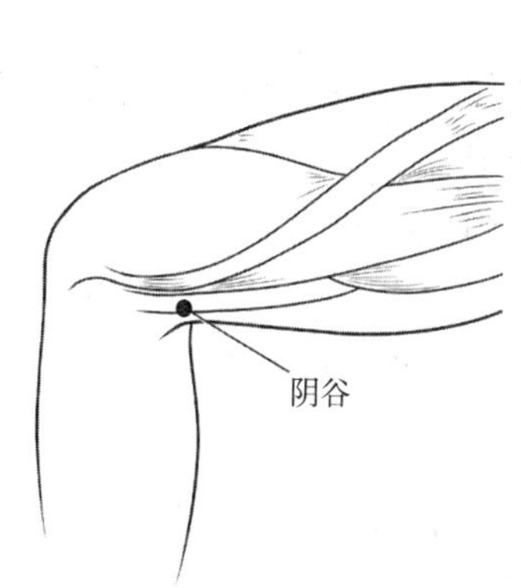

图2-8-5　足少阴肾经膝部穴位示意图

【主治】①少腹胀痛，阴痛。②遗精，阳痿，小便不利。③疝气。

【操作】直刺0.5~1.0寸。可灸。

12. 大赫（Dàhè，KI 12） 足少阴经与冲脉的交会穴

【定位】在下腹部，脐中下4寸，前正中线旁开0.5寸（图2-8-6）。

【主治】月经不调，带下，遗精，阳痿，癃闭，淋证。

【操作】直刺1.0~1.5寸。可灸。

13. 气穴（Qìxué，KI 13） 足少阴经与冲脉的交会穴

【定位】在下腹部，脐中下3寸，前正中线旁开0.5寸（图2-8-6）。

【主治】①月经不调，带下，经闭，崩漏，小便不通。②泄泻。

【操作】直刺1.0~1.5寸。可灸。

14. 四满（Sìmǎn，KI 14） 足少阴经与冲脉的交会穴

【定位】在下腹部，脐中下2寸，前正中线旁开0.5寸（图2-8-6）。

【主治】①月经不调，带下。②遗精，遗尿，水肿。③便秘，腹痛。

【操作】直刺1.0~1.5寸。可灸。

15. 中注（Zhōngzhù，KI 15） 足少阴经与冲脉的交会穴

【定位】在下腹部，脐中下1寸，前正中线旁开0.5寸（图2-8-6）。

【主治】①腹痛，便秘，泄泻。②月经不调，痛经。

【操作】直刺1.0~1.5寸。可灸。

16. 肓俞*（Huāngshū，KI 16） 足少阴经与冲脉的交会穴

【定位】在上腹部，脐中旁开0.5寸（图2-8-6）。

【主治】①腹痛、腹胀、腹泻、便秘等胃肠病证。②月经不调。③疝气。

【操作】直刺1.0~1.5寸。可灸。

17. 商曲（Shāngqū，KI 17） 足少阴经与冲脉的交会穴

【定位】在上腹部，脐中上2寸，前正中线旁开0.5寸（图2-8-6）。

【主治】腹痛，泄泻，便秘。

【操作】直刺1.0~1.5寸。可灸。

18. 石关（Shíguān，KI 18） 足少阴与冲脉的交会穴

【定位】在上腹部，脐中上3寸，前正中线旁开0.5寸（图2-8-6）。

【主治】①腹痛，腹胀，胃痛，呕吐，便秘。②月经不调，痛经，不孕。

【操作】直刺1.0~1.5寸。可灸。

19. 阴都（Yīndū，KI 19） 足少阴与冲脉的交会穴

【定位】在上腹部，脐中上4寸，前正中线旁开0.5寸（图2-8-6）。

【主治】腹痛，腹胀，胃痛，呕吐，便秘。

【操作】直刺1.0~1.5寸。可灸。

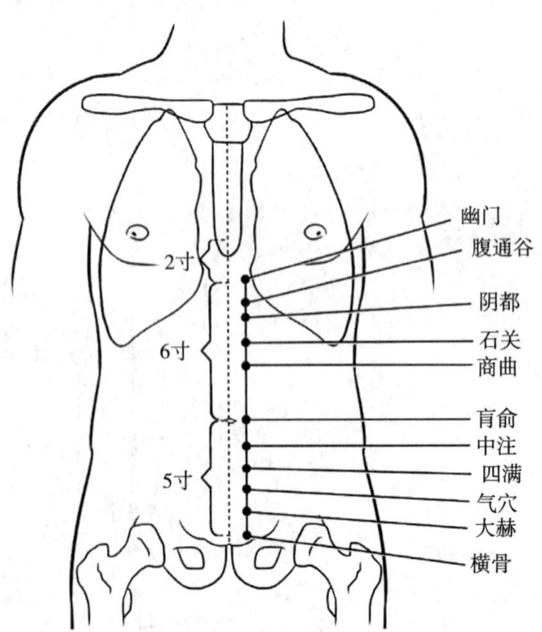

图2-8-6 足少阴肾经腹部穴位示意图

20. 腹通谷（Fùtōnggǔ，KI 20） 足少阴与冲脉的交会穴

【定位】在上腹部，脐中上5寸，前正中线旁开0.5寸（图2-8-6）。

【主治】①腹痛，腹胀，胃痛，呕吐，便秘。②心胸痛，心悸。

【操作】直刺0.5~1.0寸。可灸。

21. 幽门（Yōumén，KI 21） 足少阴与冲脉的交会穴

【定位】在上腹部，脐中上6寸，前正中线旁开0.5寸（图2-8-6）。

【主治】腹痛，腹胀，呕吐，泄泻。

【操作】直刺0.5~1.0寸。可灸。

22. 步廊（Bùláng，KI 22）

【定位】在前胸部，第5肋间隙，前正中线旁开2寸（图2-8-7）。

【主治】①胸胁胀痛，咳嗽，气喘。②乳痈，乳癖。

【操作】斜刺或平刺0.5~0.8寸。可灸。

23. 神封（Shénfēng，KI 23）

【定位】在前胸部，第4肋间隙，前正中线旁开2寸（图2-8-7）。

【主治】①咳嗽，气喘，呕吐。②胸胁胀满，乳痈。

【操作】斜刺或平刺0.5~0.8寸。可灸。

24. 灵墟（língxū，KI 24）

【定位】在前胸部，第3肋间隙，前正中线旁开2寸（图2-8-7）。

【主治】①咳嗽，气喘，呕吐。②胸胁胀满，乳痈。

【操作】斜刺或平刺0.5~0.8寸。可灸。

25. 神藏（Shéncáng，KI 25）

【定位】在前胸部，第2肋间隙，前正中线旁开2寸（图2-8-7）。

【主治】①胸痛，咳嗽，气喘。②呕吐。

【操作】斜刺或平刺0.5~0.8寸。可灸。

26. 彧中（Yùzhōng，KI 26）

【定位】在前胸部，第1肋间隙，前正中线旁开2寸（图2-8-7）。

【主治】胸胁胀满，咳嗽，气喘。

【操作】斜刺或平刺0.5~0.8寸。可灸。

27. 俞府（Shūfǔ，KI 27）

【定位】在前胸部，锁骨下缘，前正中线旁开2寸（图2-8-7）。

【主治】①胸痛，咳嗽，气喘。②呕吐。

【操作】斜刺或平刺0.5~0.8寸。可灸。

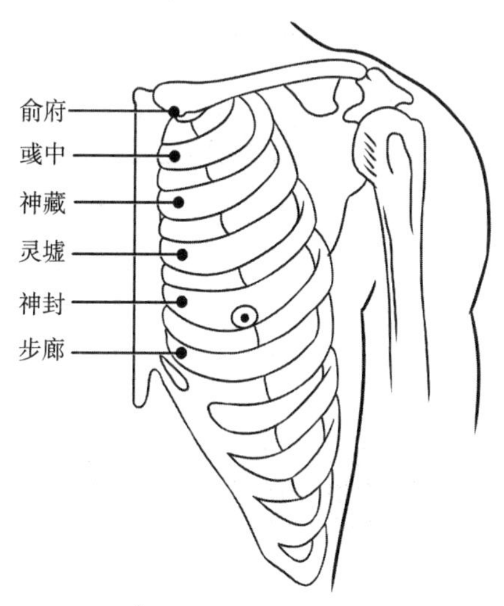

图2-8-7 足少阴肾经胸部穴位示意图

实训实练八 足少阴肾经画经点穴

【实训目标】能在人体画出足少阴肾经在体表的循行路线，能准确点出涌泉、然谷、太溪、大钟、照海、复溜、肓俞穴。

【实训用品】检查床、记号笔、毛巾、湿纸巾。

【实训步骤】

1. 三个学生一组，相互配合，依次轮换操作，分别称为操作者、助手和模特。

2. 模特取仰卧位，充分暴露下肢和胸腹部。

3. 操作者依次点穴：涌泉、然谷、太溪、大钟、照海、复溜、肓俞，同时说出所点腧穴的主治作用及针刺注意事项。助手在床旁协助操作者点穴，提示操作要领和注意事项。

4. 操作者结合本经点穴在体表画出经脉循行路线。

5. 三个人依次轮换操作，每次操作完毕后应及时用湿纸巾擦拭标记，整理器物，做好清洁卫生。

【注意事项】操作须认真严谨、大方得体，注意保护隐私和人文关怀，必要时用毛巾对身体暴露部分进行遮挡。

目标检测

答案解析

单项选择题

1. 在腹部，距前正中线0.5寸的经脉是（　）

A. 足太阴脾经　B. 足阳明胃经　C. 任脉　D. 足少阴肾经　E. 足少阳胆经

2. 下列属肾经且与脐相平的穴位是（　）

A. 带脉　B. 天枢　C. 大横　D. 神阙　E. 肓俞

3. 合谷用于发汗及治疗无汗常配（　）

A. 足三里　B. 太溪　C. 复溜　D. 照海　E. 大钟

4. 照海与下列何经脉相通（　）

A. 任脉　B. 督脉　C. 冲脉　D. 阳跷脉　E. 阴跷脉

5. 下列不属于足少阴肾经的穴位是（　）

A. 阴谷　B. 阴陵泉　C. 横骨　D. 交信　E. 水泉

（田小婷）

书网融合……

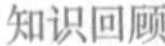

知识回顾

习题

项目九　手厥阴心包经及其腧穴

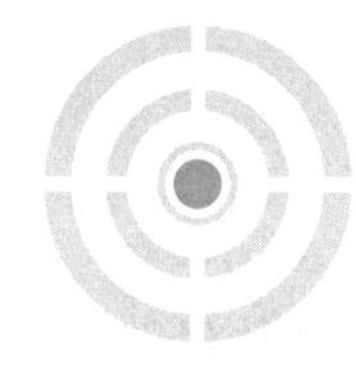

学习目标

知识要求：

1. 掌握本经脉循行和重点腧穴（曲泽、郄门、内关、劳宫）的定位、主治和刺灸注意事项。
2. 熟悉本经脉的主治概要和常用腧穴（天池、间使、大陵、中冲）的定位、主治和刺灸注意事项。
3. 了解本经的其他腧穴。

技能要求：

1. 能画出本经脉在体表的循行路线。
2. 能在体表点出须掌握的重点腧穴。

一、经脉循行

【原文】《灵枢·经脉》：心主手厥阴心包络[1]之脉，起于胸中，出属心包络，下膈，历络三焦[2]。

其支者，循胸出胁[3]，下腋三寸[4]，上抵腋下，循臑内，行太阴、少阴之间，入肘中，下臂，行两筋[5]之间，入掌中，循中指，出其端。

其支者，别掌中，循小指次指[6]出其端。（图2-9-1）

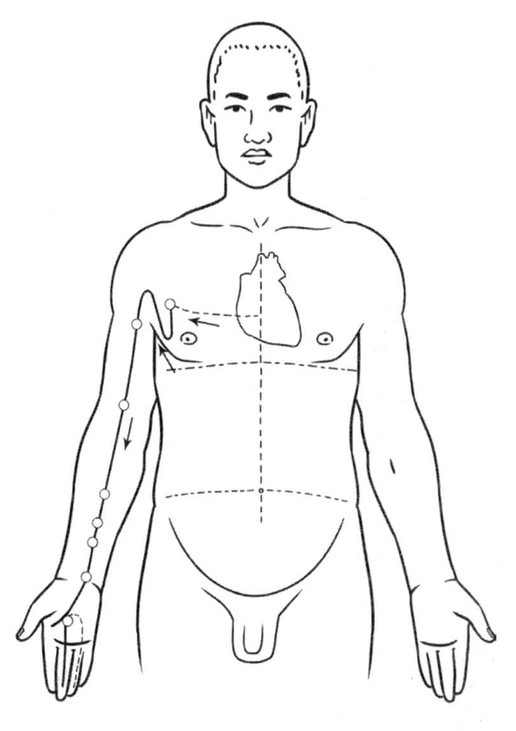

图2-9-1　手厥阴心包经循行示意图

【注释】

[1] 心主、心包络：《脉经》《甲乙经》《铜人》无"心包络"三字。心包，原意是心外之包膜也；心包络，则是指与心包相连的络脉。心包与心包络有所不同，但后来注家多以"心包络"为专名。

[2] 历络三焦：指自胸至腹依次联络上、中、下三焦。

[3] 胁：乳下旁肋部。

[4] 下腋三寸：腋下3寸，与乳头相平处，为天池穴。

[5] 两筋：指掌长肌腱和桡侧腕屈肌腱。

[6] 小指次指：即无名指。

【语译】手厥阴心包经，起于胸中，属心包络，向下经过横膈自胸至腹依次联络上、中、下三焦。

其支脉，从胸部向外侧循行，至腋下3寸处（天池），再向上抵达腋部，沿上臂内侧下行于手太阴、手少阴经之间，进入肘中，再向下到前臂，沿两筋之间，进入掌中，循行至中指的末端（中冲）。

一支脉从掌中分出，沿无名指到指端（关冲）。

二、联系脏腑器官

属心包，络三焦。

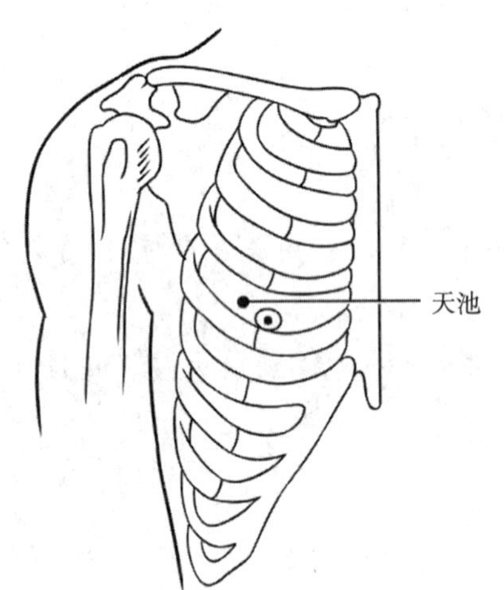

图2-9-2　手厥阴心包经胸部穴位示意图

三、主治概要

1. 心胸、神志病证　心痛、心悸、心烦、胸闷、癫狂痫等。

2. 胃腑病证　胃痛、呕吐等。

3. 经脉循行部位的其他病证　上臂内侧痛、肘臂挛麻、腕痛、掌中热等。

四、本经腧穴（9穴）

1. 天池*（Tiānchí，PC 1）　手厥阴经与足少阳经的交会穴

【定位】在前胸部，第4肋间隙，前正中线旁开5寸（图2-9-2）。

【主治】①咳嗽、痰多、胸闷、气喘、胸痛等心肺病证。②腋下肿痛，乳痈。③瘰疬。

【操作】斜刺或平刺0.3~0.5寸。可灸。不可深刺，以免伤及心、肺。

2. 天泉（Tiānquán，PC 2）

【定位】在臂前侧，腋前纹头下2寸，肱二头肌的长、短头之间（图2-9-3）。

【主治】①胸背及上臂内侧痛等经脉循行部位病证。②心悸、心痛、咳嗽、胸胁胀满等心肺病证。

【操作】直刺1.0~1.5寸。可灸。

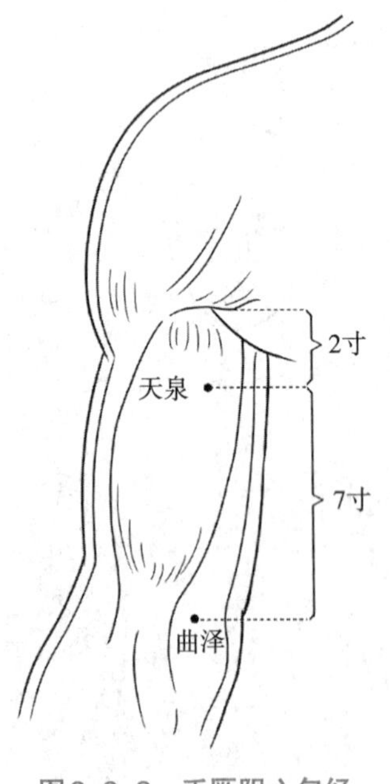

图2-9-3　手厥阴心包经上臂穴位示意图

3. 曲泽**（Qūzé，PC 3）　合穴

【定位】在肘前侧，肘横纹上，肱二头肌腱的尺侧缘凹陷中（图2-9-3）。

【主治】①心痛、心悸、善惊等心系病证。②胃痛、呕血、呕吐等胃腑热性病证。③热病，中暑。④肘臂挛痛，上肢颤动。

【操作】直刺1.0~1.5寸；或点刺出血。可灸。

4. 郄门**（Xìmén，PC 4）　郄穴

【定位】在前臂前侧，腕掌侧远端横纹上5寸，掌长肌腱与桡侧腕屈肌腱之间（图2-9-4）。

【主治】①心痛、心悸、心烦胸痛等心胸病证。②咯血、呕血、衄血等热性出血证。③疔疮。④癫痫。

【操作】直刺0.5~1.0寸。可灸。

5. 间使*（Jiānshǐ，PC 5）经穴

【定位】在前臂前侧，腕掌侧远端横纹上3寸，掌长肌腱与桡侧腕屈肌腱之间（图2–9–4）。

【主治】①心痛、心悸等心疾。②癫狂痫等神志病。③热病，疟疾。④胃痛、呕吐等胃病。⑤腋肿，肘臂痛。

【操作】直刺0.5~1.0寸。可灸。

6. 内关**（Nèiguān，PC 6）络穴，八脉交会穴（通阴维脉）

【定位】在前臂前侧，腕掌侧远端横纹上2寸，掌长肌腱与桡侧腕屈肌腱之间（图2–9–4）。

【主治】①心痛、胸闷、心动过速或过缓等心系病证。②胃痛、呕吐、呃逆等胃腑病证。③中风，偏瘫，眩晕，偏头痛。④失眠、郁证、癫狂痫等神志病证。⑤肘臂挛痛。

【操作】直刺0.5~1.0寸。可灸。

7. 大陵*（Dàlíng，PC 7）输穴，原穴

【定位】在腕前侧，腕掌侧远端横纹中，掌长肌腱与桡侧腕屈肌腱之间（图2–9–4）。

【主治】①心痛，心悸，胸胁满痛。②胃痛、呕吐、口臭等胃腑病证。③喜笑悲恐、癫狂痫等神志病证。④臂、手挛痛。

【操作】直刺0.3~0.5寸。可灸。

8. 劳宫**（Láogōng，PC 8）荥穴

【定位】在手掌，横平第3掌指关节近端，第2、3掌骨之间偏于第3掌骨处（图2–9–5）。简便取穴法：握拳，中指尖下是穴。

【主治】①中风昏迷、中暑等急症。②心痛、烦闷、癫狂痫等心与神志疾患。③口疮，口臭。④鹅掌风。

【操作】直刺0.3~0.5寸。可灸。为急救要穴之一。

9. 中冲*（Zhōngchōng，PC 9）井穴

【定位】在手指，中指末端最高点（图2–9–5）。

【主治】①中风昏迷、中暑、昏厥、小儿惊风等急症。②热病。③舌强肿痛。

【操作】浅刺0.1寸；或点刺出血。为急救要穴之一。

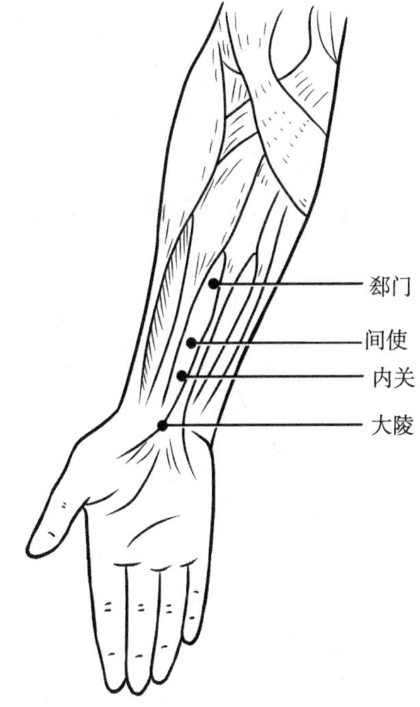

图2–9–4　手厥阴心包经前臂穴位示意图

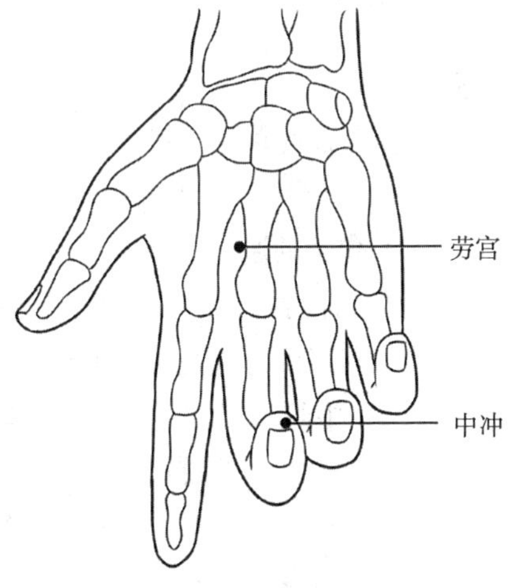

图2–9–5　手厥阴心包经手部穴位示意图

知识拓展

《针灸甲乙经》记载的定位方法为“手中指端，去爪甲角如韭叶陷中”，即中冲穴的定位有另一种定位方法：在手指，中指末节桡侧指甲根角侧上方0.1寸（指寸）。

实训实练九　手厥阴心包经画经点穴

【实训目标】能在人体画出手厥阴心包经在体表的循行路线，能准确点出天池、曲泽、郄门、间使、内关、大陵、劳宫、中冲穴。

【实训用品】检查床、记号笔、毛巾、湿纸巾。

【实训步骤】

1. 三个学生一组，相互配合，依次轮换操作，分别称为操作者、助手和模特。

2. 模特取仰卧位，充分暴露上肢和胸部。

3. 操作者依次点穴：天池、曲泽、郄门、间使、内关、大陵、劳宫、中冲，同时说出所点腧穴的主治作用及针刺注意事项。助手在床旁协助操作者点穴，提示操作要领和注意事项。

4. 操作者结合本经点穴在体表画出经脉循行路线。

5. 三个人依次轮换操作，每次操作完毕后应及时用湿纸巾擦拭标记，整理器物，做好清洁卫生。

【注意事项】操作须认真严谨、大方得体，注意保护隐私和人文关怀，必要时用毛巾对身体暴露部分进行遮挡。

目标检测

答案解析

单项选择题

1. 下列属手厥阴心包经的腧穴是（　）
   A. 曲泽　　B. 曲池　　C. 尺泽　　D. 少海　　E. 支沟

2. 心包经的原穴是（　）
   A. 神门　　B. 间使　　C. 大陵　　D. 内关　　E. 太渊

3. 心包经的募穴是（　）
   A. 中脘　　B. 天枢　　C. 巨阙　　D. 膻中　　E. 中极

4. 治疗心悸，应首选（　）
   A. 合谷　　B. 尺泽　　C. 劳宫　　D. 太冲　　E. 内关

5. 曲泽穴的定位是（　）
   A. 在肘前区，肘横纹上，肱二头肌腱的桡侧缘凹陷中
   B. 在肘前侧，肘横纹上，肱二头肌腱的尺侧缘凹陷中
   C. 在肘区，尺泽与肱骨外上髁连线的中点凹陷处
   D. 在肘前区，横平肘横纹，肱骨内上髁前缘
   E. 在前臂前区，腕掌侧远端横纹上5寸，掌长肌腱与桡侧腕屈肌腱之间

（苏绪林）

书网融合……

知识回顾

习题

项目十 手少阳三焦经及其腧穴

PPT

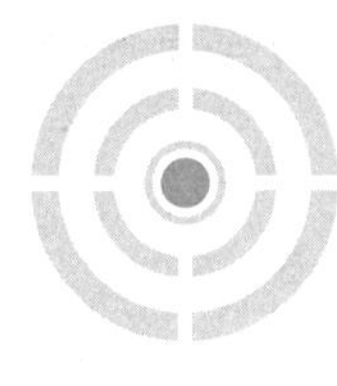

学习目标

知识要求：

1. 掌握本经脉循行和重点腧穴（中渚、外关、支沟、肩髎、翳风、丝竹空）的定位、主治和刺灸注意事项。

2. 熟悉本经脉的主治概要和常用腧穴（关冲、阳池、角孙、耳门）的定位、主治和刺灸注意事项。

3. 了解本经的其他腧穴。

技能要求：

1. 能画出本经脉在体表的循行路线。

2. 能在体表点出须掌握的重点腧穴。

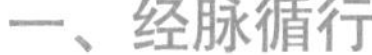

一、经脉循行

【原文】《灵枢·经脉》：三焦手少阳之脉，起于小指次指之端[1]，上出两指之间[2]，循手表腕[3]，出臂外两骨[4]之间，上贯肘[5]，循臑外上肩[6]，而交出足少阳之后[7]，入缺盆，布膻中[8]，散络[9]心包，下膈，遍属三焦[10]。

其支者，从膻中，上出缺盆，上项，系耳后[11]，直上出耳上角[12]，以屈下颊至䪼[13]。

其支者，从耳后入耳中，出走耳前，过客主人[14]前，交颊，至目锐眦[15]。（图2-10-1）

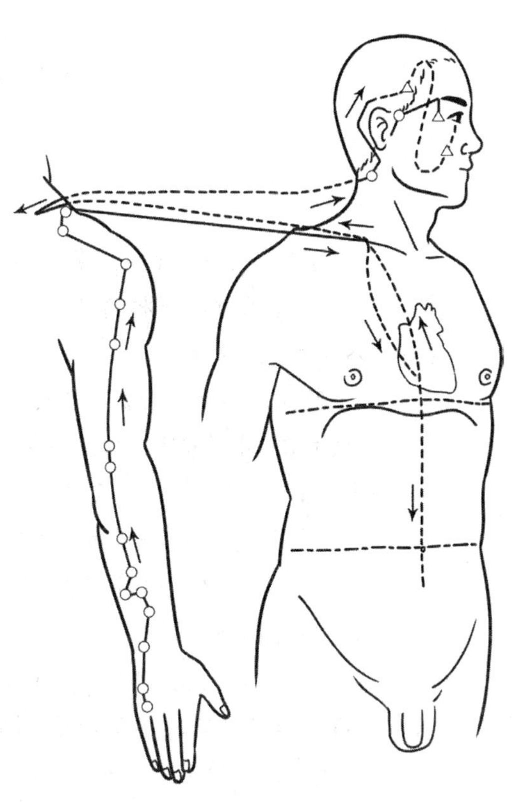
图2-10-1　手少阳三焦经循行示意图

【注释】

［1］小指次指之端：无名指末端。

［2］两指之间：第4、5指缝间。

［3］手表腕：指手背腕关节部。

［4］臂外两骨：前臂伸侧，尺骨与桡骨。

［5］贯肘：通过肘尖部。

［6］循臑外上肩：沿着上臂的伸侧到达肩部。

［7］交出足少阳之后：指本经天髎穴在足少阳肩井穴之后。

［8］膻中：膻，音但。指胸内心脏之外，两肺之间的部位。

［9］络：原作“落”。据《甲乙经》等著作改。

［10］遍属三焦：指遍及上、中、下三焦。原误作“循”，据有关文献改。

［11］系耳后：系，音计，用作动词。《脉经》《甲乙经》《千金方》《铜人》作“挟”或“侠”（音义通）。

［12］耳上角：指耳部上方。

［13］䪼：音拙，指目下颧部。

［14］客主人：指胆经上关穴。

［15］目锐眦：外眼角部。

【语译】手少阳三焦经，起于无名指尺侧末端，向上经小指与无名指之间、手腕背侧，上达前臂外侧，沿桡骨和尺骨之间，过肘尖，沿上臂外侧上行至肩部，交出足少阳经之后，进入缺盆部，分布于胸中，散络于心包，向下通过横膈，从胸至腹，依次属上、中、下三焦。

其支脉，从胸中分出，进入缺盆部，上行经颈项旁，经耳后直上，到达额角，再下行至面颊部，到达眼眶下部。

另一支脉，从耳后分出，进入耳中，再浅出到耳前，经上关、面颊到目外眦。

二、联系脏腑器官

属三焦，络心包，并与目、耳相联系。

三、主治概要

1. 头面五官病证　头、面、耳、颊、咽喉病等。
2. 热病。
3. 经脉循行部位的其他病证　胸胁痛，肩臂外侧痛，上肢挛急、麻木、不遂等。

四、本经腧穴（23穴）

1. 关冲*（Guānchōng，TE 1）　井穴

【定位】在手指，第4指末节尺侧，指根甲角侧0.1寸（指寸）（图2-10-2）。

注：第4指末节尺侧指甲根角侧上方（即沿角平分线方向）0.1寸。相当于沿爪甲尺侧画一直线与爪甲基底缘水平线交点处取穴。

【主治】①热病，昏厥，中暑。②头痛，目赤，耳聋，咽喉肿痛。

【操作】浅刺0.1寸，或用三棱针点刺出血。

2. 液门（Yèmén，TE 2）　荥穴

【定位】在手背，当第4、5指间，指蹼缘上方赤白肉际凹陷处（图2-10-2）。

【主治】①头痛，目赤，耳聋，咽喉肿痛。②疟疾。③手臂疼。

【操作】直刺0.3~0.5寸。

3. 中渚**（Zhōngzhǔ，TE 3）　输穴

【定位】在手背部，第4、5掌骨间，第4掌指关节近端凹陷中（图2-10-2）。

【主治】①头痛，耳鸣，耳聋，目赤，咽喉肿痛。②热病，消渴，疟疾。③手指屈伸不利，肘臂肩背疼痛。

【操作】直刺0.3~0.5寸。

知识拓展

治疗肩周炎取患侧中渚穴，针尖向腕稍斜（呈60°），进针0.5寸左右，得气后用泻法，使针感传至肘并留针，让患者适应1分钟后主动活动患肩，先易后难，做内收、后伸、前屈、外展、内旋、外旋、上举7个动作，每个动作做10次，隔日治疗1次，7次为一个疗程。

4. 阳池*（Yángchí，TE 4）　原穴

【定位】在腕后侧，腕背侧远端横纹上，指伸肌腱的尺侧缘凹陷处（图2-10-2）。

【主治】①耳聋，目赤肿痛，咽喉肿痛。②疟疾，消渴。③腕痛、手指屈伸不利、麻木等上肢病症。

【操作】直刺0.3~0.5寸。

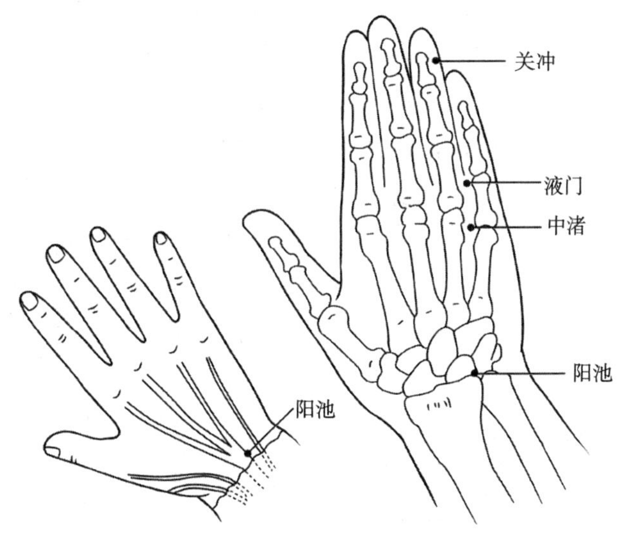

图2-10-2　手少阳三焦经手部穴位示意图

5. 外关**（Wàiguān，TE 5）　络穴，八脉交会穴（通阳维脉）

【定位】在前臂后侧，腕背侧远端横纹上2寸，尺骨与桡骨间隙中点（图2-10-3）。

【主治】①热病，头痛，目赤肿痛，耳鸣，耳聋。②胸胁痛。③上肢痿痹。④瘰疬。

【操作】直刺0.5~1.0寸。

知识拓展

急性腰扭伤取患侧外关穴，行强提插、捻转泻法，留针20分钟，间隔5分钟如法行针1次，留针期间嘱患者做俯仰、转侧、踢腿、下蹲起立等动作，直至腰部肌肉松弛、疼痛明显减轻。

6. 支沟**（Zhīgōu，TE 6）　经穴

【定位】在前臂后侧，腕背侧远端横纹上3寸，尺骨与桡骨间隙中点（图2-10-3）。

【主治】①便秘，热病。②胁肋痛，落枕。③耳鸣、耳聋，头痛，咽喉肿痛。

【操作】直刺0.5~1.0寸。

知识拓展

习惯性便秘用毫针直刺或斜刺（略向上）支沟穴，深度1.0~1.5寸，当应用提插捻转手法，针感以向下达指端、向上达肘以上为佳，留针15~20分钟，其间行针2~4次。

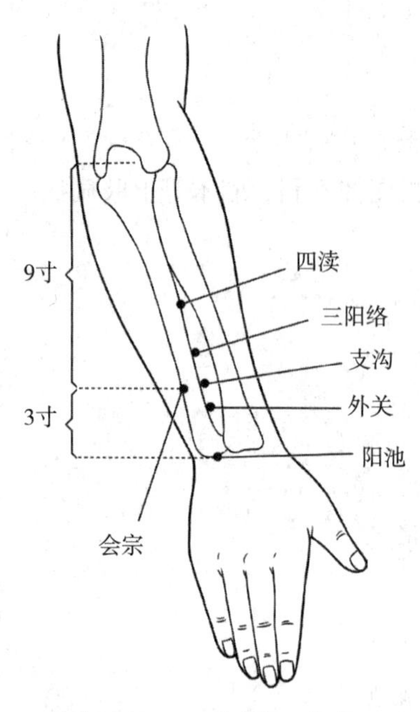

图2-10-3　手少阳三焦经前臂穴位示意图

7. 会宗（Huìzōng，TE 7）郄穴

【定位】在前臂后侧，当腕背侧远端横纹上3寸，尺骨的桡侧缘（图2-10-3）。

【主治】①耳鸣，耳聋。②癫痫。③上肢痹痛。

【操作】直刺0.5~1.0寸。

8. 三阳络（Sānyángluò，TE 8）

【定位】在前臂后侧，腕背侧远端横纹上4寸，尺骨与桡骨间隙中点（图2-10-3）。

【主治】①耳聋，暴喑，齿痛。②上肢痹痛。

【操作】直刺0.5~1.0寸。

9. 四渎（Sìdú，TE 9）

【定位】在前臂后侧，肘尖下5寸，尺骨与桡骨间隙中点（图2-10-3）。

【主治】①耳聋，暴喑，齿痛，咽喉肿痛，偏头痛。②上肢痹痛。

【操作】直刺0.5~1.0寸。

10. 天井（Tiānjǐng，TE 10）合穴

【定位】在肘后侧，尺骨鹰嘴尖上1寸凹陷处（图2-10-4）。

【主治】①耳聋，偏头痛，癫痫。②瘰疬，肘臂痛。

【操作】直刺0.5~1.0寸。

11. 清泠渊（Qīnglíngyuān，TE 11）

【定位】在臂后侧，尺骨鹰嘴尖与肩峰角连线上，尺骨鹰嘴尖直上2寸（图2-10-4）。

【主治】①头痛，目痛，胁痛。②肩臂痛。

【操作】直刺0.5~1.0寸。

12. 消泺（Xiāoluò，TE 12）

【定位】在臂后侧，尺骨鹰嘴尖与肩峰角连线上，鹰嘴尖上5寸（图2-10-4）。

【主治】①头痛，项强，齿痛。②肩臂痛。

【操作】直刺0.8~1.2寸。

13. 臑会（Nàohuì，TE 13）

【定位】在臂后侧，在尺骨鹰嘴尖与肩峰角连线上，与三角肌后缘相交处（图2-10-4）。

【主治】①瘿气，瘰疬。②上肢痿痹。

【操作】直刺0.8~1.2寸。

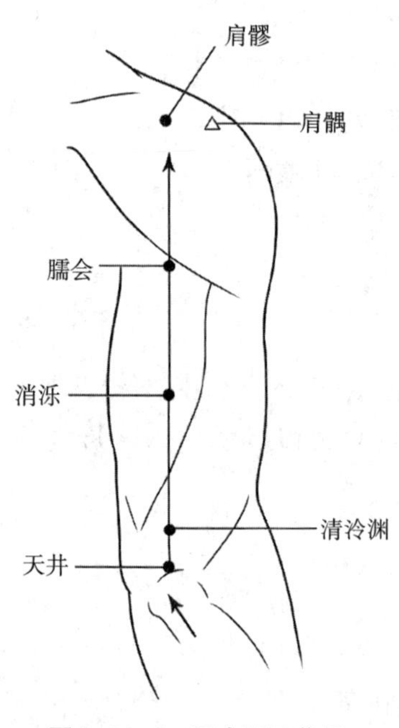

图2-10-4　手少阳三焦经上臂穴位示意图

14. 肩髎**（Jiānliáo，TE 14）

【定位】在肩带部，肩峰角与肱骨大结节两骨间凹陷中。简便取穴法：当臂外展时，于肩峰后下方呈现凹陷处（图2-10-4）。

【主治】①肩臂挛痛不遂。②风疹。

【操作】直刺0.8~1.5寸。

15. 天髎（Tiānliáo，TE 15） 手少阳经与阳维脉的交会穴

【定位】在肩带部，当肩胛骨上角骨际凹陷中（图2-10-5）。

【主治】肩臂痛，颈项强痛。

【操作】直刺0.5~0.8寸。

16. 天牖（Tiānyǒu，TE 16）

【定位】在颈前部，横平下颌角，胸锁乳突肌的后缘凹陷中（图2-10-5）。

【主治】①头痛，项强。②目痛，耳聋，瘰疬，面肿。

【操作】直刺0.5~1.0寸。

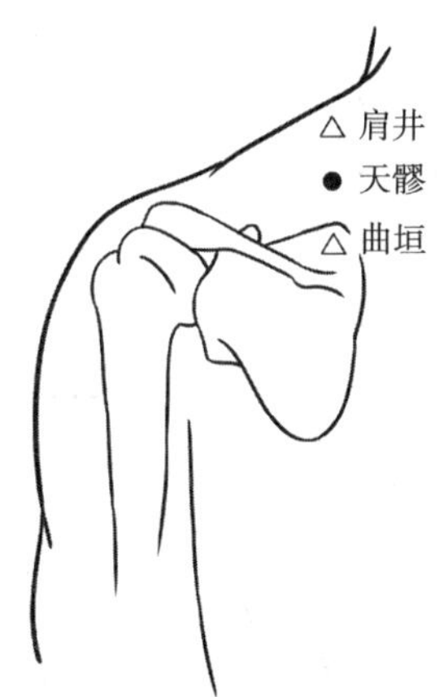

图2-10-5 手少阳三焦经肩部穴位示意图

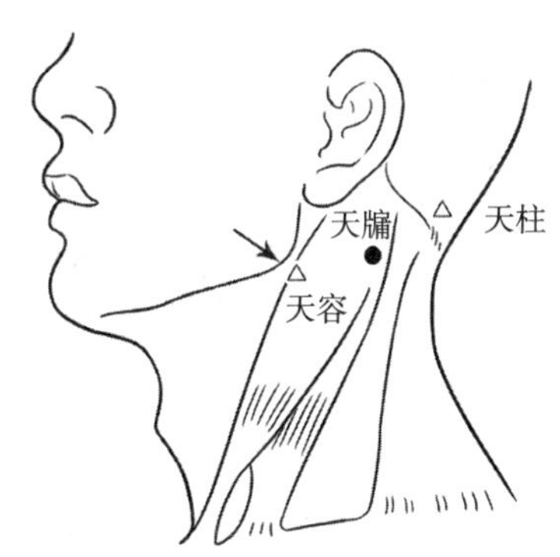

图2-10-6 手少阳三焦经颈部穴位示意图

17. 翳风**（Yìfēng，TE 17） 手足少阳经的交会穴

【定位】在颈部，耳垂后方，当乳突与下颌角之间的凹陷处（图2-10-7）。

【主治】①耳鸣，耳聋，聤耳。②口㖞，牙关紧闭，齿痛，呃逆，瘰疬，颊肿。

【操作】直刺0.8~1.2寸。

知识拓展

针刺、穴位注射、重手法点按翳风治疗呃逆均有效。点按本穴治疗呃逆时，以两手拇指按压翳风穴，力度要重而强，以患者感觉胀痛难忍为度。

18. 瘈脉（Chìmài，TE 18）

【定位】在头部，耳后乳突中央，当角孙至翳风沿耳轮弧形连线的上2/3与下1/3的交点处（图2-10-7）。

【主治】①耳鸣，耳聋。②小儿惊风，头痛。

【操作】平刺0.3~0.5寸，或点刺出血。

19. 颅息（Lúxī，TE 19）

【定位】在头部，当角孙至翳风沿耳轮弧形连线的上、中1/3的交点处（图2-10-7）。

【主治】①小儿惊风，头痛。②耳鸣，耳聋。

【操作】平刺0.3~0.5寸。

20. 角孙*（Jiǎosūn，TE 20） 手足少阳的交会穴

【定位】在头部，折耳廓向前，耳尖直上入发际处（图2-10-7）。

【主治】①目翳，齿痛，痄腮。②偏头痛，项强。

【操作】平刺0.3~0.5寸。小儿腮腺炎宜用灯火灸。

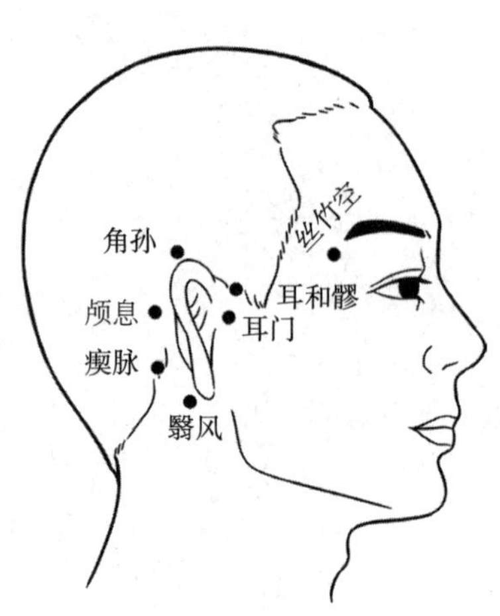

图2-10-7 手少阳三焦经头部穴位示意图

21. 耳门*（Ěrmén，TE 21）

【定位】在耳区，耳屏上切迹与下颌骨髁突之间凹陷中，张口取穴（图2-10-7）。

【主治】①耳鸣，耳聋，聤耳。②齿痛。

【操作】微张口，直刺0.5~1.0寸。

22. 耳和髎（Ěrhéliáo，TE 22） 手足少阳经与手太阳经的交会穴

【定位】在头部，当鬓发后缘，平耳廓根之前方，颞浅动脉的后缘（图2-10-7）。

【主治】①头痛，耳鸣。②牙关紧闭。

【操作】避开动脉，斜刺或平刺0.3~0.5寸。

23. 丝竹空**（Sīzhúkōng，TE 23）

【定位】在头部，当眉梢凹陷处（图2-10-7）。

【主治】①目赤肿痛，眼睑瞤动，目眩。②头痛，癫狂痫。

【操作】平刺0.5~1.0寸。不灸。

实训实练十 手少阳三焦经画经点穴

【实训目标】能在人体画出手少阳三焦经在体表的循行路线，能准确点出关冲、液门、中渚、阳池、外关、支沟、肩髎、翳风、角孙、耳门、丝竹空穴。

【实训用品】检查床、记号笔、毛巾、湿纸巾。

【实训步骤】

1. 三个学生一组，相互配合，依次轮换操作，分别称为操作者、助手和模特。

2. 模特取仰卧位，充分暴露上肢和胸部。

3. 操作者依次点穴：关冲、液门、中渚、阳池、外关、支沟、肩髎、翳风、角孙、耳门、丝竹空，同时说出所点腧穴的主治作用及针刺注意事项。助手在床旁协助操作者点穴，提示操作要领和注意事项。

4. 操作者结合本经点穴在体表画出经脉循行路线。

5. 三个人依次轮换操作，每次操作完毕后应及时用湿纸巾擦拭标记，整理器物，做好清洁卫生。

【注意事项】操作须认真严谨、大方得体，注意保护隐私和人文关怀，必要时用毛巾对身体暴露部分进行遮挡。

目标检测

答案解析

单项选择题

1．下列腧穴中，治疗便秘效果较好的是（　）

A．关冲　B．中渚　C．阳池　D．支沟　E．外关

2．下列腧穴中，属于手少阳三焦经的是（　）

A．肩髎　B．肩髃　C．次髎　D．内关　E．颊车

3．位于颈部，耳垂后方，乳突下端前方凹陷中的腧穴是（　）

A．角孙　B．翳风　C．听宫　D．听会　E．头临泣

4．下列不属于支沟穴主治病证的是（　）

A．失眠、癫狂痫　B．便秘、热病　C．耳鸣、耳聋　D．暴喑、瘰疬　E．胁肋疼痛

5．循行“从耳后入耳中，出走耳前，过客主人，前交颊，至目锐眦”的经脉是（　）

A．足少阳胆经　B．足少阴肾经　C．手阳明大肠经　D．手少阳三焦经　E．手太阳小肠经

（魏治中）

书网融合……

知识回顾

习题

项目十一　足少阳胆经及其腧穴

PPT

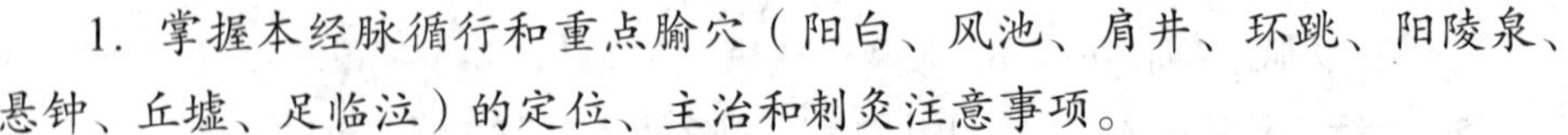

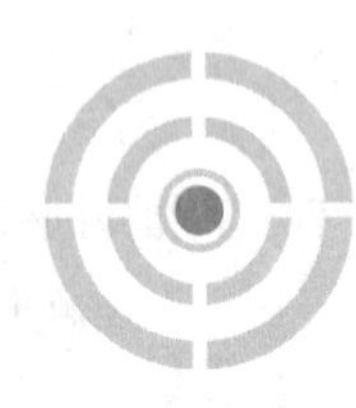

学习目标

知识要求：

1. 掌握本经脉循行和重点腧穴（阳白、风池、肩井、环跳、阳陵泉、悬钟、丘墟、足临泣）的定位、主治和刺灸注意事项。

2. 熟悉本经脉的主治概要和常用腧穴（瞳子髎、听会、完骨、头临泣、日月、带脉、风市、光明、侠溪、足窍阴）的定位、主治和刺灸注意事项。

3. 了解本经的其他腧穴。

技能要求：

1. 能画出本经脉在体表的循行路线。

2. 能在体表点出须掌握的重点腧穴。

一、经脉循行

【原文】《灵枢·经脉》：胆足少阳之脉，起于目锐眦，上抵头角[1]，下耳后，循颈，行手少阳之前[2]，至肩上，却交出手少阳之后[3]，入缺盆。

其支者，从耳后入耳中，出走耳前，至目锐眦后[4]。

其支者，别锐眦，下大迎，合于手少阳，抵于䪼[5]，下加颊车，下颈，合缺盆。以下胸中，贯膈，络肝，属胆，循胁里，出气街[6]，绕毛际，横入髀厌[7]中。

其直者，从缺盆下腋，循胸，过季胁[8]，下合髀厌中。以下循髀阳[9]，出膝外廉，下外辅骨[10]之前，直下抵绝骨[11]之端，下出外踝之前，循足跗上，入小指次指[12]之间。

其支者，别跗上，入大指之间，循大指歧骨[13]内，出其端；还贯爪甲，出三毛[14]。（图2–11–1）

【注释】

［1］头角：指额结节部，一般称额角，颞骨部又泛称为耳上角。

［2］行手少阳之前：据《灵枢·本输》载，天容穴不属于手太阳小肠经，而属于足少阳胆经。据此，足少阳胆经天容穴位于手少阳三焦经天牖穴前方，故本经在此处行于手少阳之前。

［3］交出手少阳之后：指本条经脉经过肩井，会大椎、秉风，而行于手少阳天髎之后进入缺盆。

［4］目锐眦后：此支文字与手少阳经相仿，但所连属的穴位不完全一样。此支经脉是指经翳风、听宫、听会、下关、上关诸穴又至瞳子髎。如无此支，则本经听会、上关穴没有着落。

［5］䪼：目下颧骨部。

［6］气街：气冲穴部，在腹股沟动脉旁。杨上善注："街，衢道也。足阳明脉及足少阳脉气所行之道，故曰气街。"

［7］髀厌：义同髀枢，指股骨大转子部，环跳穴在其旁。

［8］季胁：指第11、12肋中。第11肋部位置最低，偏后则为第12肋。一般多指前者为季胁，其下有章门穴，后方则为京门穴。

［9］髀阳：大腿外侧。

［10］外辅骨：指腓骨。《铜人腧穴针灸图经》注："辅骨，谓辅佐骨之骨，在胻之外。"意指腓骨在胫骨之外，故称外辅骨。

［11］绝骨：指腓骨长短肌未覆盖的腓骨下端部分的骨骼。其上端稍前为阳辅穴。

［12］小指次指：即第4足趾。《铜人腧穴针灸图经》注："次指之端，窍阴所居。"

［13］大指歧骨：指足大趾、次趾本节后骨缝。

［14］三毛：指大趾爪甲后方有汗毛处，意同"丛毛"。杨上善注："一名丛毛，在上节后毛中也。"滑寿注："足大指本节后为歧骨，大指爪甲后为三毛。"张介宾注："足大指次指本节后骨缝为歧骨，大指爪甲后二节为三毛。"

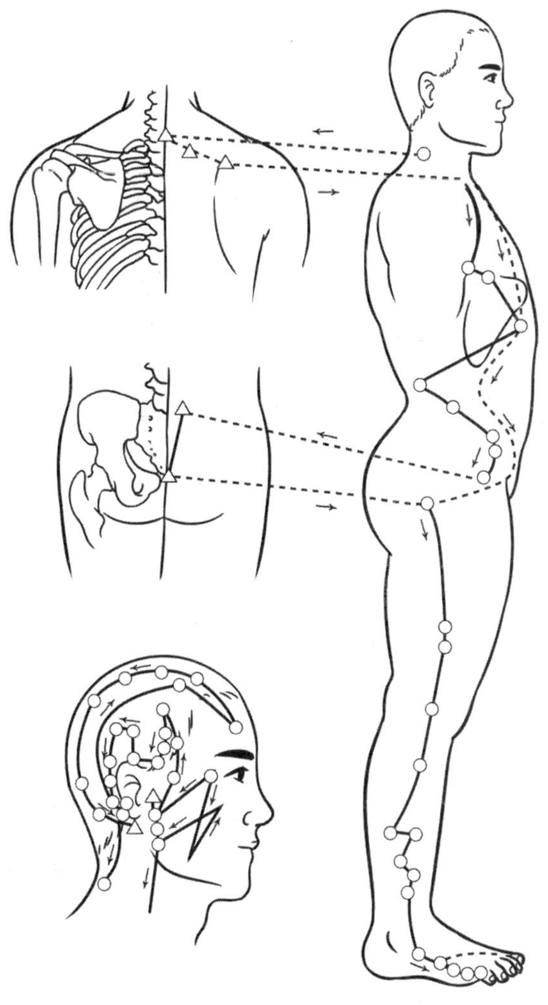

图2-11-1　足少阳胆经循行示意图

【语译】足少阳胆经，起于目外眦，上行额角部，下行至耳后，沿颈项部至肩上，下入缺盆。

耳部分支，从耳后进入耳中，出走耳前到目外眦后方。

外眦部支脉，从目外眦下走大迎，会合于手少阳经到达目眶下，行经颊车，由颈部下行，与前脉在缺盆部会合，再向下进入胸中，穿过横膈，络肝，属胆，再沿胁肋内下行至腹股沟动脉部，经过外阴部毛际横行入髋关节部。

其直行经脉从缺盆下行，经腋部、侧胸部、胁肋部，再下行与前脉会合于髋关节部，再向下沿着大腿外侧、膝外缘下行，经腓骨之前，至外踝前，沿足背部，止于第4趾外侧端。

足背部分支，从足背上分出，沿第1、2跖骨间，出于大趾端，穿过趾甲，出趾背毫毛部。

二、联系脏腑器官

属胆，络肝，并与目、耳、外阴相联系。

三、主治概要

1. 头面五官病证　侧头、目、耳、咽喉病等。
2. 肝胆病证　黄疸、口苦、胁痛等。
3. 神志病证　癫狂等。

4. 热病。

5. 经脉循行部位的其他病证　胁肋痛，下肢痹痛、麻木、不遂等。

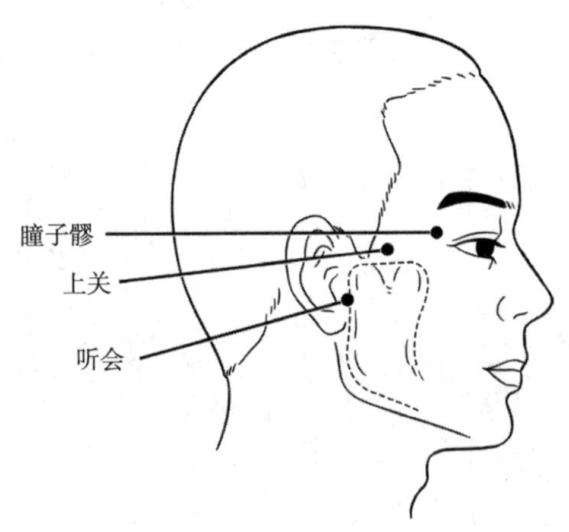

图2-11-2　足少阳胆经面部穴位示意图

四、本经腧穴（44穴）

1. 瞳子髎*（Tóngzǐliáo，GB 1）　手太阳经与手足少阳经的交会穴

【定位】在头部，目外眦外侧0.5寸凹陷中（图2-11-2）。

【主治】①目赤肿痛，目翳，青盲，口㖞。②头痛。

【操作】平刺0.3~0.5寸，或三棱针点刺出血。

2. 听会*（Tīnghuì，GB 2）　手足少阳经的交会穴

【定位】在面部，耳屏间切迹与下颌骨髁突之间的凹陷中（图2-11-2）。

【主治】①耳鸣，耳聋，聤耳。②齿痛，口㖞，面痛。

【操作】张口，直刺0.5~1.0寸。

3. 上关（Shàngguān，GB 3）　手、足少阳经与足阳明经的交会穴

【定位】在面部，当颧弓上缘中央凹陷处（图2-11-2）。

【主治】①耳鸣，耳聋，聤耳。②偏头痛，口㖞，口噤，齿痛，面痛，癫狂痫。

【操作】直刺0.5~1.0寸。

4. 颔厌（Hànyàn，GB 4）　手少阳经与足阳明经的交会穴

【定位】在头部，从头维至曲鬓的弧形连线（其弧度与鬓发弧度相应）的上1/4与下3/4的交点处（图2-11-3）。

注：先定头维和曲鬓。从头维沿鬓角凸至曲鬓作一弧线，于弧线之中点定悬颅，在头维与悬颅之间定颔厌，在悬颅与曲鬓之间定悬厘。

【主治】①偏头痛，眩晕，癫痫。②齿痛，耳鸣，口㖞。

【操作】平刺0.5~0.8寸。

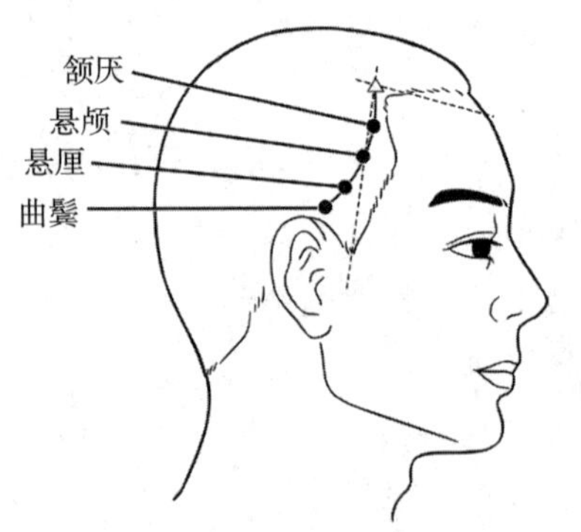

图2-11-3　足少阳胆经头部穴位示意图

5. 悬颅（Xuánlú，GB 5）

【定位】在头部，当头维与曲鬓弧形连线的中点处（图2-11-3）。

【主治】①偏头痛。②目赤肿痛，齿痛，面肿，鼽衄。

【操作】平刺0.5~0.8寸。

6. 悬厘（Xuánlí，GB 6）　手足少阳经与足阳明经的交会穴

【定位】在头部，当头维与曲鬓弧形连线的上3/4与下1/4的交点处（图2-11-3）。

【主治】①偏头痛。②目赤肿痛，耳鸣，齿痛，面痛。

【操作】平刺0.5~0.8寸。

7. 曲鬓（Qūbìn，GB 7）　足少阳经与足太阳经的交会穴

【定位】在头部，当耳前鬓角发际后缘的垂线与耳尖水平线交点处（图2-11-3）。

【主治】①偏头痛，颔颊肿。②目赤肿痛，暴喑，牙关紧闭。

【操作】平刺0.5~0.8寸。

8. 率谷（Shuàigǔ，GB 8）　足少阳经与足太阳经的交会穴

【定位】在头部，耳尖直上入发际1.5寸（图2-11-4）。

注：角孙直上，入发际1.5寸。咀嚼时，以手按之有肌肉鼓动。

【主治】①偏正头痛，眩晕，耳鸣，耳聋。②小儿急、慢惊风。

【操作】平刺0.5~0.8寸。

9. 天冲（Tiānchōng，GB 9）　足少阳经与足太阳经的交会穴

【定位】在头部，耳根后缘直上入发际2寸。

注：率谷后0.5寸处（图2-11-4）。

【主治】①头痛，耳鸣，耳聋，牙龈肿痛。②癫痫。

【操作】平刺0.5~0.8寸。

10. 浮白（Fúbái，GB 10）　足少阳经与足太阳经的交会穴

【定位】在头部，耳后乳突的后上方，从天冲至完骨的弧形连线（其弧度与耳廓弧度相应）的上1/3与下2/3交点处（图2-11-4）。

注：侧头部，耳尖后方，入发际1寸。

【主治】①头痛，耳鸣，耳聋，目痛。②瘿气。

【操作】平刺0.5~0.8寸。

11. 头窍阴（Tóuqiàoyīn，GB 11）　足少阳经与足太阳经的交会穴

【定位】在头部，耳后乳突的后上方，从天冲到完骨的弧形连线（其弧度与耳廓弧度相应）的上2/3与下1/3交点处（图2-11-4）。

【主治】①耳鸣，耳聋。②头痛，眩晕，颈项强痛。

【操作】平刺0.5~0.8寸。

12. 完骨*（Wángǔ，GB 12）　足少阳经与足太阳经的交会穴

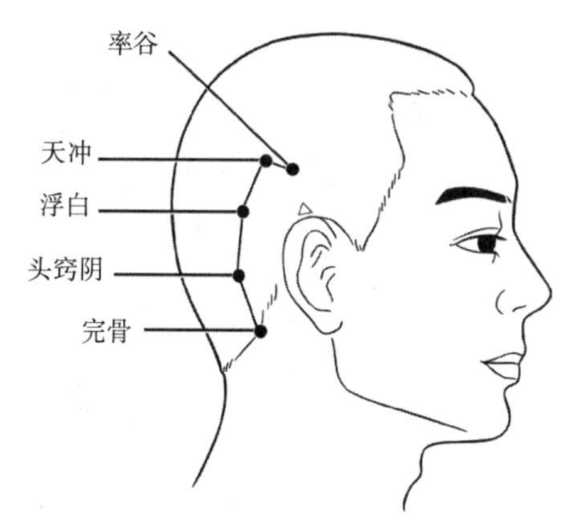

图2-11-4　足少阳胆经头侧部穴位示意图

【定位】在颈部，当耳后乳突的后下方凹陷中（图2-11-4）。

【主治】①头痛，颈项强痛，失眠。②齿痛，口㖞，口噤不开，颊肿。③癫痫，疟疾。

【操作】直刺0.5~0.8寸。

13. 本神（Běnshén，GB 13）　足少阳经与阳维脉的交会穴

【定位】在头部，前发际上0.5寸，头正中线旁开3寸（图2-11-5）。

注：神庭与头维弧形连线（其弧度与前发际弧度相应）的内2/3与外1/3的交点处。

【主治】①头痛，眩晕，目赤肿痛。②癫痫，小儿惊风，中风昏迷。③不寐。

【操作】平刺0.3~0.5寸。

14. 阳白**（Yángbái，GB 14）　足少阳经与阳维脉的交会穴

【定位】在头部，当瞳孔直上，眉上1寸（图2-11-5）。

【主治】①头痛，眩晕。②视物模糊，目痛，眼睑下垂，面瘫。

【操作】平刺0.3~0.5寸。

15. 头临泣*（Tóulínqì，GB 15）　足少阳经与足太阳经和阳维脉的交会穴

【定位】在头部，前发际上0.5寸，瞳孔直上（图2-11-5）。

注：两目平视，瞳孔直上，正当神庭与头维弧形连线（其弧度与前发际弧度相应）的中点处。

【主治】①头痛，目眩，流泪，鼻塞，鼻渊。②小儿惊风，癫痫。

【操作】平刺0.3~0.5寸。

16. 目窗（Mùchuāng，GB 16） 足少阳经与阳维脉的交会穴

【定位】在头部，前发际上1.5寸，瞳孔直上（图2-11-6）。

注：头临泣直上1寸处。

【主治】①目赤肿痛，青盲，视物模糊，鼻塞。②头痛，眩晕，小儿惊痫。

【操作】平刺0.3~0.5寸。

17. 正营（Zhèngyíng，GB 17） 足少阳经与阳维脉的交会穴

【定位】在头部，前发际上2.5寸，瞳孔直上（图2-11-6）。

注：头临泣直上2寸处。

【主治】①头痛，眩晕，项强。②齿痛，唇吻急强。

【操作】平刺0.3~0.5寸。

18. 承灵（Chénglíng，GB 18） 足少阳经与阳维脉的交会穴

【定位】在头部，前发际上4寸，瞳孔直上（图2-11-6）。

注：正营后1.5寸，横平通天。

【主治】①头痛，眩晕。②目痛，鼻塞，鼻衄。

【操作】平刺0.3~0.5寸。

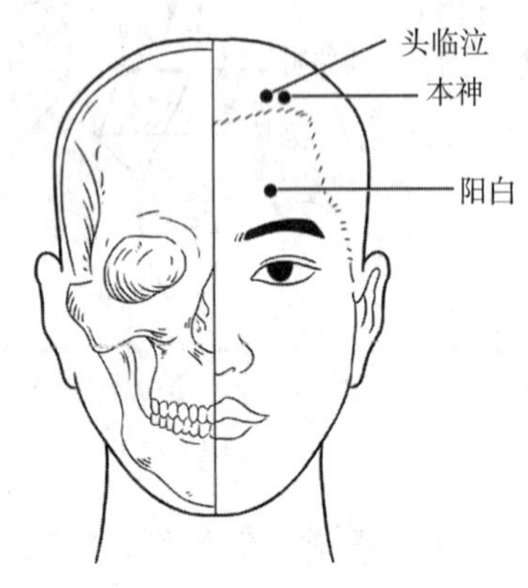

图2-11-5 足少阳胆经头面部穴位示意图

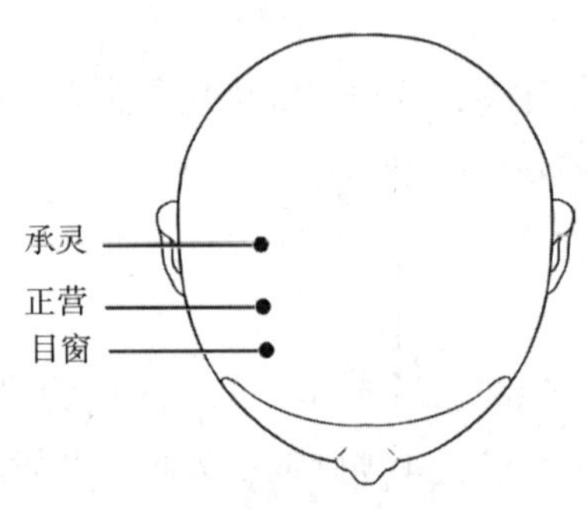

图2-11-6 足少阳胆经头顶部穴位示意图

19. 脑空（Nǎokōng，GB 19） 足少阳经与阳维脉的交会穴

【定位】在头部，横平枕外隆凸的上缘，风池直上（图2-11-7）。

注：横平脑户、玉枕。

【主治】①头痛，目眩，颈项强痛。②癫狂痫，惊悸。

【操作】平刺0.3~0.5寸。

20. 风池**（Fēngchí，GB 20） 足少阳经与阳维脉的交会穴

【定位】在颈部，枕骨之下，胸锁乳突肌与斜方肌上端之间的凹陷中（图2-11-7）。

【主治】①头痛，眩晕，失眠，癫痫，中风。②目赤肿痛，视物不明，鼻塞，鼻衄，鼻渊，耳鸣，咽喉肿痛。③感冒，热病，颈项强痛。

【操作】向鼻尖方向斜刺0.8~1.2寸。

21. 肩井★★（Jiānjǐng，GB 21） 手、足少阳经与阳维脉的交会穴

【定位】在颈后部，第7颈椎棘突与肩峰最外侧点连线的中点（图2-11-8）。

【主治】①头痛，眩晕，颈项强痛，肩背疼痛，上肢不遂，瘰疬。②乳痈，乳汁少，难产，胞衣不下。

【操作】直刺0.5~0.8寸，切忌深刺、捣刺。孕妇禁用。

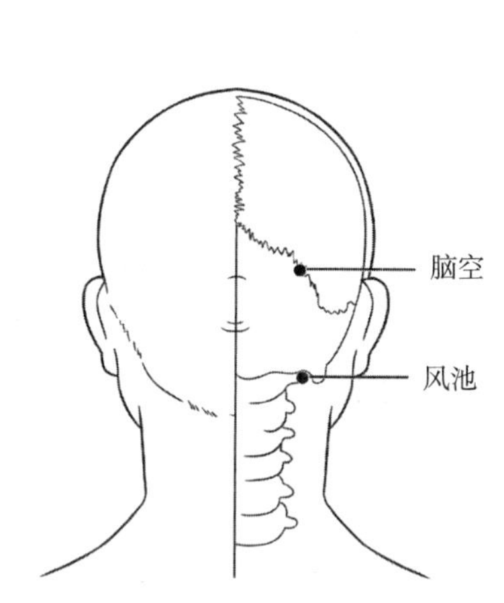

图2-11-7　足少阳胆经头后部穴位示意图

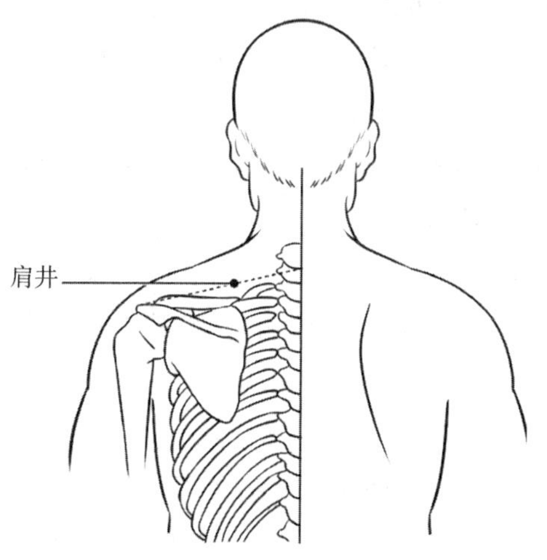

图2-11-8　足少阳胆经肩部穴位示意图

22. 渊腋（Yuānyè，GB 22）

【定位】在侧胸部，当腋中线上，第4肋间隙中（图2-11-9）。

【主治】①胸满，胁痛。②上肢痹痛。

【操作】斜刺或平刺0.5~0.8寸，不可深刺。

23. 辄筋（Zhéjīn，GB 23）

【定位】在侧胸部，第4肋间隙中，腋中线前1寸（图2-11-9）。

【主治】①胁痛，腋肿。②呕吐，吞酸。③胸满，气喘。

【操作】斜刺或平刺0.3~0.8寸，不可深刺。

24. 日月★（Rìyuè，GB 24） 胆之募穴，足少阳、足太阴经与阳维脉的交会穴

【定位】在前胸部，第7肋间隙中，前正中线旁开4寸（图2-11-9）。

注1：乳头直下，期门下1肋。

注2：女性在锁骨中线与第7肋间隙交点处。

【主治】①黄疸，呕吐，吞酸，呃逆，胃脘痛。②胁肋胀痛。

【操作】斜刺或平刺0.5~0.8寸。

25. 京门（Jīngmén，GB 25） 肾之募穴

【定位】在侧腹部，第12肋骨游离端的下际（图2-11-9）。

注：侧卧举臂，从腋后线的肋弓软骨缘下方向后触及第12肋骨游离端，在下方取穴。

【主治】①小便不利，水肿。②腹胀，泄泻，肠鸣，呕吐。③腰痛，胁痛。

【操作】直刺0.5~1.0寸。

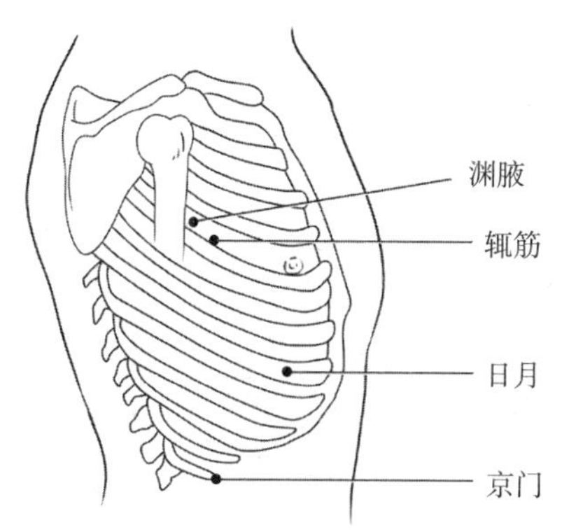

图2-11-9　足少阳胆经胸部穴位示意图

26. 带脉★（Dàimài，GB 26） 足少阳经与带脉的交会穴

【定位】在侧腹部，第11肋骨游离端垂线与脐水平线的交点上（图2-11-10）。

注1：尽量收腹，显露肋弓软骨缘，沿此缘向外下方至其底部稍下方可触及第11肋骨游离端。

注2：章门直下，横平神阙。

【主治】①带下，月经不调，阴挺，经闭，疝气，小腹痛。②胁痛，腰痛。

【操作】直刺0.8~1.0寸。

27. 五枢（Wǔshū，GB 27） 足少阳经与带脉的交会穴

【定位】在下腹部，横平脐下3寸，髂前上棘内侧（图2-11-11）。

注：带脉下3寸处，横平关元。

【主治】①腹痛，便秘。②带下，月经不调，阴挺，疝气。③腰胯痛。

【操作】直刺1.0~1.5寸。

28. 维道（Wéidào，GB 28） 足少阳经与带脉的交会穴

【定位】在下腹部，当髂前上棘内下0.5寸处（图2-11-11）。

【主治】①少腹痛，便秘，肠痈。②阴挺，带下，疝气，月经不调。

【操作】直刺1.0~1.5寸。

29. 居髎（Jūliáo，GB 29） 足少阳经与阳跷脉的交会穴

【定位】在臀部，当髂前上棘与股骨大转子最凸点连线的中点处（图2-11-11）。

【主治】①腰痛，下肢痿痹。②疝气。

【操作】直刺1.0~1.5寸。可灸。

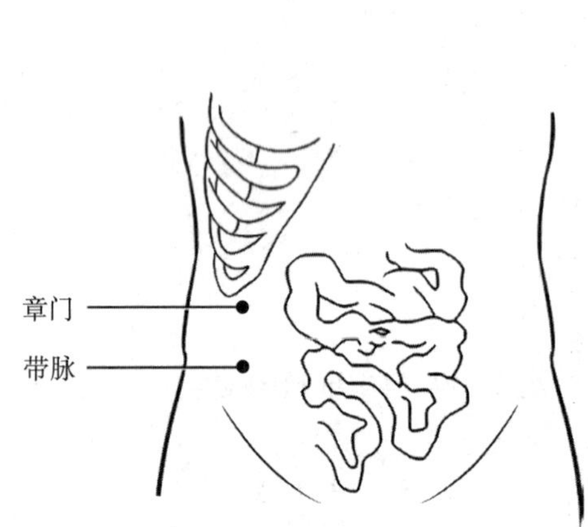

图2-11-10 足少阳胆经侧腹部穴位示意图

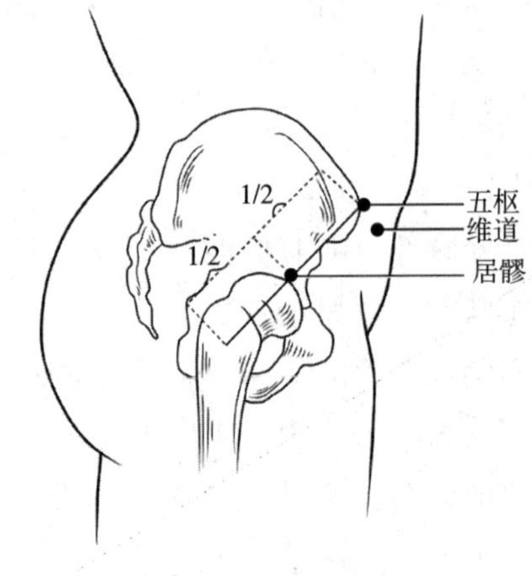

图2-11-11 足少阳胆经侧腹部穴位示意图

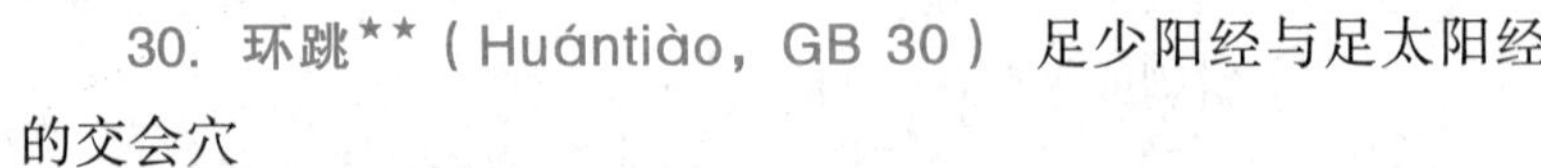

30. 环跳**（Huántiào，GB 30） 足少阳经与足太阳经的交会穴

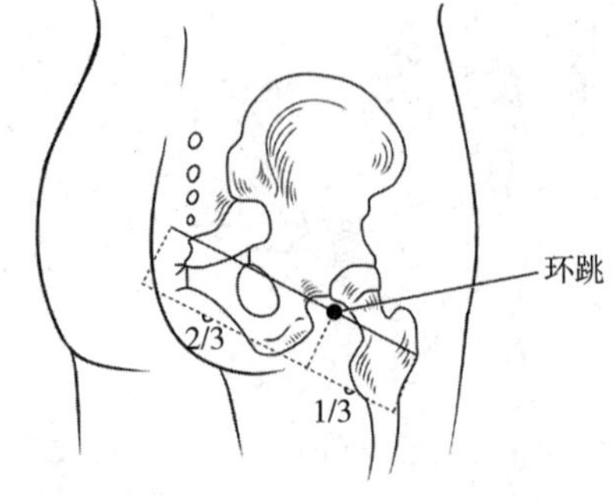

图2-11-12 足少阳胆经臀部穴位示意图

【定位】在臀部，股骨大转子最凸点与骶管裂孔连线的外1/3与内2/3交点处（图2-11-12）。

取法：侧卧，被压于下面的下肢伸直，上面的髋、膝关节屈曲，于股骨大转子最高点与骶管裂孔连线的外中1/3交点处取穴。

【主治】下肢痿痹，半身不遂，腰腿痛。

【操作】直刺2.0~3.0寸。

31. 风市**（Fēngshì，GB 31）

【定位】在股外侧，腘横纹上9寸，髂胫束后缘（图2-11-13）。

【主治】①下肢痿痹。②遍身瘙痒，脚气。

【操作】直刺1.0~1.5寸。

32. 中渎（Zhōngdú，GB 32）

【定位】在股外侧，腘横纹上7寸，髂胫束后缘（图2–11–13）。

【主治】下肢痿痹，半身不遂，脚气。

【操作】直刺1.0~2.0寸。

33. 膝阳关（Xīyángguān，GB 33）

【定位】在膝外侧，股骨外上髁后上缘，髂胫束与股二头肌腱之间的凹陷中（图2–11–13）。

【主治】半身不遂，膝腘肿痛挛急，小腿麻木，脚气。

【操作】直刺1.0~1.5寸。

34. 阳陵泉**（Yánglíngquán，GB 34）　合穴，八会穴之筋会，胆之下合穴

【定位】在小腿外侧，当腓骨头前下方凹陷处（图2–11–13）。

【主治】①黄疸，口苦，呕吐，胁肋疼痛。②下肢痿痹，膝肿痛，脚气。③小儿惊风。

【操作】直刺1.0~1.5寸。

35. 阳交（Yángjiāo，GB 35）　阳维脉之郄穴

【定位】在小腿外侧，外踝尖上7寸，腓骨后缘（图2–11–13）。

注：外踝尖与腘横纹外侧段连线中点下1寸，外丘后。

【主治】①胸胁胀满。②下肢痿痹。③癫狂。④瘛疭。

【操作】直刺1.0~1.5寸。

36. 外丘（Wàiqiū，GB 36）　郄穴

【定位】在小腿外侧，外踝尖上7寸，腓骨前缘（图2–11–13）。

注：外踝尖与腘横纹外侧段连线中点下1寸，阳交前。

【主治】①胸胁胀满。②颈项强痛，下肢痿痹。③癫狂。④狂犬伤毒不出。

【操作】直刺1.0~1.5寸。

37. 光明*（Guāngmíng，GB 37）　络穴

【定位】在小腿外侧，外踝尖上5寸，腓骨前缘（图2–11–13）。

【主治】①目痛，夜盲，目视不明。②乳房胀痛，乳汁少。

【操作】直刺1.0~1.5寸。

38. 阳辅（Yángfǔ，GB 38）　经穴

【定位】在小腿外侧，外踝尖上4寸，腓骨前缘（图2–11–13）。

【主治】①偏头痛，目外眦痛，咽喉肿痛。②腋下肿痛，胸胁胀痛，瘰疬。③下肢痿痹，脚气，恶寒发热。

【操作】直刺0.8~1.2寸。

39. 悬钟**（Xuánzhōng，GB 39）　八会穴之髓会

【定位】在小腿外侧，外踝尖上3寸，腓骨前缘（图2–11–13）。

【主治】①颈项强痛，偏头痛，咽喉肿痛。②胸胁胀痛。③颈腰椎疼痛，中风。④下肢痿痹，脚气。

【操作】直刺0.5~0.8寸。

40. 丘墟**（Qiūxū，GB 40）　原穴

【定位】在足踝前外侧，外踝的前下方，趾长伸肌腱的外侧凹陷处（图2–11–14）。

【主治】①胸胁胀痛。②下肢痿痹，外踝肿痛，足下垂，脚气。③疟疾。

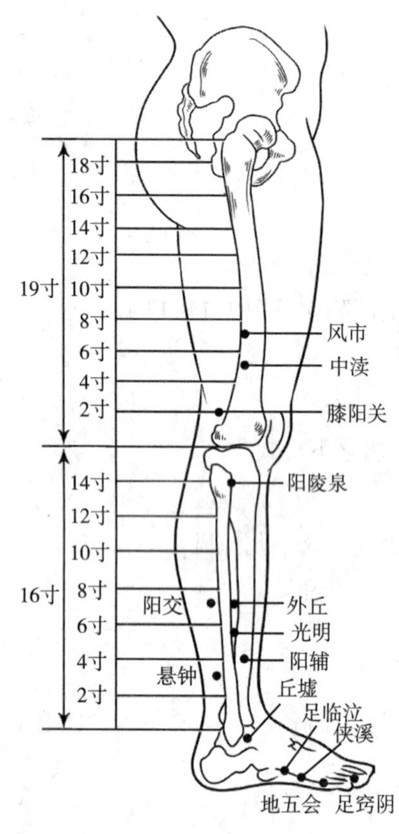

图2-11-13 足少阳胆经腿部外侧穴位示意图

【操作】直刺0.5~0.8寸。

41. 足临泣★★（Zúlínqì，GB 41） 输穴，八脉交会穴（通带脉）

【定位】在足背，第4、5跖骨底结合部的前方，第5趾长伸肌腱外侧凹陷中（图2-11-14）。

【主治】①偏头痛，目赤肿痛，目眩，目涩。②乳痈，乳胀，月经不调。③胁肋疼痛，足跗肿痛。④瘰疬，疟疾。⑤耳聋，耳鸣。

【操作】直刺0.3~0.5寸。

42. 地五会（Dìwǔhuì，GB 42）

【定位】在足背，第4、5跖骨间，第4跖趾关节近端凹陷中（图2-11-14）。

【主治】①头痛，目赤，耳鸣。②乳痈，乳胀。③胁肋胀痛，足跗肿痛。

【操作】直刺0.3~0.5寸。

43. 侠溪★（Xiáxī，GB 43） 荥穴

【定位】在足背，第4、5趾间，趾蹼缘后方赤白肉际处（图2-11-14）。

【主治】①头痛，眩晕，目赤肿痛，耳鸣，耳聋。②胸胁疼痛，乳痈。③热病。

【操作】直刺0.3~0.5寸。

44. 足窍阴★（Zúqiàoyīn，GB 44） 井穴

【定位】在足趾，第4趾末节外侧，趾甲根角侧后方0.1寸（指寸）（图2-13-14）。

注：足第4趾外侧甲根角侧后方（即沿角平分线方向）0.1寸。相当于沿爪甲外侧画一直线与爪甲基底缘水平线交点处取穴。

【主治】①目赤肿痛，耳鸣，耳聋，咽喉肿痛。②头痛，失眠，多梦。③胁痛，足跗肿痛。④热病。

【操作】浅刺0.1~0.2寸，或点刺出血。

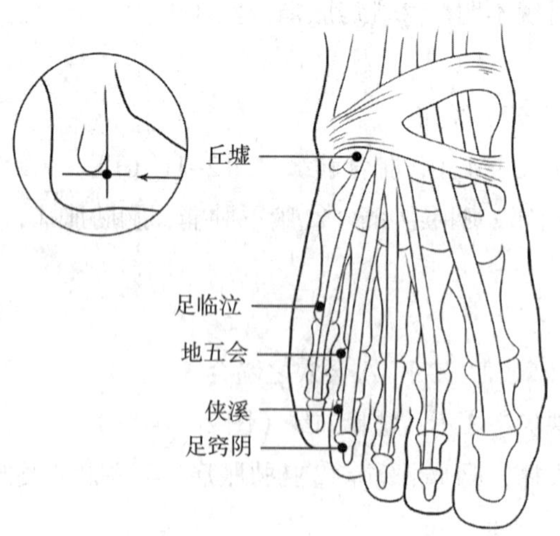

图2-11-14 足少阳胆经足部穴位示意图

实训实练十一　足少阳胆经画经点穴

【实训目标】能在人体画出足少阳胆经在体表的循行路线，能准确点出风池、肩井、环跳、阳陵泉、悬钟、丘墟穴。

【实训用品】检查床、记号笔、毛巾、湿纸巾。

【实训步骤】

1. 三个学生一组，相互配合，依次轮换操作，分别称为操作者、助手和模特。
2. 模特取仰卧位，充分暴露下肢和胸腹部。
3. 操作者依次点穴：风池、肩井、环跳、阳陵泉、悬钟、丘墟，同时说出所点腧穴的主治作用及针刺注意事项。助手在床旁协助操作者点穴，提示操作要领和注意事项。
4. 操作者结合本经点穴在体表画出经脉循行路线。
5. 三个人依次轮换操作，每次操作完毕后应及时用湿纸巾擦拭标记，整理器物，做好清洁卫生。

【注意事项】操作须认真严谨、大方得体，注意保护隐私和人文关怀，必要时用毛巾对身体暴露部分进行遮挡。

目标检测

答案解析

单项选择题

1. “其支者，从耳后入耳中，出走耳前，至目锐眦后”的经脉是（　）
   A. 足太阳膀胱经　B. 手太阳小肠经　C. 足阳明胃经　D. 手阳明大肠经　E. 足少阳胆经
2. 下列不属于足少阳胆经的腧穴是（　）
   A. 风市　B. 阴陵泉　C. 风池　D. 足临泣　E. 悬钟
3. 针刺环跳穴的最佳体位是（　）
   A. 坐位　B. 站位　C. 仰卧位　D. 俯卧位　E. 侧卧位
4. 下列各项中，不属于阳陵泉主治病证的是（　）
   A. 黄疸、胁痛、口苦　B. 腹泻、水肿、小便不利　C. 呕吐、吞酸
   D. 膝肿痛、下肢痿痹　E. 小儿惊风
5. 位于头部，眉上1寸，瞳孔直上的腧穴是（　）
   A. 承泣　B. 阳白　C. 睛明　D. 四白　E. 隐白

（魏治中）

书网融合……

知识回顾

习题

项目十二 足厥阴肝经及其腧穴

PPT

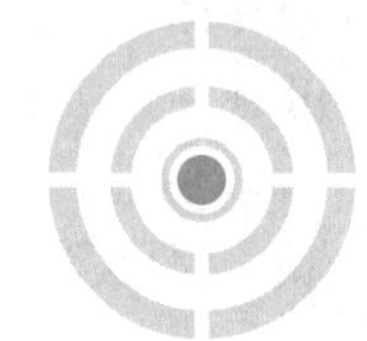

学习目标

知识要求：

1. 掌握本经脉循行和重点腧穴（大敦、行间、太冲、期门）的定位、主治和刺灸注意事项。

2. 熟悉本经脉的主治概要和常用腧穴（蠡沟、曲泉、章门）的定位、主治和刺灸注意事项。

3. 了解本经的其他腧穴。

技能要求：

1. 能画出本经脉在体表的循行路线。

2. 能在体表点出须掌握的重点腧穴。

一、经脉循行

【原文】《灵枢·经脉》：肝足厥阴之脉，起于大指丛毛[1]之际，上循足跗上廉，去内踝一寸，上踝八寸[2]，交出太阴之后，上腘内廉，循股阴[3]，入毛中，环阴器[4]，抵小腹，挟胃，属肝，络胆，上贯膈，布胁肋，循喉咙之后，上入颃颡[5]，连目系，上出额，与督脉会于巅[6]。

其支者，从目系下颊里，环唇内。

其支者，复从肝别贯膈，上注肺。（图2-12-1）

【注释】

［1］丛毛：指足大趾爪甲后方有毫毛处，意同“三毛”。

［2］上踝八寸：《铜人腧穴针灸图经》注“足厥阴行足太阴之前，上踝八寸，而厥阴复出太阴之后也”。

［3］股阴：股指大腿，内侧为阴。即指本经行于大腿内侧。

［4］环阴器：环，原作“过”。此据《脉经》《甲乙经》《太素》《千金方》《素问·刺疟》王冰注引文等改，意指环绕阴部。

［5］颃颡：指鼻咽部，喉头以上至鼻后窍之间，又写作“吭嗓”。

［6］巅：本字应作“颠”。《说文》：“颠，顶也。”指头顶高处，百会穴所在。

【语译】足厥阴肝经，起于足大趾背毫毛部，沿足背经内踝前上行，至内踝上8寸处交于足太阴经之后，上经腘窝内缘，沿大腿内侧，上入阴毛中，环绕阴器；再上行抵达小腹，挟胃，属于肝，络于胆；再上行通过横膈，分布于胁肋部；继续上行经喉咙的后面，上入鼻咽部，连目系，从额部浅出，与督脉在颠顶部相会。

其支脉，从目系下循面颊，环绕唇内。

另一支脉，从肝部分出，穿过横膈，注于肺。

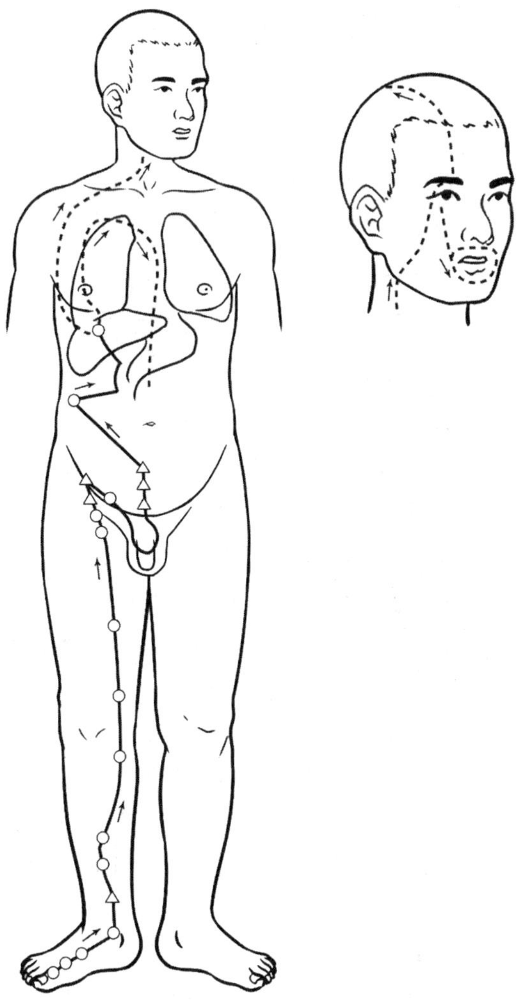

图2-12-1　足厥阴肝经循行示意图

二、联系脏腑器官

属肝，络胆，并与胃、肺、喉咙、咽、鼻、目、耳、前阴相联系。

三、主治概要

1. 肝胆病证　黄疸、胸胁胀痛、呕逆、中风、头痛、眩晕、惊风等。

2. 妇科病和前阴病证　月经不调、痛经、崩漏、带下、遗尿、小便不利等。

3. 经脉循行部位的其他病证　下肢痹痛、麻木、不遂等。

四、本经腧穴（14穴）

1. 大敦**（Dàdūn，LR 1）井穴

【定位】在足趾，大趾末节外侧，趾甲根角侧后方0.1寸（指寸）（图2-12-2）。

注：足大趾外侧指甲根角侧后方（即沿角平分线方向）0.1寸。相当于沿爪甲外侧画一直线与爪甲基底缘水平线交点处取穴。

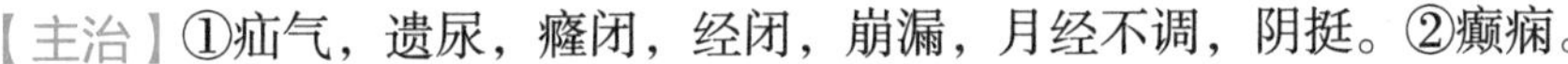

【主治】①疝气，遗尿，癃闭，经闭，崩漏，月经不调，阴挺。②癫痫。

【操作】浅刺0.1~0.2寸，或点刺出血。

2. 行间**（Xíngjiān，LR 2）荥穴

【定位】在足背，当第1、2趾间，趾蹼缘的后方赤白肉际处（图2-12-2）。

【主治】①头痛、目眩、目赤肿痛、青盲、口㖞等头面五官热性病证。②月经过多，崩漏，痛经，经闭，带下，疝气，小便不利，尿痛。③中风，癫痫。④胁肋疼痛，急躁易怒，黄疸。

【操作】直刺0.5~0.8寸。

3. 太冲**（Tàichōng，LR 3）输穴，原穴

【定位】在足背，第1、2跖骨间，跖骨底结合部前方凹陷中，或触及动脉搏动（图2-12-2）。

注：从第1、2跖骨间向后推移至底部的凹陷中取穴。

【主治】①头痛，眩晕，目赤肿痛，口㖞，青盲，咽喉干痛，耳鸣，耳聋。②月经不调，崩漏，疝气，遗尿。③癫痫，小儿惊风，中风。④胁痛，郁闷，急躁易怒。⑤下肢痿痹。

【操作】直刺0.5~1.0寸。

知识拓展

治鼻衄，可针刺双侧太冲穴，施泻法，不断行针5分钟，留针20分钟，一般5~10分钟见效。

治急性扁桃体炎，可于双侧太冲穴行穴位注射，选用生理盐水，成人每穴2mL，小儿1~1.5mL，每日1次。

4. 中封（Zhōngfēng，LR 4） 经穴

【定位】在踝前内侧，足内踝前，胫骨前肌腱的内侧缘凹陷中（图2-12-2）。

注：商丘与解溪中间。

【主治】①疝气，少腹痛，阴缩，阴茎痛，小便不利，遗精。②下肢痿痹，足踝肿痛。

【操作】直刺0.5~0.8寸。

5. 蠡沟*（Lígōu，LR 5） 络穴

【定位】在小腿前内侧，内踝尖上5寸，胫骨内侧面的中央（图2-12-3）。

注：髌尖与内踝尖连线的上2/3与下1/3交点，胫骨内侧面的中央，横平筑宾。

【主治】①睾丸肿痛，阳强挺长，外阴瘙痒，小便不利，遗尿，月经不调，带下。②足胫疼痛。

【操作】平刺0.5~0.8寸。

6. 中都（Zhōngdū，LR 6） 郄穴

【定位】在小腿前内侧，内踝尖上7寸，胫骨内侧面的中央（图2-12-3）。

注：髌尖与内踝尖连线中点下0.5寸，胫骨内侧面的中央。

【主治】①疝气，崩漏，恶露不尽。②腹痛，泄泻。③胁痛，下肢痿痹。

【操作】平刺0.5~0.8寸。

7. 膝关（Xīguān，LR 7）

【定位】在小腿内侧，当胫骨内上髁的下方，阴陵泉后1寸（图2-12-3）。

【主治】膝股疼痛，下肢痿痹。

【操作】直刺1.0~1.5寸。

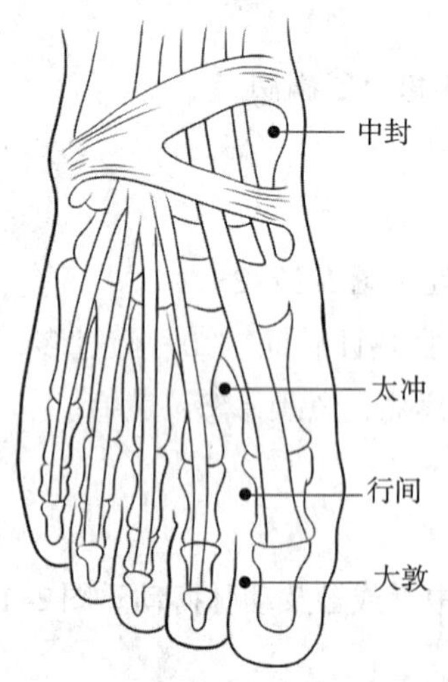

图2-12-2 足厥阴肝经足部穴位示意图

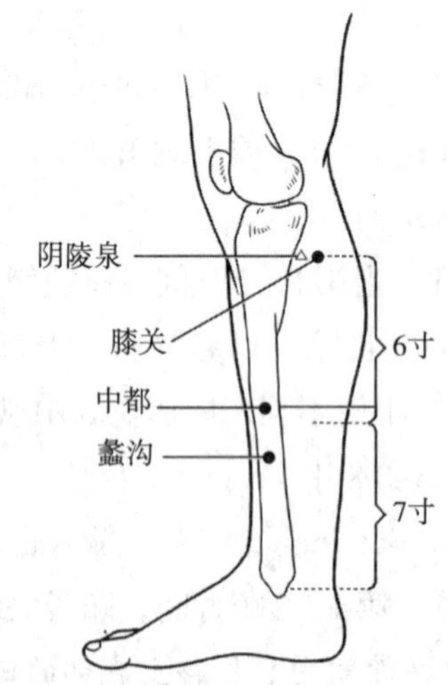

图2-12-3 足厥阴肝经小腿内侧穴位示意图

8. 曲泉*（Qūquán，LR 8） 合穴

【定位】在膝内侧，腘横纹内侧端，半腱肌肌腱内缘凹陷中（图2-12-4）。

注：屈膝，在膝内侧横纹端最明显的肌腱内侧凹陷中取穴。

【主治】①小腹痛，小便不利，淋证，癃闭。②月经不调，痛经，带下，阴挺，阴痒，遗精，阳痿。③膝股疼痛。

【操作】直刺0.8~1.0寸。

9. 阴包（Yīnbāo，LR 9）

【定位】在股内侧，髌底上4寸，股薄肌与缝匠肌之间（图2-12-4）。

注：下肢稍屈，稍外展，略提起（或坐位，大腿稍外展，用力收缩肌肉），显露出明显的缝匠肌，在其后缘取穴。

【主治】①月经不调，遗尿，小便不利。②腰骶痛引小腹。

【操作】直刺1.0~2.0寸。

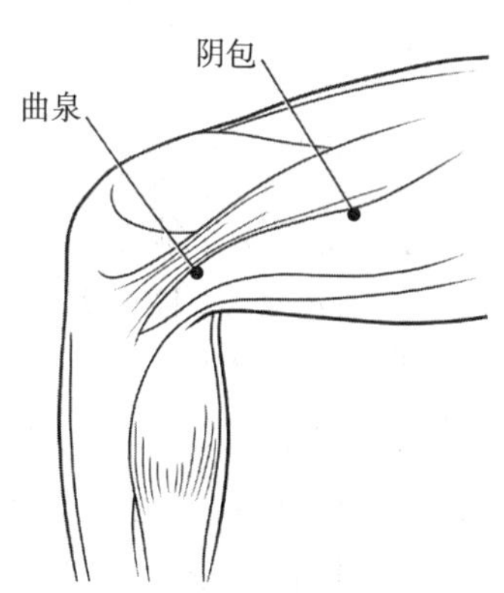

图2-12-4 足厥阴肝经大腿内侧穴位示意图

10. 足五里（Zúwǔlǐ，LR 10）

【定位】在股内侧，当气冲直下3寸，动脉搏动处（图2-12-5）。

【主治】小便不利，小腹胀痛，遗尿，带下，阴囊湿痒，阴挺，睾丸肿痛。

【操作】直刺1.0~1.5寸。

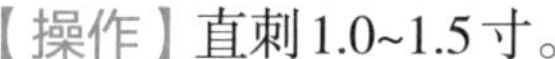

11. 阴廉（Yīnlián，LR 11）

【定位】在股内侧，气冲直下2寸（图2-12-5）。

注：稍屈髋，屈膝，外展，大腿抗阻力内收时显露出长收肌，在其外缘取穴。

【主治】月经不调，带下，小腹胀痛。

【操作】直刺1.0~2.0寸。

12. 急脉（Jímài，LR 12）

【定位】在腹股沟，横平耻骨联合上缘，前正中线旁开2.5寸（图2-12-5）。

【主治】疝气，少腹痛，阴挺，阴茎痛，外阴肿痛。

【操作】避开动脉，直刺0.5~0.8寸。

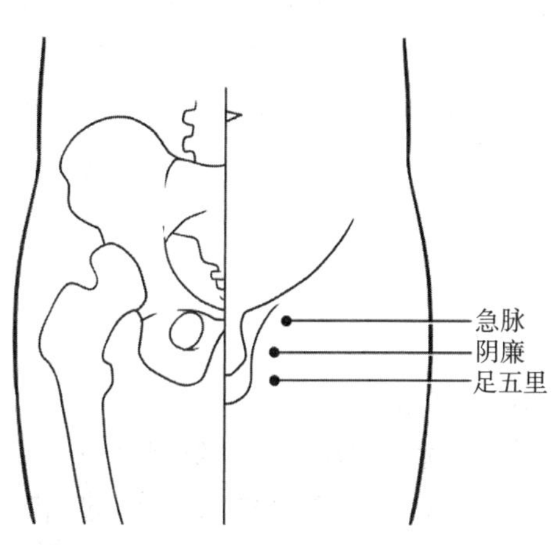

图2-12-5 足厥阴肝经腹股沟部穴位示意图

13. 章门*（Zhāngmén，LR 13） 八会穴之脏会，脾之募穴，足厥阴经与足少阳经的交会穴

【定位】在侧腹部，在第11肋游离端的下际（图2-12-6）。

注：侧卧举臂，从腋前线的肋弓软骨缘下方向前触摸第11肋骨游离端，在其下际取穴。

【主治】①腹胀，泄泻，痞块。②胁痛，黄疸。

【操作】直刺0.8~1.0寸。

14. 期门**（Qīmén，LR 14） 肝之募穴，足厥阴经与足太阴经和阴维脉的交会穴

【定位】在前胸部，第6肋间隙，前正中线旁开4寸（图2-12-6）。

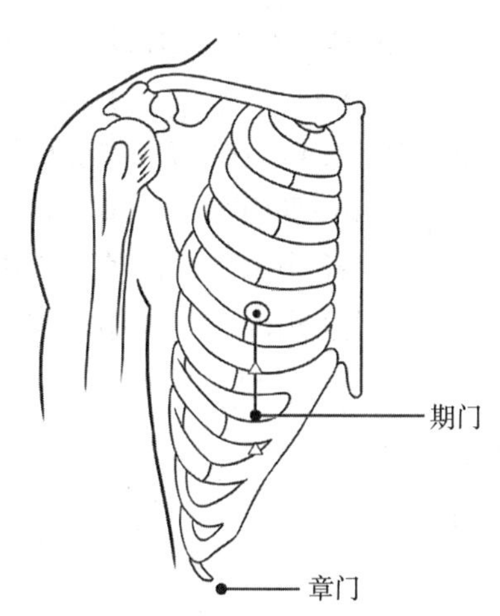

图2-12-6 足厥阴肝经胸部穴位示意图

注：在乳头直下，不容旁开2寸处取穴。女性在锁骨中线与第6肋间隙交点处。

【主治】①胸胁胀痛。②腹胀，呃逆，吐酸。③乳痈。④郁病。

【操作】斜刺0.5~0.8寸。

实训实练十二 足厥阴经画经点穴

【实训目标】能在人体画出足厥阴肝经在体表的循行路线，能准确点出太冲、蠡沟、期门穴。

【实训用品】检查床、记号笔、毛巾、湿纸巾。

【实训步骤】

1. 三个学生一组，相互配合，依次轮换操作，分别称为操作者、助手和模特。
2. 模特取仰卧位，充分暴露下肢和胸腹部。
3. 操作者依次点穴：太冲、蠡沟、期门，同时说出所点腧穴的主治作用及针刺注意事项。助手在床旁协助操作者点穴，提示操作要领和注意事项。
4. 操作者结合本经点穴在体表画出经脉循行路线。
5. 三个人依次轮换操作，每次操作完毕后应及时用湿纸巾擦拭标记，整理器物，做好清洁卫生。

【注意事项】操作须认真严谨、大方得体，注意保护隐私和人文关怀，必要时用毛巾对身体暴露部分进行遮挡。

目标检测

答案解析

单项选择题

1. 循行“环阴器”的经脉是（　）
   A. 足太阴脾经　B. 足阳明胃经　C. 足太阳膀胱经　D. 足厥阴肝经　E. 足少阳胆经
2. 肝经循行中未发生联系的部位是（　）
   A. 喉咙　B. 唇内　C. 耳中　D. 目系　E. 颊部
3. “循喉咙之后，上入颃颡，连目系，上出额”的经脉是（　）
   A. 足厥阴肝经　B. 手太阴肺经　C. 足阳明胃经　D. 手阳明大肠经　E. 手少阴心经
4. 足厥阴肝经的起始穴是（　）
   A. 大敦　B. 涌泉　C. 隐白　D. 章门　E. 期门
5. 期门穴位于前胸部，前正中线旁开4寸（　）
   A. 第3肋间隙　B. 第4肋间隙　C. 第5肋间隙　D. 第6肋间隙　E. 第7肋间隙
6. 下列各项中，不属于期门穴主治病证的（　）
   A. 胸胁胀痛　B. 呕吐、腹胀　C. 奔豚气　D. 乳痈　E. 癃闭、遗尿

（魏治中）

书网融合……

知识回顾

习题

项目十三 督脉及其腧穴

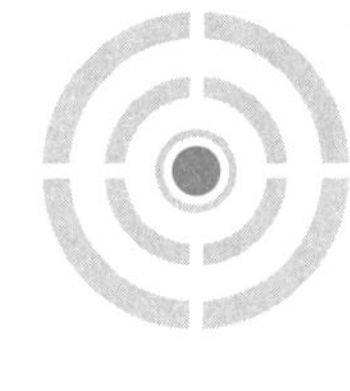

学习目标

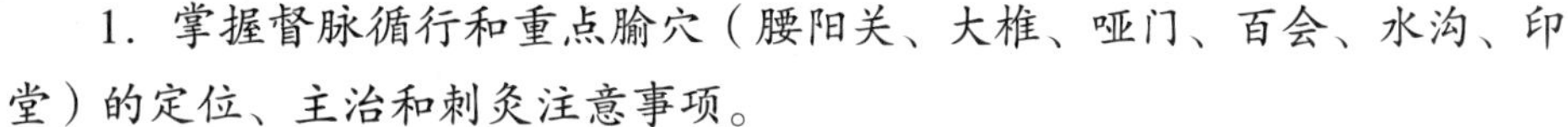

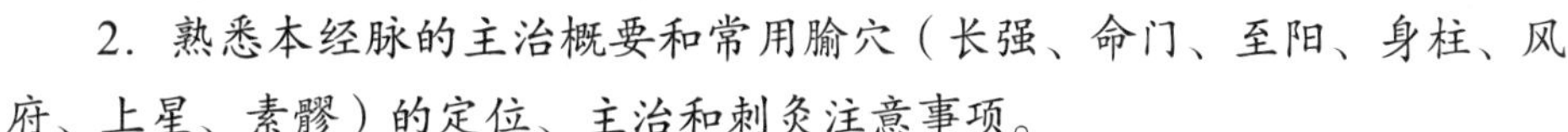

知识要求：

1. 掌握督脉循行和重点腧穴（腰阳关、大椎、哑门、百会、水沟、印堂）的定位、主治和刺灸注意事项。

2. 熟悉本经脉的主治概要和常用腧穴（长强、命门、至阳、身柱、风府、上星、素髎）的定位、主治和刺灸注意事项。

3. 了解本经的其他腧穴。

技能要求：

1. 能画出本经脉在体表的循行路线。

2. 能在体表点出须掌握的重点腧穴。

一、经脉循行

【原文】《难经・二十八难》：督脉者，起于下极之俞[1]，并于脊里，上至风府[2]，入属于脑[3]。（图2-13-1）

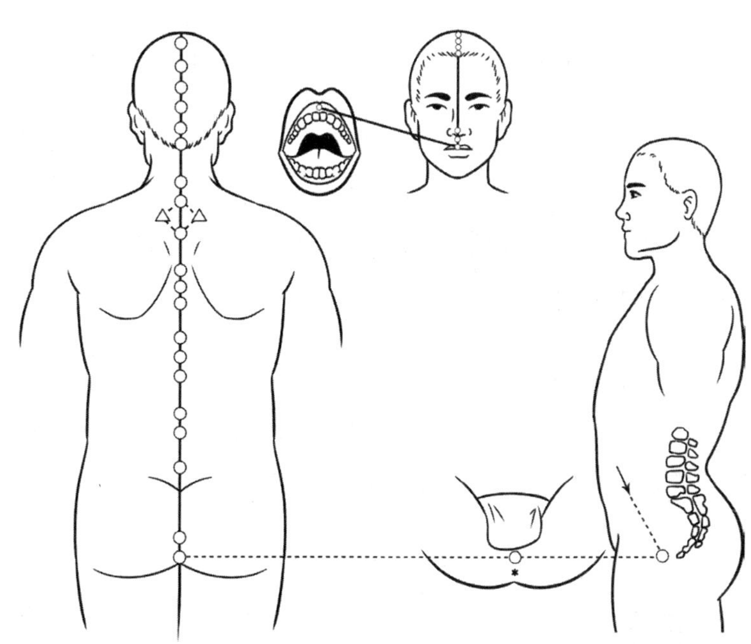

图2-13-1　督脉循行示意图

【注释】

[1] 下极之俞：指脊柱下端的长强穴。

[2] 风府：督脉穴名，位于后发际正中上1寸处。

[3] 脑：此下《甲乙经》有“上巅循额，至鼻柱”七字。

【语译】督脉，起于小腹内，下行于会阴部，向后从尾骨端上行于脊柱的内部，上达项后风府，进入脑内，上行至颠顶，沿前额下行鼻柱，止于上唇系带处。

二、联系脏腑器官

与脑、胞宫、鼻、唇相联系。

三、主治概要

1. 脏腑病证　胸背腰段的腧穴主治与其相关的脏腑病证和有关的组织器官病证。
2. 神志病　癫狂痫等。
3. 热病。
4. 头面五官病证　头痛、口㖞、面肿等。
5. 经脉循行部位的其他病证　腰骶、背项疼痛等。

四、本经腧穴（29穴）

1. 长强*（Chángqiáng，GV 1）　络穴，督脉与足少阴经、足少阳经的交会穴

【定位】在会阴部，尾骨下方，尾骨端与肛门连线的中点处（图2-13-2）。

【主治】①便血、痔疾、脱肛等肠腑病证。②腰痛，尾骶骨痛，脊强反折。③癫狂痫等神志病证。

【操作】斜刺，针尖向上与骶骨平行刺入0.5~1.0寸，不宜直刺，以免伤及直肠。

2. 腰俞（Yāoshū，GV 2）

【定位】在骶部，正对骶管裂孔，后正中线上（图2-13-2）。

注：臀裂正上方的小凹陷即骶管裂孔。

【主治】①月经不调，闭经。②腰脊强痛，下肢痿痹。③癫痫。④腹泻，痢疾，便秘，痔疮。

【操作】向上斜刺0.5~1.0寸；可灸。

3. 腰阳关**（Yāoyángguān，GV 3）

【定位】在腰部，第4腰椎棘突下凹陷中，后正中线上（图2-13-2）。

【主治】①腰骶疼痛，下肢痿痹。②遗精、阳痿等男科病证。③月经不调、带下等妇科病证。

【操作】直刺或向上斜刺0.5~1.0寸。

4. 命门*（Mìngmén，GV 4）

【定位】在腰部，第2腰椎棘突下凹陷中，后正中线上（图2-13-2）。

【主治】①月经不调、痛经、经闭、带下、不孕等妇科病证。②遗精、阳痿、不育等男科病证。③五更泄泻、小便频数、癃闭等肾虚病证。④腰脊强痛，下肢痿痹。

【操作】向上斜刺0.5~1.0寸。多以灸为主。

5. 悬枢（Xuánshū，GV 5）

【定位】在腰部，第1腰椎棘突下凹陷中，后正中线上（图2-13-2）。

注：先定第12胸椎棘突，往下1个棘突即第1腰椎棘突。

【主治】①泄泻，腹痛，痢疾。②腰脊强痛。

【操作】向上斜刺0.5~1.0寸。可灸。

6. 脊中（Jǐzhōng，GV 6）

【定位】在背部，第11胸椎棘突下凹陷中，后正中线上（图2-13-2）。

注：先定第12胸椎棘突，往上1个棘突即第11胸椎棘突。

【主治】①泄泻，黄疸，痔疾，癫痫，小儿疳积，脱肛。②腰脊强痛。

【操作】向上斜刺0.5~1.0寸。可灸。

7. 中枢（Zhōngshū，GV 7）

【定位】在背部，第10胸椎棘突下凹陷中，后正中线上（图2-13-2）。

注：先定第12胸椎棘突，往上2个棘突即第10胸椎棘突。

【主治】①黄疸，呕吐，腹满，胃痛。②腰脊强痛。

【操作】向上斜刺0.5~1.0寸。可灸。

8. 筋缩（Jīnsuō，GV 8）

【定位】在背部，第9胸椎棘突下凹陷中，后正中线上（图2-13-2）。

注：从至阳向下2个棘突，其下方凹陷中。

【主治】①癫痫，抽搐，脊强，四肢不收。②胃痛，黄疸。③癫狂痫。

【操作】向上斜刺0.5~1.0寸。可灸。

9. 至阳*（Zhìyáng，GV 9）

【定位】在背部，第7胸椎棘突下凹陷中，后正中线上（图2-13-2）。

【主治】①胸胁胀满，黄疸。②咳嗽，气喘。③腰背疼痛，脊强。

【操作】向上斜刺0.5~1.0寸。

10. 灵台（Língtái，GV 10）

【定位】在背部，第6胸椎棘突下凹陷中，后正中线上（图2-13-2）。

【主治】①咳嗽，气喘。②疔疮。③脊背强痛。

【操作】向上斜刺0.5~1.0寸。可灸。

11. 神道（Shéndào，GV 11）

【定位】在背部，第5胸椎棘突下凹陷中，后正中线上（图2-13-2）。

注：从至阳向上2个棘突，其上方凹陷中。

【主治】①心悸，健忘。②咳嗽，脊背强痛。③肩背痛。④失眠，中风不语，痫证。

【操作】向上斜刺0.5~1.0寸；可灸。

12. 身柱*（Shēnzhù，GV 12）

【定位】在背部，第3胸椎棘突下凹陷中，后正中线上（图2-13-2）。

【主治】①身热、头痛、咳嗽、气喘等外感病证。②惊厥、癫狂痫等神志病证。③脊背强痛。④疔疮发背。

【操作】向上斜刺0.5~1.0寸。

13. 陶道（Táodào，GV 13）　督脉与足太阳的交会穴

【定位】在背部，第1胸椎棘突下凹陷中，后正中线上（图2-13-2）。

注：从第7颈椎向下1个棘突，在棘突下凹陷中。

【主治】①身热、头痛、咳嗽、气喘等外感病证。②惊厥、癫狂痫等神志病证。③脊背强痛。④骨

蒸潮热，疟疾。

【操作】向上斜刺0.5~1.0寸。

14. 大椎**（Dàzhuī，GV 14） 督脉与手足三阳经的交会穴

【定位】在颈后部，第7颈椎棘突下凹陷中，后正中线上（图2-13-2）。

【主治】①恶寒发热、疟疾等外感病证。②热病，骨蒸潮热。③咳嗽、气喘等肺气失于宣降病证。④癫狂痫、小儿惊风等神志病证。⑤风疹、痤疮等皮肤疾病。⑥项强、脊痛等脊柱病证。

【操作】直刺或向上斜刺0.5~1.0寸。

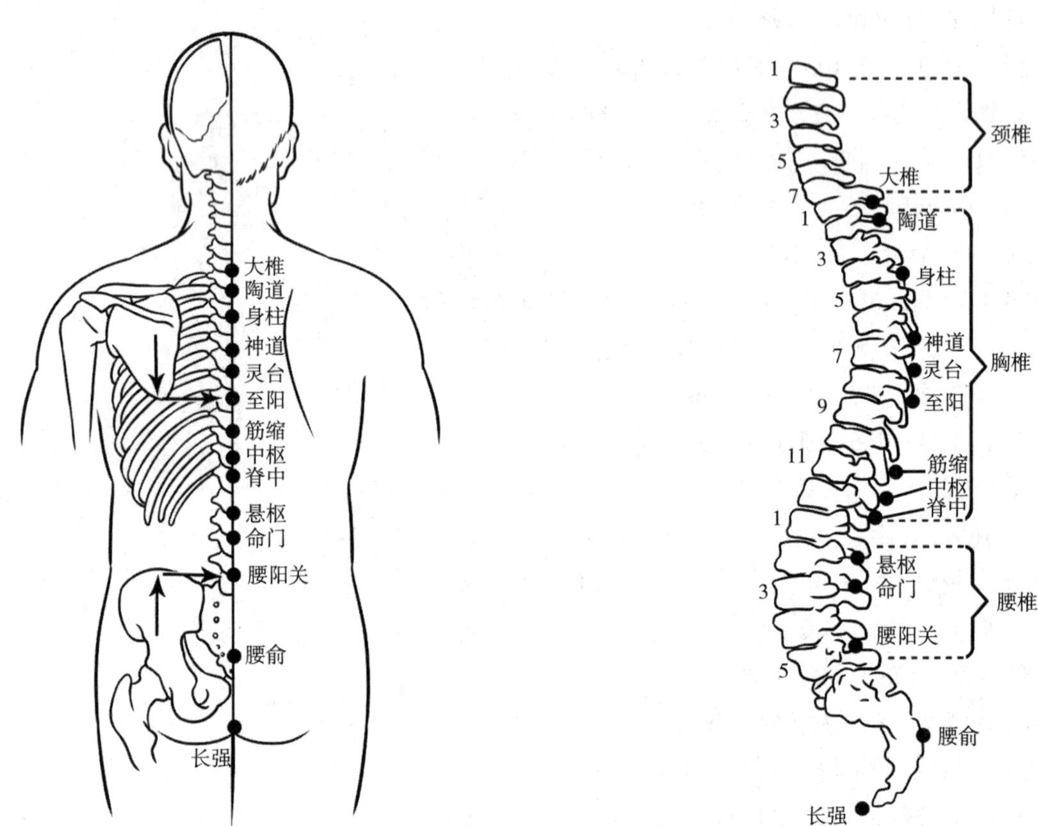

图2-13-2 督脉背部穴位示意图

15. 哑门**（Yǎmén，GV 15） 督脉与阳维脉的交会穴

【定位】在颈后部，第2颈椎棘突上际凹陷中，后正中线上（图2-13-3）。

注1：先定风府，再于风府下0.5寸取本穴。

注2：后发际正中直上0.5寸。

【主治】①暴喑，舌强不语，聋哑。②癫狂痫、癔症等神志病证。③头痛，项强。

【操作】伏案正坐位，头微前倾，项肌放松，向下颌方向缓慢刺入0.5~1.0寸。不可向上斜刺或深刺，以免刺入枕骨大孔，伤及延髓。

16. 风府*（Fēngfǔ，GV 16） 督脉与阳维脉的交会穴

【定位】在颈后部，枕外隆凸直下，两侧斜方肌之间凹陷中（图2-13-3）。

注：正坐，头稍仰，使项部斜方肌松弛，从项后发际正中上推至枕骨而止即是本穴。

【主治】①中风、头痛、眩晕、痴呆等内风所致病证。②恶寒发热、项强等外感病证。③癫狂痫、癔症等神志病证。④目痛、鼻衄、咽喉肿痛、失音等五官病证。

【操作】伏案正坐位，头微前倾，项肌放松，向下颌方向缓慢刺入0.5~1.0寸。不可向上斜刺或深刺，以免刺入枕骨大孔，伤及延髓。

17. 脑户（Nǎohù，GV 17） 督脉与足太阳经的交会穴

【定位】在头部，枕外隆凸的上缘凹陷中（图2-13-3）。

注：后正中线与枕外隆凸的上缘交点处的凹陷中。横平玉枕。

【主治】①头痛，头晕，项强。②失音。③癫狂。

【操作】平刺0.5~1.0寸；可灸。

18. 强间（Qiángjiān，GV 18）

【定位】在头部，后发际正中直上4寸（图2-13-3）。

注：脑户直上1.5寸凹陷中。

【主治】①头痛，目眩，项强。②癫狂痫。

【操作】平刺0.5~0.8寸；可灸。

19. 后顶（Hòudǐng，GV 19）

【定位】在头部，当后发际正中直上5.5寸（脑户上3寸）（图2-13-3）。

【主治】①头痛，眩晕。②癫狂痫。

【操作】平刺0.5~1.0寸；可灸。

20. 百会**（Bǎihuì，GV 20） 督脉与足太阳经的交会穴

【定位】在头部，前发际正中直上5寸（图2-13-3）。

注1：在前、后发际正中连线的中点向前1寸凹陷中。

注2：折耳，两耳尖向上连线的中点。

【主治】①晕厥、中风、失语、痴呆等脑病。②癫狂、不寐、健忘等神志病。③头风、颠顶痛、眩晕、耳鸣等头面病证。④脱肛、阴挺、胃下垂等气虚下陷证。

【操作】平刺0.5~0.8寸，升阳固脱多用灸法。

21. 前顶（Qiándǐng，GV 21）

【定位】在头部，当前发际正中直上3.5寸（百会前1.5寸）（图2-13-3）。

【主治】①头痛，眩晕，健忘，不寐，中风失语。②鼻渊。③癫狂。

【操作】平刺0.5~0.8寸；可灸。

22. 囟会（Xìnhuì，GV 22）

【定位】在头部，当前发际正中直上2寸（百会前3寸）（图2-13-3）。

【主治】头痛，眩晕，鼻渊，癫痫。

【操作】平刺0.3~0.8寸。小儿囟门未闭者禁刺。可灸。

23. 上星*（Shàngxīng，GV 23）

【定位】在头部，当前发际正中直上1寸（图2-13-3）。

【主治】①头痛、眩晕、目痛、鼻渊、鼻衄等头面五官病证。②癫狂。③热病，疟疾。

【操作】平刺0.5~0.8寸。

24. 神庭（Shéntíng，GV 24） 督脉与足太阳经、足阳明经的交会穴

【定位】在头部，前发际正中直上0.5寸（图2-13-3）。

注：发际不明或变异者，从眉心直上3.5寸处取穴。

【主治】①头痛，眩晕，失眠，目翳。②鼻渊，鼻衄，癫痫。

【操作】平刺0.3~0.5寸；可灸。

25. 印堂**（Yìntáng，GV 24+）

【定位】在头部，两眉毛内侧端中间的凹陷中（图2-13-3）。

注：左右攒竹连线的中点。

【主治】①不寐、健忘、痴呆、痫证、小儿惊风等神志病证。②头痛、眩晕、鼻渊、鼻塞、鼻衄等头面五官病证。③小儿惊风，产后血晕，子痫。

【操作】平刺0.3~0.5寸，或三棱针点刺出血。

26. 素髎*（Sùliáo，GV 25）

【定位】在面部，当鼻尖的正中央（图2-13-3）。

【主治】①惊厥、昏迷、晕厥、脱证等急症。②鼻渊、鼻衄等鼻病。

【操作】向上斜刺0.3~0.5寸，或点刺出血。

27. 水沟**（Shuǐgōu，GV 26） 督脉与手、足阳明经的交会穴

【定位】在面部，当人中沟的上1/3与中1/3交点处（图2-13-3）。

【主治】①昏迷、晕厥、中风、中暑、脱证等急症，为急救要穴之一。②癫狂痫、癔症、急慢惊风等神志病证。③闪挫腰痛，脊背强痛。④口㖞、面肿、鼻塞、牙关紧闭等头面五官病证。

【操作】向上斜刺0.3~0.5寸，强刺激；或指甲按掐。

28. 兑端（Duìduān，GV 27）

【定位】在面部，当上唇结节的中点（图2-13-3）。

【主治】①厥证，癔症，癫狂。②齿龈肿痛，口㖞，口噤，鼻衄。

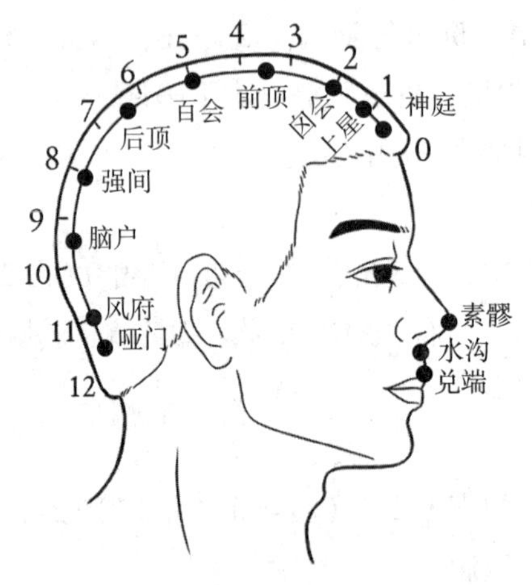

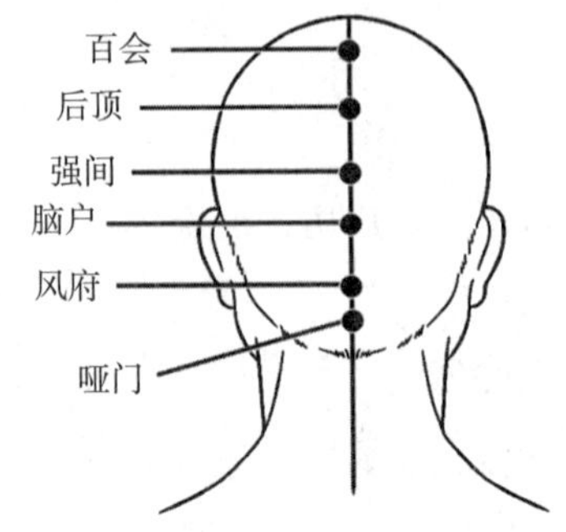

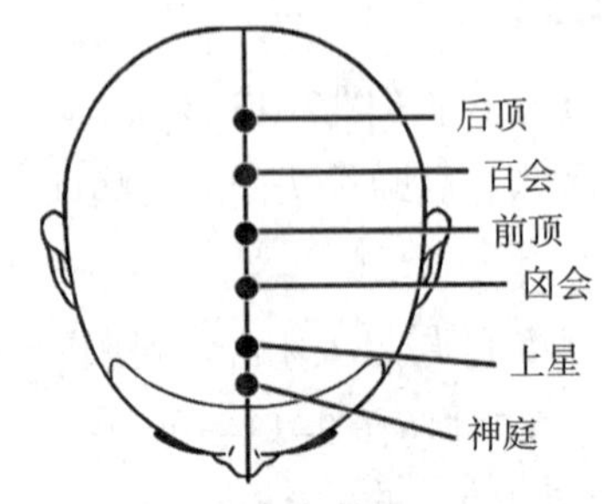

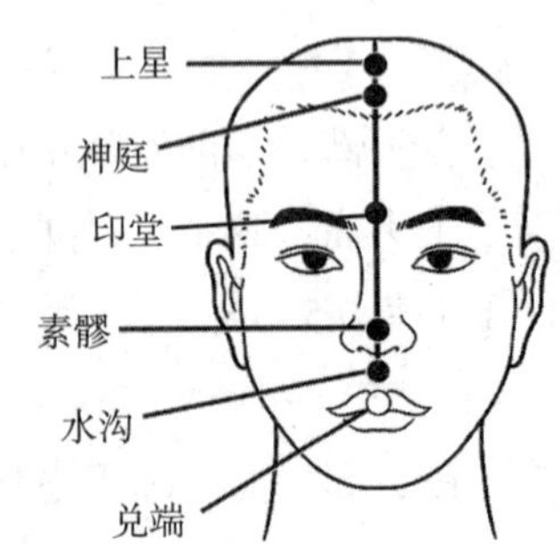

图2-13-3 督脉头部穴位示意图

【操作】向上斜刺0.2~0.3寸；不灸。

29. 龈交（Yínjiāo，GV 28）

【定位】在上唇内，上唇系带与上牙龈的交点（图2-13-4）。

注：正坐仰头，提起上唇，于上唇系带与牙龈的移行处取穴。

【主治】①癫狂。②项强。③齿龈肿痛，口㖞，口臭，鼻渊。④痔疮。

【操作】向上斜刺0.2~0.3寸；或三棱针点刺出血。不灸。

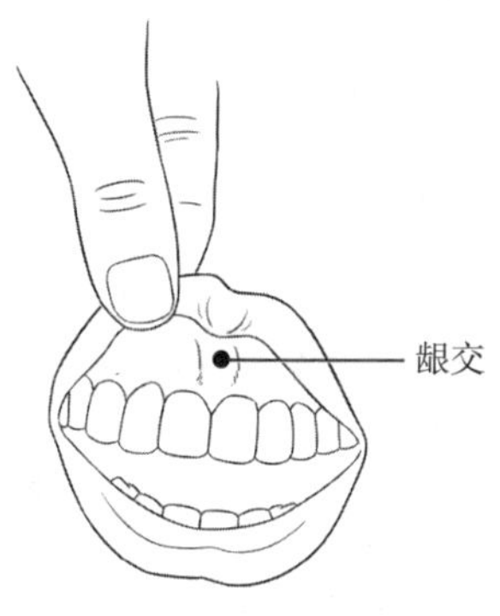

图2-13-4　龈交穴

实训实练十三　督脉画经点穴

【实训目标】能在人体画出督脉在体表的循行路线，能准确点出长强、腰阳关、命门、至阳、身柱、大椎、哑门、风府、百会、上星、素髎、水沟、印堂穴。

【实训用品】检查床、记号笔、毛巾、湿纸巾。

【实训步骤】

1. 三个学生一组，相互配合，依次轮换操作，分别称为操作者、助手和模特。
2. 模特取俯卧位，充分暴露背部。
3. 操作者依次点穴：长强、腰阳关、命门、至阳、身柱、大椎、哑门、风府、百会、上星、素髎、水沟、印堂穴，同时说出所点腧穴的主治作用及针刺注意事项。助手在床旁协助操作者点穴，提示操作要领和注意事项。
4. 操作者结合本经点穴在体表画出经脉循行路线。
5. 三个人依次轮换操作，每次操作完毕后应及时用湿纸巾擦拭标记，整理器物，做好清洁卫生。

【注意事项】操作须认真严谨、大方得体，注意保护隐私和人文关怀，必要时用毛巾对身体暴露部分进行遮挡。

目标检测

答案解析

单项选择题

1. 下列对百会穴的描述，不正确的是（　）
   A. 位于头部，前发际正中直上7寸　B. 可治疗神志病证
   C. 可治疗头面病证　D. 可治疗气虚下陷证
   E. 可用灸法
2. 下列各项中，不属于大椎穴主治病证的是（　）
   A. 热病、疟疾　B. 项强、脊痛　C. 癫狂、惊风
   D. 痢疾、脱肛　E. 风疹、痤疮
3. 位于颈后区，第2颈椎棘突上际凹陷中，后正中线上的腧穴是（　）
   A. 风池　B. 哑门　C. 头维
   D. 大椎　E. 定喘
4. 下列腧穴中，退热的要穴是（　）

A．身柱　　B．腰阳关　　C．风府
D．陶道　　E．大椎

5．既治疗急危重症，又治疗闪挫腰痛的腧穴是（　）
A．印堂　　B．大椎　　C．素髎
D．水沟　　E．百会

（魏治中）

书网融合……

知识回顾

习题

项目十四 任脉及其腧穴

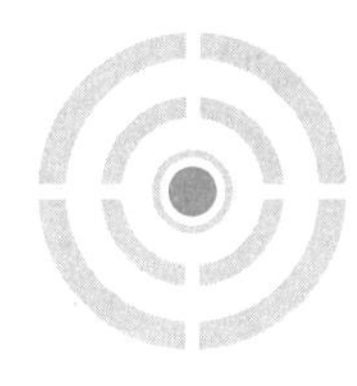

学习目标

知识要求：

1. 掌握任脉循行和重点腧穴（中极、关元、气海、神阙、中脘、膻中、廉泉、承浆）的定位、主治和刺灸注意事项。
2. 熟悉本经脉的主治概要和常用腧穴（下脘、建里、上脘、天突）的定位、主治和刺灸注意事项。
3. 了解本经的其他腧穴。

技能要求：

1. 能画出本经脉在体表的循行路线。
2. 能在体表点出须掌握的重点腧穴。

一、经脉循行

【原文】《素问·骨空论》：任脉者，起于中极之下[1]，以上毛际，循腹里，上关元[2]，至咽喉，上颐[3]，循面，入目。（图2-14-1）

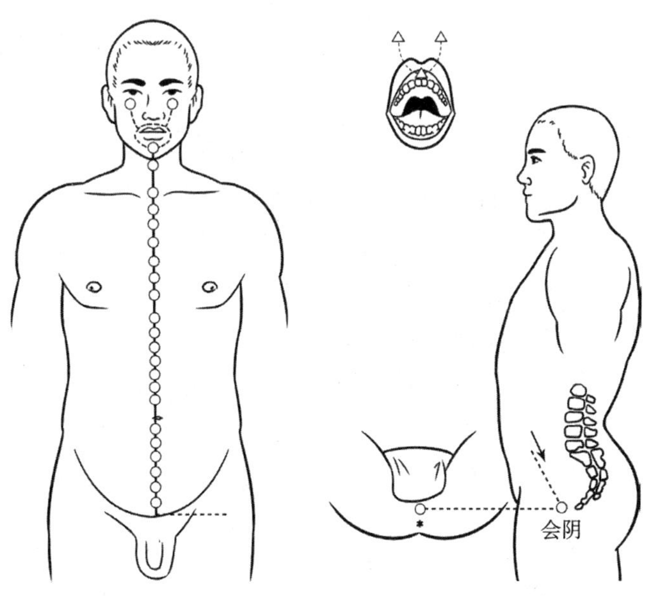

图2-14-1　任脉循行示意图

【注释】

[1] 中极之下：中极，穴名，在腹正中线脐下4寸。张介宾《类经》注："中极之下，即胞宫之所。"

[2] 关元：穴名，在腹正中线脐下3寸。

[3] 颐：指下颌部，承浆穴所在。

【语译】任脉，起于小腹内，下出于会阴部，向前上行于阴毛部，循腹沿前正中线上行，经关元等穴至咽喉，再上行环绕口唇，经面部进入目眶下，联系于目。

二、联系脏腑器官

与前阴、喉咙、咽、口、目相联系。

三、主治概要

1. 脏腑病　腹部、胸部相关脏腑病。
2. 妇科病、男科病及前阴病　月经不调、痛经、带下、遗精、阳痿、遗尿、小便不利等。
3. 神志病　癫痫、失眠等。
4. 虚证　部分腧穴具有强壮作用，主治各种虚证、虚劳、虚脱等。
5. 经脉循行部位的其他病证　颈、头、胸、腹的局部病证。

四、本经腧穴（24穴）

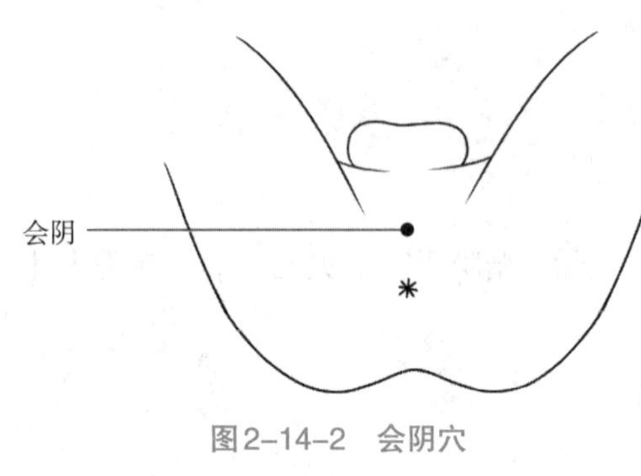

图2-14-2　会阴穴

1. 会阴（Huìyīn，CV 1）　任脉别络，督脉与冲脉的交会穴

【定位】在会阴部，男性在阴囊根部与肛门连线的中点，女性在大阴唇后联合与肛门连线的中点（图2-14-2）。

注：取胸膝位或侧卧位，在前后二阴中间。

【主治】①小便不利，阴痛，痔疾。②遗精，阳痿，月经不调。③癫狂，昏迷，溺水窒息。

【操作】直刺0.5~1.0寸；可灸。孕妇慎针。

2. 曲骨（Qūgǔ，CV 2）　任脉与足厥阴经的交会穴

【定位】在下腹部，耻骨联合上缘，前正中线上（图2-14-3）。

【主治】①小便不利，遗尿。②遗精，阳痿。③痛经，月经不调，带下。

【操作】直刺0.5~1.0寸；可灸。本穴深部为膀胱，宜在排尿后针刺。孕妇慎用。

3. 中极**（Zhōngjí，CV 3）　膀胱之募穴，任脉与足三阴经的交会穴

【定位】在下腹部，脐中下4寸，前正中线上（图2-14-3）。

【主治】①遗尿、癃闭、尿频、尿急等泌尿系病证。②遗精、阳痿、不育等男科病证。③崩漏、月经不调、痛经、经闭、不孕、带下病等妇科病证。

【操作】直刺1.0~1.5寸，应在排尿后针刺，以免伤及深部膀胱。孕妇慎用。

4. 关元**（Guānyuán，CV 4）　小肠之募穴，任脉与足三阴经的交会穴

【定位】在下腹部，脐中下3寸，前正中线上（图2-14-3）。

【主治】①中风脱证、虚劳羸瘦、脱肛、阴挺等元气虚损所致病证。②遗精、阳痿、早泄、不育等男科病证。③崩漏、月经不调、痛经、闭经、不孕、带下等妇科病证。④遗尿、癃闭、尿频、尿急等泌

尿系病证。⑤腹痛、泄泻、脱肛、便血等肠腑病证。⑥保健要穴。

【操作】直刺1.0~1.5寸，应在排尿后针刺，以免伤及深部膀胱。孕妇慎用。

5. 石门（Shímén，CV 5） 三焦之募穴

【定位】在下腹部，脐中下2寸，前正中线上（图2-14-3）。

【主治】①腹痛，泄泻，痢疾。②水肿，疝气，小便不利。③经闭，带下，崩漏。④遗精，阳痿。

【操作】向上斜刺0.5~1.0寸；孕妇慎用。可灸。

6. 气海**（Qìhǎi，CV 6）

【定位】在下腹部，脐中下1.5寸，前正中线上（图2-14-3）。

【主治】①中风脱证、虚劳羸瘦、脱肛、阴挺等气虚证。②遗精、阳痿、疝气、不育等男科病证。③崩漏、月经不调、痛经、经闭、不孕、带下等妇科病证。④遗尿、癃闭等泌尿系病证。④水谷不化、绕脐疼痛、便秘、泄泻等肠腑病证。⑤保健要穴。

【操作】直刺1.0~1.5寸；孕妇慎用。

7. 阴交（Yīnjiāo，CV 7） 任脉与冲脉的交会穴

【定位】在下腹部，脐中下1寸，前正中线上（图2-14-3）。

【主治】①腹痛，泄泻，疝气，水肿。②月经不调，崩漏，带下。

【操作】直刺1.0~1.5寸，可灸。孕妇慎用。

8. 神阙**（Shénquè，CV 8）

【定位】在上腹部，脐中央（图2-14-3）。

【主治】①中风脱证、虚脱、脱肛、阴挺、胃下垂等元气虚损证。②腹胀、腹痛、肠鸣、泄泻、痢疾、便秘、水肿等脾肾虚损所致病证。③保健要穴。

【操作】此穴禁针，多用艾条灸或隔盐灸。

9. 水分（Shuǐfēn，CV 9）

【定位】在上腹部，脐中上1寸，前正中线上（图2-14-3）。

【主治】①水肿，小便不通。②腹泻，腹痛，反胃，吐食。

【操作】直刺1.0~1.5寸；可灸。

10. 下脘*（Xiàwǎn，CV 10） 任脉与足太阴经的交会穴

【定位】在上腹部，脐中上2寸，前正中线上（图2-14-3）。

【主治】胃痛、呕吐、完谷不化、食欲不振、腹胀、泄泻、小儿疳积等脾胃病证。

【操作】直刺1.0~1.5寸。

11. 建里*（Jiànlǐ，CV 11）

【定位】在上腹部，脐中上3寸，前正中线上（图2-14-3）。

【主治】①胃痛、呕吐、食欲不振、腹胀、腹痛等脾胃病证。②水肿，小便不利。

【操作】直刺1.0~1.5寸。

12. 中脘**（Zhōngwǎn，CV 12） 胃之募穴，八会穴之腑会，任脉与手少阳经、手太阳经和足阳明经的交会穴

【定位】在上腹部，脐中上4寸，前正中线上（图2-14-3）。

注：剑胸结合与脐中连线的中点处。

【主治】①胃痛、呕吐、完谷不化、食欲不振、腹胀、泄泻、小儿疳积等脾胃病证。②癫痫、不寐等神志病。③黄疸。

【操作】直刺1.0~1.5寸。

13. 上脘*（Shàngwǎn，CV 13） 任脉与手少阳经和足阳明经的交会穴

【定位】在上腹部，脐中上5寸，前正中线上（图2-14-3）。

【主治】①胃痛、呕吐、呃逆、腹胀等脾胃病证。②癫痫。

【操作】直刺1.0~1.5寸。

14. 巨阙（Jùquè，CV 14） 心之募穴

【定位】在上腹部，脐中上6寸，前正中线上（图2-14-3）。

【主治】①胸痛，心痛，心悸。②呕吐。③癫狂痫。

【操作】向下斜刺0.5~1.0寸，不可深刺，以免损伤肝脏；可灸。

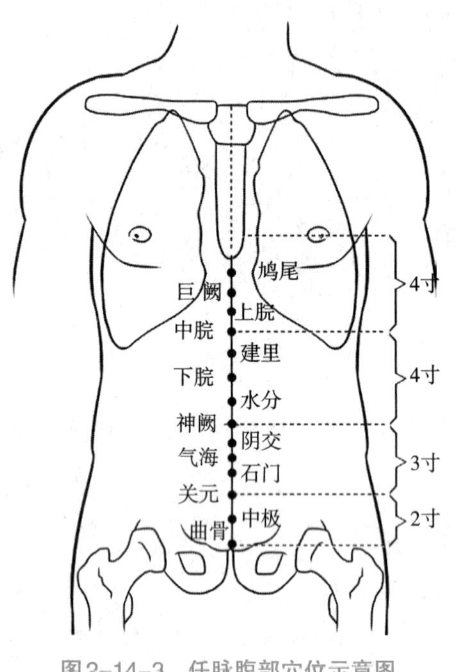

图2-14-3 任脉腹部穴位示意图

15. 鸠尾（Jiūwěi，CV 15） 络穴

【定位】在上腹部，剑胸结合下1寸，前正中线上（图2-14-3）。

【主治】①胸闷，胸痛，心痛。②呃逆，呕吐，腹胀，泄泻。③癫狂痫。

【操作】直刺0.3~0.5寸。可灸。

16. 中庭（Zhōngtíng，CV 16）

【定位】在前胸部，剑突尖所在处，前正中线上（图2-14-4）。

【主治】①胸胁胀满，心痛，呕吐，小儿吐乳。②梅核气。

【操作】直刺0.3~0.5寸。可灸。

17. 膻中**（Dànzhōng，CV 17） 心包之募穴，八会穴之气会

【定位】在前胸部，横平第4肋间隙，前正中线上（图2-14-4）。

【主治】①咳嗽、气喘、胸闷等胸肺气机不畅病证。②心痛、心悸等心疾。③产后乳少、乳痈、乳癖等乳病。④呕吐、呃逆等胃气上逆证。

【操作】直刺0.3~0.5寸，或平刺。

18. 玉堂（Yùtáng，CV 18）

【定位】在前胸部，横平第3肋间隙，前正中线上（图2-14-4）。

【主治】①咳嗽，气喘。②胸闷，胸痛，呕吐。③乳房胀痛。

【操作】直刺0.3~0.5寸。可灸。

19. 紫宫（Zǐgōng，CV 19）

【定位】在前胸部，横平第2肋间隙，前正中线上（图2-14-4）。

【主治】①胸闷，胸痛。②咳嗽，气喘。

【操作】直刺0.3~0.5寸。可灸。

20. 华盖（Huágài，CV 20）

【定位】在前胸部，横平第1肋间隙，前正中线上（图2-14-4）。

【主治】①咳嗽，气喘，喉痹。②胸痛。

【操作】平刺0.3~0.5寸。可灸。

21. 璇玑（Xuánjī，CV 21）

【定位】在前胸部，胸骨上窝下1寸，前正中线上（图2-14-4）。

注：在前正中线，天突下1寸。

【主治】①咳嗽，气喘，胸痛。②咽喉肿痛。

【操作】平刺0.3~0.5寸。可灸。

22. 天突*（Tiāntū，CV 22） 任脉与阴维脉的交会穴

【定位】在颈前部，胸骨上窝中央，前正中线上（图2-14-5）。

注：两侧锁骨中间凹陷中。

【主治】①咳嗽、气喘、咽喉肿痛、胸痛等肺系病证。②暴喑、梅核气、瘿气等咽部病证。

【操作】先直刺0.2寸，然后将针尖转向下方，紧靠胸骨后方、气管前缘缓慢刺入1.0~1.5寸。必须严格掌握针刺的角度和深度，以防刺伤肺和有关动、静脉。

23. 廉泉**（Liánquán，CV 23） 任脉与阴维脉的交会穴

【定位】在颈前部，甲状软骨上缘（约相当于喉结处）上方，舌骨上缘凹陷中，前正中线上（图2-14-5）。

【主治】中风舌强不语、舌缓流涎、舌下肿痛、咽喉肿痛、暴喑、吞咽困难、喉痹等咽喉口舌病证。

【操作】向舌根斜刺0.5~0.8寸。

24. 承浆**（Chéngjiāng，CV 24） 任脉与督脉、手足阳明经的交会穴

【定位】在面部，颏唇沟的正中凹陷处（图2-14-5）。

【主治】①口渴、流涎、齿龈肿痛、口舌生疮等面口舌病证。②癫狂。③暴喑。

【操作】斜刺0.3~0.5寸。

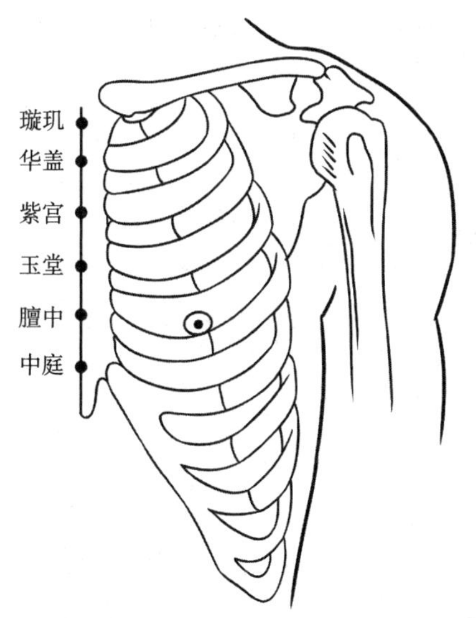

图2-14-4　任脉胸部穴位示意图

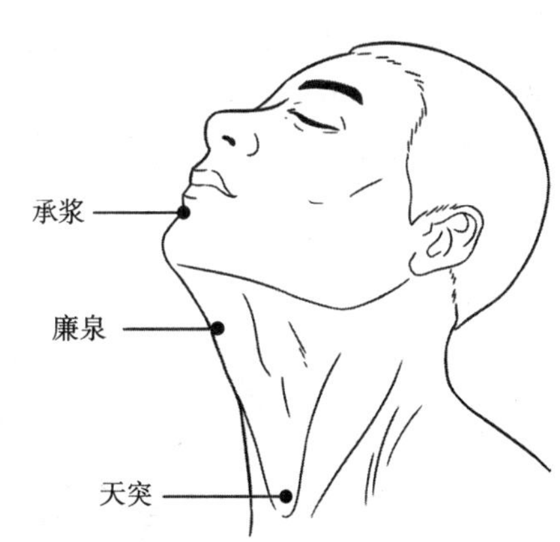

图2-14-5　任脉颈部穴位示意图

实训实练十四　任脉画经点穴

【实训目标】能在人体画出任脉在体表的循行路线，能准确点出中极、关元、气海、神阙、下脘、建里、中脘、上脘、巨阙、鸠尾、膻中、璇玑、天突、廉泉、承浆穴。

【实训用品】检查床、记号笔、毛巾、湿纸巾。

【实训步骤】

1．三个学生一组，相互配合，依次轮换操作，分别称为操作者、助手和模特。

2．模特取仰卧位，充分暴露胸腹部。

3．操作者依次点穴：中极、关元、气海、神阙、下脘、建里、中脘、上脘、巨阙、鸠尾、膻中、璇玑、天突、廉泉、承浆穴，同时说出所点腧穴的主治作用及针刺注意事项。助手在床旁协助操作者点穴，提示操作要领和注意事项。

4．操作者结合本经点穴在体表画出经脉循行路线。

5．三个人依次轮换操作，每次操作完毕后应及时用湿纸巾擦拭标记，整理器物，做好清洁卫生。

【注意事项】操作须认真严谨、大方得体，注意保护隐私和人文关怀，必要时用毛巾对身体暴露部分进行遮挡。

目标检测

答案解析

单项选择题

1．气海穴的定位是在下腹部，前正中线上（　）

A．中下0.5寸　B．脐中下1寸　C．脐中下1.5寸　D．脐中下2寸　E．脐中下2.5寸

2．下列各组腧穴中，相距1寸的是（　）

A．中极、关元　B．气海、关元　C．气海、神阙　D．列缺、太渊　E．曲池、手三里

3．下列腧穴中，不属于任脉的是（　）

A．廉泉　B．中极　C．水沟　D．承浆　E．膻中

4．任脉循行未至的部位是（　）

A．口唇　B．面部　C．咽喉　D．鼻　E．目

5．位于面部，颏唇沟正中凹陷处的腧穴是（　）

A．承浆　B．迎香　C．廉泉　D．地仓　E．牵正

（魏治中）

书网融合……

知识回顾

习题

项目十五 经外奇穴

PPT

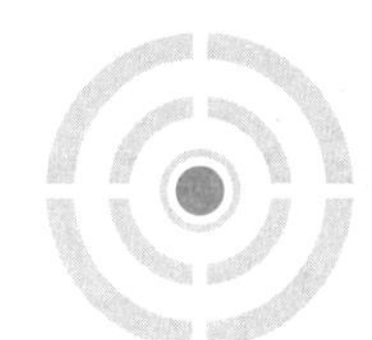

学习目标

知识要求：

1. 掌握重点经外奇穴（四神聪、太阳、夹脊、十宣、外劳宫、内膝眼、胆囊、阑尾）的定位、主治和刺灸注意事项。

2. 熟悉常用经外奇穴（金津、玉液、牵正、安眠、三角灸、定喘、胃脘下俞、腰眼、腰痛点、八邪、四缝、八风）的定位、主治和刺灸注意事项。

3. 了解其他经外奇穴。

技能要求：

能在体表点出须掌握的重点经外奇穴。

一、头颈部奇穴

1. 四神聪**（Sìshéncōng，EX-HN 1）

【定位】在头部，百会前后左右各旁开1寸，共4穴（图2-15-1）。

注：后神聪在前后发际正中连线的中点处，前顶后0.5寸为前神聪。

【主治】①头痛，眩晕，失眠，健忘，癫痫。②目疾。

【操作】平刺0.5~0.8寸。

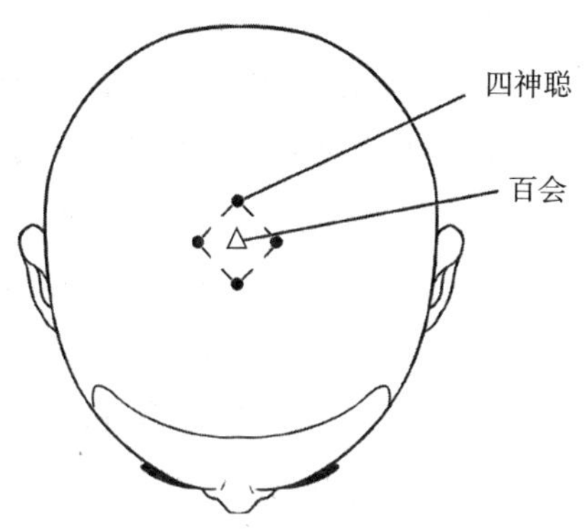

图2-15-1 四神聪穴

2. 当阳（Dāngyáng，EX-HN 2）

【定位】在头部，瞳孔直上，前发际上1寸（图2-15-2）。

注：头临泣直上0.5寸，横平上星。

【主治】①偏头痛、正头痛，眩晕。②目赤肿痛。

【操作】沿皮向上平刺0.5~0.8寸。

3. 鱼腰（Yúyāo，EX-HN 4）

【定位】在头部，瞳孔直上，眉毛中（图2-15-2）。

【主治】①目赤肿痛，目翳，眼睑下垂，眼睑瞤动。②眉棱骨痛，口眼歪斜。

【操作】平刺0.3~0.5寸。

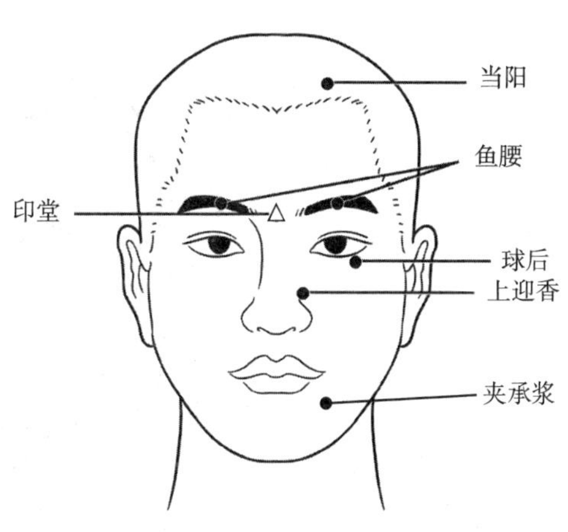

图2-15-2 当阳、印堂等穴

4. 太阳**（Tàiyáng，EX-HN 5）

【定位】在头部，眉梢与目外眦之间，向后约一横指的

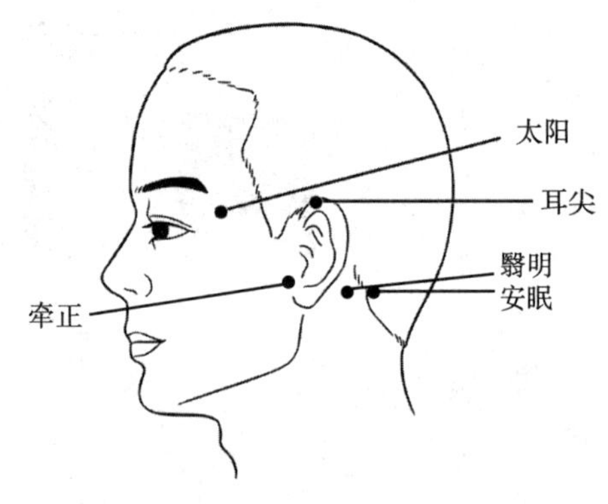

图2-15-3 太阳、耳尖等穴

凹陷中（图2-15-3）。

注：丝竹空与瞳子髎连线中点向外约一横指处。

【主治】头痛，目疾，面瘫，面痛。

【操作】直刺或斜刺0.3~0.5寸，或用三棱针点刺出血。

5. 耳尖（Ěrjiān，EX-HN 6）

【定位】在耳区，在外耳轮的最高点（图2-15-3）。

注：折耳向前时，耳廓上方的尖端处。

【主治】①目赤肿痛，目翳，麦粒肿。②咽喉肿痛。

【操作】直刺0.1~0.2寸；或用三棱针点刺出血。

6. 球后（Qiúhòu，EX-HN 7）

【定位】在面部，眶下缘外1/4与内3/4交界处（图2-15-2）。

注：承泣的稍外上方。

【主治】目疾。

【操作】选30号以上毫针，用押手将眼球推向上方，针尖沿眶下缘从外下向内上方，针身呈弧形沿眼球刺向视神经方向0.5~1.0寸，刺入后不宜提插捻转。

7. 上迎香（Shàngyíngxiāng，EX-HN 8）

【定位】在面部，鼻翼软骨与鼻甲的交界处，近鼻翼沟上端处（图2-15-2）。

【主治】①鼻塞，鼻渊。②目赤肿痛，迎风流泪。③头痛。

【操作】向内上方斜刺0.3~0.5寸。

8. 内迎香（Nèiyíngxiāng，EX-HN 9）

【定位】在鼻孔内，鼻翼软骨与鼻甲交界的黏膜处（图2-15-4）。

注：与上迎香相对处的鼻黏膜上。

【主治】①鼻疾。②目赤肿痛，热病。③眩晕。

【操作】用三棱针点刺出血。有出血体质者忌用。

9. 聚泉（Jùquán，EX-HN 10）

【定位】在口腔内，舌背正中缝的中点处（图2-15-5）。

【主治】①舌强，舌缓，食不知味。②消渴，气喘。

【操作】直刺0.1~0.2寸；或用三棱针点刺出血。

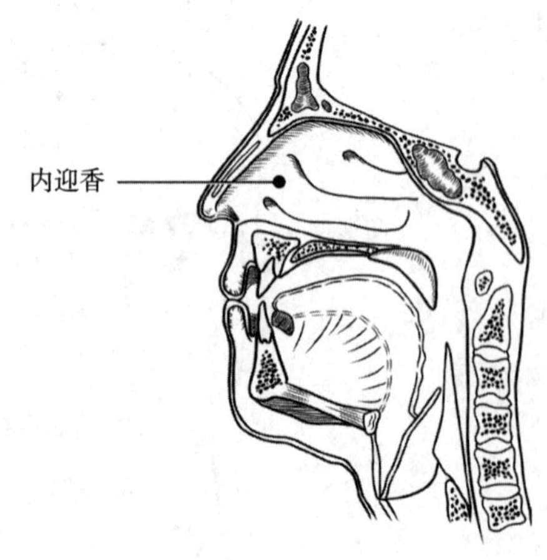

图2-15-4 内迎香穴

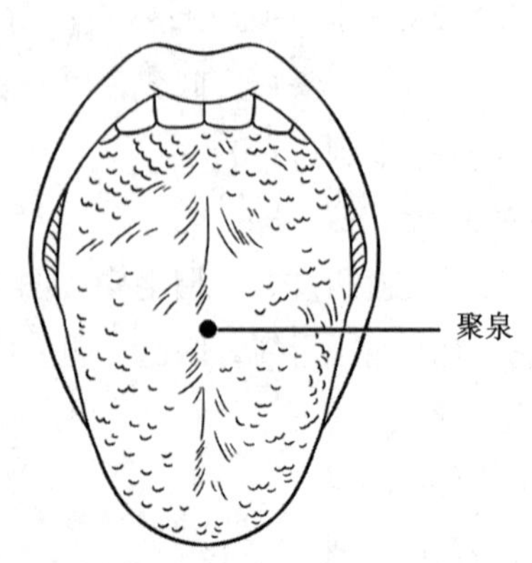

图2-15-5 聚泉穴

10. 海泉（Hǎiquán，EX-HN 11）

【定位】在口腔内，舌下系带中点处（图2-15-6）。

【主治】①舌体肿胀，舌缓不收。②消渴。

【操作】用圆利针或细三棱针点刺出血。

11. 金津、玉液*（Jīnjīn、Yùyè，EX-HN 12、EX-HN 13）

【定位】在口腔内，舌下系带两侧之静脉上，左曰金津，右曰玉液（图2-15-6）。

【主治】①舌强不语，舌肿，口疮。②呕吐，消渴。

【操作】点刺出血。

12. 夹承浆（Jiāchéngjiāng）

【定位】在面部，承浆穴左右各旁开1寸。

【主治】口㖞，齿龈肿痛。

【操作】斜刺或平刺0.5~1寸（图2-15-2）。

13. 牵正*（Qiānzhèng）

【定位】在面颊部，耳垂前0.5~1寸，与耳垂中点相平处（图2-15-3）。

【主治】口㖞，口疮。

【操作】向前斜刺0.5~1寸。

14. 翳明（Yìmíng，EX-HN 14）

【定位】在颈部，翳风后1寸（图2-15-3）。

【主治】目疾，耳鸣，失眠，头痛。

【操作】直刺0.5~1.0寸。

15. 颈百劳（Jìngbǎiláo，EX-HN 15）

【定位】在颈部，第7颈椎棘突直上2寸，后正中线旁开1寸（图2-15-7）。

【主治】①颈项强痛。②咳嗽，气喘，骨蒸潮热，盗汗。

【操作】直刺0.5~1.0寸。

16. 安眠*（Ānmián）

【定位】在项部，翳风穴与风池穴连线的中点（图2-15-3）。

【主治】失眠、头痛、眩晕、心悸、癫狂等心神病。

【操作】直刺0.5~11寸。

二、胸腹部奇穴

1. 子宫（Zǐgōng，EX-CA 1）

【定位】在下腹部，脐中下4寸，前正中线旁开3

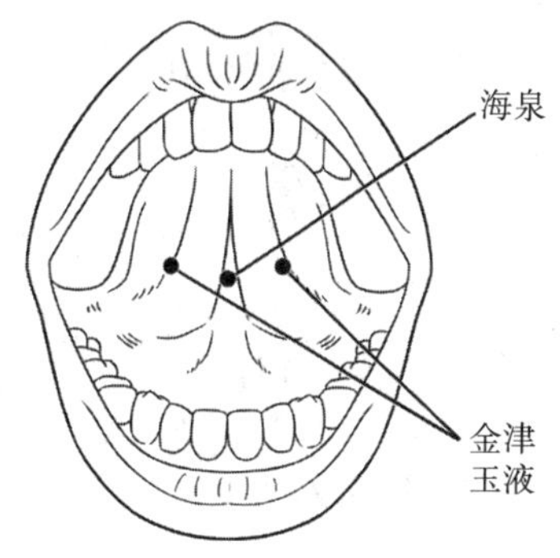

图2-15-6　海泉、金津、玉液穴

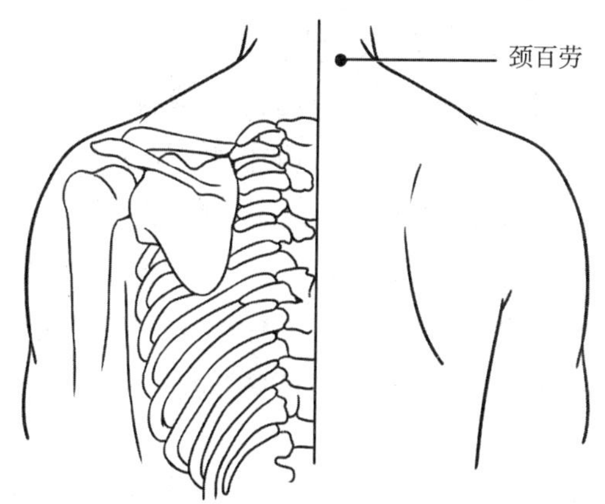

图2-15-7　颈百劳穴

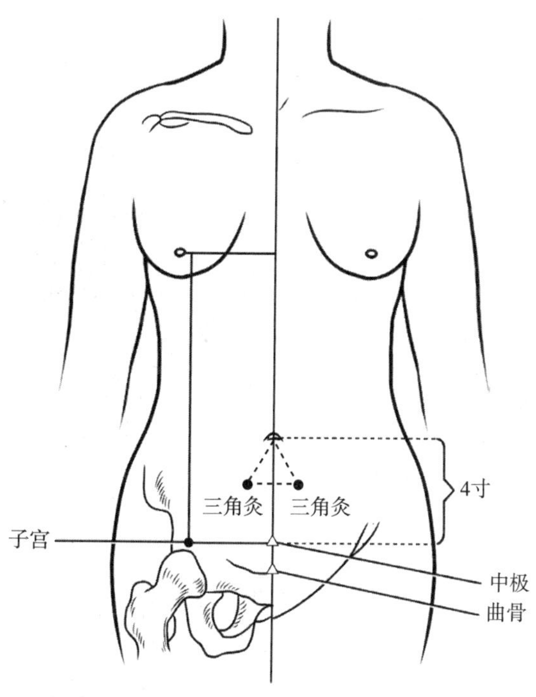

图2-15-8　子宫等穴

寸（图2-15-8）。

注：胃经线与脾经线中间，横平中极。

【主治】子宫脱垂，不孕，痛经，崩漏，月经不调。

【操作】直刺0.8~1.2寸；可灸。

2. 三角灸*（Sānjiǎojiǔ）

【定位】在下腹部，以患者两口角之间的长度为一边，做等边三角形，将顶角置于患者脐心，底边呈水平线，两底角处取穴（图2-15-8）。

【主治】①疝气，奔豚，绕脐疼痛；②不孕症。

【操作】艾炷灸5~7壮。

三、腰背部奇穴

1. 定喘*（Dìngchuǎn，EX-B 1）

【定位】在脊柱区，横平第7颈椎棘突下，后正中线旁开0.5寸（图2-15-9）。

注：大椎旁开0.5寸。

【主治】①哮喘，咳嗽。②落枕，肩背痛，上肢疼痛不举。

【操作】直刺，或偏向内侧，0.5~1.0寸。

2. 夹脊**（Jiájǐ，EX-B 2）

【定位】在脊柱区，第1胸椎至第5腰椎棘突下两侧，后正中线旁开0.5寸，一侧17穴（图2-15-9）。

【主治】①胸1~胸5夹脊：心肺、胸部及上肢疾病。②胸6~胸12夹脊：胃肠、脾、肝、胆疾病。③腰1~腰5夹脊：下肢疼痛，腰、骶、小腹部疾病。

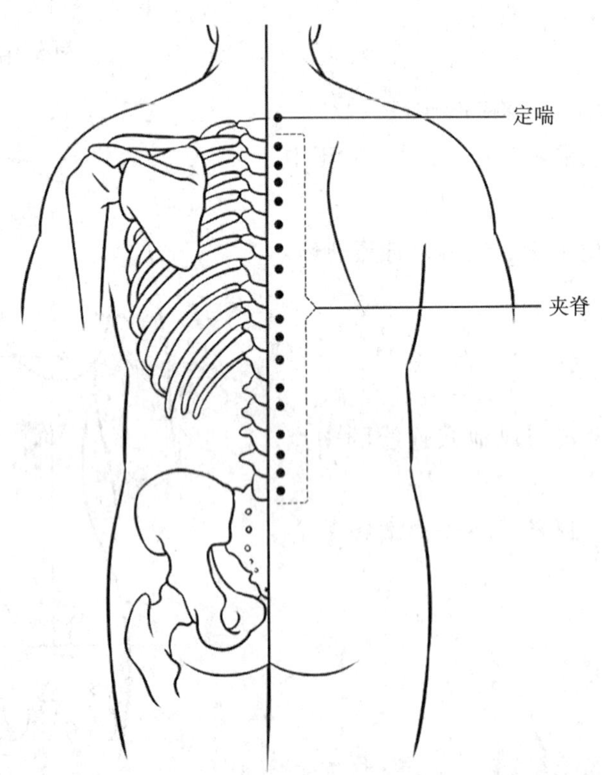

图2-15-9 定喘、夹脊穴

【操作】稍向内斜刺0.5~1.0寸，待有麻胀感即停止进针，严格掌握进针的角度及深度，防止损伤内脏或引起气胸。

3. 胃脘下俞*（Wèiwǎnxiàshū，EX-B 3）

【定位】在脊柱区，横平第8胸椎棘突下，后正中线旁开1.5寸（图2-15-10）。

注：膈俞与肝俞中间。

【主治】①胃痛，腹痛，胸胁痛。②消渴。③胰腺炎。

【操作】向内斜刺0.3~0.5寸。

4. 痞根（Pǐgēn，EX-B 4）

【定位】在腰区，横平第1腰椎棘突下，后正中线旁开3.5寸（图2-15-10）。

注：肓门外0.5寸。

【主治】①腰痛。②疝气。③癥瘕，痞块。

【操作】直刺0.5~1.0寸。可灸

5. 腰眼*（Yāoyǎn，EX-B 7）

【定位】在腰区，横平第4腰椎棘突下，后正中线旁开约3.5寸凹陷中（图2-15-10）。

注：直立时，约横平腰阳关两侧呈现的圆形凹陷中。

【主治】①腰痛。②月经不调，带下。③虚劳。

【操作】直刺0.5~1.0寸。

6. 十七椎（Shíqīzhuī，EX-B 8）

【定位】在腰区，第5腰椎棘突凹陷中（图2-15-10）。

注：腰阳关下一个棘突。

【主治】①腰骶痛。②痛经，崩漏，月经不调。③遗尿。

【操作】直刺0.5~1.0寸。

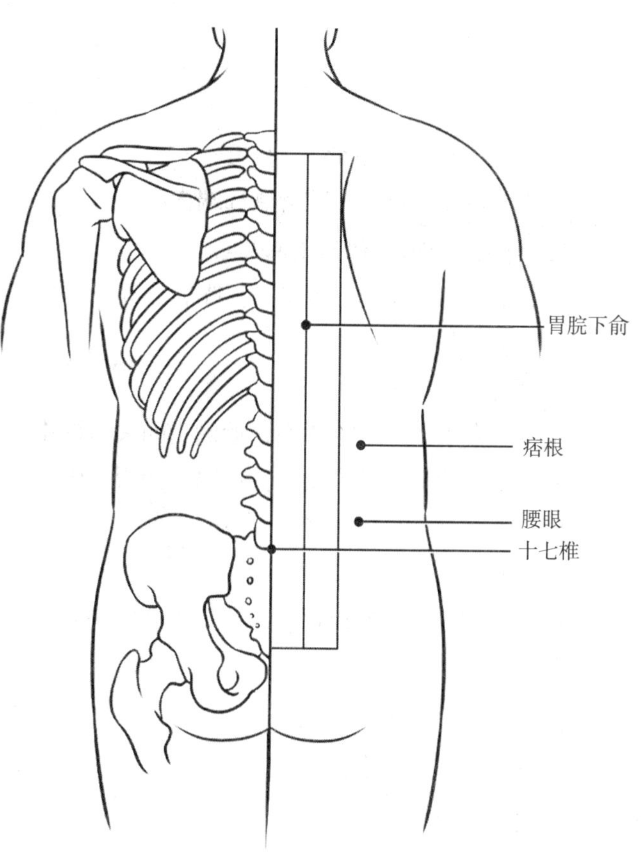

图2-15-10　背部经外奇穴

四、上肢部奇穴

1. 肘尖（Zhǒujiān，EX-UE 1）

【定位】在肘后区，尺骨鹰嘴的尖端（图2-15-11）。

【主治】痈疽，疔疮，瘰疬。

【操作】艾炷灸7~15壮。

2. 二白（Èrbái，EX-UE 2）

【定位】在前臂前区，腕掌侧远端横纹上4寸，桡侧腕屈肌腱的两侧，一肢2穴（图2-15-12）。

注：屈腕，显现两条肌腱，其中一个穴点在间使后1寸两腱间，另一穴点在桡侧腕屈肌腱的桡侧。

【主治】①痔疮，脱肛。②前臂痛，胸胁痛。

【操作】直刺0.5~0.8寸。

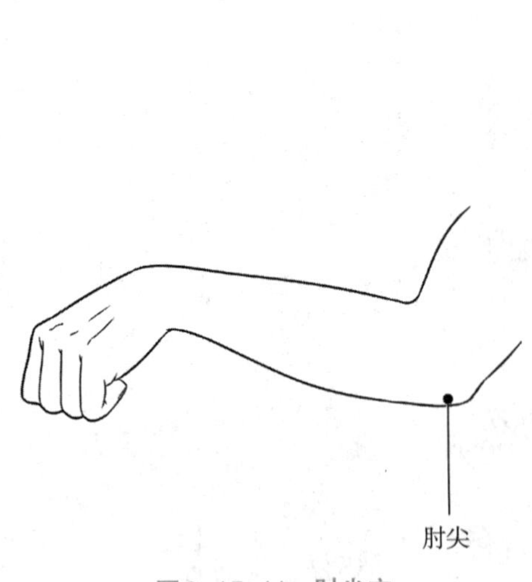

图2–15–11 肘尖穴

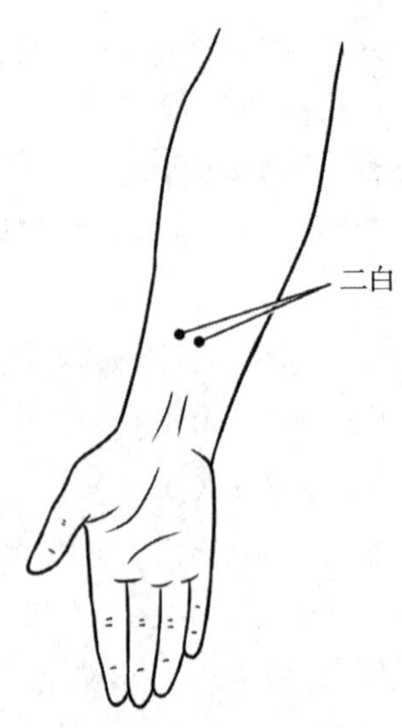

图2–15–12 二白穴

3. 中泉（Zhōngquán，EX–UE 3）

【定位】在前臂后区，腕背侧远端横纹上，指总伸肌腱桡侧凹陷中（图2–15–13）。

注：阳溪与阳池连线的中点处。

【主治】①胸胁胀满，咳嗽，气喘，心痛。②胃脘疼痛。③掌中热。

【操作】直刺0.3~0.5寸。

4. 中魁（Zhōngkuí，EX–UE 4）

【定位】在手指，中指背面，近侧指间关节的中点处（图2–15–13）。

【主治】①牙痛，鼻出血。②噎膈，翻胃，呕吐。

【操作】直刺0.2寸。可灸。

5. 大骨空（Dàgǔkōng，EX–UE 5）

【定位】在手指，拇指背面，掌指关节的中点处（图2–15–13）。

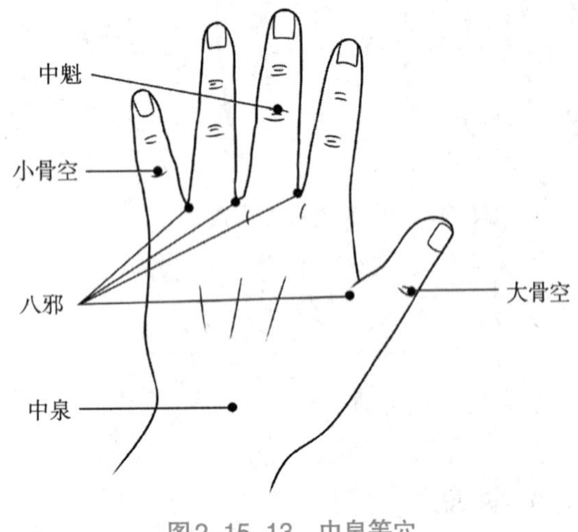

图2–15–13 中泉等穴

【主治】①目痛，目翳。②吐泻，衄血。

【操作】可灸。

6. 小骨空（Xiǎogǔkōng，EX–UE 6）

【定位】在手指，小指背面，近侧指间关节的中点处（图2–15–13）。

【主治】①目赤肿痛，目翳。②咽喉肿痛。③指关节痛。

【操作】可灸。

7. 腰痛点*（Yāotòngdiǎn，EX–UE 7）

【定位】在手背，第2、3掌骨间及第4、5掌骨间，腕背侧远端横纹与掌指关节的中点处，一手2穴（图2–15–14）。

【主治】急性腰扭伤，腰肌劳损。

【操作】直刺0.3~0.5寸。

8. 外劳宫**（Wàiláogōng，EX–UE 8）

【定位】在手背，第2、3掌骨间，掌指关节后0.5寸（指寸）凹陷中（图2–15–14）。

注：与劳宫前后相对。

【主治】①落枕。②手指麻木，手指屈伸不利。

【操作】直刺0.5~0.8寸。

9. 八邪*（Bāxié，EX-UE 9）

【定位】在手背，第1~5指间，指蹼缘后方赤白肉际处，左右共8穴（图2-15-13）。

注：微握拳，第1~5指间缝纹端凹陷中。其中4、5指间穴即液门。

【主治】①烦热，目痛。②毒蛇咬伤。③手背肿痛，手指麻木。

【操作】向下斜刺0.5~0.8寸；或点刺出血。

10. 四缝*（Sìfèng，EX-UE 10）

【定位】在手指，第2~5指掌面的近侧指间关节横纹的中央，一手4穴（图2-15-15）。

【主治】①小儿疳积。②百日咳。

【操作】点刺出血或挤出少量黄白色透明黏液。

11. 十宣**（Shíxuān，EX-UE 11）

【定位】在手指，十指尖端，距指甲游离缘0.1寸（指寸），左右共10穴（图2-15-15）。

注：其中中指尖端穴点即中冲。

【主治】①昏迷，高热，晕厥，中暑，咽喉肿痛。②癫痫。③手指麻木。

【操作】浅刺0.1~0.2寸；或用三棱针点刺出血。

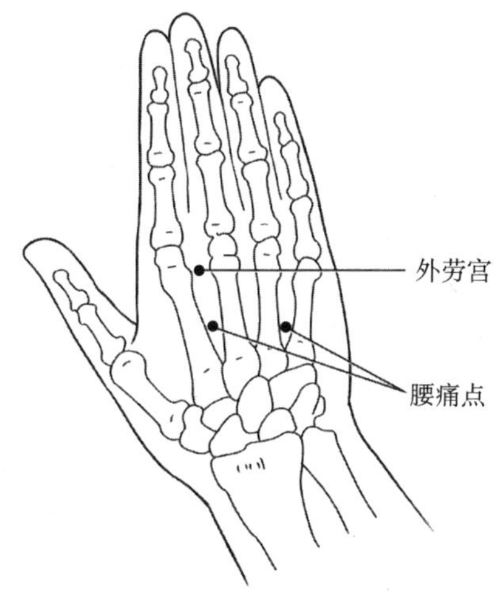

图2-15-14　腰痛点、外劳宫穴

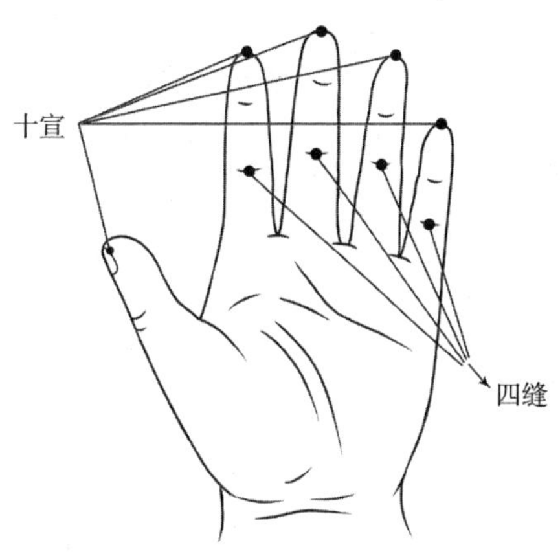

图2-15-15　四缝、十宣穴

五、下肢部奇穴

1. 髋骨（Kuāngǔ，EX-LE 1）

【定位】在股前区，梁丘两旁各1.5寸，一肢2穴（图2-15-16）。

【主治】鹤膝风，下肢痿痹。

【操作】直刺0.5~1.0寸。

2. 鹤顶（Hèdǐng，EX-LE 2）

【定位】在膝前区，髌底中点的上方凹陷中（图2-15-16）。

【主治】①膝关节酸痛，腿足无力。②鹤膝风。

【操作】直刺0.5~0.8寸。

3. 百虫窝（Bǎichóngwō，EX-LE 3）

【定位】在股前区，髌底内侧端上3寸（图2-15-17）。

注：屈膝，血海上1寸。

【主治】①皮肤瘙痒，风疹，湿疹，疮疡。②虫积。

【操作】直刺1.5~2.0寸。

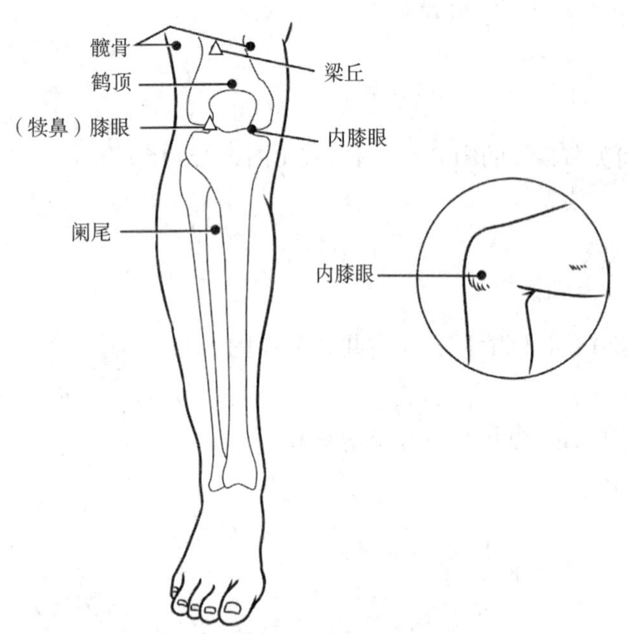

图2-15-16 髋骨、鹤顶等穴

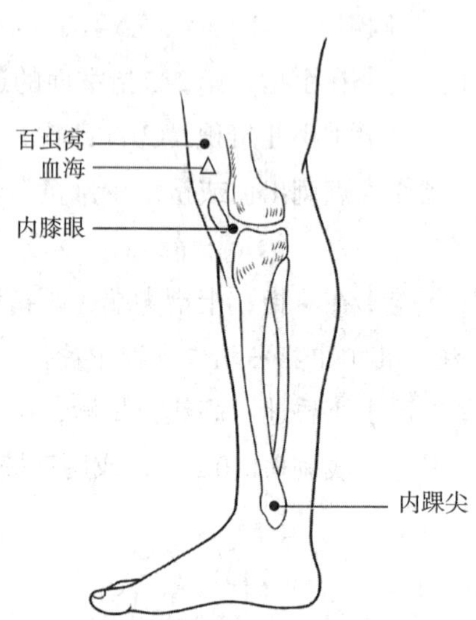

图2-15-17 百虫窝等穴

4. 内膝眼**（Nèixīyǎn，EX-LE 4）

【定位】在膝部，髌韧带内侧凹陷处的中央（图2-15-17）。

注：与犊鼻内外相对。

【主治】膝痛、腿痛、脚气等下肢病证。

【操作】向膝中斜刺0.5~1.0寸，或透刺对侧犊鼻穴。

5. 胆囊**（Dǎnnáng，EX-LE 6）

【定位】在小腿外侧，腓骨小头直下2寸（图2-15-18）。

【主治】急、慢性胆囊炎，胆石症，胆绞痛，胆道蛔虫症。

【操作】直刺1.0~2.0寸。

6. 阑尾**（Lánwěi，EX-LE 7）

【定位】在小腿外侧，髌韧带外侧凹陷下5寸，胫骨前嵴外一横指（中指）（图2-15-16）。

注：上巨虚上1寸。

【主治】①急、慢性阑尾炎。②下肢痿痹。

【操作】直刺1.0~2.0寸。

7. 内踝尖（Nèihuáijiān，EX-LE 8）

【定位】在踝区，内踝的最凸起处（图2-15-17）。

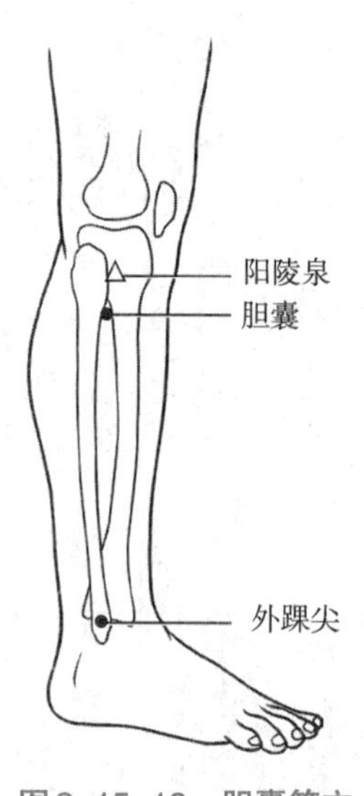

图2-15-18 胆囊等穴

【主治】①乳蛾，齿痛，小儿不语。②霍乱，转筋。

【操作】禁刺，可灸。

8. 外踝尖（Wàihuáijiān，EX-LE 9）

【定位】在踝区，外踝的最凸起处（图2-15-18）。

【主治】①脚趾拘急，踝关节肿痛，脚气。②齿痛，重舌。

【操作】禁刺，可灸。

9. 八风*（Bāfēng，EX-LE 10）

【定位】在足背，第1~5趾间，趾蹼缘后方赤白肉际处，左右共8穴（图2-15-19）。

注：其中第1、2，第2、3，第4、5趾间穴点即行间、内庭、侠溪。

【主治】①趾痛，足跗肿痛。②毒蛇咬伤。③脚气。

【操作】斜刺0.5~0.8寸；或用三棱针点刺出血。

10. 独阴（Dúyīn，EX-LE 11）

【定位】在足底，第2趾的跖侧远端趾间关节的横纹中点（图2-15-20）。

【主治】①胸胁痛，卒心痛，呕吐。②胞衣不下，月经不调，疝气。

【操作】直刺0.1~0.2寸。孕妇禁用。

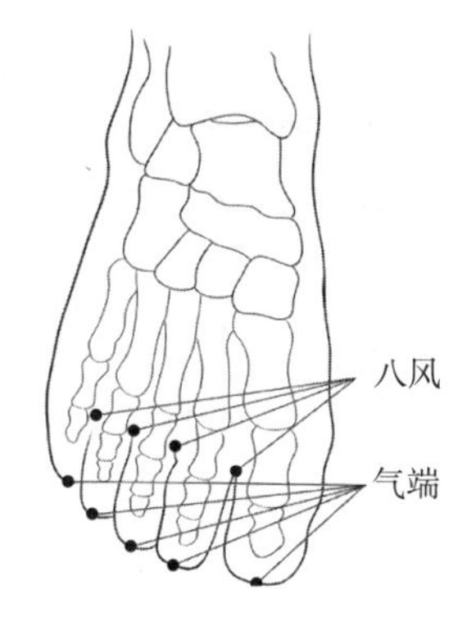

图2-15-19　八风、气端穴

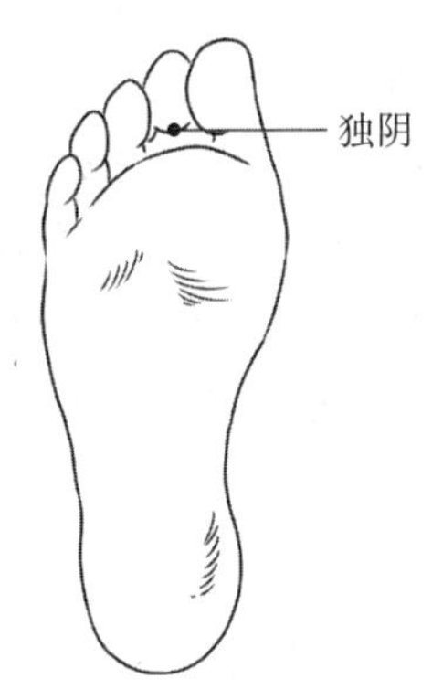

图2-15-20　独阴穴

11. 气端（Qìduān，EX-LE 12）

【定位】在足趾，十趾端的中央，距趾甲游离缘0.1寸（指寸），左右共10穴（图2-15-19）。

【主治】①足趾麻木，足背红肿疼痛。②卒中。

【操作】直刺0.1~0.2寸。

实训实练十五　经外奇穴点穴

【实训目标】能在人体能准确点出四神聪、太阳、金津、玉液、牵正、安眠、三角灸、定喘、夹脊、腰眼、腰痛点、外劳宫、八邪、四缝、十宣、胆囊、阑尾、八风等经外奇穴。

【实训用品】检查床、记号笔、毛巾、湿纸巾。

【实训步骤】

1. 三个学生一组，相互配合，依次轮换操作，分别称为操作者、助手和模特。

2. 模特取仰卧位，充分暴露胸腹部、上肢和下肢。

3．操作者依次点穴：四神聪、太阳、金津、玉液、牵正、安眠、三角灸、定喘、夹脊、腰眼、腰痛点、外劳宫、八邪、四缝、十宣、胆囊、阑尾、八风，同时说出所点腧穴的主治作用及针刺注意事项。助手在床旁协助操作者点穴，提示操作要领和注意事项。

4．三个人依次轮换操作，每次操作完毕后应及时用湿纸巾擦拭标记，整理器物，做好清洁卫生。

【注意事项】操作须认真严谨、大方得体，注意保护隐私和人文关怀，必要时用毛巾对身体暴露部分进行遮挡。

目标检测

答案解析

单项选择题

1．夹脊穴位于脊柱区，后正中线旁开0.5寸（　）

A．第1颈椎至第12胸椎棘突下两侧　B．第7颈椎至第5腰椎棘突下两侧
C．第1胸椎至第5腰椎棘突下两侧　D．第1胸椎至第12胸椎棘突下两侧
E．第1胸椎至骶管裂孔棘突下两侧

2．定喘穴的定位是在脊柱区（　）

A．横平第6颈椎棘突下，后正中线旁开0.5寸　B．横平第6颈椎棘突下，后正中线旁开1寸
C．横平第7颈椎棘突下，后正中线旁开0.5寸　D．横平第7颈椎棘突下，后正中线旁开1寸
E．横平第7颈椎棘突下，后正中线旁开1.5寸

3．胆囊穴位于小腿外侧，腓骨小头直下（　）

A．1寸　B．1.5寸　C．2寸　D．2.5寸　E．3寸

4．下列不属于十宣穴主治的病证是（　）

A．昏迷　B．癫痫　C．高热　D．手指麻木　E．牙松龈痛

5．下列不属于四神聪穴主治的病证是（　）

A．头痛，眩晕　B．失眠、健忘　C．癫痫　D．目疾　E．脱肛

（魏治中）

书网融合……

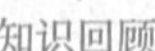
知识回顾

习题

模块三
针灸操作技术

项目一 毫针刺法

学习目标

知识要求：

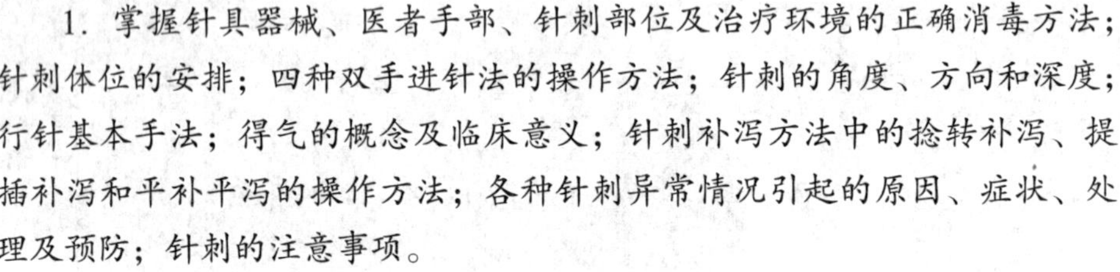

1. 掌握针具器械、医者手部、针刺部位及治疗环境的正确消毒方法；针刺体位的安排；四种双手进针法的操作方法；针刺的角度、方向和深度；行针基本手法；得气的概念及临床意义；针刺补泻方法中的捻转补泻、提插补泻和平补平泻的操作方法；各种针刺异常情况引起的原因、症状、处理及预防；针刺的注意事项。

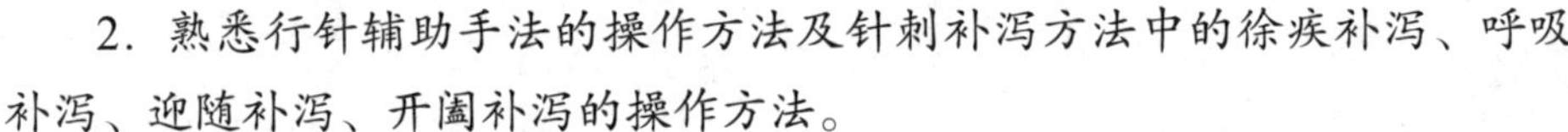

2. 熟悉行针辅助手法的操作方法及针刺补泻方法中的徐疾补泻、呼吸补泻、迎随补泻、开阖补泻的操作方法。

技能要求：

1. 能熟练操作临床常用进针方法、行针手法及针刺补泻方法。
2. 能正确处理针刺异常情况。

毫针是古代“九针”之一，因其针体细微，故也称“微针”“小针”。现在临床所用毫针多用不锈钢制成，亦有用金、银制成的。不锈钢毫针有较高的强度和韧性，针体挺直光滑，能耐热、防锈，不易被化学物品腐蚀，是临床应用最广泛的一种针具。

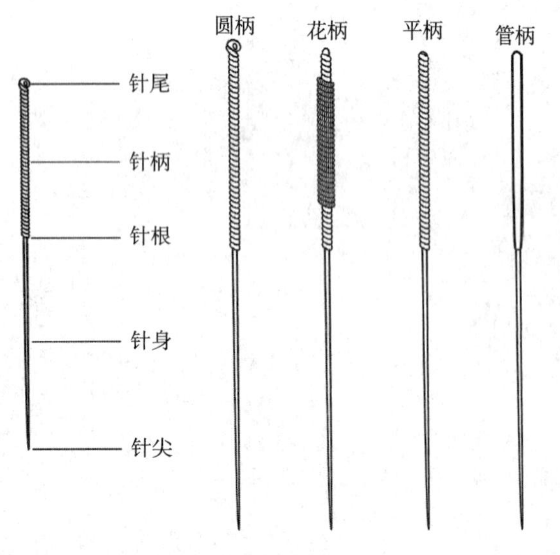

图3-1-1　毫针结构图

一、毫针结构和规格

（一）结构

毫针可分为针尖、针身、针根、针柄、针尾五个部分（图3-1-1）。

1. **针尖**　针的尖端锋锐部分，又称针芒，是毫针刺入腧穴肌肤的关键部位。其状圆而不钝，利而不锐，如松针形者为佳。针尖不可有卷毛或钩曲。

2. **针身**　针尖与针柄之间的部分，也称针体，是毫针的主体部分，是刺入腧穴内相应深度的部位，毫针的长短和粗细主要由针身决定。针身要光滑挺直，圆正均匀，坚韧而富有弹性。

3. 针根　针身与针柄相接的部位，是观察针身刺入穴位深度和提插幅度的外部标志，也是断针容易发生的部位。针根要牢固、无剥蚀。

4. 针柄　针根与针尾之间的部分，是医者持针的部位，也是做温针灸时放置艾绒或艾条的地方。针柄一般多用金属丝缠绕呈螺旋状，以金属丝缠绕紧密均匀为佳，不能有松动现象。

5. 针尾　针柄的末端部分称为针尾。

（二）规格

毫针的规格由针身的长短和粗细而定，临床常用毫针规格：长短为1~3寸（25~75mm）、粗细为28~30号（0.32~0.38mm）。短针多用于浅刺和耳穴，长针多用于深刺肌肉丰厚部位的腧穴，或透刺时应用。旧规格是沿袭古代的单位，新规格便于与国际接轨（表3–1–1、表3–1–2）。

表3–1–1　毫针长短规格表

旧规格（寸）	0.5	1	1.5	2	3	4	5	6
新规格（mm）	15	25	40	50	75	100	125	150

表3–1–2　毫针粗细规格表

旧规格（号数）	24	26	28	30	32	34	36
新规格（mm）	0.45	0.40	0.35	0.30	0.25	0.22	0.20

二、毫针练习

指力训练是针灸医生的基本功，是提高针刺效果的保障。因毫针针身细软，若没有一定的指力，进针时就很难力贯针尖，顺利进针，对各种手法的操作也不能运用自如。

（一）纸垫练针法

用松软的纸张，折叠成长约8cm、宽约5cm、厚2~3cm的纸块，用线扎紧，如“井”字形，做成纸垫。练针时，左手平执纸垫，右手拇、食、中三指持针柄，如持笔状，使针尖垂直刺在纸垫上，然后右手拇指与食、中指前后捻动针柄，并渐加一定的压力，待针穿透纸垫后另换一处，反复练习。纸垫练针主要是锻炼指力和捻转手法（图3–1–2）。

（二）棉团练针法

用棉花作衬，外用布将棉花包裹，用线封口扎紧，做成直径6~7cm的棉团。练针方法同纸垫练针法，棉团练针主要是练习提插、捻转等手法。在练针时，要求做到捻转的角度大小一致，快慢均匀；提插幅度上下一致，达到动作协调，得心应手，运用自如（图3–1–3）。

（三）自身试针

通过纸垫、棉团练针，有了一定的指力，掌握了基本的行针手法后，可在自身进行试针（学员之间也可相互试针），体会针感。自身试针时，重点体会手法与针感的关系、针尖到达不同组织时得气的感觉。还要练习无痛进针、针身不弯、刺入顺利、行针自如、指力均匀、手法熟练等。

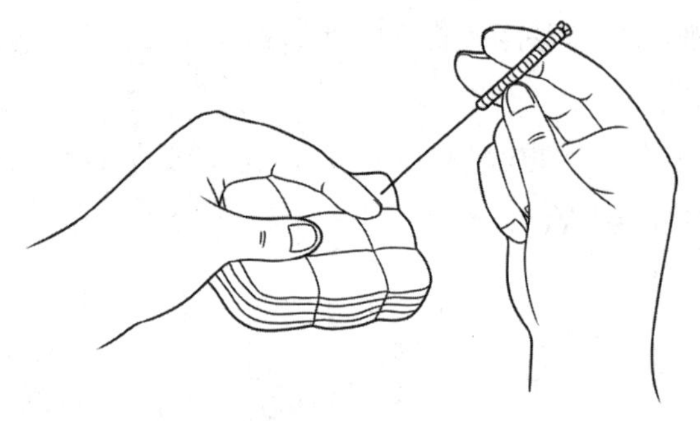

图3-1-2 纸垫练针

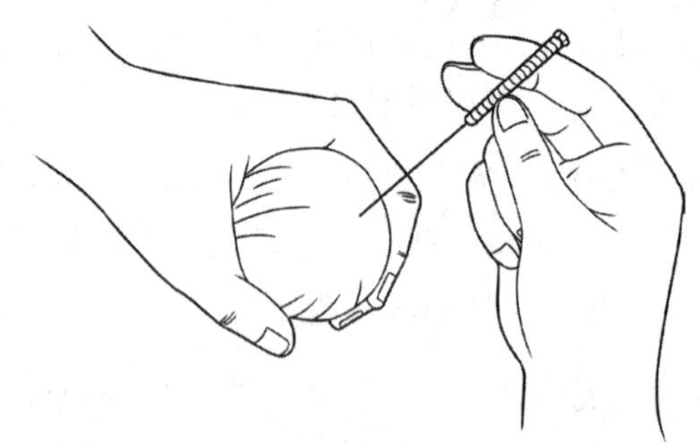

图3-1-3 棉团练针

三、毫针的选择和消毒

（一）针具的选择

针具的选择，现在多选用不锈钢针具。在临床应用前，还需按要求注意检查，以免在针刺施术过程中，给患者造成不必要的痛苦。

在选择针具时，应根据患者的性别、年龄、形体的肥瘦、体质的强弱、病情的虚实、病变部位的表里深浅和腧穴所在的部位，选择长短、粗细适宜的针具。

（二）消毒

除一次性使用的无菌针外，普通毫针针刺因消毒不严有可能造成交叉感染。因此，使用毫针要有严格的无菌观念，切实做好消毒工作。针刺前的消毒范围应包括针具、器械、医者的双手、患者的施术部位、治疗室用具等。

1. 针具器械消毒　针具、器械的消毒方法以高压蒸汽灭菌法为佳。

（1）高压蒸汽灭菌法　将毫针等针具用布包好，放在密闭的高压蒸气锅内灭菌。一般在98~147kPa的压强、115~123℃的高温下，保持30分钟以上，可达到消毒灭菌的要求。

（2）药液浸泡消毒法　将针具放入75%乙醇内浸泡30~60分钟，取出用无菌巾或无菌棉球擦干后使用。也可置于器械消毒液内浸泡，如“84”消毒液，按规定浓度和时间进行浸泡消毒。直接和毫针接触的针盘、针管、针盒、镊子等，可用戊二醛溶液（保尔康）浸泡10~20分钟，达到消毒目的时才能使用。

（3）煮沸消毒法　将毫针等器具用纱布包扎后，放在盛有清水的消毒煮锅内，进行煮沸。一般在水沸后再煮15~20分钟，亦可达到消毒目的。但煮沸消毒法易使锋利的金属器械的锋刃变钝。如在水中加入碳酸氢钠使成2%溶液，可以提高沸点至120℃，降低沸水对器械的腐蚀作用。

2. 医者手指消毒　针刺前，医者应先用肥皂水将手洗刷干净，再用75%乙醇棉球擦拭后，方可持针操作。持针施术时，如操作需要触及针身时，应注意接触手指的消毒。

3. 针刺部位消毒　在需要针刺的穴位皮肤上用75%乙醇棉球擦拭消毒，或先用2%碘酊涂擦，稍干后，再用75%乙醇棉球擦拭脱碘。擦拭时应从腧穴部位的中心点向外环绕消毒。当穴位皮肤消毒后，切忌接触污物，保持洁净，防止重新污染。

4. 治疗室内的消毒　针灸治疗室内的消毒，包括治疗台上的床垫、枕巾、毛毯、垫席等物品，要按时换洗晾晒，如采用一人一用的消毒垫布、垫纸、枕巾则更好。治疗室也应定期消毒净化，保持空气流通，环境卫生洁净。

四、体位的选择

针刺时患者体位选择是否得当，对腧穴的正确定位、针刺的施术操作、持久的留针，以及防止晕针、滞针、弯针甚至断针等具有重要的意义。因此，体位的选择，应以有利于准确定取腧穴、便于针灸施术操作和较长时间留针而不致疲劳为主要原则。临床上针刺的常用体位主要有以下几种。

（一）卧位

1. 仰卧位　适宜取头、面、胸、腹部腧穴和上下肢部分腧穴（图3–1–4）。

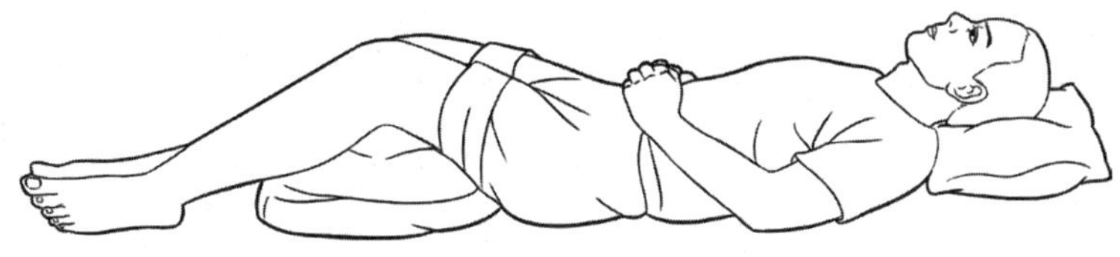

图3–1–4　仰卧位

2. 侧卧位　适宜取身体侧面腧穴和上下肢部分腧穴（图3–1–5）。

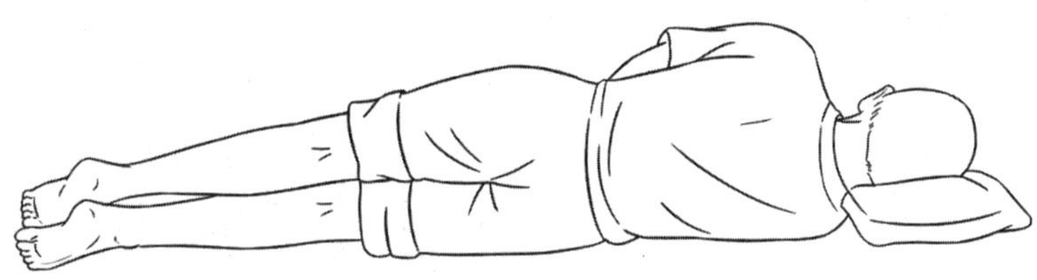

图3–1–5　侧卧位

3. 俯卧位　适宜取头、项、背、腰骶部腧穴和下肢背侧及上肢部分腧穴（图3–1–6）。

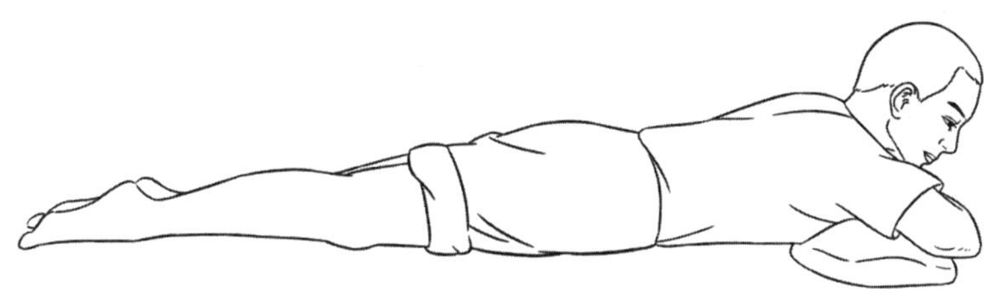

图3–1–6　俯卧位

（二）坐位

1. 仰靠坐位　适宜于取前头、颜面和颈前等部位的腧穴（图3–1–7）。
2. 俯伏坐位　适宜于取后头和项、背部的腧穴（图3–1–8）。
3. 侧伏坐位　适宜于取头部的一侧、面颊及耳前后部位的腧穴（图3–1–9）。

除上述常用体位外，对某些腧穴应根据针刺的具体要求采取相应的体位。同时应注意尽可能选取一种体位完成针刺治疗的处方腧穴。对初诊、精神紧张或年老、体弱、病重的患者，应尽量采取卧位，以防患者感到疲劳或晕针；对患有严重心脏病和严重呼吸系统疾病的患者应慎用俯卧位。

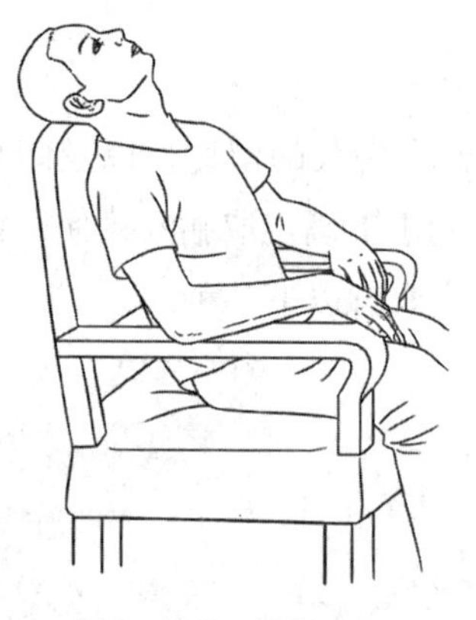
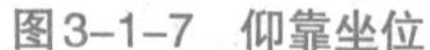
图3-1-7 仰靠坐位

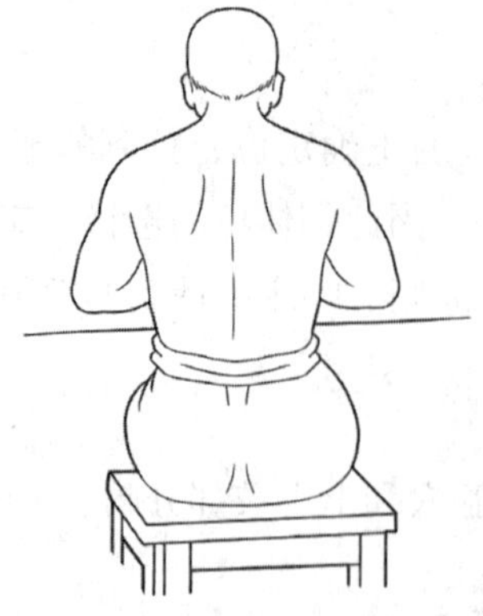
图3-1-8 俯伏坐位

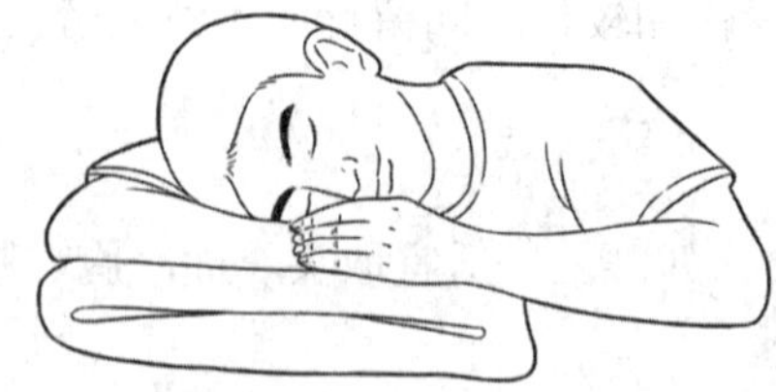
图3-1-9 侧伏坐位

五、毫针刺法

（一）进针法

进针法是指将针刺入皮肤的方法。在进行针刺操作时，一般需双手协同配合，《难经·七十八难》指出“知为针者信其左，不知为针者信其右”，强调了双手配合对提高针刺效果的重要性。将持针的手称为“刺手”，辅助针刺的手称为“押手”。刺手的作用是进针时掌握针具，施行手法操作，运指力于针尖，而使针刺入皮肤，行针时便于捻转、提插和弹震刮搓以及出针时手法操作等。押手的作用主要是固定腧穴的位置，夹持针身，协助刺手进针，使针身有所依附，力达针尖，以利于进针，减少刺痛和协助调节、控制针感（图3-1-10）。

临床常用进针方法有以下几种：

1. 单手进针法　多用于较短的毫针。用右手拇、食指持针，中指端紧靠穴位，指腹抵住针体中部，当拇、食指向下用力时，中指随之屈曲，将针刺入，直至所需深度。（图3-1-11）。

2. 双手进针法

（1）指切进针法　又称爪切进针法，用左手拇指或食指指甲切按在腧穴部位，右手持针，紧靠左手指甲边缘将针刺入腧穴（图3-1-12）。此法适宜于短针的进针。

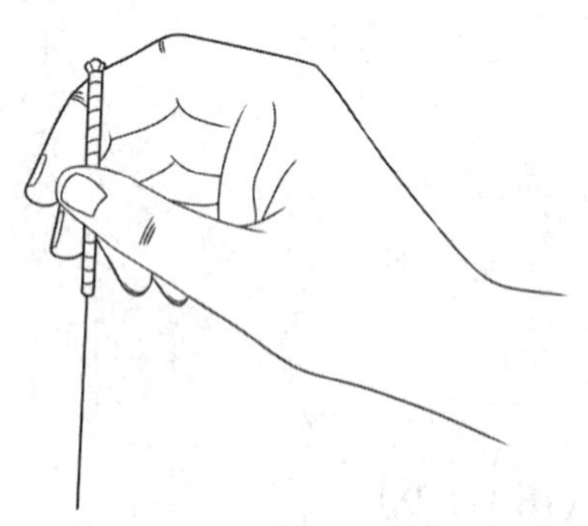
图3-1-10 持针姿势

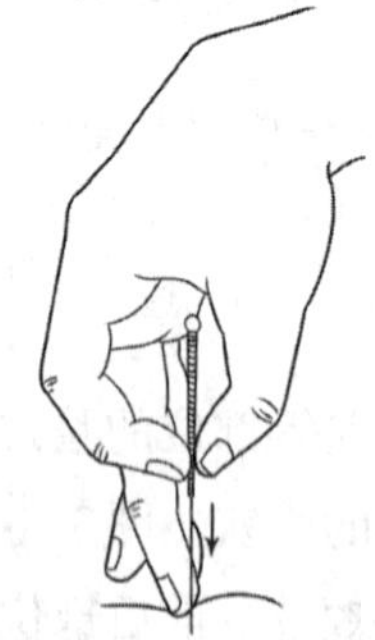
图3-1-11 单手进针法

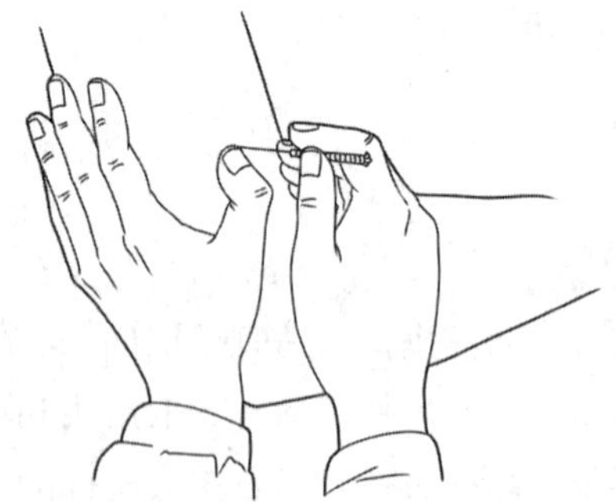
图3-1-12 指切进针法

（2）提捏进针法　用左手拇、食二指将腧穴部位的皮肤提起，右手持针，从捏起的上端将针刺入。此法主要用于皮肉浅薄部位的腧穴，如印堂等（图3-1-13）。

（3）舒张进针法　用左手拇、食二指将腧穴部位的皮肤向两侧撑开，使皮肤绷紧，右手持针，使针从中间刺入（图3-1-14）。此法主要用于皮肤松弛部位的腧穴。

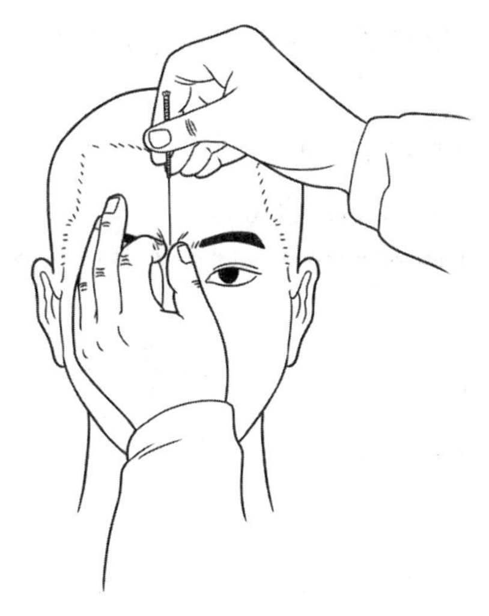

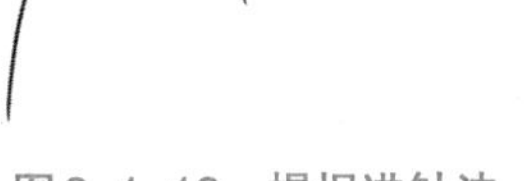

图3-1-13 提捏进针法

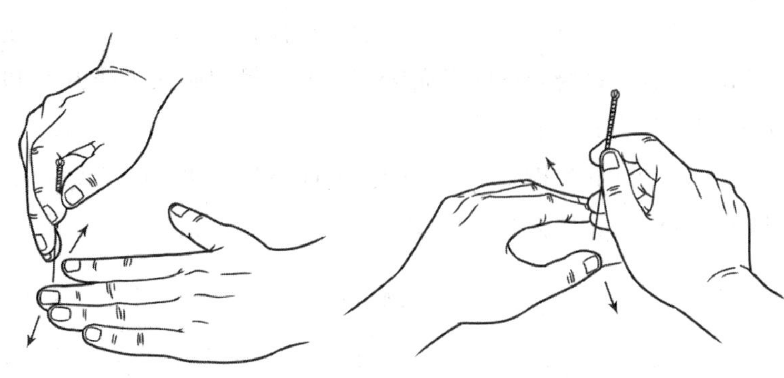

图3-1-14 舒张进针法

（4）夹持进针法 用左手拇、食二指持捏消毒干棉球，夹住针身下端，将针尖固定在所刺腧穴的皮肤表面，右手持针柄，双手协调配合同时向下用力将针刺入腧穴（图3-1-15）。此法适用于长针的进针。

3. 管针进针法 将针先插入用塑料或金属制成的比针短3分左右的小针管内，放在穴位皮肤上，左手压紧针管，右手食指对准针柄一击，使针尖迅速刺入皮肤，然后将针管取下，再将针刺入穴内（图3-1-16）。此法进针不痛，多用于儿童和惧针者。

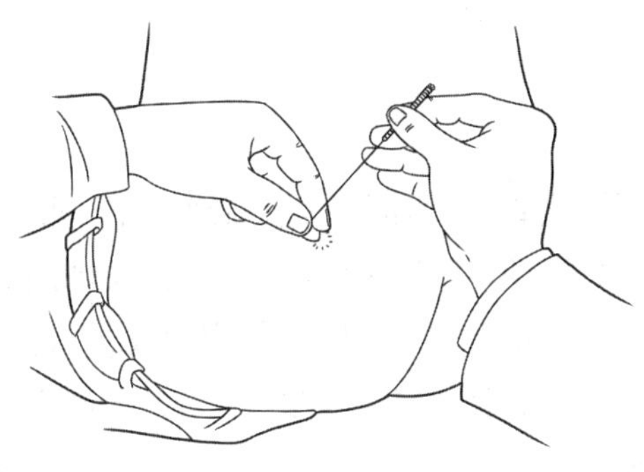

图3-1-15 夹持进针法

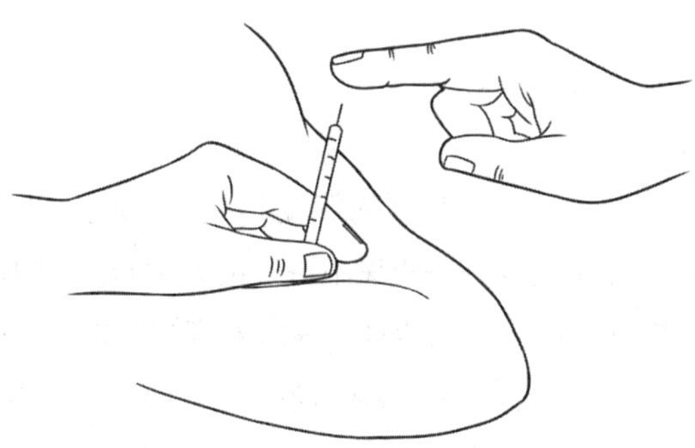

图3-1-16 管针进针法

（二）针刺的方向、角度和深度

针刺的方向、角度和深度，是对毫针刺入皮下后的具体操作要求。正确的针刺方向、角度和深度，是增强针感、提高疗效、防止意外的关键。

1. 针刺的方向 是指针刺时针尖所朝的方向。针刺方向是否正确，是决定针刺疗效的因素之一。确定针刺的方向主要根据以下三方面：

（1）依经脉循行定方向 根据治疗需要，采用顺经脉循行方向而刺的补法，或逆经脉循行方向而刺的泻法，即“迎随补泻”手法。补法：针尖须与经脉循行的方向一致；泻法：针尖则与经脉循行的方向相反。

（2）依腧穴位置定方向 根据腧穴的局部解剖，针刺某些穴位时，必须朝向某一特定方向进针。如哑门穴，针尖应朝下颌方向缓慢刺入；廉泉穴，针尖应朝舌根方向缓慢刺入；背部膀胱经第1侧线的腧穴，针尖一般朝向脊柱方向等。

（3）依病性定方向 根据病位的深浅、病性的虚实，选择针尖朝向阳经刺或朝向阴经刺。

（4）依病位定方向　为使针感达到病变所在的部位，即达到“气至病所”的目的，针尖应朝向病所。

2. 针刺的角度　是指进针时针身与皮肤表面所形成的夹角。一般分为以下三种：

（1）直刺　针身与皮肤表面呈90°垂直刺入（图3-1-17）。适用于人体大部分腧穴。

（2）斜刺　针身与皮肤表面呈45°左右倾斜刺入（图3-1-17）。适用于肌肉浅薄处或内有重要脏器不宜直刺、深刺的部位。

（3）平刺　亦称横刺、沿皮刺，是针身与皮肤表面呈15°左右刺入（图3-1-17）。此法适用于皮薄肉少部位的腧穴，如头部的腧穴等。

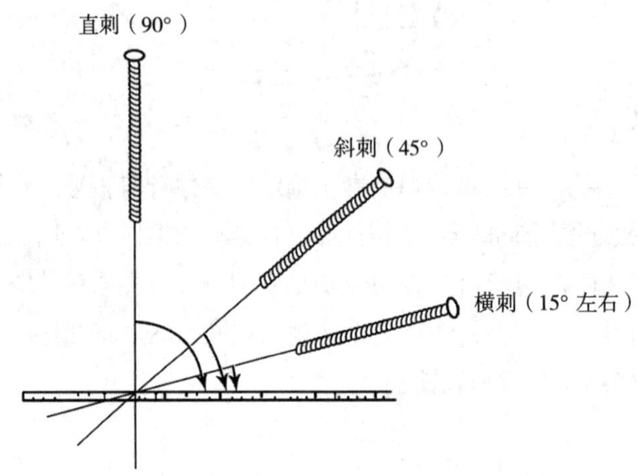

图3-1-17　针刺角度

3. 针刺的深度　针刺的深度是指针身刺入人体内的深浅度数。《素问·刺要论》曰：“病有浮沉，刺有深浅，各至其理……浅深不得，反为大贼。”说明针刺的深浅必须得当。把握针刺深度的原则是既要得气，又不能伤及脏腑组织器官。临床上应结合患者的体质、年龄、病情、腧穴部位等具体情况加以确定。

（1）年龄　年老体弱，气血衰退；小儿娇嫩，稚阴稚阳，均不宜深刺。中青年身强体壮者，可适当深刺。

（2）体质　对形瘦体弱者，宜浅刺；形盛体强者，宜深刺。

（3）病情　阳证、新病宜浅刺；阴证、久病宜深刺。

（4）病位　病在表、在肌肤宜浅刺；病在里、在筋骨、在脏腑宜深刺。

（5）腧穴部位　头面、胸腹及皮薄肉少处的腧穴宜浅刺；四肢、臀、腹及肌肉丰满处的腧穴可深刺。

（6）季节　一般原则是春夏宜浅、秋冬宜深。

针刺的角度和深度相互关联，一般来说，深刺多用直刺，浅刺多用斜刺、平刺。

六、行针和得气

（一）行针

进针后为了取得针感，进一步调节针感，以及使针感向某一方向扩散、传导而采取的操作方法，称为“行针”，亦称“运针”。行针手法包括基本手法和辅助手法两类。

1. 基本手法

（1）提插法　将针刺入腧穴一定深度后，由深层提至浅层，再由浅层插至深层，如此反复上提下插，称为提插法（图3-1-18）。提插幅度的大小、层次的变化、频率的快慢和操作时间的长短，应根据患者的体质、病情、腧穴部位和针刺目的等灵活掌握。

操作时，指力要均匀一致，幅度不宜过大，一般以3~5分为宜，频率不宜过快，每分钟60次左右，保持针身垂直，不改变针刺角度、方向。一般认为行针时提插的幅度大，频率快，刺激量就大；反之，提插的幅度小，频率慢，刺激量就小。

（2）捻转法　将针刺入腧穴一定深度后，拇指与食指夹持针柄做一前一后、左右交替旋转捻动的动作，称为捻转法（图3-1-19）。捻转角度的大小、频率的快慢、时间的长短等，需根据患者的体质、病情、腧穴的部位、针刺目的等具体情况而定。

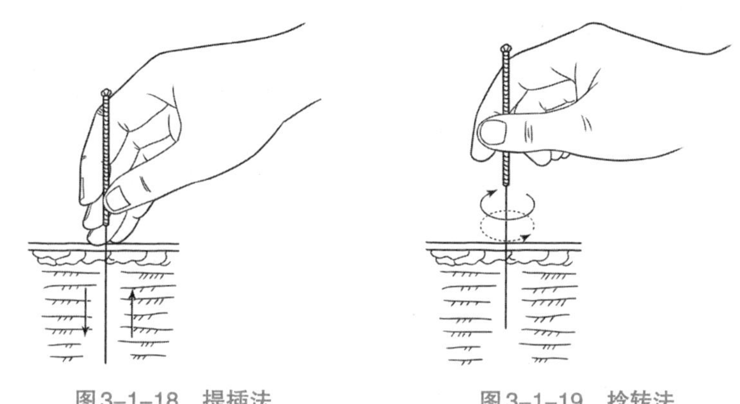

图3-1-18　提插法　　图3-1-19　捻转法

操作时，指力要均匀，角度要适当，一般应掌握在180°~360°，不能单向捻针，否则针身易被肌纤维缠绕，引起局部疼痛和导致滞针而使出针困难；频率快慢要一致；用力要均匀，勿时轻时重。一般认为捻转角度大，频率快，用力重，刺激量就大；反之，刺激量就小。

2. 辅助手法　行针的辅助手法，是为了促使针后得气和加强针刺感应而采用的操作手法。常用的辅助手法有以下几种：

（1）循法　是指在针刺后，或得气不明显时，用手指沿针刺穴位所属经脉循行路线上轻揉拍打、循按，促使气至的方法。说明此法能推动气血，激发经气，促使针后得气。针刺不得气时，用此法催气；如已气至，可激发经气循经感传（图3-1-20）。

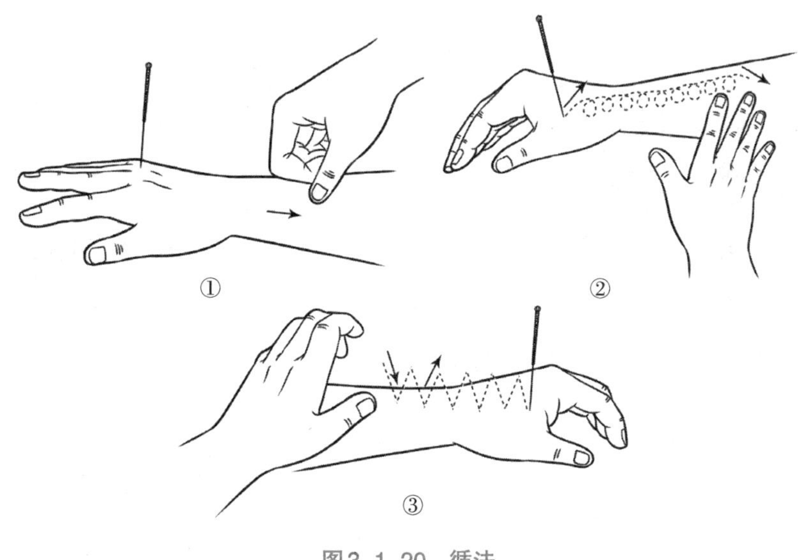

图3-1-20　循法

（2）刮法　以拇指抵住针尾，以食指或中指的指甲轻刮针柄；或以食、中指抵住针尾，以拇指指甲刮针柄。或以拇指、中指夹持针根部，用食指由上向下（或由下向上）刮动针柄。本法在针刺不得气时用之可激发经气，如已得气可加强针刺感应的传导和扩散（图3-1-21）。

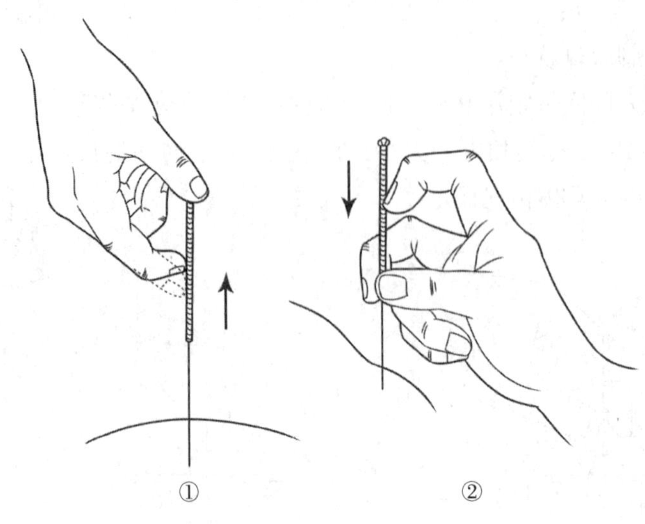

图3-1-21　刮法

（3）弹法　以手指轻弹针尾，使针体微微震动以加强针感、助气运行的一种催气手法。操作时注意用力不可过猛，弹的频率也不可过快，避免弯针（图3-1-22）。

（4）摇法　针刺入一定深度后，手持针柄，将针轻轻摇动，以加强针感，促使气行的一种方法。一般摇法有两种：一是直立针身而摇，以加强针感；二是卧倒针身而摇，使针感向一定的方向传导（图3-1-23）。

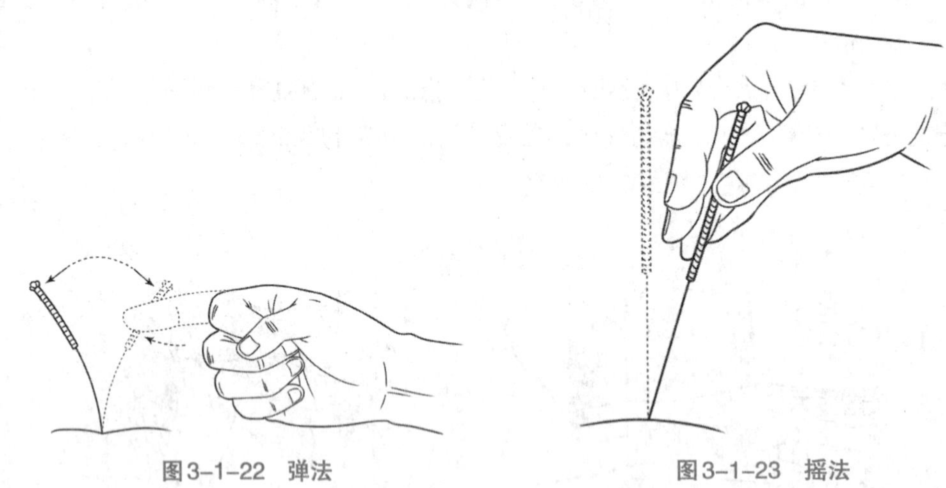

图3-1-22　弹法　　图3-1-23　摇法

（5）飞法　针后不得气者，用右手拇、食指持针柄，细细捻搓数次，然后张开两指，一搓一放，反复数次，状如飞鸟展翅，故称飞法。此法可催气、行气，增强针感。

（6）震颤法　以拇、食、中三指夹持针柄，用小幅度、快频率的提插捻转动作，使针身发生轻轻震颤，可以催气、增强针感。

（二）得气

1. 得气的定义　得气是针刺入腧穴后所产生的经气感应，是指针刺治疗过程中医患双方的感觉，又称“针感”。一是医者刺手体会到的针下沉紧、滞涩或针体颤动等反应；二是患者的针刺部位有酸、麻、重、胀，或热、凉、痒、痛，或传导或扩散等感觉。由于针刺部位的组织结构不同、个体感觉差异及对感觉的形容不同，可反映出各式各样的针感。这些针感不但产生于针刺的局部，还会向其他部位传导。若针刺后未得气，患者则无任何特殊感觉或反应，医者刺手亦感觉到针下空松、虚滑。正如《标幽赋》中所说：“轻滑慢而未来，沉涩紧而已至……气之至也，若鱼吞钩饵之浮沉；气未至也，似闲处幽堂之深隧。”

2. 得气的临床意义 得气与否以及“气至”的快慢，不仅直接关系到针刺疗效，而且可以判断患者经气盛衰，窥测疾病的预后。“气至”说明针与“经气”已经沟通，起到了激发经气、疏通经络、调和气血的作用。古今医家都强调针下得气的重要性，《灵枢·九针十二原》说：“刺之要，气至而有效。效之信，若风之吹云，明乎若见苍天。”《标幽赋》又曰：“气速至而效速，气迟至而不治。”可见针刺得气与否是治疗成败的关键。临床上一般是得气迅速，疗效较好；得气较迟或不得气，疗效较差，甚至没有疗效。

3. 影响得气的因素 针刺后不得气就要分析经气不至的原因。主要有三个方面：一是与医者取穴准否，操作熟练程度，针刺的角度、方向、深度等有关；二是与患者的精神状态、体质强弱和机体阴阳盛衰等情况密切相关；三是环境，如气候、温度等。如取穴不准，针刺角度、深度不当，或刺激量不足，就要重新调整针刺穴位的位置、角度、深度和刺激量。如患者病程较长，正气虚弱致经气不足，或其他病理因素致局部感觉迟钝者，可采取行针催气或留针候气的方法，促使针下得气；也可以加用灸法，以助经气来复。一般经过上述处理，多数患者都可得气，若仍不得气，多为脏腑经络之气虚衰已极，当考虑配合或改用其他治疗方法。

七、针刺补泻手法

针刺补泻，是根据《灵枢·经脉》中“盛则泻之，虚则补之”的理论而确立的治疗原则和方法。一般来说，凡是能鼓舞人体正气，使低下的功能恢复旺盛的方法叫补法；凡是能疏泄病邪，使某些亢进的功能恢复正常的方法叫泻法。针刺补泻就是通过针刺腧穴，运用适当的针刺手法，激发经气以补虚泻实，从而调整人体脏腑经络功能，促使阴阳平衡协调而恢复健康的方法。

（一）临床常用补泻手法

1. 提插补泻法

（1）补法 针刺得气后，先浅后深，提插幅度小，频率慢，操作时间短，重插轻提。针下插时速度宜快，用力宜重；针上提时速度宜慢，用力宜轻，即慢提急按。

（2）泻法 针刺得气后，先深后浅，提插幅度大，频率快，操作时间长，轻插重提，针上提时速度宜快，用力宜重；针下插时速度宜慢，用力宜轻，即急提慢按。

2. 捻转补泻法

（1）补法 针刺得气后，捻转角度小，用力轻，频率慢，操作时间短。拇指向前（左转）时用力重，指力沉重向下；拇指向后（右转）还原时用力轻，反复操作。

（2）泻法 针刺得气后，捻转角度大，用力重，频率快，操作时间长。拇指向后（右转）时用力重，指力浮起向上；拇指向前（左转）还原时用力轻，反复操作。

3. 徐疾补泻法

（1）补法 进针慢，少捻转，出针快。先在浅部候气，得气后将针缓慢地向内推进到一定深度，退针时快速提至皮下。

（2）泻法　进针快，多捻转，出针慢。一次刺入应刺深度，气至后，引气外出，出针时要缓慢，使邪气由深浅出。

4. 迎随补泻法

（1）补法　进针时，针尖顺着经脉循行去的方向刺入为补法。

（2）泻法　进针时，针尖迎着经脉循行来的方向刺入为泻法。

5. 呼吸补泻法

（1）补法　当患者呼气时进针、吸气时出针为补法。

（2）泻法　当患者吸气时进针、呼气时出针为泻法。

6. 开阖补泻法

（1）补法　出针后速按针孔者为补法。

（1）泻法　出针时摇大针孔，出针后不立即揉按针孔者为泻法。

7. 平补平泻法　指针刺入一定深度得气后，缓慢均匀地提插、捻转的针法。

知识拓展

1. 烧山火法　将针刺入腧穴应刺深度的上1/3（天部），得气后行捻转补法，再将针刺入中1/3（人部），得气后行捻转补法，然后将针刺入下1/3（地部），得气后行捻转补法，再慢慢将针提到上1/3。如此反复操作3次，留针地部。在操作过程中，可配合呼吸补泻法中的补法。多用于治疗冷痹顽麻、虚寒性疾病等。

2. 透天凉法　将针刺入腧穴应刺深度的下1/3（地部），得气后行捻转泻法，再将针紧提至中1/3（人部），得气后行捻转泻法，然后将针紧提至上1/3（天部），得气后行捻转泻法，将针缓慢按至下1/3。如此反复操作3次，将针紧提至上1/3即可留针。在操作过程中，可配合呼吸补泻法中的泻法。多用于治疗热痹、急性痈肿等实热性疾病。

（二）影响针刺补泻效应的因素

1. 机体所处的功能状态　在不同的病理状态下，针刺可以产生不同的调整作用（即补泻效果）。当机体处于虚惫状态而呈虚证时，针刺可以起到扶正补虚的作用。若机体处于虚脱状态时，针刺还可以起到回阳固脱的作用；当机体处于邪盛状态而呈实热、邪闭的实证时，针刺可以起到清热启闭、祛邪泻实的作用。例如，胃肠功能亢进而痉挛疼痛时，针刺可解痉止痛；胃肠功能抑制而蠕动缓慢、腹胀纳呆时，针刺可加强胃肠蠕动，提高消化功能，消除腹胀、增进食欲。大量的临床实践和实验研究表明，针刺时患者的机体功能状态，是产生针刺补泻效果的主要因素。

2. 腧穴作用的相对特异性　腧穴的主治功用，不仅具有普遍性，而且具有相对特异性。人体不少腧穴，如关元、气海、命门、膏肓、足三里等，都能鼓舞人体正气，促使功能旺盛，具有强壮作用，适宜于补虚益损。此外，少数腧穴，如水沟、委中、十二井、十宣等，能疏泄病邪，抑制人体功能亢进，具有祛邪作用，适宜于泻实。当施行针刺补泻时，必须结合腧穴作用的相对特异性，才能产生针刺补泻的效果。

3. 针具及手法轻重因素　影响针刺补泻因素与使用的针具粗细、长短，刺入的角度、深度，行针时的幅度、频率等有直接关系。

八、留针与出针

（一）留针

留针是指毫针刺入腧穴行针得气后或施行补泻手法后，将针留置在穴内。留针是毫针刺法的一个重要环节，与针刺治疗效果有直接的关系。通过留针可以加强针感，延长针感，也有候气和调气的作用。针刺得气后是否留针，留针时间的长短，应视患者体质、病情、腧穴位置而定。一般病症可留20~30分钟，而慢性、顽固性、疼痛性、痉挛性疾病，可适当延长留针时间。某些急腹症、破伤风角弓反张者，必要时可留针数小时。而对老人、小儿，以及昏厥、休克、虚脱患者，不宜久留针。

（二）出针

出针是在行针或留针达到针刺治疗目的后，将针拔出的操作方法，是整个针刺过程的最后一个操作程序。

出针时，一般左手持消毒干棉球按压在针孔周围皮肤上，右手将针轻轻捻转，慢慢提至皮下，然后将针快速提出，并用消毒干棉球按压针孔，防止出血。出针动作要求缓慢轻巧，正如古人所说："针出贵缓，急则多伤"（《流注指微赋》）。如果针孔出血，可用消毒干棉球按压片刻，其血可止。

若用徐疾、开阖补泻时，分别采取"疾出"或"徐出"以及"疾按针孔"或"摇大针孔"的方法出针。出针后，除特殊需要外，都要用消毒干棉球轻压针孔片刻，以防出血或针孔疼痛。

出针后应嘱患者休息片刻，不宜剧烈运动，要仔细查看针孔是否出血，询问针刺部位有无不适感，检查核对针数以防遗漏，还应注意有无晕针延迟反应的征象。同时必须保持针孔清洁，防止感染。

九、针刺异常情况的处理和预防

针刺异常情况是指针刺过程中患者出现某种不应有的异常情况，如晕针、滞针、弯针、断针、针后异常感、损伤内脏、损伤神经等。这些情况常常是可以避免的，应随时注意加以预防。一旦出现上述情况，应立即进行有效的处理，否则将会给患者造成不必要的痛苦，甚至危及生命。

（一）晕针

晕针是指在针刺过程中患者发生的晕厥现象。

1. 原因　多见于初次接受针刺治疗的患者因精神紧张，或因体质虚弱、劳累过度、饥饿、大汗、大泻、大失血后，或因体位不当，施术者手法过重，或因诊室内空气闷热、过于寒冷等，而致针刺时或留针过程中患者脑部暂时缺血发生晕厥现象。

2. 症状　患者在针刺过程中，突然出现面色苍白、精神疲乏、头晕目眩、心慌气短、冷汗、胸闷泛恶、脉象沉细。重者四肢厥冷，脉细弱而数或沉伏，甚而神志昏迷，猝然仆倒，唇甲青紫，大汗淋漓，二便失禁，脉细微欲绝。

3. 处理　立即停止针刺，退出全部已刺之针，扶患者平卧，头部放低，松解衣带，注意保暖。轻者静卧片刻，给饮温开水或糖水，即可恢复。重者，在行上述处理后，可指按或针刺急救穴，如水沟、素髎、内关、足三里、涌泉等穴，也可灸百会、关元、气海。若仍人事不省、呼吸细微、脉细弱者，可配合其他治疗或采取现代急救措施。晕针缓解后，仍需适当休息方能离去。

4. 预防　主要根据晕针发生的原因加以预防。对初次接受针治者，要做好解释工作，消除恐惧心理，对体质虚弱或年迈者应采取卧位，取穴宜少，手法宜轻。对过累、过饥、过饱的患者，推迟针刺时间，应待其体力恢复、进食后再进行针刺。注意室内空气流通，消除过热、过冷因素。医者要随时注意观察患者的神态变化，询问其感觉，以便尽早发现晕针先兆，及时处理。

（二）滞针

滞针是指在行针时或留针后医者感觉针下涩滞，捻转、提插、出针均感困难，而患者则感觉剧痛的现象。

1. 原因 患者精神紧张，或因病痛或当针刺入腧穴后，使局部肌肉强烈痉挛，或行针手法不当，捻针朝一个方向角度过大，肌纤维缠绕于针体，或针后患者移动体位或留针时间过长，均可引起滞针而使出针困难。

2. 症状 针在体内，捻转、提插和出针均感滞涩、困难，若勉强捻转、提插时，则患者痛不可忍。

3. 处理 对患者精神紧张，或肌肉痉挛而引起的滞针，须做耐心解释，消除紧张情绪，延长留针时间，或用手在邻近部位行循、捏、按等手法，以求松解，或在邻近部位再刺一针，或弹动针柄，以宣散气血、缓解痉挛；如因单向捻转过度，需向反方向捻转；如因患者体位移动，需恢复其原来体位，再将针取出。切忌强行硬拔。

4. 预防 对初次接受针治者和精神紧张者，做好针前解释工作，消除紧张情绪。同时针刺手法要轻巧，捻转角度不要太大，更不宜连续单向捻转。选择较舒适体位，避免留针时移动体位。

（三）弯针

弯针是指针刺入腧穴后，针身在患者体内形成弯曲的现象。

1. 原因 术者进针手法不熟练，用力过猛；或针下碰到坚硬物质；或因患者在针刺过程中变动了体位；或针柄受到某种外力碰压；或滞针处理不当等。

2. 症状 针体弯曲，针柄改变了进针时的方向和角度，提插、捻转和出针滞涩而困难，患者感觉疼痛。

3. 处理 出现弯针后，不要再行任何手法。弯曲度较小的，可按一般拔针法，将针慢慢拔出；针身弯曲度较大的，应顺着弯曲方向慢慢将针起出；体位移动所致的弯针，先帮助患者恢复至原来的体位，待局部肌肉放松后，再缓缓将针起出；针体弯曲不止一处者，须结合针柄扭转倾斜的方向逐次分段外引。切忌不可强拔猛抽而引起断针。

4. 预防 术者手法要熟练，用力均匀，指力轻巧；患者体位适当，留针过程中不可移动体位；针刺部位和针柄要防止受外物碰压。如有滞针应及时正确处理。

（四）断针

断针又称折针，是指针体折断在患者体内。

1. 原因 针具质量差，针身或针根已有损坏剥蚀，针前失于检查；行针时强力提插、捻转，肌肉强烈收缩；针刺时将针身全部刺入腧穴内；留针时患者移动体位或外物碰撞针柄；或弯针、滞针未能及时正确处理；或应用电针时突然加大电流等。

2. 症状 针身折断，断端或尚露于皮肤之外，或全部没于皮肤之下。

3. 处理 嘱患者保持原体位，切勿乱动，以防断针陷入深层。如断端显露，可用镊子夹住断端取出；若断端与皮肤相平，可用手指按压针孔两旁，使断端暴露于体外，再用镊子取出；若断端完全陷入肌肉层时，视其所在部位，如果在重要脏器附近或在肢体活动处，应在X线下定位，用手术方法取出。

4. 预防 针前应仔细检查针具，有不符合要求者，剔除不用。针刺手法要轻巧，针身不宜全部刺入。针刺入腧穴后，嘱患者不要随意变动体位。如有弯针、滞针应及时正确处理，不可强力硬拔。应用电针时应逐渐加大电流强度，切忌突然加大电流。

（五）出血与血肿

出血是指出针后针刺部位出血；血肿是指针刺部位出现皮下出血而引起肿痛的现象。

1. **原因** 针尖弯曲带钩，使皮肉受损，或针刺时误伤血管，个别患者为凝血功能障碍。

2. **症状** 出针后针刺部位出血；针刺部位出现肿胀疼痛，继则皮肤呈现青紫、红肿等现象。

3. **处理** 出血者，可用消毒干棉球较长时间按压。若微量的皮下出血而引起局部小块青紫，一般不必处理，可自行消退。若局部肿胀疼痛较剧，青紫面积大而且影响活动功能时，可先做冷敷止血后，再做热敷，以促使局部瘀血消散吸收。

4. **预防** 仔细检查针具，熟悉人体解剖部位，避开血管针刺。行针手法要匀称适当，避免手法过强，并嘱患者不可随意改变体位。出针时立即用消毒干棉球按压针孔。

（六）刺伤重要脏器

1. **气胸** 针刺引起创伤性气胸是指针具刺穿了胸膜腔且伤及肺组织，气体积聚于胸膜腔，从而造成气胸。

（1）原因 主要是针刺胸部、背部和锁骨附近的穴位过深，针具刺穿了胸膜腔且伤及肺组织，气体积聚于胸膜腔。

（2）症状 患者突感胸闷、胸痛、气短、心悸，严重者呼吸困难、发绀、冷汗、烦躁、恐惧，甚则出现血压下降、休克等危急现象。检查：患侧肋间隙变宽，胸廓饱满，叩诊鼓音，听诊肺呼吸音减弱或消失，气管可向健侧移位。如气窜至皮下，患侧胸部、颈部可出现握雪音，X线胸部透视可见肺组织被压缩现象。有些病情轻者，出针后并不出现症状，而是过一定时间才慢慢感到胸闷、疼痛、呼吸困难。

（3）处理 一旦发生气胸，应立即出针，采取半卧位休息，要求患者心情平静，切勿因恐惧而翻转体位。一般漏气量少者，可自然吸收。同时要密切观察，随时对症处理，如给予镇咳消炎药物，以防止肺组织因咳嗽扩大创孔，加重漏气和感染。对严重病例，如发现呼吸困难、发绀、休克等现象需组织抢救，如胸腔排气、少量慢速输氧、抗休克等。

（4）预防 针刺治疗时，术者必须思想集中，选好适当体位，注意选穴，根据患者体型肥瘦，掌握进针深度，施行提插手法的幅度不宜过大。对于胸部、背部及缺盆部的腧穴，最好平刺或斜刺，且不宜太深，一般避免直刺，留针时间不宜过长。

2. **刺伤其他内脏** 针刺引起内脏损伤是指针刺内脏周围腧穴过深，针具刺入内脏引起内脏损伤，出现各种症状的现象。

（1）原因 由于针刺的角度和深度不当，造成内脏损伤。

（2）症状 刺伤内脏的主要症状是疼痛和出血。刺伤肝、脾时，可引起内出血，患者可感到肝区或脾区疼痛，有的可向背部放射。如出血不止，腹腔内积血过多，会出现腹痛、腹肌紧张，并有压痛及反跳痛等急腹症症状。刺伤心脏时，轻者可出现剧烈的刺痛；重者有剧烈的撕裂痛，引起心外射血，立即导致休克、死亡。刺伤肾脏时，可出现腰痛，肾区叩击痛，呈血尿，严重时血压下降、休克。刺伤胆囊、膀胱、胃、肠等空腔脏器时，可引起局部疼痛、腹膜刺激征或急腹症症状。

（3）处理 损伤轻者，卧床休息后一般即可自愈。如果损伤严重或出血明显者，应密切观察，注意病情变化，特别是要定时检测血压。若损伤严重，出血较多，出现休克、腹膜刺激征，应立即采取相应措施，必须迅速进行输血等急救或外科手术治疗。

（4）预防 医者必须熟悉解剖学、腧穴等。操作时，注意凡有脏器组织，大的血管、神经处都应改变针刺方向，避免深刺。肝、脾、胆囊肿大以及心脏扩大的患者，如针刺胸、背、胁、腋的穴位不宜深刺；尿潴留、肠粘连的患者，如针刺腹部的穴位不宜深刺。

（七）刺伤脑与脊髓

刺伤脑与脊髓是指针刺颈项、背部腧穴过深，针具刺入脑、脊髓，引起头痛、恶心等现象。

1. **原因** 针刺督脉腧穴及华佗夹脊穴时，针刺过深或进针方向不当，均可伤及脑与脊髓，造成严重后果。

2. **症状** 如误伤延髓时，可出现头痛、恶心、呕吐、抽搐、呼吸困难、休克和神志昏迷等。如刺伤脊髓，可出现触电样感觉向肢端放射，引起暂时性瘫痪，有时可危及生命。

3. **处理** 应立即出针。轻者安静休息，经过一段时间可自行恢复；重者则应配合有关科室如神经外科，进行及时抢救。

4. **预防** 凡针刺督脉腧穴（第12胸椎以上的项、背部）及华佗夹脊穴，都要认真掌握进针深度和进针方向。如风府、哑门，针刺不可向上斜刺，也不可深刺。悬枢穴以上的督脉穴及华佗夹脊穴针刺时均不可过深。行针时尽量用捻转手法，尽量避免提插，更不可行捣刺。

（八）外周神经损伤

外周神经损伤是指针刺操作不当造成相应的神经干损伤。

1. **原因** 使用粗针强刺激，或出现触电感后仍然大幅度提插，造成神经及神经干损伤。

2. **症状** 刺中神经干或神经根时，会出现触电样针感。当神经受损后，多出现麻木、灼痛等症状，甚至出现神经分布区域及所支配脏器的功能障碍或末梢神经炎等症状。

3. **处理** 一旦出现神经损伤症状，切勿继续提插捻转，应立即缓慢出针。可应用B族维生素类药物治疗。严重者可在相应经络腧穴上进行B族维生素类药物穴位注射，或根据病情需要应用激素冲击疗法以对症治疗。

4. **预防** 针刺神经干附近穴位时，手法宜轻；出现触电感时，不可再使用强刺激手法。

十、针刺的注意事项

针刺治病，除了应注意预防晕针、滞针、弯针、断针、血肿等异常情况的发生外，还应注意不同针刺部位的特点以及患者的身体状况，以提高针刺的安全性。

（一）施术部位的宜忌

1. **颈项部腧穴的针刺注意事项** 针刺颈部的天突穴时，应注意针刺角度、方向和深度，避免刺伤气管、主动脉弓；针刺人迎穴时要用押手拨开颈总动脉，缓慢进针。针刺项部的风府、哑门等腧穴时，要注意掌握针刺角度、方向和深度，不宜大幅度提插、捻转，以免刺伤延髓。

2. **眼区腧穴的针刺注意事项** 针刺眼区的睛明、承泣、上明、球后等腧穴时，应注意针刺的方向、角度和深度，缓慢进针，仔细体察针下感觉，避免使用大幅度提插、捻转手法。出针时动作轻柔，出针后按压针孔以防止或减少出血。

3. **胸胁、腰背部腧穴的针刺注意事项** 对胸、胁、腰、背脏腑所居之处的腧穴不宜直刺、深刺，肝脾肿大、肺气肿患者更应注意。医者在进行针刺过程中，精神必须高度集中，令患者选择适当的体位，严格掌握进针的深度、角度，防止事故发生。

4. **腹部腧穴的针刺注意事项** 上腹部近胸部的腧穴不宜深刺或向上斜刺，以免刺伤胃、肝或心脏。针刺下腹部腧穴时，应了解患者膀胱充盈状况，如有尿潴留时要掌握适当的针刺方向、角度、深度等，避免误伤膀胱。对于妇女，应注意询问其怀孕情况。

（二）患者状态的宜忌

1. 过于饥饿、疲劳、精神过于紧张者不宜立即进行针刺。

2．年老体弱、针刺耐受程度差、初次针刺者，应使用卧位针刺，且不宜强刺激。

3．妇女行经时，若非为了调经，合谷、三阴交、昆仑、至阴等一些通经活血的腧穴应慎刺。妊娠妇女针刺时应注意：怀孕3个月以内者，不宜针刺小腹部的腧穴；若怀孕3个月以上者，腹部、腰骶部的腧穴也不宜针刺。合谷、三阴交、昆仑、至阴等腧穴，在怀孕期间亦应禁刺。此外，怀孕期间需要针刺治疗者，应注意精简针刺穴位，不宜使用强刺激手法。习惯性流产者则应慎用针刺。

4．小儿囟门未合时，头项部的腧穴一般不宜针刺。对于不能合作的小儿，针刺时宜采用快针法，不宜留针。

（三）病情的宜忌

1．常有自发性出血或损伤后出血不止的患者，不宜针刺。

2．皮肤有感染、溃疡、瘢痕或肿瘤的部位，不宜针刺。

实训实练十六　毫针进针手法练习

【实训目标】能在人体上顺利操作单手进针法、双手进针法及管针进针法。

【实训用品】治疗床、75%乙醇、棉球、棉签、酒精缸、针灸针。

【实训步骤】

1．教师示范操作单手进针法、双手进针法及管针进针法。

2．学生两人一组，互为模特。教师巡回指导。

3．模特取仰卧位，充分暴露上、下肢和腹部。在合谷穴行单手进针法、印堂穴行提捏进针法、曲池穴行指切进针法、天枢穴行舒张进针法、丰隆穴行夹持进针法、足三里穴行管针进针法。

4．转换角色，另一名学生依次操作。

5．操作完毕后整理器物，做好清洁卫生。

【注意事项】操作须认真严谨、大方得体，注意保护隐私和人文关怀，必要时用毛巾对身体暴露部分进行遮挡。

实训实练十七　毫针行针手法练习

【实训目标】能在人体上顺利操作行针的基本手法和辅助手法。

【实训用品】治疗床、75%乙醇、棉球、棉签、酒精缸、针灸针。

【实训步骤】

1．教师示范操作行针的基本手法和辅助手法。

2．学生两人一组，互为模特。教师巡回指导。

3．模特取坐位或卧位，充分暴露针刺腧穴部位皮肤。自选穴位分别操作行针的基本手法和辅助手法，操作过程中注意体会得气时手下感觉，询问对方针感的强弱以及是否有循经感传现象等。

4．转换角色，另一名学生依次操作。

5．操作完毕后整理器物，做好清洁卫生。

【注意事项】操作须认真严谨、大方得体，注意保护隐私和人文关怀，必要时用毛巾对身体暴露部位进行遮挡。

实训实练十八　针刺补泻手法练习

【实训目标】能在人体上正确操作6种针刺补泻手法的补法、泻法及平补平泻法。

【实训用品】治疗床、75%乙醇、棉球、棉签、酒精缸、针灸针。

【实训步骤】

1．教师示范操作6种针刺补泻手法的补法和泻法及平补平泻法。

2．学生两人一组，互为模特。教师巡回指导。

3．模特取坐位或卧位，充分暴露针刺腧穴部位皮肤。自选穴位分别操作6种针刺补泻手法的补法、泻法及平补平泻法。

4．转换角色，另一名学生依次操作。

5．操作完毕后整理器物，做好清洁卫生。

【注意事项】操作须认真严谨、大方得体，注意保护隐私和人文关怀，必要时用毛巾对身体暴露部分进行遮挡。

目标检测

答案解析

单项选择题

1．取头、面、胸、腹部以及下肢前面的腧穴应选择的体位是（　）

A．仰卧位　B．侧卧位　C．俯卧位　D．仰靠坐位　E．侧伏坐位

2．适用于皮肉浅薄部位腧穴的毫针进针方法是（　）

A．指切进针法　B．挟持进针法　C．提捏进针法　D．舒张进针法　E．单手进针法

3．提插补泻法的泻法是（　）

A．重提轻插，幅度小，频率快　B．重提轻插，幅度大，频率快　C．重提轻插，幅度小，频率慢　D．重插轻提，幅度大，频率快　E．轻插轻提，幅度大，频率快

4．作用于经脉循行线的辅助行针手法是（　）

A．刮法　B．弹法　C．颤法　D．循法　E．飞法

5．精神紧张可引起的针刺异常情况是（　）

A．晕针　B．瘀血　C．血肿　D．断针　E．弯针

（陈春华）

书网融合……

知识回顾

微课

习题

项目二　灸　法

PPT

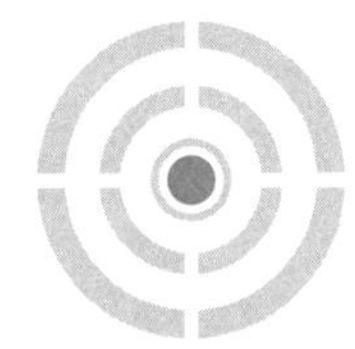

学习目标

知识要求：

1. 掌握灸法的作用、分类和注意事项。
2. 熟悉灸法的适应证。

技能要求：

1. 能熟练操作艾炷灸、艾条灸和温针灸。
2. 能规范地应用艾灸法开展临床诊疗。

灸法是以艾绒或其他药物点燃后悬置或放置在穴位或病变部位，进行烧灼、温熨，借灸火的热力以及药物的作用，达到防治疾病和保健目的的一种外治方法。灸法是以经络、脏腑理论为指导，在《医学入门》中记载："凡病药之不及，针之不到，必须灸之。"清代吴亦鼎《神灸经纶》曰："夫灸取于火，以火性热而至速，体柔而用刚，能消阴翳，走而不守，善入脏腑。取艾之辛香为炷，能通十二经，入三阴，理气血，以治百病，效如反掌。"近代张锡纯《医学衷中参西录》中记载："灸法神妙，据病各灸其处，亦可随手奏效。而于筋骨诸病，或沉痼之疾，灸之尤为得力，真济世活人之慈航哉。"因此，灸法在防治疾病方面有独特的疗效，并且能弥补针药治疗某些方面的不足。

一、艾灸常识

1. 艾材　施灸的材料，可用者甚多，但古今皆以艾绒（艾叶加工而成的软绒状物）为主。它具有芳香易燃，火力温和持久，穿透力强，善通十二经脉及奇经八脉，可深入脏腑或透达病所的特点。《本草从新》中记载："艾叶苦辛，生温，熟热，纯阳之性，能回垂绝之阳，通十二经，走三阴，理气血，逐寒湿，暖子宫……以之灸火，能透诸经而除百病。"艾绒具有温经散寒、扶阳固脱、消瘀散结、防病保健的作用。

2. 艾灸分类　灸法种类繁多，根据灸法所用的材料，一般可分为艾炷灸、艾条灸和其他灸法。艾炷灸和艾条灸以艾绒为材料，艾炷灸分为直接灸和间接灸，艾条灸分为悬起灸、实按灸、温针灸和温灸器灸等；其他灸法以艾绒以外的物品作为材料，分为灯火灸、天灸等。常用灸法分类如图3-2-1。

二、灸法的治疗作用

1. 温经散寒　人体的正常生命活动有赖于气血的运行，气血正常运行则病不能成。《素问·异法方宜论》曰："脏寒生满病，其治宜灸焫"。《灵枢·禁服》曰："陷下者，脉血结于中，中有着血，血寒，故宜灸之。"灸火的温和热力具有直接的温通经络、驱散寒邪之功，加强了机体气血运行，达到临床治疗的目的。临床常用于治疗寒凝血滞、经络痹阻所引起的寒湿痹痛、痛经、经闭、胃脘痛、腹冷痛、泄泻、痢疾等。

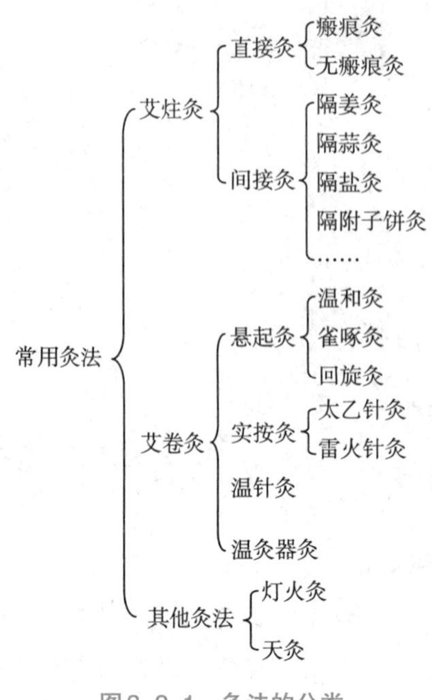

图3-2-1 灸法的分类

2. 扶阳固脱 阳气是人体一生之根本。得其所则人寿，失其所则人夭，故阳气衰则阴气盛，阴盛则为寒、为厥，甚至阳亡则成脱证。此时施艾灸治疗，如《扁鹊心书》曰："真气虚则人病，真气脱则人死，保命之法，灼艾第一。"《伤寒论·辨厥阴病脉证并治》曰："下利，手足厥冷，无脉者，灸之。"说明阳气下陷或欲脱之危证，皆可用灸法，可起到回阳救逆、扶阳固脱的作用。临床上多用于治疗脱证，以及中气不足、阳气下陷而引起的遗尿、脱肛、阴挺、崩漏、带下、胎动不安、痰饮等证。

3. 消瘀散结 气为血帅，血随气行，气得温则行，气行则血亦行，气滞则血瘀，气涩则血凝。脏腑经脉中运行的营血、津液，需要气的推动。当气血推动作用减弱时，人体就会出现营血、津液生成不足与运行迟缓，局部就会产生瘀滞结节。《灵枢·刺节真邪》曰："脉中之血，凝而留止，弗之火调，弗能取之。"又说："血脉凝结，坚搏不往来者……火气已通，血脉乃行。"艾灸能使气机通畅，营卫调和，具有消瘀散结、行气活血的作用。故临床常用于治疗气血凝滞之疾，如瘰疬、乳痈初起等证。

4. 引热外行 艾火的热力能使皮肤腠理开放，毛窍畅通，从而引热外行。《医学入门》曰："热者灸之，引郁热之气外发，火就燥之义也。"《医宗金鉴·痈疽灸法篇》曰："痈疽初起七日内，开结拔毒灸最有宜，不痛灸至痛方止，疮疡灸至不疼时。"灸法能以热引热，使热外出。故灸法可用于某些热性病，如疖肿、丹毒、带状疱疹以及骨蒸潮热、虚劳咳喘等。

5. 防病保健 灸法预防保健历史悠久，古代医家早就认识到了预防疾病的重要性，并提出了"防病于未然""治未病"的学术思想。如《扁鹊心书·须识扶阳》曰："人于无病时，常灸关元、气海、命门、中脘，虽未得长生，亦可保百年寿也。"《医说·针灸》曰："若要安，三里莫要干。""三里灸不绝，一切灾病息。"这些均说明无病施灸，可以激发人体的正气，增强抗病能力，使人精力充沛，长寿不衰，常灸关元、气海、命门、足三里等有预防保健作用，今人称之为"保健灸"。在现代，艾灸法的预防保健作用已成为重要的保健方法之一。

三、施术方法

（一）艾炷灸

将艾炷（艾炷：用手工或器具将艾绒制作成小圆锥形的物体）置于施灸部位点燃而治病的方法，称为艾炷灸（图3–2–2）。分为直接灸和间接灸两类。

1. 直接灸　是将艾炷直接放置在施灸部位皮肤表面上点燃施灸的一种方法，又称明灸、着肤灸。根据施灸部位皮肤刺激有无灼伤化脓分为瘢痕灸（化脓灸）和无瘢痕灸（非化脓灸）两种。

（1）瘢痕灸　将大小适宜的艾炷直接置于施灸部位的皮肤上施灸，直至皮肤起疱，渐致形成非感染性化脓，最后结痂形成灸疮，留下瘢痕的一种艾灸疗法，又称“化脓灸”。一般施灸前在施灸部位涂以少许凡士林或葱、蒜的汁液，增加黏附和刺激作用，然后放置艾炷，用火点燃艾炷施灸。每一壮必须燃尽，除去艾灰后，方可继续易炷再灸，待规定壮数灸完为止。施灸时，由于艾火烧灼皮肤，患者感到灼痛难忍时，可在施灸处周围轻轻拍打，以减轻疼痛。灸完一壮后，用纱布蘸冷开水轻擦灸处，反复灸10壮左右。灸后敷贴膏药，用无菌纱布覆盖局部，并用胶布固定。在正常情况下，施灸部位大约1周即可化脓，化脓时每日换药1次，施灸部位形成灸疮，经过5~6周，灸疮自行痊愈，结痂脱落后而留下瘢痕。因此，施灸前必须征求患者同意合作后，方可使用本方法。临床上常用于治疗顽固性疾病，如哮喘、肺痨、慢性胃肠道疾病、瘰疬等（图3–2–3）。

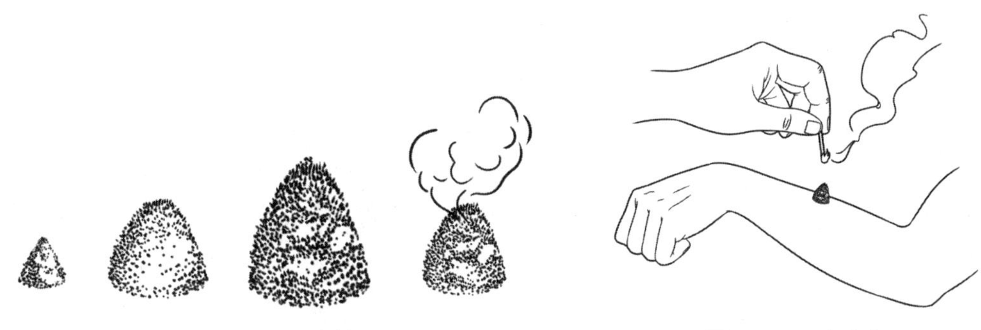

图3–2–2　艾炷　　　图3–2–3　直接灸

（2）无瘢痕灸　将大小适宜的艾炷直接置于施灸部位的皮肤上施灸，局部皮肤潮红，灸后皮肤不化脓、不留瘢痕的一种艾灸疗法，又称“非化脓灸”。先在施灸部位涂以少许凡士林或葱、蒜的汁液，增加黏附和刺激作用，然后将艾炷置于皮肤上，点燃灸之。当艾炷燃至2/5至1/4时，患者局部感觉有灼痛时，用镊子夹去艾炷，更换艾炷再灸，连续灸3~7壮，以皮肤红晕而不起疱为度。临床上常用于慢性虚寒性疾病，如哮喘、眩晕、慢性腹泻、风寒湿痹和皮肤疣等。

2. 间接灸　是指艾炷与施灸部位皮肤之间衬隔物品的灸法，又称“隔物灸”。根据间隔药物的不同，间接灸又有多种灸法（图3–2–4）。

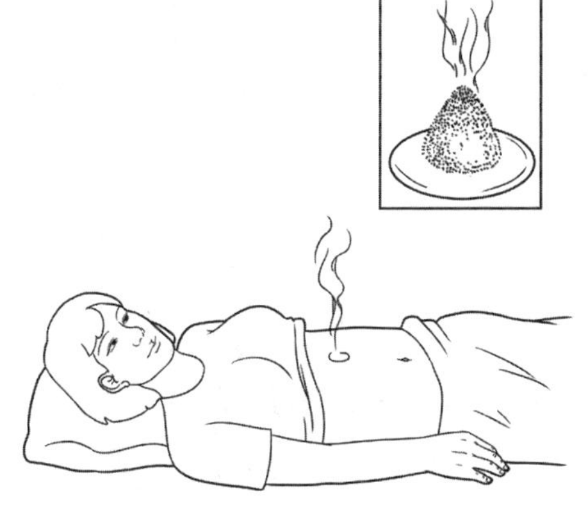

图3–2–4　间接灸

（1）隔姜灸　是在艾炷与施灸部位皮肤之间隔姜片的施灸方法。将鲜姜切片，直径2~3cm，厚0.2~0.3cm，中间用针穿数孔，把姜片放在施灸部位皮肤上，再将艾炷置于姜片上点燃施灸。当艾炷燃尽，再易炷施灸。灸完规定的壮数，一般6~9壮，以皮肤出现红晕不起疱为度，随时观察局部皮肤情况，以免局部起疱。在施灸的过程中，当患者感到灼痛时更换艾炷，姜片烧坏时更换姜片。临床上常用于因寒而致的呕吐、腹痛以及风寒痹痛等病证。

（2）隔蒜灸　是在艾炷与施灸部位皮肤之间隔蒜片的施灸方法。将鲜大蒜头切成厚0.2~0.3cm的薄片，中间用针穿数孔，把蒜片放在腧穴皮肤或患处，然后将艾炷置于蒜片上，点燃施灸。待艾炷燃烬，再易炷施灸。灸完规定的壮数，一般5~7壮。在施灸过程中，当患者局部不耐受时更换艾炷，施灸数壮后，蒜片焦干萎缩时，应置换新的蒜片。临床常用于瘰疬、肺痨、虚劳等病证。

（3）隔盐灸　是艾炷置于盐上施灸的方法。用纯净干燥的食盐填敷于脐部，盐上再置姜片，置艾炷于其上，点燃施灸。待艾炷燃烬或患者出现灼痛时，更换艾炷再灸，灸完所规定壮数，一般灸5~9壮。亡阳脱证不拘壮数，灸至病情好转为止。此法施灸时，若患者脐窝太浅，填盐时可适当高出皮肤，增加盐的厚度，以免烫伤。临床常用于伤寒阴证、吐泻并作及中风脱证等病证。

（4）隔附子饼灸　将附子研粉末，以黄酒调成厚0.5~0.8cm、直径2~3cm的药饼，中间用针穿数孔，将附子饼置于腧穴体表与艾炷之间，点燃施灸。待艾炷燃烬或患者出现灼痛时，更换艾炷再灸，灸完所规定壮数，一般灸3~9壮，以皮肤红晕为度。隔附子饼灸具有温补肾阳的作用，临床常用于命门火衰而致的阳痿、早泄或疮疡久溃不敛等病证。

（二）艾条灸

艾条灸是将艾绒制作成艾条，将艾条的一端点燃对准应灸腧穴或患处，与皮肤保持一定距离，进行艾灸的一种方法，又称“艾卷灸”。可分为悬起灸和实按灸两种方式。

1. 悬起灸　指将点燃艾条一端悬于应施灸部位腧穴或患处上方一定距离施灸的方法。悬起灸根据操作方法不同，分为温和灸、雀啄灸、回旋灸。

（1）温和灸　将艾条点燃的一端对准应灸腧穴或患处，距离皮肤2~3cm处，固定不移地进行熏烤，以患者局部皮肤有温热感而无灼痛为宜，一般每处灸10~15分钟，以局部皮肤出现红晕为度。此法施灸时，若患者感到局部温热舒适可固定不移，如患者感觉太烫可加大与皮肤之间的距离。对于小儿或局部皮肤感觉障碍者，医者可以将食、中二指分开，置于施灸部位的两侧，这样可以通过医者的手指来感知患者局部受热程度，以便于随时调整施灸的距离和时间，从而防止烫伤（图3-2-5）。

（2）雀啄灸　医者手持艾条的中上部，将艾条点燃的一端对准应灸腧穴或患处，时近时远上下移动，如鸟雀啄食，一上一下地活动施灸，给施灸局部一个变量的刺激。灸至皮肤出现红晕，有温热感而无灼痛感为度。一般可灸10~15分钟。施灸时要注意及时掸除艾灰，避免烫伤皮肤（图3-2-6）。

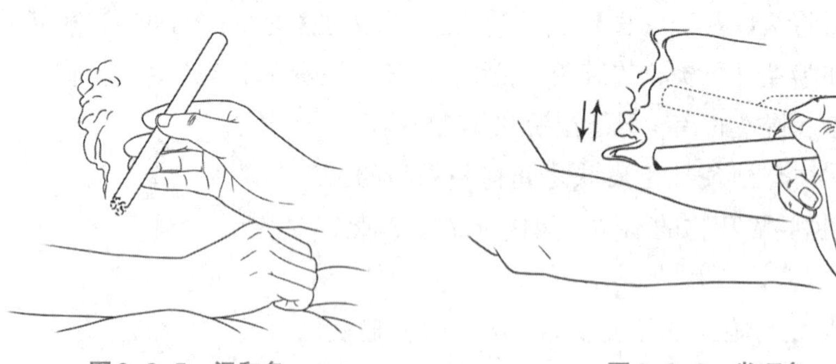

图3-2-5　温和灸　　图3-2-6　雀啄灸

（3）回旋灸　医者手持卷条的中上部，将艾条点燃的一端对准应灸腧穴或患处，与施灸部位的皮肤保持相对距离2~3cm，做平行向左右方向移动或反复回转地施灸（图3-2-7）。

2. 实按灸　在施灸腧穴或患处垫上数层棉布或纸，然后将药物卷条的一端点燃，乘热按在施术部位上，停留1~2秒，使热力透达深部，若艾火熄灭，再点再按。根据掺入的药物不同分为太乙针和雷火针两种。

（1）太乙针灸　用纯净细软的艾绒150g平铺在40cm见方的桑皮纸上。将人参125g、穿山甲250g、山羊血90g、千年健500g、钻地风300g、肉桂500g、小茴香500g、苍术500g、甘草1000g、防风2000g、麝香少许，共为细末，取药末24g掺入艾绒内，紧卷成爆竹状，外用鸡蛋清封固，阴干后备用。

施灸时，将太乙针的卷条一端点燃，用棉布6~7层包裹其艾火端，医者手持卷条，立即紧按于应灸的腧穴或患处，停留1~2秒后抬起，进行灸熨，若艾火熄灭则点再燃再按熨。如此反复灸熨，灸至皮肤红晕为度，一般灸熨7~10次为度。此法治疗风寒湿痹、肢体顽麻、痿弱无力、半身不遂等证均有效。

（2）雷火针灸　制作方法与“太乙针灸”相同，仅药物处方有异。此法用纯净细软的艾绒125g，沉香、乳香、羌活、干姜、穿山甲各9g，麝香少许，共为细末。施灸方法与“太乙针灸”相同。《针灸大成·雷火针法》载：“治闪挫诸骨间痛，及寒湿气痛而畏刺者。”临床上除治上证外，大体与“太乙针灸”主治相同。

3. 温针灸　温针灸是针刺与艾灸结合应用的一种方法。将针刺入腧穴留置适宜深度，将纯净细软的艾绒捏在针尾上，或截取2cm艾条一段，将一端中心扎一小孔，深1~1.5cm，然后把有孔的一端经针尾插套在针柄上，点燃施灸。用此法时应注意防止艾灰脱落烫伤皮肤，可预先用硬纸片垫隔于艾条与皮肤之间（图3-2-8）。

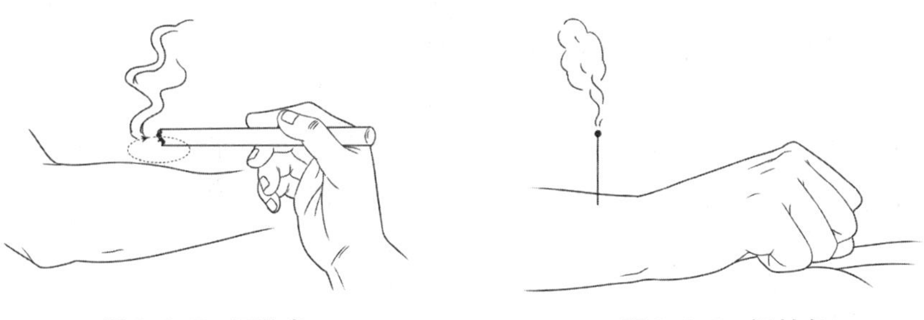

图3-2-7　回旋灸　　图3-2-8　温针灸

4. 温灸器灸　温灸器又名灸疗器，是一种专门用于施灸的器具，用温灸器施灸的方法称温灸器灸。临床常用的有温灸盒（图3-2-9）和温灸筒（图3-2-10）。施灸时，将艾绒，或加掺药物，装入温灸器内点燃后，将温灸器之盖扣好，即可置于腧穴或应灸部位，进行熨灸，直到所灸部位的皮肤红润为度。此法具有调和气血、温中散寒的作用，临床上多用于小儿、妇女和畏惧灸治者。

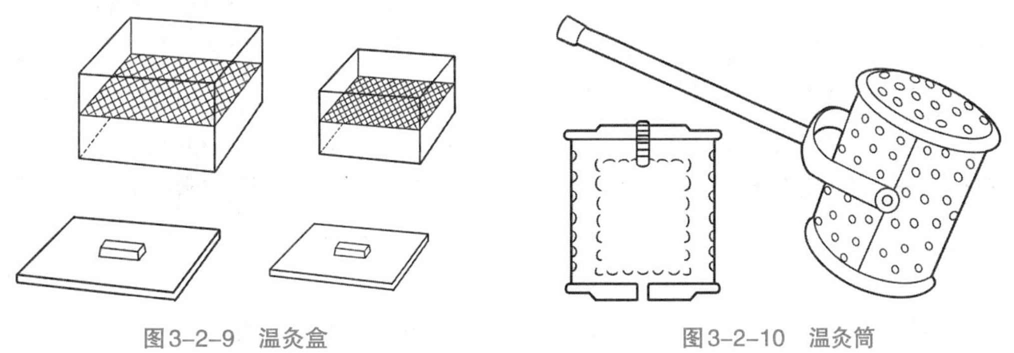

图3-2-9　温灸盒　　图3-2-10　温灸筒

（三）其他灸法

其他灸法又称非艾灸法，是以艾绒以外的物品作为材料施灸的方法。其他灸法较多，下面主要介绍两种常用的灸法。

1. 灯火灸　灯火灸又称灯草灸、爆灯灸、打灯灸，也称神灯灸。施灸时取长10~15cm的灯心草或纸绳，用一端蘸麻油或植物油，浸3~4cm长，点燃后将其对准穴位或患处，迅速接触皮肤，随后可听到清脆"叭"的声音，快速将灯心草移去。如无爆焠之声则可重复一次。此法主要用于小儿痄腮、喉蛾、吐泻、麻疹、惊风等病证。

2. 天灸　天灸又称发疱灸、药物灸，是将具有刺激性的药物涂抹或贴敷于穴位或患处，数时或数天后局部皮肤出现充血、起疱的一种治疗方法。所选药物大多为单味药，也可是复方，临床常用的天灸药物有白芥子、斑蝥、天南星、细辛、大蒜等数十种。施灸时，取适量药物研成细末，调制如糊状，做成硬币大小厚薄的小饼，贴敷于腧穴或患处，外敷油纸，胶布固定。贴敷1~3小时后，以局部出现发痒、发红、疼痛、起疱等反应为度。临床上所选药物不同，其功效也有所不同。如细辛主要用于小儿口腔炎；大蒜主要用于扁桃体炎、喉痹；白芥子主要用于哮喘。

四、施灸的顺序与补泻

1. 施灸的先后顺序　古代对施灸的先后顺序就有明确的要求。《备急千金要方》曰："凡灸当先阳后阴……先上后下。"《明堂灸经》也指出："先灸上，后灸下；先灸少，后灸多。"这说明艾灸的一般顺序是先阳部后阴部，先灸上后灸下，先灸头部后灸四肢，先灸背部后灸胸腹部；就壮数而言，先灸少而后灸多，即由少逐渐增多；就大小而言，先灸艾炷小者而后灸大者，每壮递增。但特殊情况下，灵活应用，可酌情而施。如脱肛时，可先灸长强以收肛，后灸百会以举陷。

2. 施灸的补泻方法　灸法既可以用于补虚，又可以用于泻实。《灵枢·背腧》曰："气盛则泻之，虚则补之。以火补者，毋吹其火，须自灭也。以火泻者，疾吹其火，传其艾，须其火灭也。"说明临床上若想灸法在治疗过程中产生预期的补泻效应，需根据患者的情况及辨证施治的原则，结合腧穴性能，酌情运用。

五、灸法的量学要素

1. 艾灸量　灸法是一种重要的外治法，刺激量的大小直接影响疗效。灸法的量学要素是指与灸法刺激量及效应密切相关的量学因素，包括施灸时的刺激时间、施灸的方式、艾炷的大小、壮数的多少，以及与皮肤的距离等。如艾炷的灸量一般以大小和壮数多少进行计算，炷小、壮数少则量小，炷大、壮数多则量大，每个穴位一般3~7壮。《扁鹊心书·窦材灸法》曰："凡灸大人，艾炷须如莲子，底阔三分；若灸四肢及小儿，艾炷如苍耳子大；灸头面，艾炷如麦粒大。"艾条灸一般以距离皮肤2~3cm，不引起灼痛为度，时间短、刺激量小，时间长、刺激量大；温灸器灸则以时间来计算；艾条实按灸则以熨灸的次数进行计算。在具体施灸中还要考虑患者的年龄、体质、性别、病情、治疗部位及皮肤的敏感性等影响因素。

2. 艾灸时间与疗程　每次施灸时间一般为10~40分钟，5~15次为一个疗程或可根据病情灵活确定。

六、适应证

灸法的适应证广泛，临床以阴证、虚证、寒证为宜。如阳痿、遗尿、脱肛、痹痛、痿证、久泻、久痢、胃痛、腹痛、冷哮、崩漏、阴挺、男子虚羸少气、小儿疳积等皆可使用灸法；灸法还可用于中风脱证、大汗亡阳、气虚暴脱等危急重症的急救，以及外科的阴疽、瘰疬、瘿瘤等。

七、禁忌证

灸法是临床应用非常广泛的治疗方法之一，但也有一些病证不适宜使用。

1. 禁灸部位　凡皮薄肉少部位，筋肉结聚处、大血管处、心前区、妊娠期妇女的腰骶部和下腹部、乳房、阴部、睾丸等部位，不可施灸。

2. 慎用灸情况　对高热、抽搐、昏迷、醉酒、过饱、过饥、过渴、过劳、极度疲劳、大汗淋漓、情绪不稳、身体极度消瘦衰竭者，以及精神病患者等，暂时不适合灸治，应待异常情况解除后方可施灸。

3. 各种灸法的禁忌　如颜面、关节部位不适宜用直接灸，以免形成瘢痕，影响美观或造成关节活动受限。

4. 不宜施灸的病证　对实热证、阴虚发热者，一般不宜灸治。

5. 其他禁忌　对灸法恐惧、艾灸过敏者，以及脉搏每分钟超过90次者，不宜进行灸治。

八、注意事项

1. 专心致志，耐心坚持。施灸前向患者讲解相关情况，消除恐惧心理，如在施灸瘢痕灸前，必须告知患者，取得同意后，方可进行。

2. 患者取舒适体位，充分暴露治疗部位。要根据处方找准患处、腧穴，以保证艾灸的效果。

3. 注意安全用火。施灸时一定要注意防止落火，谨防艾火烧坏衣物或被褥，烫伤患者。处理好艾灰、废用灸材、污物，保证环境卫生安全。

4. 注意保暖和防暑。因施灸时要暴露部分体表部位，在冬季要保暖，在夏天高温时要防中暑，同时还要保持室内空气通畅、清新。

九、灸后处理

施灸后局部出现皮肤微红、灼热，均属于正常现象，无须处理，短时间内即可消失。施灸过量，时间过长，若出现小水疱不要擦破，任其自然吸收；若出现大水疱，用消毒针刺破后放出水液，或用注射器将水液抽出，再涂以龙胆紫，并以消毒纱布覆盖，胶布固定即可。瘢痕灸者，在灸疮化脓期间要注意休息，慎做重体力劳动，保护痂皮，局部保持清洁，严防感染，如感染者需外科处理。

实训实练十九　常用灸法实训

【实训目标】通过训练，掌握常用艾灸法的操作技术。

【实训用品】艾绒、艾条、镊子、打火机、酒精灯、75%乙醇、一次性无菌针、医用棉签、手消、各种温灸器、艾灰缸、艾座等。

【实训步骤】

1. 教师示教

（1）艾炷灸法

1）直接灸法

①瘢痕灸法：a.选择体位，定取穴位：取舒适体位，充分暴露待灸腧穴或患处。b.放置艾炷：施灸部位涂以少许凡士林或葱、蒜的汁液，放置适宜艾炷。c.点火施灸：用火点燃艾炷施灸，每一壮必须燃尽，除去艾灰后，方可继续易炷再灸，待规定壮数灸完为止。d.敷贴膏药：灸毕后，在施灸处贴敷消炎

药膏，用无菌纱布覆盖局部，并用胶布固定。

②无瘢痕灸法：无瘢痕灸法的操作方法与瘢痕灸法基本相同，不同的是点燃艾炷，不等艾火烧到皮肤，当患者局部感觉有灼痛时，用镊子夹去艾炷，更换艾炷再灸，以皮肤红晕而不起疱为度。

2）间接灸法

①隔姜灸法：将鲜姜切片，直径2~3cm，厚0.2~0.3cm，中间用针穿数孔，把姜片放在施灸部位皮肤上，再将艾炷置于姜片上点燃施灸。

②隔蒜灸法：将鲜大头蒜切成厚0.2~0.3cm的薄片，中间用针穿数孔，把蒜片放在腧穴皮肤或患处，然后将艾炷置于蒜片上，点燃施灸。

③隔盐灸：用纯净干燥的食盐填敷于脐部或于盐上再置姜片，再置艾炷于其上，点燃施灸。

④隔附子饼灸：将附子研粉末，以黄酒调成厚0.5~0.8cm、直径2~3cm的药饼，中间用针穿数孔，将附子饼置于腧穴体表与艾炷之间，点燃施灸。

（2）艾条灸法

1）悬起灸：将点燃艾条一端悬于应施灸部位腧穴或患处上方一定距离施灸。悬起灸根据操作方法不同，分为温和灸、雀啄灸、回旋灸。

①温和灸：将艾条点燃的一端端对准应灸腧穴或患处，距离皮肤2~3cm处，固定不移地进行熏烤，以患者局部皮肤有温热感而无灼痛为宜。

②雀啄灸：手持艾条的中上部，将艾条点燃的一端对准应灸腧穴或患处，时近时远上下移动，如鸟雀啄食，一上一下活动地施灸，给施灸局部一个变量的刺激。

③回旋灸：手持艾条的中上部，将艾条的点燃一端对准应灸腧穴或患处，与施灸部位的皮肤保持相对距离2~3cm，做平行向左右方向移动或反复回转地艾灸。

2）实按灸法

①太乙针灸：将太乙针的卷条一端点燃，用棉布6~7层包裹其艾火端，医者手持艾条，立即紧按于应灸的腧穴或患处，进行灸熨，停止1~2秒后抬起，若艾火熄灭则再点燃再按熨。

②雷火针灸：取雷火神针1支，其操作方法与太乙针灸法相同。

（3）温针灸法　先针刺得气并给予适当补泻手法而留针，针留置适宜深度，将纯净细软的艾绒捏在针尾上，或截取2cm艾条一段，将一端中心扎一小孔，深1~1.5cm，然后把有孔的一端经针尾插套在针柄上，点燃施灸。

2. 学生分组练习　两个学生一组，互相模拟医者与患者，选择相应部位腧穴或患处进行各种常用灸法的练习，教师巡回辅导。

【注意事项】医患配合，整个练习过程中医生要体现出人文关怀；患者选择合适的体位；严格掌握灸法禁忌证和操作要领；注意用火安全，如艾炷和艾条的灭火方式。

目标检测

答案解析

单项选择题

1. 下列哪项不是灸法的治疗作用（　）

A. 温经散寒　B. 扶阳固脱　C. 开窍泄热　D. 消瘀散结　E. 防病保健

2. 下列哪项是施灸的禁忌证（　）

A. 泄泻　B. 脱肛　C. 乳痈初期　D. 阴虚发热证　E. 瘤

3. 不属于隔姜灸适应证的是（　）

A. 风寒湿痹　B. 泄泻　C. 腹痛　D. 瘰疬　E. 呕吐

4. 化脓灸属于（　）

A. 直接灸　B. 间接灸　C. 温和灸　D. 回旋灸　E. 实按灸

5. 有关瘢痕灸的叙述，不正确的是（　）

A. 选用大小适宜的艾炷

B. 实施前先在所灸腧穴部位涂以少量大蒜汁

C. 每壮艾炷不必燃尽，燃剩1/4时应易炷再灸

D. 灸后1周左右，施灸部位化脓形成灸疮

E. 常用于治疗哮喘、肺痨、瘰疬等慢性病或顽疾

（陈　旭）

书网融合……

知识回顾

习题

项目三 拔罐法

PPT

学习目标

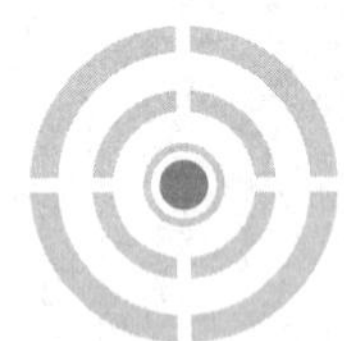

知识要求：
1. 掌握拔罐的方法、作用及适用范围。
2. 熟悉罐的种类和注意事项。

技能要求：
1. 能规范操作拔罐技术。
2. 会应用拔罐技术开展临床诊疗和养生保健。

思政课堂

奥运会上的“火罐印”令世界瞩目

在2008年的北京奥运会上，许多运动员身上的“火罐印”令世界瞩目，拔火罐等中医疗法上了许多国家的“热搜榜”。当时的英国《泰晤士报》发表了一篇题为“外国运动员排队尝试古老中医疗法”的报道，介绍了外国教练员和运动员在北京奥运村接受中医治疗的经历。在北京奥运会上，中医按摩保健服务志愿者让中医药登上了奥运会的舞台，推动了中医药文化走向世界。

自此，各届奥运会的许多运动员喜欢上了拔火罐等中医疗法，甚至有运动员称“这是秘密武器，帮助我缓解在训练中带来的伤痛和损害，它的疗效比我之前花很多钱去治疗的效果都要好”。

运动员身体本来比较健壮，为什么上场前还要大面积拔火罐呢？因为拔火罐具有通经活络、行气活血、消肿止痛、祛风散寒等治疗作用。

小小火罐登上了世界大舞台！让我们学好针灸，向世界展示更多的中医药神奇魅力！

拔罐法是以罐为工具，利用燃烧或排气等方式排除罐内空气，形成负压，使之吸附于腧穴或应拔部位的体表，产生良性刺激，使被拔部位的皮肤充血、瘀血，以达到防治疾病目的的方法。又称“火罐疗法”“吸筒疗法”，古称“角法”。

拔罐疗法有着悠久的历史，早在马王堆汉墓出土的帛书《五十二病方》中就有关于“角”的记载：“牡痔居窍旁，大者如枣，小者如枣核者方：以小角角之，如熟二斗米顷，而张角。”《外科正宗》记载：“一筒拔回寿命符，治发背已成将溃时，脓毒不得外发，必致内攻，乃生烦躁，重如负石。非此法拔提，毒气难出。”拔罐起初主要为外科治疗疮疡时，用来吸血排脓。随着医疗实践的不断发展，不仅罐的质量和拔罐的方法不断得到改进和创新，而且治疗的范围也逐渐扩大到内、外、妇、儿等各科，并经常和针刺配合使用，是目前临床治疗疾病常用的一种方法。

一、常用罐的种类

目前临床常用的有玻璃罐、竹罐、陶罐、抽气罐（图3-3-1）。

1. 玻璃罐　用耐热硬质玻璃加工制成。形似笆斗，肚大口小，下端开口，罐口边缘略突向外且厚实平滑，分各种号型。其优点为吸附力大，清晰透明，能直接观察罐内皮肤充血、瘀血等情况，利于随时掌握拔罐时间和刺激量等情况，故临床最常用。其缺点是容易破碎。

2. 竹罐　取坚实成熟的竹筒，一头开口，一头留节作底，罐口直径为3~5cm或6~8cm，长8~10cm。其优点为取材容易，制作简便，轻巧价廉，不易摔碎。其缺点是易燥裂而漏气，吸附力小，且不透明，不易观察罐内皮肤充血等情况。

3. 陶罐　陶罐是用陶土烧制而成，罐的两端较小，罐口光整，中间稍向外凸起，其形如鼓。其优点为吸附力大，易于高温消毒；缺点为质重易碎，且不透明，观察不到罐内皮肤充血等情况。

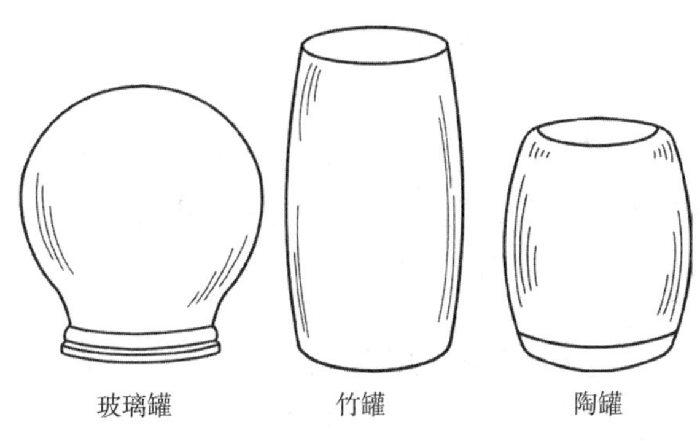

图3-3-1　常用罐

4. 抽气罐　由一种特制的罐具和一个抽气装置构成，通过抽吸方法来拔罐的器具。其优点为罐内无明火，不会烫伤，使用安全，方法简单，便于观察，不易摔碎。其缺点为无火罐的温热刺激作用，吸附力不强。

二、拔罐的吸拔方法

1. 燃烧吸定法

（1）闪火法　一手持罐靠近应拔部位，罐口朝下，一手用镊子夹取95%乙醇棉球，用火点燃后，立即深入罐内中段绕1~2圈，将火退出，迅速将罐扣在应拔的部位上。此法罐内无燃烧物坠落，不易烫伤皮肤，较为安全，适宜各部位、各种体位的拔罐，是临床上最常用的拔罐方法。但须注意勿将罐口烧热，以防烫伤皮肤（图3-3-2）。

（2）投火法　将乙醇棉球或易燃纸片，点燃后投入罐内，然后迅速将罐扣在施术部位。此法需注意将纸投入罐内时，未燃的一端容易落下烫伤皮肤，因此，多适宜于侧面部位的拔罐（图3-3-3）。

（3）贴棉法　取1~2cm大小的棉花一块，浸95%乙醇后，紧贴在罐内壁的中段，用火点燃后，迅速将罐扣在应拔部位。此法应注意浸润乙醇不宜过多，否则燃烧时乙醇易流淌于罐口，烫伤皮肤。

（4）架火法　取一不易燃烧的块状物，直径要小于罐口，上置95%乙醇棉球，放在应拔的部位上，点燃后迅速将罐扣上。此法不易烫伤皮肤，吸附力较强，适宜于肌肉丰厚而较平坦部位的拔罐。

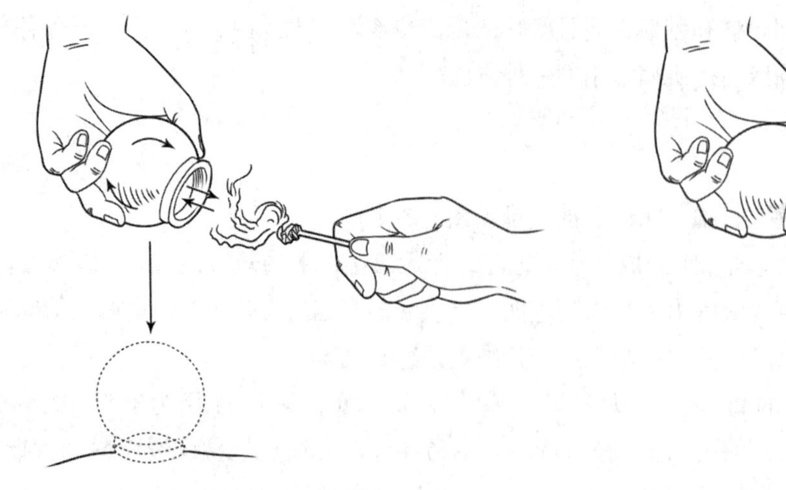

图3-3-2 闪火法

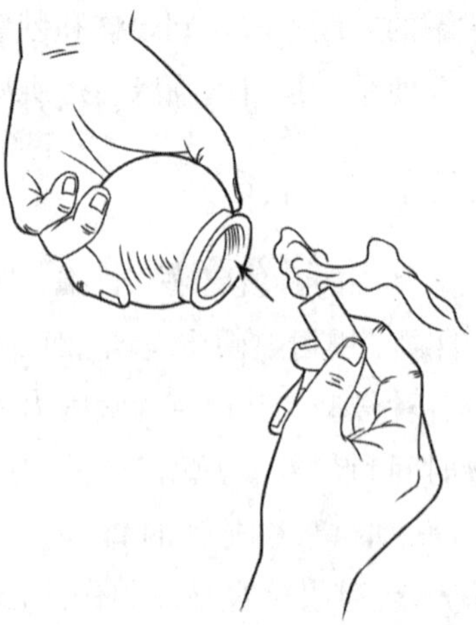

图3-3-3 投火法

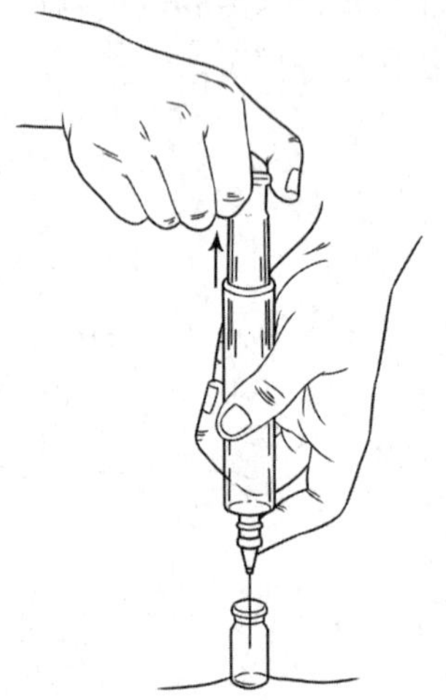

图3-3-4 抽气吸定法

2. 沸水吸定法 即利用沸水排出罐内空气，造成负压，使罐吸定在皮肤上的方法。此法一般选用竹罐。操作时，先将竹罐放在锅内加水煮沸2~3分钟，然后用镊子夹住竹罐的底部，甩去水液，或用折叠的毛巾紧扪罐口，趁热扣在皮肤上，即可拔上。此法吸拔力较小，操作应迅捷。

3. 抽气吸定法 先将备好的抽气罐紧扣在应拔部位，再用抽气筒将罐内空气抽出，使产生适当负压，即能吸拔住。此法适用于任何部位（图3-3-4）。

三、拔罐的应用方法

1. 操作方法

（1）留罐 又称坐罐法。将罐吸拔在应拔部位后，留置于施术部位10~15分钟，以局部皮肤潮红或皮下瘀血呈紫黑色为度，然后将罐起下。此法适用于大部分病症，是较常用的拔罐法。根据病变范围大小，可分为单罐法和多罐法。如胃痛，可在中脘穴拔单罐；如腰肌劳损，可在腰部的穴位和疼痛明显的部位纵横并列吸拔多个罐。

（2）走罐 又称推罐法或拉罐法。选择口径较大的罐，罐口平滑较厚实，先在罐口或施术部位涂一些润滑油，将罐吸拔好后，以手握住罐底，稍倾斜，即推动方向的后边着力，前边略提起，慢慢向前推动，这样在皮肤表面上下或左右，来回推拉移动数次，至皮肤潮红为度。一般用于面积较大、肌肉丰厚的部位，如腰背部、大腿等处（图3-3-5）。

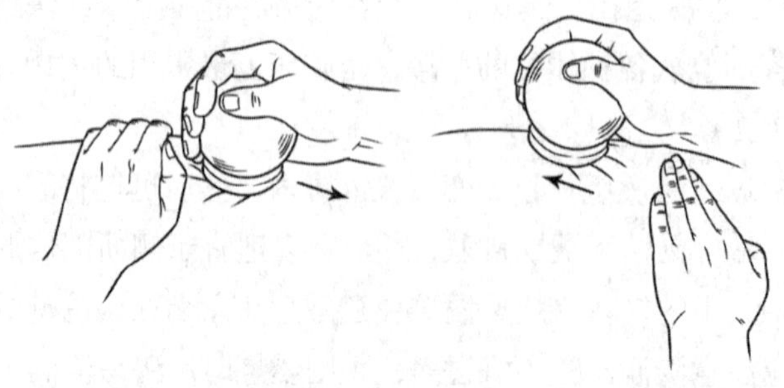

图3-3-5 走罐法

（3）闪罐 将罐拔上后立即起下，如此反复多次地拔住起下、起下拔住，以皮肤潮红、充血，或瘀血为度。需注意闪罐大多采用火罐法，且所用的罐不宜过大。多用于局部皮肤麻木，吸拔不紧或留罐有困难处，如小儿、年轻女性的面部。

（4）刺血拔罐　又称刺络拔罐法，是点刺出血加拔罐的一种治疗方法。在应拔部位用75%乙醇棉球消毒皮肤，先用梅花针、三棱针快速点刺局部，以皮肤红润稍有渗血为好。将火罐迅速拔在刺血部位，留置5~15分钟。多用于各种热证、实证、瘀血证，以及某些皮肤病，如神经性皮炎、痤疮、丹毒、扭伤、乳痈等。

（5）留针拔罐　简称针罐，即是将针刺和拔罐结合的方法。即在针刺留针时，将罐拔在以针为中点的部位上5~10分钟，待皮肤红润、充血或瘀血时，起罐起针。此法能起到针罐配合的作用。常用于风湿痹痛、急性腰扭伤、肩周炎等疾病（图3-3-6）。

2. 起罐方法　医者双手配合，一手拿罐，另一手用拇指或食指轻轻按下罐口边缘的皮肤（图3-3-7），或将罐特制的进气阀拉起，空气进入罐内后罐即落下。若罐吸附过强时，不可用力猛拔，以免损伤皮肤。

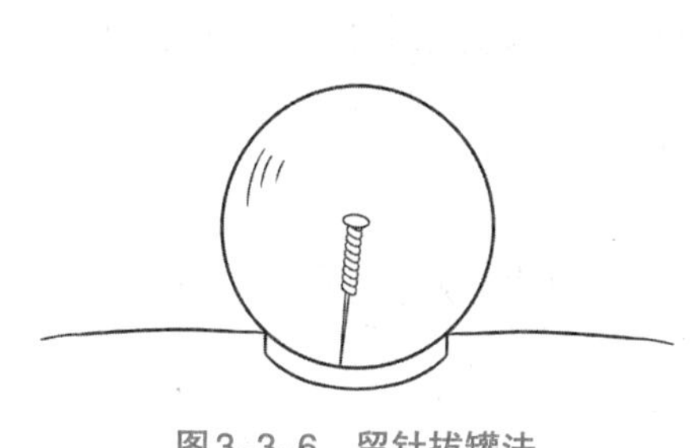

图3-3-6　留针拔罐法

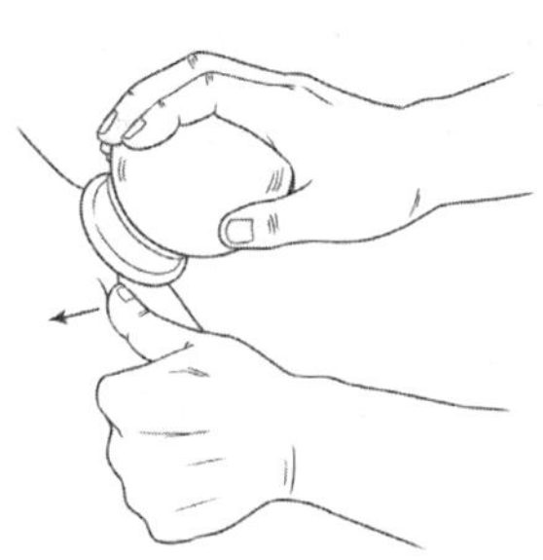

图3-3-7　起罐法

3. 留罐时间与疗程　一般留罐的时间为5~15分钟。若肌肤对拔罐反应明显，皮肤薄弱、年老体弱、儿童患者，可以适当缩短治疗时间。一般同一部位拔罐隔日1次，慢性病证以7~10次为1个疗程，两个疗程之间需间隔3~5天；急性病证直至痊愈为止。

四、拔罐的治疗作用

拔罐法简单实用、疗效显著，具有通经活络、行气活血、消肿止痛、祛风散寒等治疗作用。

五、拔罐的适应证

拔罐法适用范围较为广泛，一般多用于神经衰弱、风寒湿痹、腰背肩臂腿痛、关节痛、软组织闪挫扭伤及伤风感冒、头痛、咳嗽、哮喘、胃脘痛、呕吐、腹痛、泄泻、痛经、中风偏瘫、丹毒、红丝疔、毒蛇咬伤等。

六、拔罐的禁忌证

血小板减少性紫癜、白血病、血友病等有出血倾向疾病，传染性皮肤病，静脉血栓早期及抽搐等不宜拔罐。皮肤有毛发、溃疡、瘢痕、骨骼凹凸、水肿、过敏处，外伤骨折部位，大血管分布部位，五官部位，孕妇的腹部、腰骶部等部位禁拔罐。

七、拔罐的注意事项

1. 患者取舒适体位，拔罐时嘱咐患者不要随意移动体位，以防罐具脱落。
2. 拔罐时手法操作要熟练，动作要稳、准、轻、快，但要注意安全，不能灼伤或烫伤皮肤。

3. 根据患者治疗部位面积大小，选用合适的罐具。

4. 在留针拔罐时，须防止肌肉收缩，发生弯针，并避免罐底碰压针柄将针撞压入深处，造成损伤。

5. 在使用多罐时，火罐排列的距离一般不宜太近，否则因皮肤被火罐牵拉会产生疼痛，同时因罐子互相排挤，也不宜拔牢。

6. 在应用走罐时，不能在骨突出处推拉，以免损伤皮肤，或火罐漏气脱落。

7. 在留罐时，注意观察拔罐的部位和患者反应，以便及时处理。如患者突然出现头晕、胸闷、心慌、恶心欲呕、肢体发软、冷汗淋漓，甚者瞬间意识丧失等晕罐现象，应立即起罐，并参照晕针处理。

8. 起罐时手法要轻缓，以一手抵住罐边皮肤，按压一下，使气进入，罐子即能脱落，不可强拉或旋转罐具，以免引起疼痛或造成损伤。

9. 拔罐处若出现点片状紫红色瘀点、瘀斑，或微热痛感，或局部发红，片刻后即消失，恢复正常皮色，属于拔罐的正常反应，一般不需处理。

10. 起罐后局部呈红晕或紫色为正常现象，数日内便可消退。若出现小水疱，不要擦破，任其自然吸收。如水疱过大，可用针刺破，放出水液，涂上龙胆紫，然后用无菌纱布覆盖，以防感染。

实训实练二十　常用拔罐法实训

【实训目标】

1. 通过训练，掌握临床常用的拔罐技术及操作方法。

2. 熟悉各种不同的拔罐工具。

【实训用品】各种规格的玻璃罐、抽气罐、竹罐，治疗盘，镊子或止血钳，95%乙醇，火柴或打火机，润滑剂（甘油、凡士林等），纸片，棉花等。

【实训步骤】

1. 教师示教

（1）临床常用的吸定方法

①闪火法：一手持罐靠近应拔部位，罐口朝下，一手用镊子夹95%乙醇棉球，用火点燃后，立即深入罐内中段绕1~2圈，将火退出，迅速将罐扣在施术部位上。

②投火法：将易棉球或易燃纸片，点燃后投入罐内，然后迅速将罐扣在施术部位。

③贴棉法：取1~2cm大小的棉花一块，浸95%乙醇后，紧贴在罐内壁中段，用火点燃，迅速将罐扣在应拔部位。

④抽气吸定法：先将备好的抽气罐紧扣在应拔部位，再用抽气筒将罐内空气抽出，使产生适当负压，即能吸拔住。

（2）拔罐法的临床应用

①闪火法：将罐拔上后立即起下，如此反复多次地拔住起下、起下拔住，直至皮肤潮红、充血，或瘀血。

②留罐法：将罐吸拔在应拔部位后留置一定时间，使局部皮肤潮红或皮下瘀血呈紫黑色，然后将罐起下。

③走罐法：选择口径较大的罐，罐口平滑较厚实，先在罐口或施术部位涂一些润滑油脂，将罐吸拔好后，以手握住罐底，稍倾斜，即推动方向的后边着力，前边略提起，慢慢向前推动，这样在皮肤表面

上下或左右或循经，来回推拉移动数次，以皮肤潮红为度。

④刺血拔罐法：选定治疗部位后，用75%乙醇棉球消毒皮肤，先用针点刺局部，以皮肤红润稍有渗血为好。将火罐迅速拔在刺血部位，火罐吸着后，留置时观察出血多少决定拔罐的时间，一般每次留罐5~15分钟。起罐后，用消毒纱布擦净血迹。

⑤留针拔罐法：在针刺留针时，用闪火法将罐拔在以针为中点的部位上5~10分钟，待皮肤红润，充血或瘀血时，起罐起针。

2. 学生分组练习　两个学生一组，互相模拟医者与患者，选择相应部位腧穴或患处进行各种常用拔罐法的练习，教师巡回辅导。

【注意事项】医患配合，练习拔罐过程中医者始终要体现出人文关怀；患者选择适合的体位，严格无菌操作；选择大小适宜的罐具；注意拔罐手法要稳、准、轻、快；注意用火安全，严格掌握拔罐法的禁忌证和异常情况的处理。

目标检测

答案解析

单项选择题

1. 最早记载拔罐法的古代医书是（　）
   A.《五十二病方》　B.《黄帝内经》　C.《难经》　D.《备急千金要方》　E.《肘后备急方》
2. 在面积较大、肌肉丰厚处拔罐时，多选用（　）
   A. 留罐法　B. 走罐法　C. 闪罐法　D. 留针拔罐法　E. 刺血拔罐法
3. 治疗热证、实证、瘀血证时宜选用的拔罐方法（　）
   A. 刺血拔罐法　B. 留针拔罐法　C. 闪罐法　D. 走罐法　E. 留罐法
4. 以下各项中，不属于拔罐治疗作用的是（　）
   A. 通经活络　B. 祛风散寒　C. 行气活血　D. 消肿止痛　E. 解毒杀虫
5. 不宜进行拔罐的病证（　）
   A. 中风　B. 腹痛　C. 头痛　D. 抽搐　E. 失眠

（陈　旭）

书网融合……

知识回顾

习题

项目四　头针法

PPT

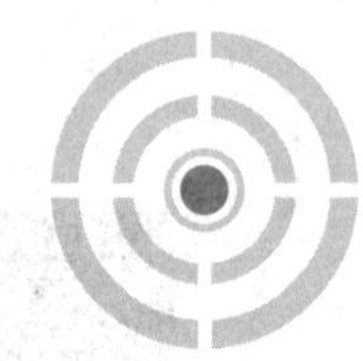

学习目标

知识要求：

熟悉标准头穴线的定位及头针的操作方法；头针法的适应证及注意事项。

技能要求：

1. 能对头针治疗线正确定位。
2. 会应用头针技术开展临床诊疗。

头针法是指采用毫针或其他针具在头部特定的头穴线上进行刺激以防治疾病的方法，又称头皮针。头针法是在传统的针灸理论基础上发展起来的，早在《素问·脉要精微论》中就指出："头者，精明之府。"头为诸阳之会，手足三阳经皆上循于头面部，所有阴经经别和阳经相合后亦上达于头面。因此，针刺头部有关刺激点，通过经络的疏导，可以调整脏腑、躯干和四肢的功能。

目前头针广泛应用于临床，经过多年实践，对头针穴线的定位、主治和操作方法积累了更多经验，并且推广到世界多个国家和地区。为了适应头针疗法的推广和交流，促进其进一步发展，中国针灸协会按分区定经、经上选穴、结合古代透刺穴位方法的原则，制定了《头皮针穴名国际标准化方案》（简称《标准化方案》），并于1984年在日本召开的世界卫生组织西太区会议上正式通过。

一、标准线定位及主治

标准头穴线均位于头皮部位，按颅骨的解剖分额区、顶区、顶颞区、颞区、枕区5个区，共14条标准穴线（左侧、右侧、中央共25条）。现将其定位、主治及操作分述如下。

（一）额区

1. 额中线

【定位】在额部正中，前发际上下各0.5寸，即从督脉神庭穴向前引一直线，长1寸（图3-4-1）。

【主治】头痛、强笑、自哭、失眠、健忘、多梦、癫狂痫、鼻病等。

【操作】从神庭向前平刺1寸，行快速捻转手法。

2. 额旁1线

【定位】在额部，直对目内眦，发际上下各0.5寸，即从膀胱经眉冲穴向前引一直线，长1寸（图3-4-1）。

【主治】冠心病、心绞痛、支气管哮喘，支气管炎、失眠等上焦病证。

【操作】从眉冲穴向前平刺。

3. 额旁2线

【定位】在额部，直对瞳孔，发际上下各0.5寸，即从胆经头临泣穴向下引一直线，长1寸（图3-4-1）。

【主治】急、慢性胃炎，胃及十二指肠溃疡，肝胆疾病。

【操作】从头临泣穴向前平刺1寸，行快速捻转手法。

4. 额旁3线

【定位】在额部，从胃经头维穴内侧0.75寸起向下引一条直线，长1寸（图3-4-1）。

【主治】功能性子宫出血、阳痿、遗精、尿频、尿急、子宫脱垂等下焦病症。

【操作】从此线上端进针，向前平刺1寸，行快速捻转手法。

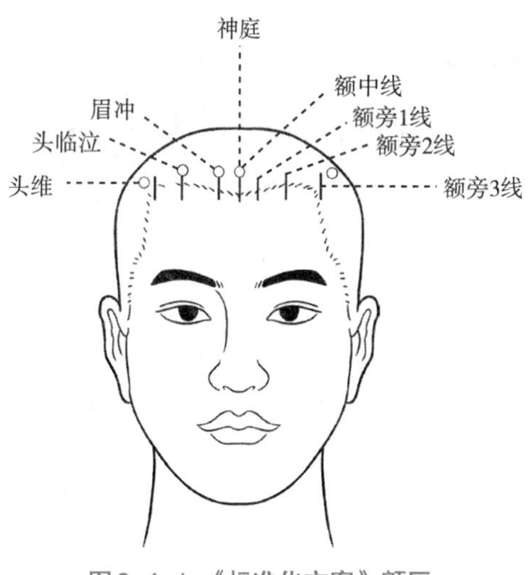

图3-4-1 《标准化方案》额区

（二）顶区

1. 顶中线

【定位】在头顶正中线上，从督脉百会穴至前顶穴1.5寸（图3-4-2）。

【主治】腰、腿、足病证（如瘫痪、麻木、疼痛），皮质性多尿，小儿夜尿，脱肛，胃下垂，子宫脱垂，高血压头顶痛等。

【操作】从百会穴进针，向前透刺至前顶，行快速捻转手法。

2. 顶旁1线

【定位】在头顶部，顶中线左右各旁开1.5寸，从膀胱经承光穴向后引一条长1.5寸的线（图3-4-3）。

【主治】腰、腿、足病证，如瘫痪、麻木、疼痛等。

【操作】从承光穴进针，向后平刺1.5寸，行快速捻转手法。

3. 顶旁2线

【定位】在头顶部，顶中线左右各旁开2.25寸，从胆经正营穴向后引一条长1.5寸的线（图3-4-3）。

【主治】肩、臂、手病证，如瘫痪、麻木、疼痛等。

【操作】从正营穴进针，向后平刺1.5寸，行快速捻转手法。

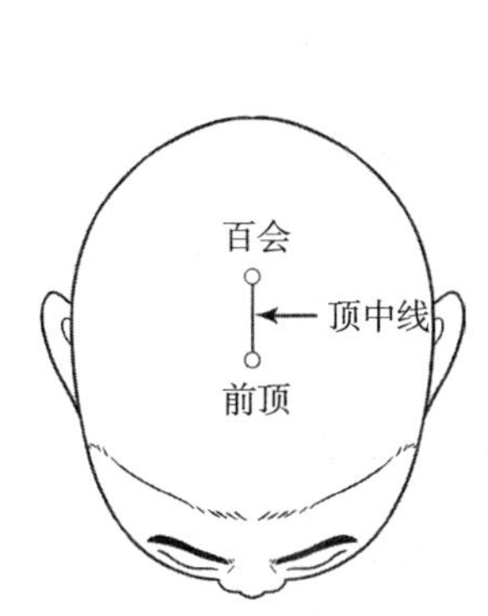

图3-4-2 《标准化方案》顶区

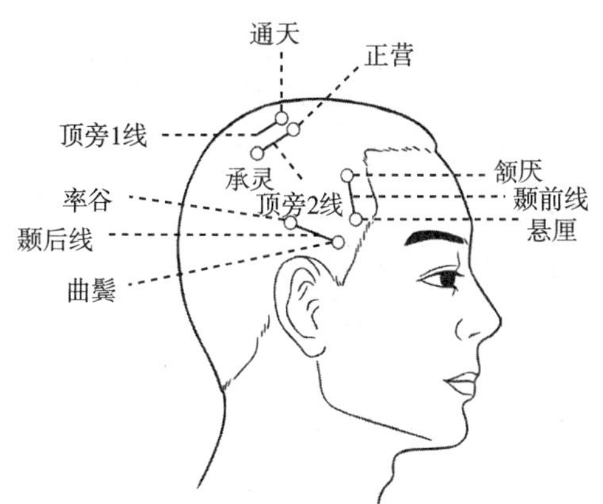

图3-4-3 《标准化方案》顶颞区

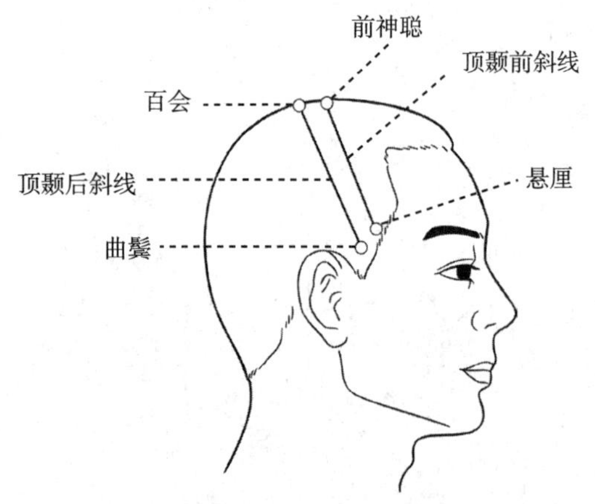

图3-4-4 《标准化方案》顶区与颞区

（三）顶颞区

1. 顶颞前斜线

【定位】在头侧面，从头部经外奇穴前神聪穴至颞部胆经悬厘穴引一斜线（图3-4-4）。

【主治】对侧肢体中枢性运动功能障碍。全线分5等份：上1/5段，治疗对侧下肢和躯干瘫痪；中2/5段，治疗对侧上肢瘫痪；下2/5段，治疗中枢性面瘫、运动性失语、流涎、发音障碍、脑动脉硬化等。

【操作】由前神聪向悬厘分段接力平刺，行快速捻转手法。

2. 顶颞后斜线

【定位】在头侧面，顶颞前斜线之后1寸，与其平行的线。即从督脉百会穴至颞部胆经曲鬓穴引一斜线（图3-4-4）。

【主治】对侧肢体中枢性感觉障碍。全线分5等份：上1/5段，治疗对侧下肢和躯干感觉异常；中2/5段，治疗对侧上肢感觉异常；下2/5段，治疗头面部感觉异常。

【操作】由百会向曲鬓分段接力平刺，然后行快速捻转手法。

（四）颞区

1. 颞前线

【定位】在头的侧面，从胆经颔厌穴至悬厘穴连一直线（图3-4-3）。

【主治】偏头痛、运动性失语、周围性面瘫及口腔疾病等。

【操作】由颔厌穴透刺至悬厘穴，行快速捻转手法

2. 颞后线

【定位】在头的侧面，从胆经的率谷穴向下至曲鬓穴连一直线（图3-4-3）。

【主治】偏头痛、耳鸣、耳聋、眩晕等。

【操作】从率谷穴透刺至曲鬓穴，行快速捻转手法。

（五）枕区

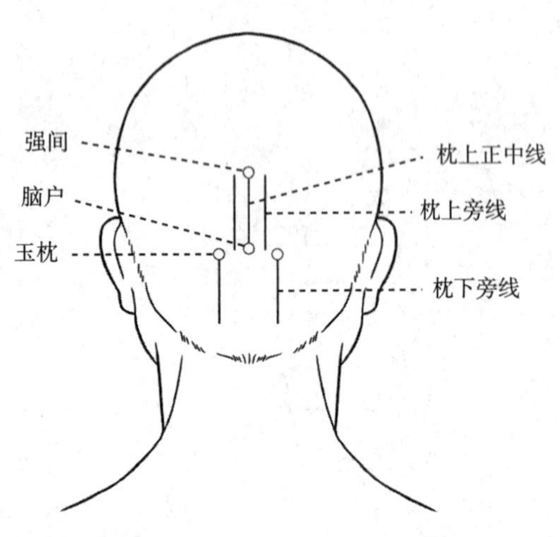

图3-4-5 《标准化方案》枕区

1. 枕上正中线

【定位】在枕部，枕外隆凸上方正中的垂直线。即从督脉强间穴至脑户穴一段长1.5寸的连线（图3-4-5）。

【主治】眼病、腰脊痛。

【操作】从强间穴透刺1.5寸至脑户，行快速捻转手法。

2. 枕上旁线

【定位】在枕部，枕上正中线平行向外0.5寸，即从枕外隆凸督脉脑户穴旁开0.5寸起，向上引一条长1.5寸的线。（图3-4-5）。

【主治】皮层性视力障碍、白内障、近视等。

【操作】由此线的下端进针，向上平刺1.5寸，行快速

捻转手法。

3. 枕下旁线

【定位】在枕部，从膀胱经玉枕穴向下引一直线，长2寸（图3-4-5）。

【主治】小脑疾病引起的平衡障碍、后头痛等。

【操作】由玉枕穴进针，向下平刺2寸，行快速捻转手法。

二、操作方法

（一）施术前准备

1. 明确诊断　明确诊断是正确治疗的前提，不能仅凭主诉就对患者进行治疗。患者就诊后，除了详细询问病史，了解患者并发症、体质、治疗史、既往史及家族史等外，还应该进行全面的体格检查和必要的临床辅助检查，待明确诊断后才能进行头皮针治疗。

2. 穴线选择　根据病证治疗选用不同的头针穴线。

3. 针具选择　根据病情和操作部位选择不同型号的毫针，一般成人选用28~30号、1.5~2.0寸长的不锈钢毫针，小儿则用0.5~1.0寸针。针具的针身光滑、无锈蚀和折痕，针柄牢固，针尖锐利、无倒钩。

4. 体位选择　患者取舒适、医者便于操作的治疗体位。取坐位或卧位，依不同疾病选定刺激穴区，单侧肢体疾病，选用对侧刺激区；双侧肢体疾病，选用双侧刺激区；并可选用有关刺激区配合治疗。

5. 消毒

（1）针具消毒　选择高压消毒法，宜选用一次性毫针。

（2）部位消毒　用75%的乙醇棉球或者碘伏棉球在针刺部位中心点向外做环形擦拭消毒。

（3）医者消毒　医者双手用肥皂水清洗干净，再用75%乙醇棉球擦拭施术手指。施术时医者应尽量避免手指直接接触针体，如必须接触针体时，可用消毒干棉球作间隔物，以保证针身无菌。

（二）施术方法

1. 进针

（1）进针角度　一般根据操作部位选择不同型号的毫针，针体与头皮呈15°~30°夹角，针尖向穴线方向，快速将针刺入头皮下。

（2）快速进针　将针迅速刺入皮下，当针尖到达帽状腱膜下层时，针下阻力减小，再将针体沿帽状腱膜下层按穴线方向进针。根据不同穴线长度，刺入不同深度。

（3）进针的深度　进针的深度应根据患者的具体病情和处方要求而决定。一般情况下，针刺入帽状腱膜下层后，使针体平卧，以进针0.5~1.5寸为宜。

2. 行针　一般用拇指掌侧面和食指桡侧面夹持针柄，以食指的掌指关节快速连续屈伸，使针体左右旋转，捻转速度每分钟可达200次左右，持续捻转2~3分钟。

3. 留针

（1）静留针　在留针期间不施行任何针刺手法。一般情况下，头针的留针时间宜在15~30分钟。如症状严重、病情复杂、病程较长者，可留针2小时以上。

（2）动留针　在留针期间，间歇重复施行相应手法，以加强刺激，在较短时间内获得即时疗效。一般情况下，留针时间宜在15~30分钟，间歇行针2~3次，每次2分钟左右。

4. 针刺反应　针刺后，患者局部会出现酸、胀、重、痛、热等自觉反应，以痛、胀为多见。有时还会出现麻、凉、肌肉跳动或抽动等感觉，而且这种感觉会向着一定的方向和部位扩散，可在肢体的同侧、对侧或呈带状分布，甚至传导全身。

5. 出针　押手固定穴线周围头皮，刺手夹持针柄轻轻捻转以松动针身，如针下无紧涩感，即可出针。出针后应用无菌干棉球按压针孔片刻，以防出血。

6. 疗程　每日或隔日针刺1次，10~15次为1个疗程。休息5~7天后，再做下一疗程。

三、适应证

1. 脑源性疾患　如中风、颅脑损伤、眩晕、皮层性多尿、视力障碍，小儿脑瘫、智能迟滞、震颤麻痹、癫痫、假性球麻痹、舞蹈病、耳鸣、失语、麻木等病证。

2. 神经精神疾病　如坐骨神经痛、三叉神经痛、神经性耳聋、截瘫、小儿麻痹后遗症、神经衰弱、各种神经痛、精神病等。

3. 各种痛证　如头痛、肩周炎、关节炎等，还可以用于外科手术的针刺麻醉。

四、禁忌证

1. 婴、幼儿囟门和骨缝尚未骨化者禁用头针。

2. 头部颅骨缺损处或开放性脑损伤部位，头部有严重感染、溃疡、瘢痕者禁用头针。

3. 患有严重心脏病、重度糖尿病、重度贫血、急性炎症和心力衰竭者禁用头针。

4. 中风患者，急性期如因脑血管意外而引起昏迷、血压过高、出血尚未控制者，暂不宜用头针治疗，须待血压和病情稳定后方可做头针治疗。

五、注意事项

1. 头皮有毛发，必须严格消毒，以防感染。

2. 头针的刺激性较强，刺激时间较长，医者必须注意观察患者表情，以防晕针。

3. 留针应注意安全，针体应稍微露出头皮，不宜碰触留置在头皮下的毫针，以免发生弯针和折针。头针长时间留针时，并不影响患者肢体活动，在留针期间可嘱患者配合运动，有利于提高疗效。

4. 对精神紧张、过饱、过饥者应慎用，不应采用强刺激手法。

5. 头皮刺激要迅速，注意避开发囊、瘢痕，行针时注意针下感觉，如有阻力或局部疼痛时，要及时调整针刺方向与深度，以保证针体刺入帽状腱膜下。

6. 由于头皮血管丰富，容易出血，故出针时必须用无菌干棉球按压针孔1~2分钟。

7. 头发较密部位易遗忘所刺毫针，故起针时须反复检查。

目标检测

答案解析

单项选择题

1. 治疗生殖系统疾病，应选择（　）

A. 额中线　B. 额旁1线　C. 额旁3线　D. 颞前线　E. 颞后线

2. 治疗耳鸣、耳聋，应选择（　）

A. 额中线　B. 额旁1线　C. 颞前线　D. 颞后线　E. 额旁3线

3. 额旁2线的主治疾病是（　）

A. 精神失常、心肺疾患　　B. 急、慢性胃炎，肝胆疾病

C. 功能性子宫出血、阳痿、尿频　　D. 腰腿足病、脱肛、小儿夜尿

E. 肩、臂、手等病症

4. 治疗周围性面瘫，应选用的头穴线是（　）

A. 顶颞前斜线　　B. 顶颞后斜线　　C. 顶旁2线　　D. 颞前线　　E. 颞后线

5. 用头针进行治疗时，应达到的解剖组织层是（　）

A. 骨膜　　B. 肌肉　　C. 皮内　　D. 皮下　　E. 帽状腱膜

（陈　旭）

书网融合……

知识回顾

习题

项目五 耳针法

PPT

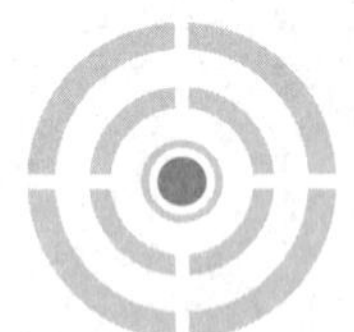

学习目标

知识要求：

1. 掌握耳穴的分布特点、选穴原则。

2. 熟悉常用耳穴的定位、耳穴的操作方法；耳针的适应证及注意事项。

技能要求：

1. 能准确找出耳穴的部位。

2. 会应用耳针技术开展临床治疗和养生保健。

耳针法是指用毫针或其他方法刺激耳穴，以防治疾病的一种方法。早在《灵枢·五邪》中就有记载："邪在肝，则两胁中痛……取耳间青脉以去其掣。"唐代《备急千金要方》有取耳中穴治疗黄疸、寒暑疫毒等病。历代医学文献记载有用针、灸、吸、按摩、耳道塞药、吹药等方法刺激耳廓以防治疾病，以望、触耳廓诊断疾病，时至今日，耳针应用已非常普遍。

一、耳廓表面解剖图

具体内容见图3-5-1。

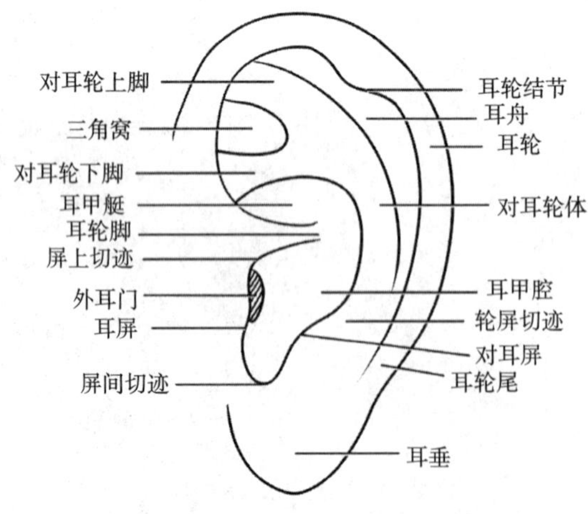

图3-5-1 耳廓表面解剖

（一）耳廓正面

具体内容见表3–5–1。

表3–5–1　耳廓正面表面解剖

序号	名称	部位
1	耳轮	耳廓外缘向前卷曲的游离部分
2	耳轮结节	耳轮后上部稍突出部分
3	耳轮尾	耳轮下缘与耳垂交界处
4	耳轮脚	耳轮深入耳甲的部分
5	对耳轮	与耳轮相对之隆起处
6	对耳轮上脚	对耳轮向上分支的部分
7	对耳轮下脚	对耳轮向前分支的部分
8	三角窝	对耳轮上下脚之间形成的三角凹窝
9	耳舟	耳轮与对耳轮之间的凹沟
10	耳屏	耳廓前方呈瓣状的隆起
11	对耳屏	耳垂上部与耳屏相对隆起
12	屏上切迹	耳屏上缘与耳轮脚之间的凹陷
13	屏间切迹	耳屏与对耳轮之间的切迹
14	轮屏切迹	耳屏与对耳轮之间的凹陷
15	耳甲	部分耳轮和对耳轮、对耳屏、耳屏及外耳门之间的凹窝
16	耳甲艇	耳轮脚以上的耳甲部
17	耳甲腔	耳轮脚以下的耳甲部
18	耳垂	耳廓最下部无软骨的皮垂部分

（二）耳廓背面

具体内容见表3–5–2。

表3–5–2　耳廓背面表面解剖名称

序号	名称	部位
1	耳轮背面	耳轮的外侧面
2	耳垂背面	耳垂背面平坦部分
3	对耳轮沟	对耳轮在耳背呈现的凹沟
4	对耳轮上脚沟	对耳轮上脚在耳背呈现的凹沟
5	对耳轮下脚沟	对耳轮下脚在耳背呈现的凹沟
6	三角窝隆起	三角窝背面的凹沟
7	耳甲艇、耳甲腔隆起	耳甲艇、耳甲腔背面的隆起
8	上耳根	耳廓与头部相连的最上处
9	下耳根	耳廓与头部相连的最下处
10	耳轮脚沟	耳轮脚沟在背面呈现的凹陷

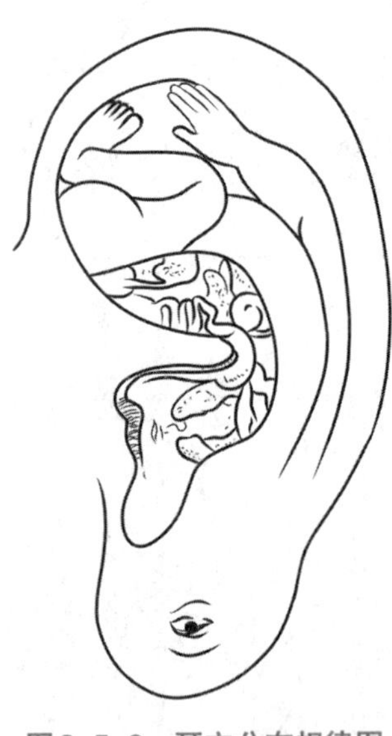

图3-5-2 耳穴分布规律图

二、耳穴的分布规律

耳穴是指分布在耳廓上的一些特定区域，人体的脏腑或身体发生疾病，往往在耳廓的相应部位出现敏感点，皮肤电特异性改变、变色等反应。可通过这些现象来诊断疾病和防治疾病。耳穴在耳廓上的排列好像一个在子宫内倒置的胎儿，头面部相对的耳穴分布在耳垂，上肢部相对应的耳穴分布在耳舟，躯干和下肢部相对的耳穴分布在对耳轮上、下脚，内脏相对应的耳穴分布在耳甲（图3-5-2）。

三、常用耳穴定位及主治

为了方便准确取穴，根据国家标准《耳穴名称与部位》的相关内容，将每个部位分为若干个区，耳廓上有91个穴位，耳廓分区代号见图3-5-3，耳穴定位见图3-5-4。

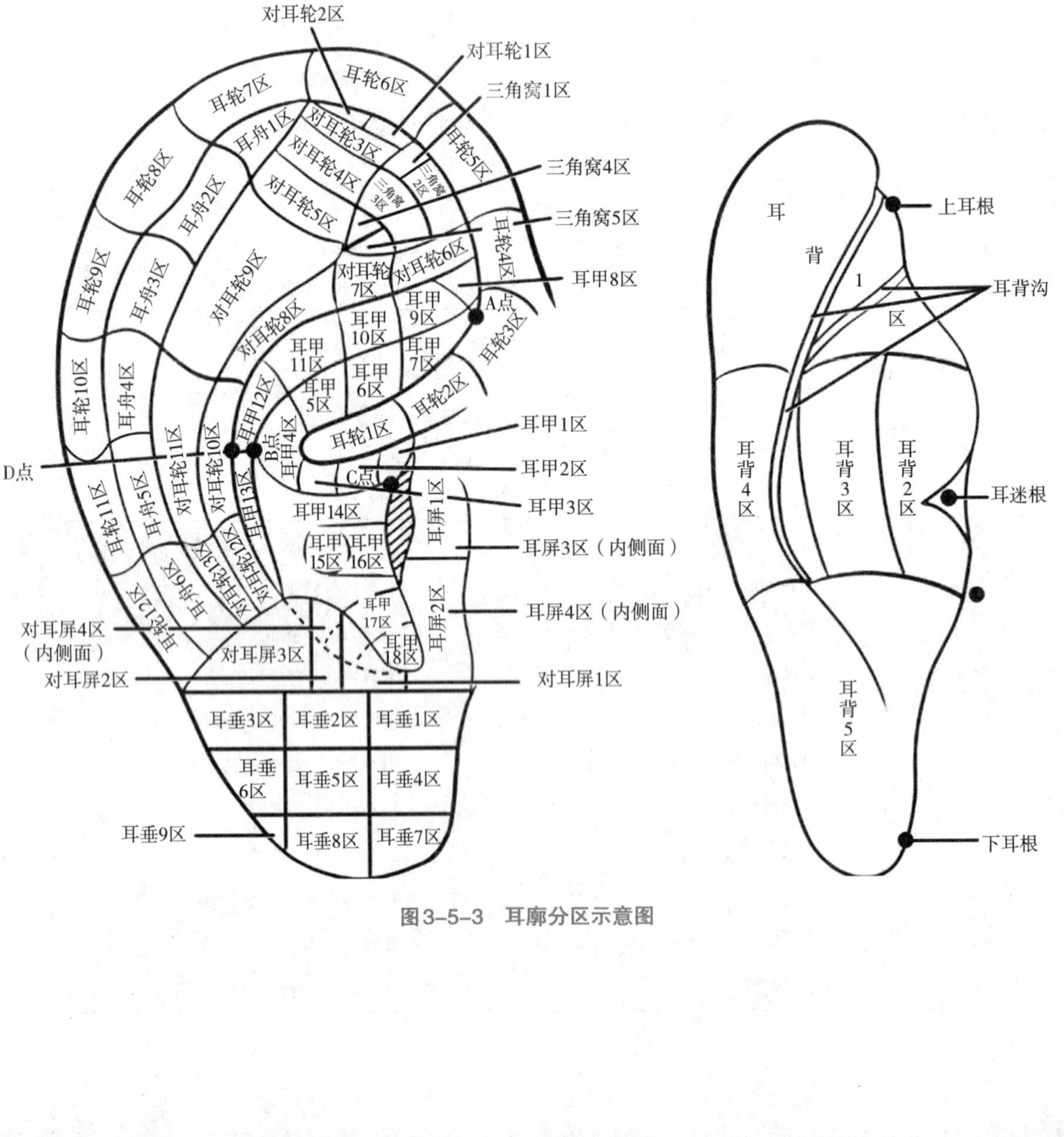

图3-5-3 耳廓分区示意图

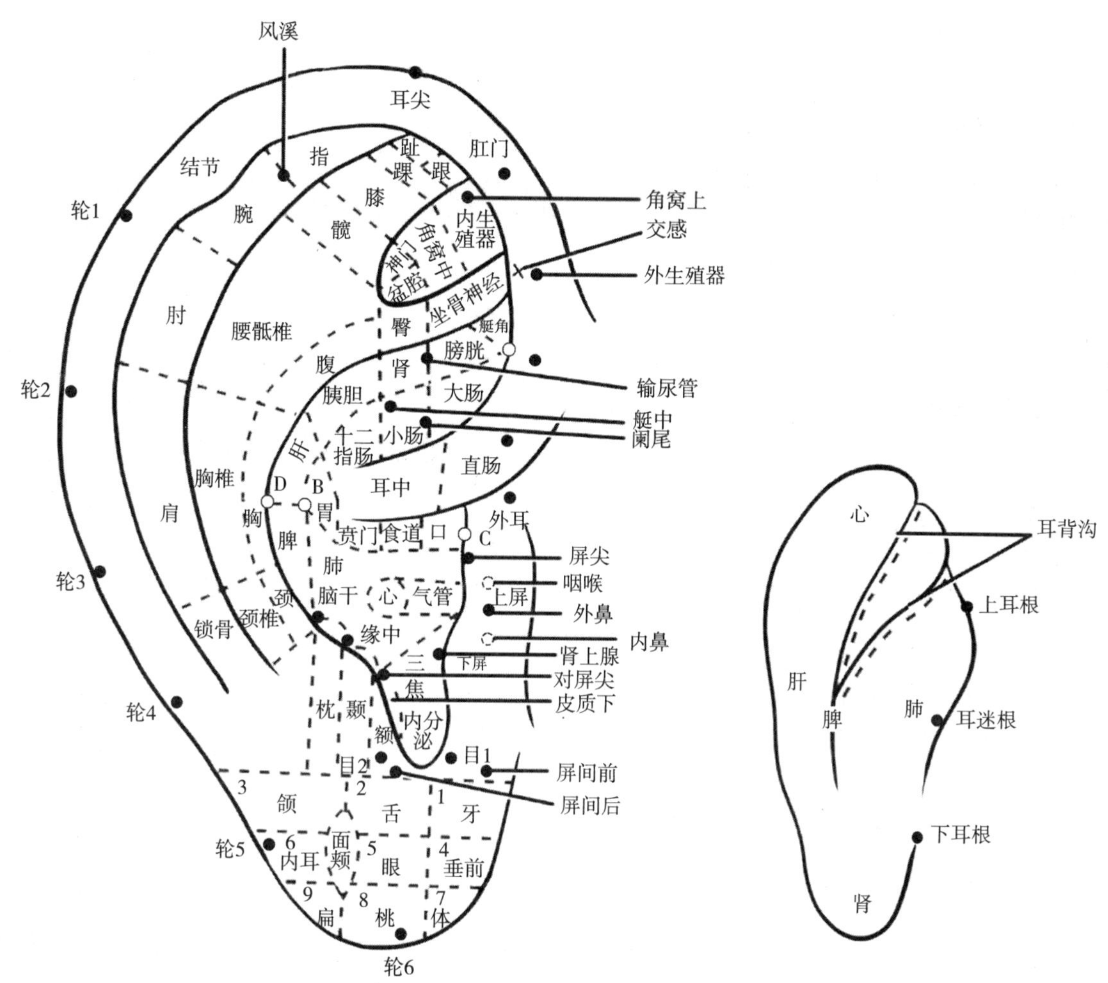

图3-5-4　耳穴定位图

现将耳穴的部位和主治分述如下：

（一）耳轮部穴位

1. 耳中*

【部位】在耳轮脚处，即耳轮1区。

【主治】呃逆、荨麻疹、皮肤瘙痒、小儿遗尿、咯血、出血。

2. 直肠

【部位】在耳轮脚棘前上方的耳轮处，即耳轮2区。

【主治】便秘、腹泻、脱肛、痔疮。

3. 尿道

【部位】在直肠上方的耳轮处，即耳轮3区。

【主治】尿频、尿急、尿痛、尿潴留。

4. 外生殖器*

【部位】在对耳轮下脚前方的耳轮处，即耳轮4区。

【主治】睾丸炎、附睾炎、外阴瘙痒。

5. 肛门

【部位】在三角窝前方的耳轮处，即耳轮5区。

【主治】痔疮、肛裂。

6. 耳尖*

【部位】在耳廓向前对折的上部尖端处，即耳轮6、7区交界处。

【主治】发热、高血压、急性结膜炎、麦粒肿。

7. 结节

【部位】在耳轮结节处，即耳轮8区。

【主治】头晕、头痛、高血压。

8. 轮1

【部位】在轮结节下方的耳轮处，即耳轮9区。

【主治】扁桃体炎、上呼吸道感染、发热。

9. 轮2

【部位】在轮1区下方的耳轮处，即耳轮10区。

【主治】扁桃体炎、上呼吸道感染、发热。

10. 轮3

【部位】在轮2区下方的耳轮处，即耳轮11区。

【主治】扁桃体炎、上呼吸道感染、发热。

11. 轮4

【部位】在轮3区下方的耳轮处，即耳轮12区。

【主治】扁桃体炎、上呼吸道感染、发热。

（二）耳舟部穴位

1. 指

【部位】在耳舟上方处，即耳舟1区。

【主治】甲沟炎、手指疼痛和麻木。

2. 腕

【部位】平耳轮结节的耳舟部，即耳舟2区。

【主治】腕部疼痛。

3. 风溪*（又名荨麻疹点、过敏区）

【定位】在耳轮结节前方耳舟上，指与腕两区之间，即耳舟1、2区交界处。

【主治】过敏性鼻炎、过敏性哮喘、荨麻疹。

4. 肘*

【部位】在腕与肩之间，即耳舟3区。

【主治】肱骨外上髁炎、肘部疼痛。

5. 肩*

【部位】与屏上切迹同水平的耳舟部，即耳舟4区、5区。

【主治】肩关节周围炎、肩部疼痛。

6. 锁骨

【部位】与轮屏切迹同水平的耳舟部，即耳舟6区。

【主治】肩关节周围炎。

（三）对耳轮部穴位

1. 跟*

【部位】在对轮上脚前上部，即对耳轮1区。

【主治】足跟痛。

2. 趾

【部位】在耳尖下方的对耳轮上脚后上部，即对耳轮2区。

【主治】甲沟炎、趾部疼痛。

3. 踝

【部位】在趾、跟下方处，对耳轮上脚上1/3处，即对耳轮3区。

【主治】踝关节扭伤。

4. 膝*

【部位】在对耳轮上脚中1/3处，即对耳轮4区。

【主治】膝关节肿痛、坐骨神经痛。

5. 髋

【部位】在对耳轮上脚下1/3处，即对耳轮5区。

【主治】髋关节疼痛、坐骨神经痛、腰骶部疼痛。

6. 坐骨神经*

【部位】在对耳轮下脚的前2/3处，即对耳轮6区。

【主治】坐骨神经痛。

7. 交感*

【部位】在对耳轮下脚末端与耳轮内缘相交处，即对耳轮6区前端。

【主治】胃肠痉挛、心绞痛、胆绞痛、输尿管结石、自主神经功能紊乱。

8. 臀

【部位】在对耳轮下脚的后1/3处，即对耳轮7区。

【主治】坐骨神经痛、臀筋膜炎。

9. 腹

【部位】腰骶椎内侧，即对耳轮8区。

【主治】腹痛、腹胀、腹泻、急性腰扭伤、肥胖。

10. 腰骶椎*

【部位】在对耳轮体部上2/5，即对耳轮9区。

【主治】腰骶部疼痛。

11. 胸

【部位】在胸椎内侧，即对耳轮10区。

【主治】胸胁疼痛、胸闷、乳腺炎。

12. 胸椎

【部位】在对耳轮体部中2/5处，即对耳轮11区。

【主治】胸胁疼痛、经前乳房胀痛、乳腺炎、产后泌乳不足。

13. 颈

【部位】在颈椎内侧，即对耳轮12区。

【主治】落枕、颈项肿痛。

14. 颈椎

【部位】在对耳轮体部下1/5处，即对耳轮13区。

【主治】落枕、颈椎综合征。

（四）三角窝穴位

1. 角窝上（降压点）

【部位】在三角窝前1/3的上部，即三角窝1区。

【主治】高血压、血管性头痛。

2. 内生殖器*

【部位】在三角窝前1/3的下部，即三角窝2区。

【主治】痛经、月经不调、白带过多、功能性子宫出血、遗精、早泄。

3. 角窝中（喘点、肝炎点）

【部位】在三角窝中1/3处，即三角窝3区。

【主治】哮喘。

4. 神门*

【部位】在三角窝后1/3的上部，即三角窝4区。

【主治】失眠、多梦、戒烟综合征、癫痫、高血压、神经衰弱。

5. 盆腔*

【部位】在三角窝后1/3的下部，即三角窝5区。

【主治】盆腔炎、前列腺炎。

（五）耳屏部穴位

1. 上屏

【部位】在耳屏外侧面上1/2处，即耳屏1区。

【主治】咽炎、鼻炎。

2. 下屏

【部位】在耳屏外侧面下1/2处，即耳屏2区。

【主治】鼻炎、鼻塞。

3. 外耳

【部位】在屏上切迹前方近耳轮部，即耳屏1区上缘处。

【主治】外耳道炎、中耳炎、耳鸣。

4. 屏尖

【部位】在耳屏游离缘上部尖端，即耳屏1区后缘处。

【主治】发热、牙痛。

5. 外鼻*

【部位】在耳屏外侧面中部，即耳屏1、2区之间。

【主治】鼻前庭炎、鼻炎。

6. 肾上腺*

【部位】在耳屏游离缘下部尖端，即耳屏2区后缘处。

【主治】低血压、风湿性关节炎、腮腺炎、链霉素中毒、眩晕、哮喘、休克。

7. 咽喉*

【部位】在耳屏内侧面上1/2处，即耳屏3区。

【主治】急、慢性咽炎，失音，扁桃体炎，支气管炎等。

8. 内鼻*

【部位】在耳屏内侧面下1/2处，即耳屏4区。

【主治】感冒、鼻炎、副鼻窦炎、鼻衄。

（六）对耳屏部穴位

1. 额

【部位】在对耳屏外侧面的前部，即对耳屏1区。

【主治】前头痛、头晕、失眠、多梦。

2. 颞

【部位】在对耳屏外侧面的中部，即对耳屏2区。

【主治】偏头痛、嗜睡。

3. 枕*

【部位】在对耳屏外侧面的后部，即对耳屏3区。

【主治】大脑供血不足引起的头晕、头痛，晕车、晕船，哮喘，神经衰弱。

4. 皮质下*

【部位】在对耳屏内侧面，即对耳屏4区。

【主治】痛证、神经衰弱、假性近视、间日疟。

5. 对屏尖

【部位】在对耳屏游离缘的尖端，即对耳屏1、2、4区交点处。

【主治】咳嗽、哮喘、呼吸困难、腮腺炎、睾丸炎、附睾炎。

6. 缘中*

【部位】在对耳屏游离缘上，即对耳屏2、3、4区交点处。

【主治】遗尿、内耳眩晕症、尿崩症、功能性子宫出血。

7. 脑干*

【部位】在轮屏切迹处，即对耳屏3、4区之间。

【主治】眩晕、后头痛、假性近视。

（七）耳甲部穴位

1. 口*

【部位】在耳轮脚下方前1/3处，即耳甲1区。

【主治】口腔炎、舌炎、牙周炎、颞颌关节功能紊乱、咽炎、支气管炎。

2. 食道

【部位】在耳轮脚下方中1/3处，即耳甲2区。

【主治】食管痉挛、食管炎、吞咽困难、呼吸不畅、胸闷、梅核气。

3. 贲门

【部位】在耳轮脚下方后1/3处，即耳甲3区。

【主治】贲门疾患：如贲门痉挛、呕吐、恶心、纳呆、胸闷不适。

4. 胃*

【部位】在耳轮脚消失处，即耳甲4区。

【主治】胃炎、胃溃疡、胃痉挛、胃肠功能紊乱、消化不良、恶心呕吐、前头痛。

5. 十二指肠

【部位】在耳轮脚及部分耳轮上方的后1/3处，即耳甲5区。

【主治】十二指肠溃疡、胆囊炎、胆石症、幽门痉挛。

6. 小肠

【部位】在耳轮脚及部分耳轮上方的中1/3处，即耳甲6区。

【主治】消化不良、腹胀、腹泻、十二指肠溃疡。

7. 大肠*

【部位】在耳轮脚及部分耳轮上方的中1/3处，即耳甲7区。

【主治】痢疾、腹泻、便秘、肠功能紊乱。

8. 阑尾

【部位】在大肠区与小肠区之间，即耳甲6、7区交界处。

【主治】单纯性阑尾炎、腹泻。

9. 艇角*

【部位】在对耳轮下脚下方前部，即耳甲8区。

【主治】前列腺炎、尿道炎。

10. 膀胱*

【部位】在对耳轮下脚下方中部，即耳甲9区。

【主治】膀胱炎、遗尿、尿潴留、腰痛、坐骨神经痛、后头痛。

11. 肾*

【部位】在对耳轮下脚下方后部，即耳甲10区。

【主治】肾盂肾炎、腰痛、耳鸣、阳痿、遗精、痛经、月经失调、遗尿、神经衰弱。

12. 输尿管

【部位】在肾区与膀胱区之间，即耳甲9、10区交界处。

【主治】输尿管结石绞痛。

13. 胰胆

【部位】在耳甲艇的后上部，即耳甲11区。

【主治】胆囊炎、胆石症、胆道蛔虫症、带状疱疹、耳鸣等。

14. 肝

【部位】在耳甲艇的后下部，即耳甲12区。

【主治】胁痛、眩晕、经前期紧张症、月经不调、更年期综合征、高血压、假性近视、单纯性青光眼。

15. 艇中

【部位】在小肠区与肾区之间，即耳甲6、10区交界处。

【主治】腹痛、腹胀、胆道蛔虫症、腮腺炎。

16. 脾

【部位】在耳甲腔的后上部，即耳甲13区。

【主治】腹胀、腹泻、便秘、食欲不振、功能性子宫出血、白带过多、内耳眩晕症。

17. 心*

【部位】在耳甲腔正中凹陷处，即耳甲15区。

【主治】心动过速、心律不齐、心绞痛、无脉症、神经衰弱、癔症、口舌生疮。

18. 气管

【部位】在心区与外耳门之间，即耳甲16区。

【主治】急、慢性支气管炎，咳嗽，气喘，咽喉炎，感冒。

19. 肺*

【部位】在心、气管区周围处，即耳甲14区。

【主治】咳嗽、胸闷、声音嘶哑、皮肤瘙痒、荨麻疹、便秘、戒断综合征。

20. 三焦*

【部位】在外耳门后下，肺与内分泌区之间，即耳甲17区。

【主治】便秘、腹胀、上肢外侧疼痛。

21. 内分泌*

【部位】在屏间切迹内，耳甲腔的前下部，即耳甲18区。

【主治】痛经、月经不调、更年期综合征、痤疮、间日疟、甲状腺功能减退或亢进症。

（八）耳垂部穴位

1. 牙*

【部位】在耳垂正面前上部，即耳垂1区。

【主治】牙痛、牙周炎、低血压。

2. 舌

【部位】在耳垂正面中上部，即耳垂2区。

【主治】口腔炎、舌炎、舌部溃疡。

3. 颌

【部位】在耳垂正面后上部，即耳垂3区。

【主治】牙痛、颌部功能紊乱。

4. 垂前

【部位】在耳垂正面前中部，即耳垂4区。

【主治】神经衰弱、颞颌关节功能紊乱。

5. 眼*

【部位】在耳垂正面中央部，即耳垂5区。

【主治】急性结膜炎、麦粒肿、假性近视、电光性眼炎。

6. 内耳

【部位】在耳垂正面后中部，即耳垂6区。

【主治】中耳炎、内耳性眩晕、耳聋、耳鸣。

7. 面颊*

【部位】在耳垂正面眼区与内耳区之间，即耳垂7区。

【主治】周围性面瘫、三叉神经痛、痤疮、扁平疣、面肌痉挛、腮腺炎。

8. 扁桃体*

【部位】在耳垂正面下部，即耳垂8区。

【主治】扁桃体炎、咽炎。

（九）耳背部穴位

1. 耳背心

【部位】在耳背上部，即耳背1区。

【主治】心悸、失眠、多梦。

2. 耳背肺

【部位】在耳背中内部，即耳背2区。

【主治】哮喘、皮肤瘙痒症。

3. 耳背脾

【部位】在耳背中央部，即耳背3区。

【主治】胃痛、消化不良、食欲不振。

4. 耳背肝

【部位】在耳背中外部，即耳背4区。

【主治】胆囊炎、胆石症、胁痛。

5. 耳背肾

【部位】在耳背下部，即耳背5区。

【主治】头晕、头痛、神经衰弱。

6. 耳背沟

【部位】在对耳轮沟和对耳轮上、下脚沟处。

【主治】高血压、皮肤瘙痒症。

7. 上耳根

【部位】在耳廓与头部相连的最上处。

【主治】哮喘、多种痛证。

8. 耳迷根

【部位】在耳轮脚后沟的耳根处。

【主治】胃痛、单纯性腹泻、胆石症、心动过速。

9. 下耳根

【部位】在耳廓与头部相连的最下处。

【主治】头痛、低血压、小儿麻痹后遗症。

四、耳穴探查

1. 观察法　医者两眼平视，以拇指和食指捏住耳部，由内而外、由上而下，顺着耳廓的解剖部位，对耳廓仔细观察有无变色、隆起、凹陷、丘疹、脱屑、充血等阳性反应，这些可作为耳针的治疗点。

2. 按压法　以左手拇指和食指捏住耳部，右手持探棒，用力均匀，逐穴压迫疾病相应的耳穴区域，也可以自上而下、由内向外地整个耳廓进行普查。当压到敏感点时，患者会出现皱眉、眨眼、呼痛、躲闪等反应，探查时让患者仔细体会各点压痛程度，相互比较，找出压痛最明显的反应点，压痛最为明显的点可作为耳针的治疗点。

3. 手指触摸法 以拇指和食指触扪耳部，由内而外，由上而下，顺着耳廓的解剖部位逐穴仔细触扪，辨别耳廓表皮、内皮和皮下是否出现隆起、凹陷、水肿、质地改变等阳性反应物，并判断出疾病的性质。

4. 电测法 用电子仪器测量测定耳穴皮肤电阻、电位等电特性的变化，探测出耳穴区电阻值降低、导电量增高的“良导点”，这种良导点可作为耳穴治疗的刺激点。医者手执探测仪在患者的耳廓上进行探查，当探查头触及敏感点时，通过指示信号、音响或仪表等即可反映出来。

五、施术方法

1. 毫针法 是指利用毫针针刺耳穴，治疗疾病的方法。选取26~30号、0.5~1.0寸的毫针，医者左手拇、食两指固定耳廓，中指托住针刺部位的耳背，右手拇、食指持针，将针刺入耳穴，一般刺入0.2~0.3cm即可。一般留针15~30分钟。出针时，医者左手托住耳背，右手拇食指持针柄轻轻捻动，边捻边退，将针取出，用消毒干棉球按压针孔片刻，以防出血。

2. 电针法 是指毫针法与脉冲电流相结合的一种治疗方法。针刺获得针感后，接上电针治疗仪上的两个电极，利用不同波型的脉冲电刺激，强化耳穴的刺激作用，每次通电时间以10~20分钟为宜。

3. 埋针法 是指将皮内针埋于耳廓软骨与皮内之间，用胶布固定的一种治疗方法。医者一手固定耳廓，另一手用镊子或止血钳夹住揿针针柄刺入耳穴，将医用胶布固定并适当按压，根据病情嘱咐患者定时按压，一般留针时间为1~3天。

4. 压丸法 是指选用质硬而光滑的小粒药物种子或药丸等贴压耳穴以防治疾病的方法，又称压籽法。压丸所选材料可就地而取，如绿豆、莱菔子、白芥子、油菜籽、王不留行籽等。因王不留行籽表面光滑，大小及硬度均较适宜，故临床广泛使用。

应用时，先将医用胶布剪成约0.6cm × 0.6cm大小，将压丸置小块胶布中央做成耳穴压丸贴备用。以左手固定耳廓，右手持镊子夹取耳穴压丸贴，然后对准穴位贴紧并稍加压力，使患者感到酸、麻、胀及发热等即可。一般可双耳取穴，疗效较佳，视病情可取单侧或两耳轮换使用。

5. 刺血法 是指用三棱针在耳穴或耳静脉处进行放血的一种治疗方法。刺血前先按揉耳廓使所刺部位充血，医者一手固定耳廓，另一手持针点刺耳穴，挤压使之适量出血，然后以无菌干棉球或棉签压迫止血，再用75%的乙醇棉球消毒刺血部位。

6. 穴位注射法 是指用微量药物注入耳穴，通过注射针对耳穴的刺激及注入药物的药理作用达到治疗疾病目的的方法。用针具为1mL注射器和26号注射针头，医者一手固定耳廓，另一手持注射器刺入耳穴皮内，缓慢推入0.1~0.3mL的药物，使皮肤形成小皮丘，耳廓有红、胀、痛、热等反应，药物注射完毕后，迅速用消毒干棉球轻轻按压针孔片刻。

六、选穴的原则

1. 按辨证选穴 根据中医脏腑、经络学说辨证选用相关耳穴。一是脏腑辨证，根据脏腑学说，按各脏腑的生理功能和病理反应进行辨证取穴。如脱发取“肾”穴，皮肤病取“肺”“大肠”穴等。二是经络辨证，根据十二经脉循行和其病后选取穴位。如坐骨神经痛取“膀胱”或“胆”穴，牙痛取“大肠”穴，声音嘶哑取“肺”穴等。

2. 按部位选穴　当机体患病时，在耳廓的相应部位上有一定的敏感点，它便是本病的首选穴位。如胃痛取“胃”穴，颈椎病取“颈椎”穴等。

3. 按西医理论取穴　取穴中有些穴位是根据西医学的生理、病理知识选择的。如炎性疾病取“肾上腺”穴，月经不调取“内分泌”穴，胃痛取“交感”穴，高血压取“降压沟”穴等。

4. 经验选穴　根据临床实践经验的积累，有些穴位能够治疗本部位以外的疾病。如腰腿痛取“外生殖器”穴，膈肌痉挛、皮肤病取“耳中”穴，牙痛取“神门”穴等。

七、适应证

1. 疼痛性病证　如头痛、偏头痛、三叉神经痛、坐骨神经痛、带状疱疹等。

2. 炎症性病证　如急性结膜炎、中耳炎、牙周炎、咽喉炎、盆腔炎、肠炎、胆囊炎、急性结肠炎、慢性结肠炎、扁桃体炎、牙周炎、风湿性关节炎、百日咳、菌痢、腮腺炎等。

3. 功能紊乱性病证　如眩晕、心律不齐、高血压、多汗症、月经不调、胃神经官能症、神经衰弱等。

4. 过敏与变态反应性病证　如过敏性鼻炎、哮喘、过敏性结肠炎、荨麻疹等。

5. 内分泌代谢紊乱性疾病　如单纯性甲状腺肿、甲状腺功能亢进证、糖尿病、肥胖症、更年期综合征等。

6. 部分传染性疾病　如菌痢、疟疾、青年扁平疣等。

7. 其他　如催产、催乳、晕车、晕船、美容、延缓衰老、预防保健等。

八、注意事项

1. 严格消毒，防止感染。一旦感染，应立即采取相应措施。如局部红肿疼痛较轻，可涂碘伏，每日2~3次；重者局部涂擦四黄膏或消炎抗菌类的软膏，并口服抗生素。

2. 耳廓上有湿疹、溃疡、冻疮破溃等，不宜用耳针治疗。

3. 有习惯性流产的孕妇禁用耳针治疗；妇女怀孕期间也应慎用，尤其不宜用子宫、卵巢、内分泌、肾等穴。

4. 对年老体弱者、有严重器质性疾病者、高血压者，治疗前应适当休息，治疗时手法要轻柔，刺激量不宜过大，以防意外。

5. 耳针法也可能发生晕针，应注意预防并及时处理。

6. 对肢体活动障碍及扭伤的患者，在耳针留针期间，应配合适量的肢体活动和功能锻炼。

7. 对凝血功能障碍者，禁止用放血法。

8. 压丸法、埋针法留置期间应防止胶布脱落或污染，对普通胶布过敏者宜用脱敏胶布。

实训实练二十一　常用耳针法实训

【实训目标】

1. 通过训练，在熟悉耳廓表面解剖的基础上，掌握常用耳穴的正确定位、诊察方法和刺激方式。

2. 掌握临床常用的耳针技术及操作方法。

【实训用品】耳针模型、耳穴探测仪、消毒棉签、碘伏、75%乙醇、耳穴贴、耳穴探棒、镊子等。

【实训步骤】

1. 教师示教

（1）教师对常用耳穴的定位在模特及针灸模型上进行示范。

（2）耳穴探查方法

①观察法：拇指和食指捏住耳部，由内而外、由上而下，顺着耳廓的解剖部位，对耳廓仔细观察有无阳性反应，即作为耳针的治疗点。

②按压法：以左手拇指和食指捏住耳部，然后用右手持探棒，用力均匀，逐穴压迫疾病相应的耳穴区域，也可以自上而下、由内向外地对整个耳廓进行普查。

③手指触摸法：以拇指和食指触扪耳部，由内而外，由上而下，顺着耳廓的解剖部位逐穴仔细触扪，辨别耳廓表皮、内皮和皮下是否阳性反应物。

④电测法：医者手执电子探测仪在患者的耳廓上进行探查，当探查头触及敏感点时，通过指示信号、音响或仪表等即可反映出来。

（3）临床常用方法

①压丸法：将医用胶布剪成约0.6cm×0.6cm大小，将压丸上置小块胶布中央制成耳穴压丸贴备用。以左手固定耳廓，右手持镊子夹取耳穴压丸贴，然后对准穴位贴紧并稍加压力，使患者感到酸、麻、胀及发热等即可。

②刺血法：医者一手固定耳廓，另一手持针点刺耳穴，挤压使之适量出血，然后以无菌干棉球或棉签压迫止血，并再用75%的乙醇棉球消毒刺血部位。

③埋针法：耳穴消毒后，医者一手固定耳廓，另一手用镊子或止血钳夹住揿针针柄刺入耳穴，将医用胶布固定并适当按压，根据病情嘱咐患者定时按压。

2. 学生分组练习　两个学生一组，互相模拟医者与患者，观看耳针模型，对照耳廓，熟记耳穴，并进行实践点穴，再选择相应耳穴进行压丸法、刺血法的练习，教师巡回辅导。

【注意事项】医患配合，严格无菌操作，防止感染。

目标检测

答案解析

单项选择题

1. 耳穴“脾”位于（　）

A. 耳周　B. 耳轮　C. 耳甲　D. 耳垂　E. 三角

2. 治疗低血压，应选择的耳穴是（　）

A. 角窝上　B. 肾上腺　C. 耳尖　D. 神门　E. 皮质下

3. 在耳轮脚消失处的耳穴是（　）

A. 胃　B. 指　C. 心　D. 神门　E. 坐骨

4. 下列哪项不是耳针的选穴原则（　）

A. 按相应部位选穴　B. 按脏腑辨证选穴　C. 按经络辨证选穴

D. 按标本根结理论选穴　E. 按西医学理论选穴

5. 位于耳垂正面中央部，即耳垂5区的耳穴是（ ）

A. 舌　　B. 颌　　C. 牙　　D. 眼　　E. 内耳

（陈　旭）

书网融合……

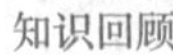

知识回顾

习题

项目六 刮痧法

PPT

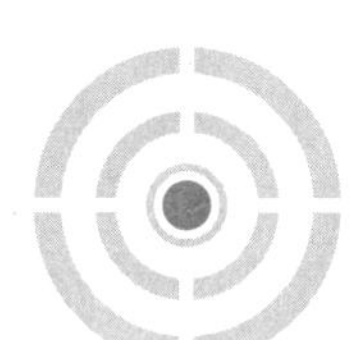

学习目标

知识要求：

1. 掌握刮痧法的概念。刮痧的操作方法和补泻手法、临床应用及注意事项。
2. 熟悉临床常用刮痧器具及介质。
3. 了解刮痧的其他内容。

技能要求：

1. 能熟练操作刮痧法。
2. 能正确处理刮痧晕厥情况。

刮痧法是以中医脏腑经络学说为理论指导，众采针灸、推拿、点穴、拔罐等中医非药物疗法之所长，借助刮痧工具，对体表皮肤的特定部位进行刮摩，使皮肤发红充血，呈现一块块或一片片的紫红色斑点，以防病治病的方法。

刮痧法同针灸疗法一样，起源于远古时期，已经有几千年的历史。刮痧的最原始工具是砭石，古人用石片在身体上进行刮摩治疗疾病，是刮痧法的雏形。《黄帝内经》里有痧病的记载；发展至清代，有关刮痧的描述更为详细。如吴尚先的《理瀹骈文》载有"阳痧腹痛，莫妙以瓷调羹蘸香油刮背，盖五脏之系，咸在于背，刮之则邪气随降，病自松解"。刮痧法无须药物，且见效快，所以民间应用广泛，尤其在我国南方地区更为流行。

一、器具与介质

（一）器具

传统的刮痧法所用器具为铜钱、瓷酒杯、麻线以及特制刮痧板（如檀香木、沉香木、水牛角等制作的刮痧板）。水牛角板是现代临床上最常用的刮痧工具，有清热解毒、凉血止血的作用。

（二）介质

在刮痧治疗时，为了减少刮痧时的阻力，避免皮肤擦伤和增强疗效，在施术时须给刮痧部位涂上一层刮痧介质。临床常用介质如下。

1. **水剂** 常用凉开水或温开水作为刮痧介质。患者发热时可用温开水。

2. 油剂　常用刮痧油。刮痧油由芳香药物的挥发油与植物油经提炼、浓缩制成，有祛风除湿、行气开窍、止痛等作用；亦可用香油等。油剂主要起润滑和保护皮肤的作用。

3. 活血剂　常用的有正红花油等。

二、刮痧方法

（一）刮痧法的种类

1. 直接刮痧法　即医者用刮痧器具，直接刮摩患者皮肤，使皮肤发红、充血，而呈现出紫红色或暗黑色的斑点。此法直接作用于皮肤，刺激性较大，故临床上多用于体质比较强壮、实证的患者。

2. 间接刮痧法　即医者在施术时，先在患者要刮摩的部位上衬放一层薄布，然后用刮痧工具在布上进行刮摩，使皮肤发红、充血，呈现出斑点来。此法有物所隔，间接作用于人体，刺激相对较弱，故临床上多用于婴幼儿、年老体弱及对刮痧法恐惧者。另外，本法也适用于某些皮肤病患者。

（二）刮治部位

1. 头颈部刮拭部位

（1）刮拭头部两侧　从头两侧的太阳穴开始经率谷穴至风池穴。

（2）刮拭前头部　从头顶的百会穴开始至前发际正中。

（3）刮拭后头部　从头顶的百会穴开始到后发际正中。

（4）刮拭全头部　以头顶的百会穴为中心呈放射状向全头部刮拭。刮拭线经过全头穴位及头针穴线等（图3-6-1）。

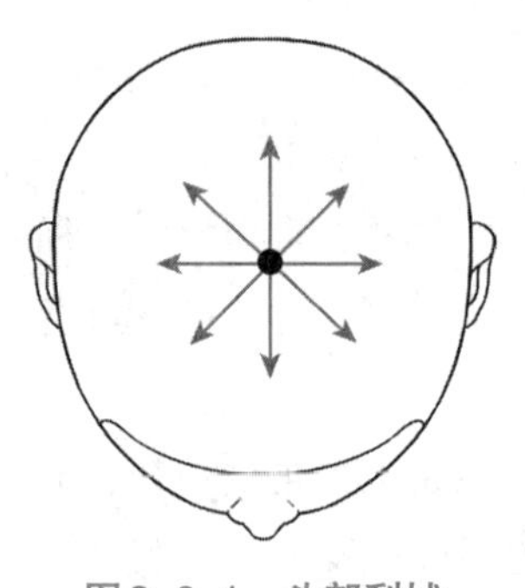
图3-6-1　头部刮拭

（5）刮拭前额部　先刮拭前发际正中至两眉之间即印堂穴处，再由前额正中分开，分别由内向外刮拭两侧。刮拭线经过印堂、攒竹、鱼腰、丝竹空等穴。

（6）刮拭两颧部　从承泣、四白至太阳穴，迎香至太阳穴，水沟至耳门、听宫等的区域，分别自内向外刮拭。

（7）刮拭下颌部　以唇下正中承浆穴为中心，分别自内向外刮拭。刮拭线经过承浆、地仓、大迎、颊车等穴位。

2. 躯干部刮拭部位

（1）刮拭背部正中　刮拭督脉。从大椎至长强，自上向下刮拭。

（2）刮拭背部两侧　主要刮拭背腰部足太阳膀胱经即后正中线旁开1.5寸及3寸的位置，自上向下刮拭。

（3）刮拭胸部正中　即任脉在胸部的循行路线。从天突经膻中至鸠尾穴，自上向下刮拭。

（4）刮拭胸部两侧　自前正中线由内向外刮拭。

（5）刮拭腹部正中　即任脉在腹部的循行路线。刮拭线从鸠尾至水分穴，从阴交至曲骨穴，自上向下刮拭。

（6）刮拭腹部两侧　主要刮拭腹部肾经、胃经、脾经的循行路线。自上向下刮拭。

3. 四肢部刮拭部位

（1）刮拭上肢内侧部　主要刮拭手三阴经的循行路线，自上向下刮拭。

（2）刮拭上肢外侧部　主要刮拭手三阳经的循行路线，自上向下刮拭。

（3）刮拭下肢内侧部　主要刮拭足三阴经的循行路线，自上向下刮拭。

（4）刮拭下肢前面、外侧部、后面　主要刮拭胃经、胆经、膀胱经的循行路线，自上向下刮拭。

（5）刮拭膝眼　先用刮痧板的棱角点按、刮拭内外膝眼，自里向外。刮拭方法是先点按，然后向外刮出。

（6）刮拭膝关节前部　主要是胃经经过膝关节前部的路线，膝关节以上部分从伏兔经阴市到梁丘，膝关节以下部分从犊鼻到足三里，自上向下刮拭。

（7）刮拭膝关节内侧部　主要是足三阴经经过膝关节内侧的路线。刮拭路线经过血海、曲泉、阴陵泉等穴位，自上向下刮拭。

（8）刮拭膝关节外侧部　主要是胆经经过膝关节外侧的路线。刮拭穴位有膝阳关、阳陵泉等，自上向下刮拭。

（9）刮拭膝关节后部　主要是膀胱经经过膝关节后部的循行路线。刮拭穴位有殷门、浮郄、委阳、委中、合阳等，自上向下刮拭。

（三）操作方法

1. 根据病情选择适当的体位，暴露患者的刮治部位。

2. 常规消毒后，在刮摩部位上涂抹润滑剂等，使皮肤表面光滑滋润，将刮痧板垂直呈90° 角或倾斜45° 角沿一定的方向刮摩，用力要均匀、适中，以患者能耐受为度。

3. 刮拭顺序，一般是先刮头颈部、背部，再刮胸腹部，最后刮四肢和关节。刮摩时多自上而下、由内及外地依次顺刮。在刮摩过程中，由点到线到面，或是由面到线到点，直至皮肤出现紫红色瘀点、瘀斑。应刮完一处之后，再刮另一处。特殊部位可采取其他刮法，如在骨骼、关节处，可用角刮法。刮痧时间一般为20分钟左右，或以患者能耐受为度。

4. 刮完后，擦净水渍、油渍。让患者饮一杯温开水（最好为姜汁糖水或淡糖盐水），休息15~20分钟，即可离开诊室。

（四）补泻方法

刮痧法分为补法、泻法与平补平泻法。其补泻作用，取决于操作力量的轻重、速度的急缓、时间的长短等诸多因素。

1. **补法**　是指能鼓舞人体的正气、使低下的功能恢复旺盛的方法。刮拭时以轻柔、和缓的力量，进行较长时间的刮摩，对皮肤肌肉组织有兴奋作用的手法，即为补法。适用于年老、体弱、久病及体形瘦弱的虚证患者。

2. **泻法**　是指能疏泄病邪、使亢进的功能恢复正常的方法。刮拭时以强烈、有力的手法进行较短时间的刮摩，作用力较深，对皮肤肌肉组织有抑制作用，使邪气得以祛除的手法，即为泻法。适用于年轻、体壮、新病及形体壮实的实证患者。

3. **平补平泻法**　有三种手法：第一种是压力大，速度慢；第二种是压力小，速度快；第三种是压力中等，速度适中。具体应用时可根据患者病情和身体情况而灵活选用。

（五）时间与疗程

刮痧时间与疗程，应根据不同疾病的性质及患者体质状况等因素灵活掌握。一般每个部位刮20次左右，以患者能耐受或出痧为度。每次刮治时间以20~25分钟为宜。再次刮痧的时间需间隔3~6天，以痧退（即痧斑完全消失）为准，一般3~5次为1个疗程。

三、临床应用

知识拓展

西医学认为，刮痧法可使局部皮肤充血，局部血液循环增强，使其组织温度升高和局部组织痛阈提高；使局部组织血液循环加快，新陈代谢旺盛，营养状况得到改善，改善血管紧张度与黏膜渗透性，淋巴循环加速，细胞的吞噬作用增强。由于刮痧直接刺激末梢神经，调节神经-内分泌系统，增强细胞免疫力，因此可提高人体抵抗力。

（一）适应证

刮痧具有疏通经络、调整气血、改善脏腑功能等作用，适用于内、外、妇、儿、五官等各科疾病。

1. 内科疾病　感冒、咳嗽、哮喘、中暑、呕吐、泄泻、胃痛、腹痛、痢疾、便秘等。
2. 外科疾病　风疹、肠痈、痔疮、疔疮、湿疹、牛皮癣、肘劳、扭伤等。
3. 妇科疾病　月经不调、痛经、闭经、崩漏、不孕、阴挺、乳痈、产后腹痛、绝经前后诸证等。
4. 儿科疾病　小儿惊风、顿咳、小儿泄泻、疳疾、遗尿、痄腮、小儿痿证等。
5. 五官科疾病　目赤肿痛、眼睑下垂、近视、咽喉肿痛、耳鸣耳聋、鼻渊、鼻衄、牙痛等。

刮痧法临床应用举例如下（表3-6-1）。

表3-6-1　刮痧法临床应用举例

常见病症	刮痧部位
感冒	头颈部重点刮拭太阳、风池、风府；背部重点刮拭大椎、风门、肺俞；胸部重点刮拭中府、前胸部；上肢部重点刮拭曲池、尺泽、合谷等
发热	项背部重点刮拭风池、大椎、两肩上、脊柱两旁；胸部重点刮拭膻中及其周围；上肢部重点刮拭肘窝、曲池、合谷；下肢部重点刮拭腘窝部
高血压	头颈部重点刮拭太阳、印堂、百会、风池、风府、角孙；背部重点刮拭心俞、肝俞、肾俞；上肢部重点刮拭曲池；下肢部重点刮拭足三里、三阴交
慢性胃炎	背部重点刮拭膈俞、肝俞、胆俞、脾俞、胃俞、三焦俞、肾俞、大肠俞；腹部重点刮拭下脘、中脘、上脘、天枢；下肢部重点刮拭足三里等
胃下垂	头部重点刮拭百会；背部重点刮拭膈俞、脾俞、胃俞穴；下肢部重点刮拭足三里等穴
痛经	背部重点刮拭肝俞、胆俞、脾俞、胃俞、肾俞、八髎穴；腹部重点刮拭气海、关元、中极；下肢部重点刮拭足三里、血海、三阴交等
遗精	腰骶部重点刮拭命门、肾俞、八髎穴；腹部重点刮拭关元、中极、大赫；上肢部重点刮拭内关、神门；下肢部重点刮拭足三里、三阴交、太溪等
更年期综合征	头颈部重点刮拭百会、风池；背部重点刮拭心俞、肝俞、肾俞；胸腹部重点刮拭膻中、中脘、气海、关元；上肢部重点刮拭曲池、内关；下肢部重点刮拭足三里、三阴交、丰隆、太冲等
疳积	背部重点刮拭脾俞、胃俞、督脉；胸腹部重点刮拭上脘、中脘、下脘、天枢；上肢部重点刮拭四缝；下肢部重点刮拭足三里、丰隆、三阴交、百虫窝等
遗尿	头颈部重点刮拭百会；背部重点刮拭督脉、肾俞、志室；腹部重点刮拭气海、关元、中极；下肢部重点刮拭足三里至丰隆、阴陵泉至三阴交
近视	头面部重点刮拭百会、上星、印堂、太阳、瞳子髎、四白；背部重点刮拭肝俞、胆俞、脾俞、胃俞、肾俞；下肢部重点刮拭足三里、光明等

（二）禁忌证

1. 凡危重病症，如急性传染病、重症心脏病、急性骨髓炎、结核性关节炎以及急性高热等疾病禁用。

2. 有出血倾向的疾病，如血小板减少性疾病、白血病等禁用。

3. 传染性皮肤病、皮肤高度过敏、新鲜或未愈合的伤口、骨折处禁用。

4. 孕妇的腹部、腰骶部，以及三阴交、合谷、昆仑等具有活血化瘀作用的腧穴部位禁用。

5. 小儿囟门未完全闭合时，头顶部禁用。

6. 醉酒、过饥、过饱、过度疲劳以及对本法恐惧者禁用。

7. 年老体弱者，女性的面部，禁忌用大面积强力刮拭。

四、注意事项

1. 刮痧治疗时应注意室内温度。夏天刮痧时，不能让风扇或空调直吹刮拭部位。

2. 选取刮治工具一定要边缘光滑。不能用化学制品（如塑料板刮拭皮肤），以防止化学刺激引发其他病症。刮拭时要边刮边蘸润滑油，不能干刮。

3. 刮痧用具一定要注意清洁消毒，防止交叉感染。另外，施术者的双手也要保持干净。

4. 刮拭时，要询问患者有无疼痛，根据患者反应来调节手法轻重，不要刮伤皮肤。

5. 患者在饥饿、劳累、口渴时，不要对其刮痧，应让其进食、休息、喝水后再行刮拭。身体虚弱者、老年人、小孩、特别紧张怕痛的患者刮拭力量要轻。

6. 术者在刮摩过程中要精神集中，随时注意观察患者的表情变化和全身的情况，应做到及时发现、及时处理不正常的情况。如在刮痧过程中，患者出现头晕、心慌、恶心欲呕、四肢发冷或头晕摔倒等现象，应立即停止刮摩，让患者平卧，取头低脚高的体位。给患者喝温开水或糖水，并注意保暖。一般会很快好转；若不奏效，迅速用刮痧板轻刮或点按水沟，重刮百会、内关、足三里、涌泉，然后让患者静卧一会儿就可恢复正常。

7. 两次刮痧时间要间隔3~6天，等皮肤上痧斑消失后可再行刮痧。

8. 刮完后应擦干皮肤上的油或水渍，并在青紫处抹少量祛风油，让患者休息片刻后方可离开。

9. 刮痧后患者应保持情绪平静，不宜发怒、烦躁或忧思焦虑。另外，忌食生冷瓜果和油腻之品。

10. 刮痧出痧后1小时内忌洗凉水澡。

实训实练二十二 刮痧法练习

【实训目标】能在人体上熟练操作刮痧法。

【实训用品】治疗床、刮痧板、刮痧油、75%乙醇、棉签、酒精缸、卫生纸、毛巾。

【实训步骤】

1. 教师示范刮痧法。

2. 学生两人一组，互为模特。教师巡回指导。

3. 模特取仰卧位或坐位，充分暴露刮拭部位（主要是颈肩部、背腰部、上肢部、下肢部）。操作者按照刮痧步骤进行操作练习，操作过程中注意体会用力的大小、注意观察出痧的快慢及痧斑的颜色等。

4. 转换角色，另一名学生操作。

5. 操作完毕后整理器物，做好清洁卫生。

【注意事项】操作须认真严谨、大方得体，注意保护隐私和人文关怀，必要时用毛巾对身体暴露部分进行遮挡。

目标检测

答案解析

单项选择题

1. 刮痧板的材质一般不包括（　）

A. 木材　　B. 牛角　　C. 塑料　　D. 砭石　　E. 玉石

2. 在刮痧时，刮痧板的按压力度大、刮拭的速度快、刮拭时间相对较短是（　）

A. 补法　　B. 平补平泻法　　C. 其他刮痧　　D. 泻法　　E. 重补法

3. 治疗颈肩痛、腰背痛，以及失眠、痤疮等疾病时通常与刮痧配合使用的方法是（　）

A. 按摩　　B. 刺络拔罐　　C. 针灸　　D. 电疗　　E. 水针

4. 静脉曲张患者刮拭的方向应为（　）

A. 由上而下　　B. 由下而上　　C. 由内而外　　D. 由外而内　　E. 以上均可

5. 刮痧疗法的优点不包括（　）

A. 适应证广　　B. 疗效不佳　　C. 操作方便　　D. 无毒副作用　　E. 经济实用

（陈春华）

书网融合……

知识回顾

项目七 其他针法

PPT

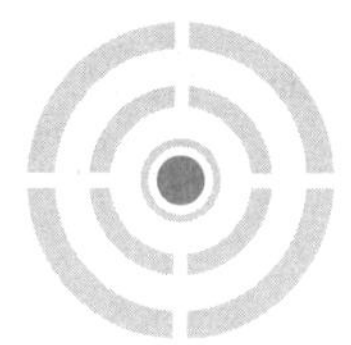

学习目标

知识要求：

1. 掌握三棱针法、皮肤针法、电针法、穴位注射法的操作要领及适应证。

2. 熟悉火针刺法的操作要领及适应证。

技能要求：

1. 能规范操作三棱针、皮肤针、电针、穴位注射等技术。

2. 会运用各种针刺技术开展临床诊疗。

任务一 三棱针法

三棱针法是用三棱针刺破人体的一定腧穴或特定部位，放出少量血液，治疗疾病的操作方法。三棱针古称“锋针”，又称为“刺血络”或“刺络”，用于“泻热出血”。《灵枢·官针》中关于“络刺”“赞刺”“豹纹刺”等的记载均属本法范畴。现代称为“放血疗法”。

一、针具

三棱针一般用不锈钢制成，针长约6cm，针柄呈圆柱形，针身呈三棱状，尖端三面有刃，针尖锋利，临床常用三棱针根据针头大小分为大头三棱针和细三棱针（图3–7–1）。

图3–7–1 三棱针

针具使用前应进行灭菌消毒处理，可采用高温灭菌或在消毒液中浸泡等方法。现在针灸临床中也有用一次性采血针代替用于穴位点刺放血，用一次性注射器针头代替用于刺络放血。

二、操作步骤

三棱针刺法操作步骤大体可分为六步：定位，充血，消毒，针刺，放血，止血。

针刺方法一般以右手持针，用拇、食两指捏住针柄中段，中指指腹紧靠针身的侧面，露出针尖1~2

分，以控制针刺的深浅度。针刺时以左手拇、食指用力捏住被刺部位，或夹持或舒张局部皮肤，右手针刺。

三棱针的针刺方法一般分为点刺法、散刺法、刺络法和挑刺法4种。

（一）点刺法

先寻找针刺部位，然后用左手上下推按，使血液积聚于腧穴处，依据不同针刺部位消毒后，左手拇、食指捏紧应刺部位并暴露穴位，右手持针对准腧穴快速刺入2~5mm深，迅速出针。再轻轻挤压针孔周围，使出血数滴，然后用消毒干棉球按压针孔止血。此法多用于指、趾末端的十宣、十二井穴，耳尖，以及头面部的攒竹、上星、太阳等穴（图3-7-2）。

（二）散刺法

散刺法又称豹纹刺，是对病变局部周围进行连续点刺的一种方法。根据病变部位大小不同，在局部由病变外缘环形向中心点刺10~20针或以上。如顽癣、疖肿初起，消毒后可在四周刺出血；扭挫伤后局部瘀肿，也可在瘀肿局部消毒后散刺出血（图3-7-3）。

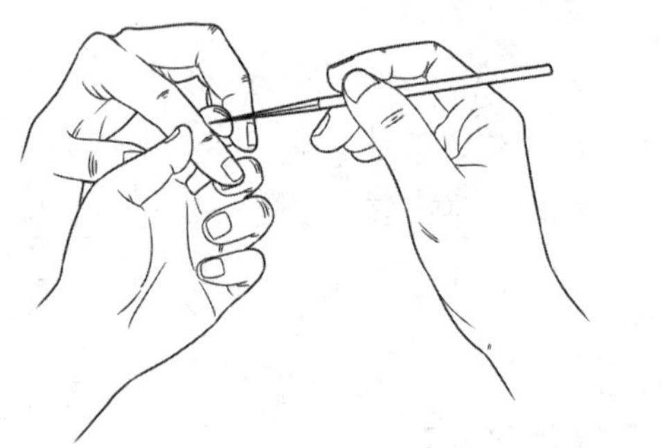

图3-7-2 点刺法

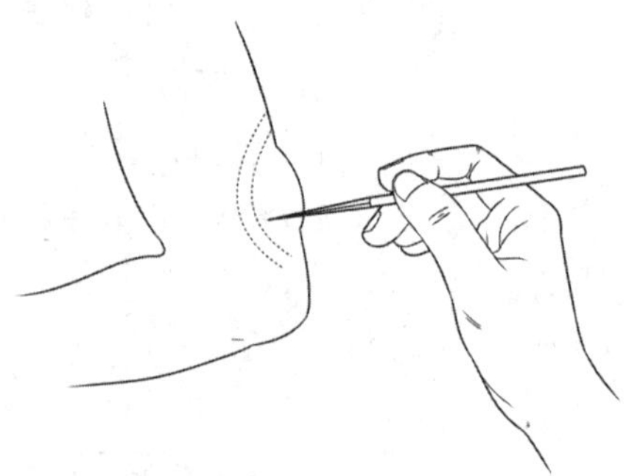

图3-7-3 散刺法

（三）刺络法

先用弹性绷带或橡皮管，结扎于针刺部位上端（近心端），然后迅速消毒，用左手拇指按压在被刺部位下端，右手持三棱针对准被刺部位静脉，迅速刺入脉中2~3mm深，然后出针，使其流出少量血液，出血停止后，以消毒棉球按压针孔。当出血时，亦可轻按静脉上端，以助瘀血排出，毒邪得泄。此法常用于肘窝、腘窝等处的浅表静脉，用以治疗中暑、急性腰扭伤、急性淋巴管炎等疾病。一般2~3天刺络1次；出血量较多，可1~2周1次（图3-7-4）。

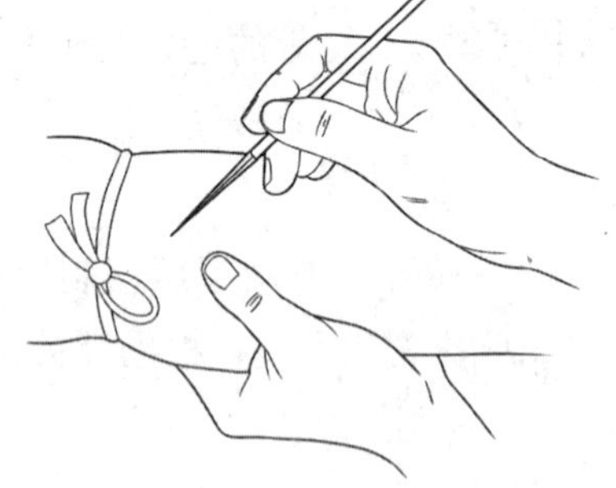

图3-7-4 刺络法

（四）挑刺法

此法是用三棱针挑断皮下白色纤维组织以治疗疾病的方法。局部消毒后，用左手按压施术部位两侧并捏起皮肤固定，右手持针迅速刺入皮肤1~2mm，随即将针身倾斜挑破皮肤，使之出少量血液或少量黏液；或挑破皮肤2~5mm，再将针深入皮下，挑断皮下白色纤维组织，以挑尽为止。术后用碘伏消毒，敷上无菌纱布，用胶布固定。对惧痛者，可先局麻后再挑刺。此法常用于胸背、腰骶部等处腧穴。如痤疮，在项、背部督脉旁开0.5~3.0寸的区间，寻找阳性反应点进行挑刺。挑刺的部位，多为阳性反应点（痛点、丘疹、条索状物等），应注意与痣、毛囊炎、色素斑等相鉴别。挑刺一般3~7日1次，3~5次为一疗程。10~14天后，进行第二疗程。

三、适应证

三棱针疗法具有通经活络、开窍泻热、消肿止痛等作用。凡各种实证、热证、瘀血、疼痛等均可应用。较常用于某些急症和慢性病，如昏厥、高热、中暑、中风闭证、咽喉肿痛、目赤肿痛、顽癣、疖痈初起、扭挫伤、疳积、痔疮、顽痹、头痛、丹毒、指（趾）麻木等（表3–7–1）。

表3–7–1　三棱针刺法临床应用举例

常见病症	针刺部位	刺法
发热	耳尖	点刺
中暑	曲泽、委中	刺络
昏厥	十二井	点刺
头痛	太阳、印堂	点刺
目赤肿痛	太阳、耳尖	点刺
咽喉肿痛	少商、商阳	点刺
急性腰扭伤	委中	刺络
前列腺炎	八髎、腰骶部	挑刺
痔疮	大肠俞、腰骶部	挑刺
顽癣	病位周围	散刺
陈旧性软组织损伤	局部阿是穴	散刺
高血压	耳尖	点刺
手指麻木	十宣	点刺
疳积	四缝	点刺

四、注意事项

1. 术前做好解释工作，预防晕针。
2. 操作时注意严格消毒，预防感染。
3. 点刺、散刺时，宜轻、宜快、宜浅；刺络法出血不宜过多，切勿刺伤深部动脉。
4. 血络和穴位不吻合，施术时宁失其穴，勿失其络。
5. 病后体弱者、明显贫血者、孕妇、妇女产后及有自发性出血倾向者不宜使用。

知识拓展

《黄帝内经》关于刺络出血量的论述如《灵枢·寿夭刚柔》谓："久痹不去身者，视其血络者，尽出其血。"又如《素问·刺腰痛论》谓："血变而止。""刺解脉，在郄中结络如黍米，刺之血射以黑，见赤血而已。"说明针刺务必以邪气尽出而定，邪气是否尽出，则以血液的颜色恢复正常为准。

任务二　皮肤针法

皮肤针法是指运用皮肤针叩刺人体一定部位或腧穴，以激发经络功能，调整脏腑气血，从而达到防治疾病目的的一种针刺技术。根据不同针具又有“梅花针”“七星针”“罗汉针”等。皮肤针刺法源于古代的“半刺”“毛刺”“扬刺”等刺法。

一、针具

皮肤针外形似小锤。针柄有软柄和硬柄两种类型，长15~19cm，软柄一般用牛角制成，富有弹性；硬柄一般用有机玻璃或不锈钢等金属制作。针头部位附有莲蓬状针盘，针盘上均匀地嵌着不锈钢短针。根据针的数目，分别称为梅花针（5支短针）、七星针（7支短针）、罗汉针（18支短针）。针尖不应太锐，应呈松针形。全束针尖应平齐，不可歪斜、钩曲、锈蚀和缺损。检查针具时，可用干棉球轻触针尖，若针尖有钩曲或缺损，则可拉动棉丝。针具使用前应以75%乙醇浸泡30分钟或低温臭氧紫外线消毒。

二、操作方法

1. 持针式　硬柄和软柄两种皮肤针持针方式略有不同。硬柄皮肤针的持针式是用右手握住针柄，以拇指、中指夹持针柄，食指置于针柄中段上面，无名指和小指将针柄固定于小鱼际处；软柄皮肤针的持针式是将针柄末端固定在掌心，拇指居上，食指在下，其余手指呈握拳状握住针柄。

2. 叩刺操作　针具和叩刺部位用酒精消毒后，以刺手拇指、中指、无名指握住针柄，食指伸直按住针柄中段，针头对准皮肤叩击，运用腕部的弹力，使针尖叩刺皮肤后，立即弹起，如此反复叩击。叩击时针尖与皮肤必须垂直，弹刺要准确、强度要均匀，可根据病情选择不同的刺激部位或刺激强度（图3–7–5）。

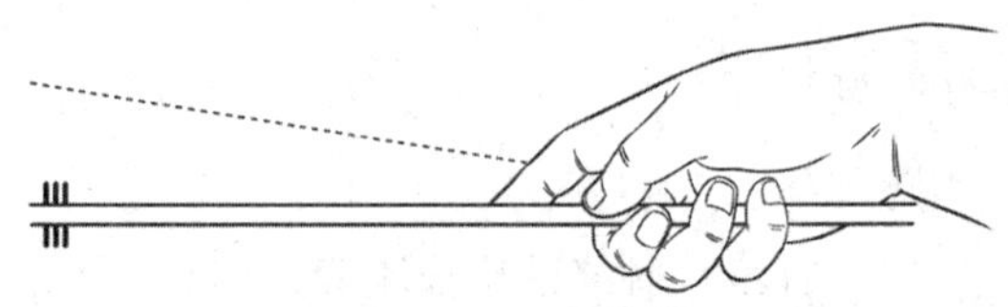

图3–7–5　皮肤针法

3. 叩刺部位　皮肤针的叩刺部位，一般可分穴位叩刺、局部叩刺、循经叩刺三种。

（1）穴位叩刺　是指在穴位上进行叩刺。主要是根据穴位的主治作用、选择适当的穴位予以叩刺治疗，临床常用的是各类特定穴、华佗夹脊穴、阿是穴等。

（2）局部叩刺　是指在患部进行叩刺。如扭伤后局部的瘀肿疼痛及脱发处等，可在局部进行围刺或散刺。

（3）循经叩刺　是指循着经脉进行叩刺，常用于项背腰骶部的督脉和足太阳膀胱经。督脉为阳脉之海，能调节一身之阳气；五脏六腑之背俞穴，皆分布于膀胱经，故其治疗范围广泛。四肢肘膝关节以下经络，因其分布着原穴、络穴、郄穴等，可治疗各相应脏腑经络的疾病，也为叩刺常用部位。

三、刺激强度与疗程

1. **刺激的强度**　根据刺激的部位、患者的体质和病情的不同而决定，一般分弱、中等、强三种。

（1）弱刺激　用力稍小，皮肤仅现潮红、充血。适用于头面部，年老体弱者，妇女，以及病属虚证、久病者。

（2）强刺激　用力较大，以皮肤有明显潮红，并有微出血为度。适用于压痛点、背部、臀部，年轻体壮患者，以及病属实证、新病者。

（3）中等刺激　介于弱刺激与强刺激之间，以局部有较明显潮红，但不出血为度。适用于一般部位，以及一般患者。

2. **叩刺疗程**　每日或隔日1次，10次为1个疗程，疗程间可间隔3~5日。

四、适应证

皮肤针的适用范围很广，临床各种病证均可应用，如近视、视神经萎缩、急性扁桃体炎、感冒、咳嗽、慢性肠胃病、便秘、头痛、失眠、腰痛、皮神经炎、斑秃、痛经等。临床应用举例见表3-7-2。

表3-7-2　皮肤针法临床应用举例

常见病症	叩刺部位	刺激强度
头痛	后项部、头部、有关经脉	弱~中等
口眼㖞斜	患侧颜面部、手阳明大肠经	中等
咳嗽、哮喘	胸椎两侧、肺俞、膻中	中等
胃脘痛、呕吐	肝俞、脾俞、胃俞、中脘	中等
腹痛	第9~12胸椎两侧、第1~5腰椎两侧、腹部	中等
痿证、痹证	局部、有关经脉	中等~强
急性腰扭伤	脊柱两侧、阿是穴（加拔罐）	强
阳痿、遗精、遗尿	下腹部、腰骶椎两侧、足三阴经脉	中等
痛经	下腹部、腰骶椎两侧、足三阴经脉	中等
斑秃	局部、后项、腰骶两侧	中等
顽癣	局部（加悬灸）	中等~强
皮肤麻木	局部（加悬灸）	中等~强
目疾	眼周、肝俞、胆俞、肾俞	弱
鼻疾	鼻周、肺俞、风池	弱

五、注意事项

1. 术前检查针具。针尖有无钩曲、不齐、缺损；针面是否平整；针柄有无松动。

2. 针具及针刺局部皮肤必须消毒。叩刺后皮肤如有出血，须用消毒干棉球擦拭干净并再次消毒，保持清洁，以防感染。

3. 运用灵活的腕力垂直叩刺，避免斜刺或钩挑。

4. 局部皮肤有创伤、溃疡、瘢痕等，不宜使用本法。

知识拓展

《灵枢·官针》有关皮肤针的相关记载："毛刺者，刺浮痹皮肤也。""扬刺者，正内一，傍内四而浮之，以治寒气之博大者也。""浮刺者，傍入而浮之，以治肌急而寒者也。""半刺者，浅内而疾发针，无针伤内，如拔毛状，以取皮气，此肺之应也。"

任务三　火针法

火针法是将特制的金属针烧红，迅速刺入一定部位以治疗疾病的方法。火针古称"燔针"，火针刺法称为"焠刺"。《灵枢·官针》有"焠刺者，刺燔针则取痹也"，唐代孙思邈有"外疖痈疽，针惟令极热"的论述。本法具有温经散寒、通经活络、祛腐生新的作用，临床常用于治疗风寒湿痹、痈疽、瘰疬等疾病。

一、针具

一般用特制钨钢合金制成，临床根据具体需要可分为粗细不同的火针（图3-7-6）、弹簧式火针、三头火针及平头火针。弹簧式火针进针迅速，易于掌握深度；三头火针用于体痣、疣的治疗。钨合金物理性能好，有耐高温、硬度强、不易折等特点。

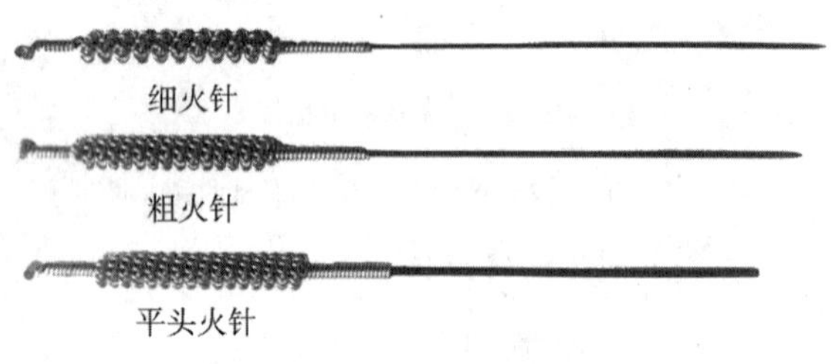

图3-7-6　火针针具

二、操作方法

（一）选穴与消毒

1. 选穴　与毫针治病选穴规律基本相同。辨证取穴、"以痛为输"，但选穴宜少，以局部穴位为主。
2. 消毒　选定穴位后进行严格消毒，先用碘伏消毒，再以乙醇脱碘。

（二）烧针与针刺

1. 烧针　烧针是使用火针的关键步骤。《针灸大成·火针》："灯上烧，令通红，用方有功。若不红，不能去病，反损于人。"现多用于酒精灯烧针。先烧针身，后烧针尖。火针烧灼的程度有三种，根据治疗需要，可将针烧至白亮、通红或微红。若针刺较深，需烧至白亮，否则不易刺入，也不易拔出，而且剧痛；若针刺较浅，可烧至通红；若针刺表浅，烧至微红即可。

2. 针刺方法　一般左手持酒精灯，右手持针，靠近施术部位，烧针后对准穴位，速进速出。

（1）点刺法　在穴位上施以单针点刺的方法，多用于单穴操作。

（2）密刺法　在体表病灶上施以多针密集刺激的方法，每针间隔不超过1cm，本法多用于病灶较为局限的病证如踝扭伤等。

（3）散刺法　在体表病灶上施以多针疏散刺激的方法，每针间隔2cm左右，本法多用于宽大局部病证，如带状疱疹等。

（4）围刺法　围绕体表病灶周围施以多针刺激的方法，针刺点在病灶与正常组织交界处。

（5）刺络法　用火针刺入体表血液瘀滞的血络，放出适量血液的方法，如丹毒等。

（三）针刺深度

应根据病情、体质、年龄和针刺部位的肌肉厚薄、血管深浅、神经分布而定。《针灸大成·火针》："切忌太深，恐伤经络，太浅不能去病，惟消息取中耳。"一般而言，四肢、腰腹肌肉丰厚部针刺稍深，可刺2~5分深；胸背肌肉浅薄部穴位针刺宜浅，可刺1~2分深。

（四）针后处理

火针刺后，用干棉球迅速按压针孔，以减轻疼痛。针孔的处理，视针刺深浅而定，若针刺1~3分深，可不做特殊处理，若针刺4~5分深，可用消毒纱布贴敷，用胶布固定1~2天，以防感染。

三、适应证

火针法主要用于痹证、慢性结肠炎、痛经、痈疽、瘰疬、颈椎病、网球肘、腱鞘囊肿、腋臭以及扁平疣、痣等，举例如下（表3-7-3）。

表3-7-3　火针法临床应用举例

常见病症	针刺部位	刺法
痹证	阿是穴、阳陵泉、足三里	速刺、局部点刺
慢性结肠炎	长强、脾俞、章门、大肠俞	速刺
痛经	中极、次髎、地机	速刺
乳痈	阿是穴	围刺
瘰疬	阿是穴、肘尖、曲池、肩井	点刺
臁疮	阿是穴	速刺
颈椎病	阿是穴	速刺
网球肘	阿是穴	速刺
扁平疣	阿是穴	速刺

四、注意事项

1. 面部慎用火针。因为火针刺后，有可能遗留较小瘢痕，因此除治面部痣、疣外，一般面部不用火针。

2. 有大血管、神经干的部位禁用火针。

3. 针刺后，局部呈现红晕或红肿未能完全消失时，应避免洗浴，以防感染。

4. 发热的病症，不宜用火针治疗。

5. 对初次接受火针治疗患者，应做好解释工作，消除恐惧心理。

任务四　电针法

电针法是将不锈钢毫针刺入腧穴得气后，在导电针柄上通以适量脉冲电流，利用针和电两种刺激相结合，以防治疾病的一种技术。其优点是节省人力，且能比较客观地控制刺激量。

一、波型

电针可调整人体生理功能，有止痛、镇静、促进气血循环、调整肌张力等作用。一般电针仪输出的基本波型是交流脉冲，称为双向尖脉冲。常见的调制脉冲波型为疏密波、断续波，不受调制的基本脉冲波型称作连续波。不同波型的作用特点如下。

1. **连续波**　是单个脉冲采用不同方式组合而形成。频率有每分钟几十次至每秒钟几百次不等。频率快的叫密波（或叫高频连续波），一般在50~100次/秒；频率慢的叫疏波（或叫低频连续波），一般是2~5次/秒。可用频率调节旋钮进行调节。密波通常产生抑制效应，用于止痛、镇静、缓解肌肉和血管的痉挛等。疏波则通常产生兴奋效应，常用于痿证、慢性疼痛，以及各种肌肉关节、韧带、肌腱损伤的治疗。

2. **断续波**　是有节律的时断时续、自动出现的一种波型。断续时长可以通过连续波频率调节旋钮进行调节，从而使机体不易产生适应，其作用是提高肌肉组织的兴奋性，对横纹肌有良好的收缩作用。常用于治疗痿证、瘫痪等。

3. **疏密波**　是疏波、密波自动交替出现的一种波型，疏、密交替持续的时间可以通过疏密波频率调节旋钮进行调节，能克服单一波型产生耐受的缺点。疏密波治疗时以兴奋效应占优势，能增强代谢，促进循环，改善组织营养，能消除炎性水肿。常用于各种痛证、软组织损伤、关节周围炎、面瘫、肌无力、局部冻伤、针刺麻醉等。

二、操作方法

1. **配穴处方**　电针法的处方配穴与针刺法相同，电针因其要组成电流回路，所以选穴为成对出现。多选同侧肢体的穴位配对，以1~3对穴位为宜。

2. **电针方法**　针刺入穴位有得气感应后，先将电流输出电位器调至“0”位，将两根导线连接在两个配对的针柄上（或负极接主穴，正极接配穴），然后打开电源开关，选择波型，调节好频率调节旋钮，而后慢慢调高至适宜的输出电流量。通常通电时间在5~20分钟，如感觉弱时，可适当加大输出电流量，或暂时断电1~2分钟后再行通电。当达到预定时间后，先将输出电位器调至“0”位，然后关闭电源开关，取下导线，最后出针。

3. **刺激强度**　当逐渐增强电流强度时，注意观察带电毫针针尾是否颤动，多数患者此时并无震感，医者应在此后缓慢增加电流，如患者有麻、刺感，此时的电流强度为“感觉阈”。若将电流强度继续增加至患者局部开始出现刺痛感时，此时的电流强度称为“痛阈”。电流强度应因人、因部位、因病而异。一般情况下，弱刺激应在针尾颤动和感觉阈之间，中等刺激应在感觉阈和痛阈之间，强刺激应在痛阈上下调节，临床多以患者能耐受为宜。

三、适应证

临床常用于各种痛证和心、胃、肠、胆、膀胱、子宫等器官的功能失调，癫狂，肌肉、韧带、关节的损伤性疾病等，并可用于针刺麻醉。

四、注意事项

1. 操作前应注意检查电针仪器导线的通电性，连接导线时确保电针治疗的安全。
2. 避免电流回路通过心脏、延髓、脊髓，输出电流强度不宜过大。
3. 孕妇应慎用电针。

任务五　穴位注射法

穴位注射法是将药液注入人体穴位以防治疾病的一种治疗技术，又称为“水针”。该法是将毫针针刺刺激和药物的性能及对穴位的渗透作用相结合，发挥其综合治疗效应的治病技术。

一、操作方法

1. **针具选择**　根据腧穴部位、针刺深浅及使用药量大小需要选用不同型号的一次性注射器。

2. **穴位选择**　一般用针灸治疗选穴原则辨证选穴，也可结合经络穴位诊察以选取阳性反应点。如特定穴部位出现的条索、结节、压痛，以及皮肤的凹陷、隆起、色泽变异等，急、慢性软组织损伤宜选取最明显的压痛点。一般每次选2~4穴，以精为要。

3. **注射剂量**　应根据药物说明书做小剂量注射，一般为原药物剂量的1/5~1/2。按照穴位来分：耳穴注射0.1~0.2mL，头面部注射0.1~0.5mL，腹背及四肢部注射1~2mL，腰臀部注射2~5mL。整体上，注射剂量应不超过常规用量。

4. **操作步骤**　患者取舒适体位，医者选取适宜的无菌注射器和针头，佩戴无菌口罩及手套，抽取适量的药液备用。穴位消毒后，手持注射器对准穴位或阳性反应点，快速刺入皮下，将注射器针缓慢推进到一定深度后产生得气感应，回抽注射器无回血后将药液注入，如果注射量较大可边退针边注射。一般情况下急性病或体强者可用较强刺激，推液可快；慢性病或体弱者，采用较轻刺激，推液可慢；一般疾病则用中等刺激，推液也宜中等速度。

5. **疗程**　急性病每日1~2次，慢性病一般每日或隔日1次，6~10次为1个疗程。反应强烈者，可隔2~3日1次，穴位可左右交替使用。每个疗程间可休息3~5日。

二、常用药物

穴位注射常用药物包括医用注射用水、维生素类制剂，如维生素A、B族维生素等注射液，常用中药注射剂如复方当归注射液、丹参注射液等。也可根据具体疾病辨证选用合适的中西药注射剂。

三、适应证

穴位注射适用范围很广，凡是针灸治疗的适应证大部分可采用本法，尤其是对于某些病程较长的疾病如痹证、腰腿痛等。

四、注意事项

1. 穴位注射操作时应严格无菌操作，预防感染。
2. 注意所用药物的配伍禁忌、不良反应、过敏反应，不良反应较强的药物应慎用。

3．避免损伤神经干，避免将药物注入关节腔、脊髓腔和血管内。

目标检测

答案解析

单项选择题

1．下列病症，不宜用三棱针治疗的是（　）

A．高热惊厥　B．中风脱证　C．中暑昏迷　D．急性腰扭伤　E．喉蛾

2．治疗瘫痪、肌肉萎缩疾病宜选用的波型（　）

A．疏波　B．密波　C．高频波　D．断续波　E．疏密波

3．哪些部位不宜火针（　）

A．面部　B．头部　C．背部　D．四肢部　E．腹部

4．由五支针组成的皮肤针称为（　）

A．梅花针　B．七星针　C．北斗针　D．罗汉针　E．滚刺针

5．一般穴位注射推注方法（　）

A．回抽无血，缓慢注入　B．回抽无血，快速注入　C．无须回抽，缓慢注入
D．无须回抽，快速注入　E．回抽无血，得气注入

（景　政）

书网融合……

知识回顾

习题

模块四
常见病针灸治疗

项目一　针灸治疗基础

PPT

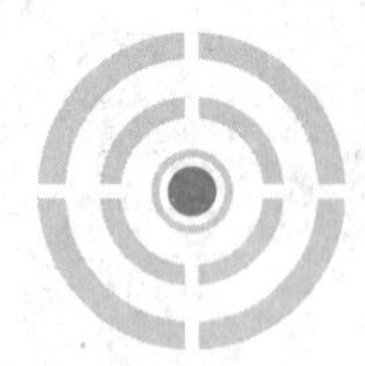

学习目标

知识要求：

1. 掌握针灸的治疗作用、治疗原则、针灸处方。
2. 熟悉针灸的临床诊治特点、特定穴的临床应用。

技能要求：

1. 能正确运用针灸治疗原则。
2. 会规范书写针灸处方。

任务一　针灸治疗作用

一、疏通经络

针灸的疏通经络作用是指使瘀阻的经络通畅而发挥其正常生理功能，是针灸最基本和最直接的治疗作用。经络"内属于腑脏，外络于肢节"，运行气血是其主要生理功能之一。经络功能正常时，气血运行通畅，脏腑器官、体表肌肤及四肢百骸得以濡养，均可发挥其正常的生理功能。若经络功能失常，气血运行受阻，则会影响人体正常的生理功能，出现病理变化而引起疾病的发生。

经络不通，气血运行受阻，其临床症状常常表现为疼痛、麻木、肿胀、瘀斑等。针灸疏通经络主要是根据经络的循行，选择相应的腧穴和针刺手法，以及三棱针点刺出血、梅花针叩刺、拔罐等，使经络通畅，气血运行正常，达到治疗疾病的目的。

二、调和阴阳

针灸的调和阴阳作用是使机体从阴阳的失衡状态向平衡状态转化，是针灸治疗最终要达到的根本目的。"阴胜则阳病，阳胜则阴病"。针对人体疾病的这一主要病理变化，运用针灸方法调节阴阳的偏盛偏衰，可以使机体恢复"阴平阳秘"的状态，从而达到治愈疾病的目的。

针灸调和阴阳的作用，主要是通过经络阴阳属性、腧穴配伍和针刺手法完成的。如中风后出现的足内翻，从经络辨证上可确定为阳（经）缓而阴（经）急，治疗时采用补阳经而泻阴经的针刺方法，平衡阴阳；阳气盛则失眠，阴气盛则多寐，根据阳跷、阴跷主眼睑开合的作用，取与阴跷相通的照海和与阳跷相通的申脉进行治疗，失眠应补阴跷（照海）泻阳跷（申脉），多寐则应补阳跷（申脉）泻阴跷（照海），使阴阳平衡。

三、扶正祛邪

扶正祛邪是指针灸可扶助机体正气而祛除病邪。疾病的发生、发展及其转归的过程，实质上是正邪相争的过程。正胜邪退则病缓解，正不胜邪则病情加重。因此，扶正祛邪既是疾病向良性方向转归的基本保证，又是针灸治疗疾病的作用过程。

针灸治病就在于能够发挥其扶正祛邪的作用。《素问·刺法论》曰："正气存内，邪不可干。"《素问·评热病论》曰："邪之所凑，其气必虚。"说明疾病的发生，是由于正气相对不足，邪气相对强盛所致。因此，治疗上必须坚持扶正祛邪的原则。在临床上扶正祛邪就是通过补虚泻实原则来实现的。

（万　飞）

任务二　针灸治疗原则

针灸治疗原则是运用针灸治疗疾病必须遵循的基本法则，是确立治疗方法的基础。在应用针灸治疗疾病时，具体的治疗方法多种多样，但从总体上把握针灸的治疗原则具有化繁就简的重要意义。针灸治疗原则可概括为补虚泻实、清热温寒、治病求本和三因制宜。

一、补虚泻实

补虚泻实就是扶助正气，祛除邪气。《素问·通评虚实论》曰："邪气盛则实，精气夺则虚。"因此，"虚"指正气不足，"实"指邪气盛。虚则补，实则泻，属于正治法则。《灵枢·经脉》说："盛则泻之，虚则补之……陷下则灸之，不盛不虚，以经取之。"在针灸临床上补虚泻实原则有其特殊的含义。

（一）虚则补之，陷下则灸之

虚则补之即虚证采用补法治疗。针刺治疗虚证用补法主要是通过针刺手法的补法和穴位的选择与配伍等而实现的。如在有关脏腑经脉的背俞穴、原穴，施行补法，可以改善脏腑功能，补益阴阳、气血等的不足；另外，应用偏补性能的腧穴如关元、气海、命门、肾俞等穴，也可起到补益正气的作用。

陷下则灸之属于"虚则补之"的范畴，即指气虚下陷的治疗原则是以灸治为主。对于因脏腑经络之气虚弱，中气不足，气血及内脏失于固摄而出现的一系列病证，如久泻、久痢、遗尿、脱肛等，常灸百会、神阙、气海、关元等穴以补中益气、升阳举陷。

（二）实则泻之，菀陈则除之

实则泻之即实证采用泻法治疗。针刺治疗实证用泻法主要是通过针刺手法的泻法、穴位的选择与配伍等而实现的。如在穴位上施行捻转、提插、开阖等泻法，可以起到祛除人体病邪的作用；应用偏泻性能的腧穴如十宣、水沟、素髎、丰隆、血海等，也可达到祛邪的目的。

菀陈则除之，是实证用泻法的一种，即对络脉瘀阻不通引起的病证，宜采用三棱针点刺出血，达到活血化瘀的目的。"菀"同"瘀"，有瘀结、瘀滞之义。"陈"即"陈旧"，引申为时间长久。"菀陈"泛指络脉瘀阻之类的病证。"除"即"清除"，指清除瘀血的刺血疗法等。如由于闪挫扭伤、丹毒等引起的肌肤红肿热痛、青紫肿胀，即可以局部络脉或瘀血部位施行三棱针点刺出血法，以活血化瘀、消肿止痛。如病情较重者，可点刺出血后加拔火罐，这样可以排出更多的恶血，促进病愈。又如腱鞘囊肿、小儿疳证的点刺放液治疗也属此类。

（三）不盛不虚以经取之

不盛不虚，并非病证本身无虚实可言，而是脏腑、经络的虚实表现不甚明显。其主要是由于病变脏腑、经脉本身的病变，而不涉及其他脏腑、经脉，属本经自病。治疗应在本经循经取穴。在针刺时，多采用平补平泻的针刺手法。

二、清热温寒

清热即热性病证治疗用清法，温寒即寒性病证治疗用温法。《灵枢·经脉》曰：“热则疾之，寒则留之。”这是针对热性病证和寒性病证制定的清热、温寒的治疗原则。

（一）热则疾之

热则疾之即热性病证的治疗原则是浅刺疾出或点刺出血，手法宜轻而快，可以不留针或针用泻法，以清泄热毒。例如，风热感冒者，当取大椎、曲池、合谷、外关等穴浅刺疾出，即可达到清热解表的目的。若伴有咽喉肿痛者，可用三棱针在少商穴点刺出血，以加强泄热、消肿、止痛的作用。

（二）寒则留之

寒则留之即寒性病证的治疗原则是深刺而久留针，以达温经散寒的目的。因寒性凝滞而主收引，针刺时不易得气，故应留针候气；加艾灸更能助阳散寒，使阳气得复，寒邪乃散。如寒邪在表，留于经络者，艾灸法较为相宜；若寒邪在里，凝滞脏腑，则针刺应深而久留，或配合“烧山火”针刺手法，或加用艾灸，以温针法最为适宜。

三、治病求本

治病求本就是在治疗疾病时要抓住疾病的根本原因，采取针对性的治疗方法。疾病在发生发展的过程中常常有许多临床表现，甚至出现假象，这就需要我们运用中医理论和诊断方法，认真地分析其发病的本质，去伪存真，坚持整体观念和辨证论治，这样才能避免犯“头痛医头、脚痛医脚”的错误，只有抓住了疾病的本质，才能达到治愈疾病的目的。

“标”与“本”是一个相对的概念，在中医学中具有丰富的内涵，可用以说明病变过程中各种矛盾的主次关系。如从正邪双方而言，正气为本，邪气为标；从病因与症状而论，病因为本，症状为标；从疾病的先后来看，旧病、原发病为本，新病、继发病为标，等等。治病求本是一个基本的法则，但是，在临床上常常也会遇到疾病的标本缓急等特殊情况，这时我们就要灵活掌握，处理好治标与治本的关系。

（一）急则治标

急则治标即当标病处于紧急的情况下，首先要治疗标病，这是在特殊情况下采取的一种权宜之法，目的在于抢救生命或缓解患者的急迫症状，为治疗本病创造有利的条件。例如，不论任何原因引起的高热抽搐，应当首先针刺大椎、水沟、合谷、太冲等穴，以泄热、开窍、息风止痉；任何原因引起的昏迷，都应先针刺水沟，醒脑开窍；当中风患者出现小便潴留时，应首先针刺中极、水道、秩边，急利小便；然后再根据疾病的发生原因从本论治。

（二）缓则治本

在大多数情况下，治疗疾病都要坚持“治病求本”的原则，尤其对于慢性病和急性病的恢复期有重要的指导意义。《素问·阴阳应象大论》谓：“治病必求于本。”正虚者固其本，邪盛者祛其邪；治其病因，症状可除；治其先病，后病可解。这就是“伏其所主，先其所因”的深刻含义。如肾阳虚引起的五更泄，泄泻是其症状为标，肾阳不足为本，治宜灸气海、关元、命门、肾俞。

（三）标本同治

当标病和本病处于俱重或俱缓的状态时，单纯地扶正或祛邪都不利于病情的恢复，应当采取标本同治的方法。如肾虚腰痛，治当补肾壮腰、通络止痛，可取肾俞、大钟补肾壮腰以治本，取阿是穴、委中通络止痛以治标。

四、三因制宜

三因制宜是指因时、因地、因人制宜，即根据患者所处的季节（包括时辰）、地理环境和个人的具体情况，制定适宜的治疗方法。

（一）因时制宜

在应用针灸治疗疾病时，考虑患者所处的季节和时辰有一定意义。因为四时气候的变化对人体的生理功能和病理变化有一定的影响。如冬季人体多感受风寒，夏季多感受风热或湿热。春夏之季，阳气升发，人体气血趋向体表，病邪伤人多在浅表；秋冬之季，人体气血潜藏于内，病邪伤人多在深部。故治疗上春夏宜浅刺，秋冬宜深刺。根据人体气血流注盛衰与一日不同时辰的相应变化规律，创立了子午流注针法等。另外，因时制宜还包括针对某些疾病的发作或加重规律而选择有效的治疗时机。如精神疾患多在春季发作，故应在春季来到前进行治疗；乳腺增生症患者常在经前乳房胀痛较重，治疗也应从经前一周开始。

（二）因地制宜

由于地理环境、气候条件不同，人体的生理功能、病理特点也有所区别，治疗应有差异。如在寒冷的地区，治疗多用温灸，而且应用壮数较多；在温热地区，应用灸法较少。正如《素问·异法方宜论》指出“北方者……其地高陵居，风寒冰冽，其民乐野处而乳食，脏寒生满病，其治宜灸焫……南方者……其地下，水土弱，雾露之所聚也，其民嗜酸而食胕，故其民皆致理而赤色，其病挛痹，其治宜微针。”

（三）因人制宜

因人制宜就是根据患者的性别、年龄、体质等不同特点而制定适宜的治疗方法。由于男女在生理上有不同的特点，如妇人以血为用，在治疗妇人病时要多考虑调理冲脉（血海）、任脉等。年龄不同，针刺方法也有差别。《灵枢·逆顺肥瘦》曰：“年质壮大，血气充盈，肤革坚固，因加以邪，刺此者，深而留之……婴儿者，其肉脆，血少气弱，刺此者，以毫针，浅刺而疾拔针，日再可也。”患者个体差异更是决定针灸治疗方法的重要环节。如体质虚弱、皮肤薄嫩、针感较敏感者，针刺手法宜轻；体质强壮、皮肤粗厚、针感较迟钝者，针刺手法可重些。

（万　飞）

任务三 针灸临床诊治方法

针灸治病是在中医整体观念的指导下，根据脏腑经络学说，运用四诊八纲理论，分析疾病的病因、病机、病性、病位，做出正确的诊断和治疗，理、法、方、穴、术环环相扣，一线贯穿，以使脏腑、气血、阴阳调和，经络畅通，“阴平阳秘，精神乃治”。针灸临床的诊治方法主要包括辨病诊治、辨证诊治、辨经诊治。

一、辨病诊治

辨病诊治是以脏腑学说为基础，根据患者的症状和体征，辨别疾病所在脏腑、病性及正邪的盛衰，制定相应针灸治疗方案的辨证论治方法。

脏腑辨病诊治有其相同的用穴规律。不论是何种脏腑病证，都可以取其原穴、背俞穴和募穴进行治疗，如《灵枢·九针十二原》言：“凡此十二原者，主治五脏六腑之有疾者也。”俞募穴也是治疗脏腑病证较为常用的腧穴，根据“从阴引阳，从阳引阴”的原则，临床上六腑病证多用募穴、五脏病证多用背俞穴。此外，治疗六腑病证也常用下合穴，如胆痛、黄疸、胁痛都属于胆病，皆可用阳陵泉。《灵枢·邪气脏腑病形》说的“合治内腑”即此意。概之，五脏病证首取背俞穴或原穴，也可用募穴；既可单独使用，也可以配合使用；六腑病证首取募穴或下合穴，也可用背俞穴。而五脏六腑的急性病，则多取郄穴，且阴经郄穴善治急性血证，阳经郄穴善治急性痛证。如急性胆绞痛可取胆经的郄穴外丘，急性鼻衄可取肺经的郄穴孔最等。

如果脏腑病证表现为明显的实证或虚证时，还可结合五输穴的生克补泻法选取相应的五输穴，如肺虚补太渊、肺实泻尺泽等。

以肝为例，肝位于右胁下，为将军之官，其主要生理功能是主疏泄和主藏血。肝主疏泄，性喜条达而恶抑郁，调节人体精神情志活动，主藏血，主筋，开窍于目。若肝功能失常，则临床上多表现为胸胁满闷或疼痛，或乳房及少腹胀痛，情志失常，月经不调，甚或闭经等。治疗时可以选取肝俞、期门、太冲等为主穴，再随症加减。同时，由于内在脏腑与外在的官窍、形体通过经络密切联系，官窍、形体的病变可以说是脏腑病变的外在反映。所以在治疗上，除了取局部相应的穴位外，还可以取相应脏腑所属经脉的穴位。如肝开窍于目，外合筋，对于目赤肿痛、目视不明及关节筋肉酸痛等症状，取局部的穴位，同时可配肝经的太冲、曲泉、中都等。

另外，脏腑的阴阳、五行属性决定了它们之间在生理、病理上有着千丝万缕的联系，在针灸治疗取穴时既要照顾到原病证之脏腑，又要兼顾与病情有关的脏腑。以肝与胃为例，肝五行属木，胃五行属土，当胃痛因肝气犯胃所致时，除有胃脘疼痛、呃逆、呕吐、食少纳呆等症状外，尚有胃痛连及两胁、善叹息、情绪不舒时加重等特点，临床治疗时，除常规取穴外，还应取肝经的期门、太冲以疏肝理气、和胃止痛。此外，根据中医治未病和先安未受邪之地的思想，治肝之时也要注意顾护脾胃，故《金匮要略·脏腑经络先后病脉证》言：“见肝之病，知肝传脾，故当先实脾。”《灵枢·五邪》也说：“邪在肝，则两胁中痛……取之行间以引胁下，补三里以温胃中。”

二、辨证诊治

辨证诊治是指在针灸临床上结合八纲诊治疾病，确定针灸治疗方案的辨证论治方法。

1. 阴阳　针和灸各有所长，如《灵枢·官能》曰："针所不为，灸之所宜……阴阳皆虚，火自当之。"一般情况下，阳证多用针，阴证多用灸；如果证属阴阳两虚，也多选用灸法。

2. 表里　《素问·刺要论》曰："病有浮沉，刺有浅深，各至其理，无过其道。"病有表里之别，刺有深浅之分，总宜刺至患部。如有皮肤病，病在皮肤，宜浅刺；腰椎间盘突出症针刺夹脊穴应深刺至骨。过深过浅皆属不当。《素问·刺齐论》所说"刺骨者无伤筋，刺筋者无伤肉，刺肉者无伤脉，刺脉者无伤皮，刺皮者无伤肉，刺肉者无伤筋，刺筋者无伤骨"和《灵枢·终始》所言"在骨守骨，在筋守筋"皆是此意。

3. 寒热　一般而言，寒证属阴多用灸法，热证属阳多用针法；此外，还有"热则疾之""寒则留之"。

4. 虚实　"盛则泻之，虚则补之"是其基本原则。针灸临床辨虚实有以下独特的方法和鲜明的特点：一是通过诊察经络腧穴辨虚实。《灵枢·经脉》曰："实则必见，虚则必下，视之不见，求之上下。"即言疾病的虚实可在相应的经络穴位上反映出来，如脾胃虚弱的患者脾俞、足三里穴处多凹陷或按之虚软，肝火旺者肝俞穴处多隆起等。二是通过脉象辨虚实，如《灵枢·九针十二原》说："凡将用针，必先诊脉，视气之剧易，乃可以治也。"三是通过针下辨气之虚实。如《灵枢·九针十二原》说的"上守神""上守机"及《灵枢·终始》所说"邪气来也紧而疾，谷气来也徐而和"等均为针下辨气之意。

三、辨经诊治

经络在生理上可以运行气血，协调阴阳，抗御病邪，护卫机体，在病理上可以传注病邪，反映病候，故既可根据经络、腧穴的异常诊断辨别病证的部位和虚实，又可依部定经选穴治疗相应疾病，此为辨经诊治的基础。

辨经诊治是以经络理论为基础，以病变的部位及临床证候表现为依据，确定其病性、病位及经络归属，从而选择相应的针灸治疗方案的辨证论治方法。它是针灸临床辨证诊治的核心，也是针灸临床最重要、最鲜明的诊疗特点。其包括辨位归经与辨证归经两方面。

（一）辨位归经

辨位归经即根据病变发生的不同部位来判断是何经的病证，是辨经诊治的重要环节。例如头痛，根据经脉在头部的循行归经，前额痛为阳明经证，侧头痛为少阳经证，后枕痛为太阳经证，颠顶痛为厥阴经证。再如牙痛，手阳明经入下齿，足阳明经入上齿，故下牙痛为手阳明经证，上牙痛为足阳明经证。如果风寒湿邪痹阻某一经络，则可沿该经出现肌肉酸楚疼痛、关节屈伸不利等症状，可依此辨位归相应经脉病证。

当某一病变部位有数经分布时，应结合其他兼症来考虑归经。如胁痛涉及足少阳、足厥阴、足太阴三经，兼有目黄、口苦者归足少阳，伴心烦易怒、呕逆者应归足厥阴，见脘腹胀满、大便稀溏者则归足太阴；又如舌体病变涉及手足少阴、足太阴三经，见口舌生疮、尿赤灼热而痛者归手少阴，见舌干兼腰膝酸软、耳鸣者应归足少阴，而见舌本强痛、腹胀、纳差者则归足太阴。

对于经络肢体的病证，应仔细循按检查病变部位以辨经。如《灵枢·刺节真邪》所说："用针者，必先察其经络之实虚，切而循之，按而弹之，视其应动者，乃后取之而下之。"仔细诊察患病部位出现的异常反应是在何经上，就可辨为该经的病证。这些常见的异常反应包括疼痛、压痛、结节或条索状物、局部隆起（为实证），或者局部凹陷、按之虚软（为虚证）。

对于脏腑病，也可结合患病脏腑所联系的经络进行辨经。如《灵枢·百病始生》则说："察其所痛，以知其应。"各种异常反应，若在募穴、背俞穴、原穴、下合穴、郄穴等特定穴上出现，则提示相应脏腑、经脉可能出现了病变。如肺病在孔最、肺俞有相应反应；心病在心俞有异常反应；三阴交压痛，提示足三阴经可能有病变，一般以月经不调、痛经等妇科疾患多见。穴位按压目前还用于对癌症的辅助诊断中。

（二）辨证归经

辨证归经主要是根据《灵枢·经脉》所载十二经脉病候（“是动则病……”“是主……所生病”）内容予以辨病候归经。例如见“舌本强，食则呕，胃脘痛”，可辨为足太阴脾经病候；“嗌干，心痛，渴而欲饮”，为手少阴心经病候；“目黄，胁痛，臑臂内后廉痛厥，掌中热痛”，可取手少阴心经穴治疗；“齿痛，颈肿……目黄，口干，鼽衄，喉痹，肩前臑痛，大指次指痛不用”，可取手阳明大肠经穴治疗。

随着现代科学技术的发展，也可以应用经络电测定、知热感度测定等现代科技手段进行辨证归经。

（万　飞）

任务四　针灸处方

针灸处方是在中医理论尤其是经络学说等指导下，依据选穴原则和配穴方法，选取腧穴并进行配伍，确立刺灸法而形成的治疗方案。针灸处方包括两大要素，即穴位和刺灸法。

一、腧穴的选择

穴位是针灸处方的第一组成要素，穴位选择是否精当直接关系着针灸的治疗效果。在确定处方穴位时，我们应该遵循基本的选穴原则和配穴方法。

（一）选穴原则

选穴原则是临证选穴应该遵循的基本法则，主要包括近部选穴、远部选穴、辨证选穴和对症选穴。近部选穴和远部选穴是主要针对病变部位而确立的选穴原则；辨证选穴和对症选穴是针对疾病表现出的证候或症状而确立的选穴原则。

1. **近部选穴**　即指选取病痛所在部位或邻近部位的腧穴。这一选穴原则是根据腧穴普遍具有近治作用的特点而定的，体现了“腧穴所在，主治所在”的治疗规律。近部选穴应用范围广泛，适用于几乎所有病证，更多用于治疗体表部位较明显、病变范围较局限者。如眼病取睛明，耳病取听宫，鼻病取迎香，胃痛取中脘，膝痛取膝眼等。

2. **远部选穴**　即指选取距离病痛较远处部位的腧穴。这一选穴原则是根据腧穴具有远治作用的特点提出来的，体现了“经脉所过，主治所及”的治疗规律，是针灸处方选穴的基本方法。远部选穴在针灸临床上应用十分广泛，通常以肘膝关节以下的穴位为主，广泛用于治疗脏腑病，头面、五官、躯干疾患。如胃痛选足阳明胃经的足三里，腰背痛选足太阳膀胱经的委中，上牙痛选足阳明胃经的内庭，下牙痛选手阳明大肠经的合谷等。

3. **辨证选穴**　即根据疾病的证候特点，分析病因病机而辨证选取穴位的方法。临床上有许多病证，如发热、昏厥、虚脱、癫狂、失眠、健忘、嗜睡、多梦、自汗、盗汗、贫血、月经不调等均无明显局限的病变部位，而呈现全身症状，因无法辨病位，不能应用上述按部位选穴的方法。此时，就需辨证选穴，如肾阴不足导致的虚热选肾俞、太溪，心肾不交导致的失眠选心俞、肾俞等。辨证选穴所含内容丰富，应用时主要是针对不同的病因、病机、证型而选取不同的穴位。

4. 对症选穴　即针对疾病的个别突出的症状而选取穴位。由于对症选穴是长期临床经验的总结，疗效较高，又称为“经验选穴”。这是腧穴特殊治疗作用及临床经验在针灸处方中的具体运用。如发热取大椎，痰多取丰隆，哮喘取定喘，虫证取百虫窝，落枕取外劳宫，腰痛取腰痛点，面瘫取牵正，目赤取耳尖等。对症选穴符合大部分奇穴的主治特点。

（二）配穴方法

配穴方法就是在选穴原则的指导下，针对疾病的病位、病因、病机等，选取主治相同或相近，具有协同作用的腧穴加以配伍应用的方法。其可概括为按部配穴和按经配穴两大类。

1. 按部配穴　即结合腧穴分布的部位进行穴位配伍，主要包括远近配穴法、上下配穴法、前后配穴法、左右配穴法。

（1）远近配穴法　即以病变部位为依据，在病变附近和远部同时选穴配伍组成处方的方法，临床应用极为广泛。如眼病以局部的睛明、邻近的风池、远端的光明相配；痔疮以局部的长强、下肢的承山相配；痛经以局部的关元、远端的三阴交相配。

（2）上下配穴法　即将腰部以上腧穴和腰部以下腧穴配合应用的方法，临床应用较为广泛。如头项强痛，上取大椎，下配昆仑；胸腹满闷，上取内关，下配公孙；子宫脱垂，上取百会，下配气海；胃脘痛，可上取内关，下取足三里；咽痛，上取鱼际，下取太溪等。八脉交会穴的配对应用即属于上下配穴法。

（3）前后配穴法　即将人体前部和后部的腧穴配合应用的方法，主要指将胸腹部和背腰部的腧穴配合应用，又称“腹背阴阳配穴法”，在《灵枢·官针》中称之为“偶刺”。本配穴法常用于治疗脏腑疾病，如：肺病前取中府，后取肺俞；心胸疾病前取巨阙，后取心俞；胃脘疼痛，前取中脘、梁门，后取胃俞、筋缩等。此法还用于治疗一些躯干病证，如：腰痛前取天枢，后取肾俞；脊柱强痛，前取水沟，后取脊中等。俞募配穴属于前后配穴法。

（4）左右配穴法　即将人体左侧和右侧的腧穴配合应用的方法。本法是基于人体十二经脉左右对称分布和部分经脉左右交叉的特点总结而成的。临床上，为了加强腧穴的协同作用，常选择左右同一腧穴配合运用，如胃痛可选用双侧足三里、梁丘穴等。但左右配穴法并不局限于选双侧同一腧穴，如右侧面瘫取右侧的地仓、颊车和左侧的合谷，左侧偏头痛选左侧的太阳和右侧的外关，同样属于左右配穴。另外，左右配穴法既可以左右同取，也可以左病取右、右病取左。

2. 按经配穴　即根据经脉理论或经脉相互联系而进行穴位配伍的方法，主要包括本经配穴法、表里经配穴法、同名经配穴法。

（1）本经配穴法　当某一脏腑、经脉发生病变时，即遵循“不盛不虚，以经取之”的治疗原则，选用本经脉的腧穴配伍组成处方的方法。如胆经郁热导致的少阳头痛，可取率谷、风池、侠溪；胃火循经上扰的牙痛，可取颊车、内庭；咳嗽可取中府、太渊；急性胃痛取足三里、梁丘等。

（2）表里经配穴法　即以脏腑、经脉的阴阳表里配合关系为依据的配穴方法。当某一脏腑经脉发生疾病时，取该经和其相表里的经脉腧穴配合成方。如风热袭肺导致的感冒咳嗽，可选肺经的尺泽和大肠经的曲池、合谷；胃痛取胃经的足三里配脾经的三阴交；肝病取肝经的期门、太冲配胆经的阳陵泉；《灵枢·五邪》载：“邪在肾，则病骨痛，阴痹……取之涌泉、昆仑。”另外，原络配穴法是表里经配穴法中的特殊实例，在特定穴的临床应用中将详细论述。

（3）同名经配穴法　即将手足同名经的腧穴相互配合组成处方的方法。本法是基于同名经“同气相通”的理论，即名称相同的经络相互沟通、交会。如：阳明头痛，取手阳明经的合谷配足阳明经的内庭；太阳头痛，取手太阳经的后溪配足太阳经的昆仑；失眠、多梦，取手少阴经的神门配足少阴经的太溪。

以上介绍的选穴原则和常见的几种配穴方法，在临床应用时要灵活掌握，因为一个针灸处方常是几种选穴原则和多种配穴方法的综合运用。如上述的左侧偏头痛，选同侧的太阳、头维，对侧的外关、足临泣，既包含了左右配穴法，又包含了上下配穴法。因此，选穴原则和配穴方法是从理论上提供了针灸处方选穴的基本思路。

二、刺灸法的选择

刺灸法是针灸处方的第二组成要素，包括治疗方法、操作方法和治疗时机的选择。

1. 治疗方法的选择 针对患者的病情和具体情况而确立治疗手段。如用毫针疗法、灸疗法、火针法还是拔罐疗法、皮肤针疗法等，均应说明。

2. 操作方法的选择 当确立了疗法后，要对疗法的操作进行说明。如毫针疗法用补法还是泻法；针刺是否留针，留针时间长短；艾灸用艾条灸还是艾炷灸等；尤其是对于处方中的部分腧穴，当针刺操作的深度、方向等不同于常规的方法时，要特别表明。

3. 治疗时机的选择 治疗时机是提高针灸疗效的重要方面。一般来说，针灸治疗疾病没有特殊严格的时间要求。但是，临床上针灸治疗部分疾病在时间上有极其重要的意义。如痛经在月经来潮前几天开始针灸，直到月经过去为止；女性不孕症，在排卵期前后几天连续针灸等。现将针灸临床上常用的符号列表如下（表4–1–1）。

表4–1–1 针灸处方上常用的符号

方法	符号	方法	符号
针刺平补平泻法	|	针刺补法	⊤
三棱针点刺出血	↓	针刺泻法	⊥
皮肤针	※	艾条灸	×
艾炷灸	△	温针	↑
拔罐法	○	水针	IM
皮内针	Q	电针	IN

（万 飞）

任务五 特定穴的临床应用

特定穴的概念和分类在腧穴总论中已经论述过，本任务主要讨论特定穴在临床上的具体运用。

一、五输穴的临床应用

五输穴在临床上的应用非常广泛，是远部选穴的主要穴位。十二经脉中每条经有五个穴位属于五输穴，故人体共有五输穴六十个。五输穴不仅有经脉归属，而且具有自身的五行属性，按照“阴井木”“阳井金”的规律进行配属。十二经脉五输穴穴名及其五行属性如表4–1–2及表4–1–3所示。

根据古代文献和临床实际，五输穴的应用可归纳为以下几点。

（一）按五输穴主病特点选用

《灵枢·邪气脏腑病形》说“荥输治外经”，指出了荥穴和输穴主要治疗经脉循行所过部位的病证，这是与下合穴主要治疗六腑病证特点相对而言。《灵枢·顺气一日分为四时》云“病在脏者，取之井；病变于色者，取之荥；病时间时甚者，取之输；病变于音者，取之经；经满而血者，病在胃，及以饮食不节得病者，取之于合。”其后《难经》又作了补充：“井主心下满，荥主身热，输主体重节痛，经主喘咳寒热，合主逆气而泄。”综合近代临床的应用情况，井穴多用于急救，如点刺十二井穴可抢救昏迷；荥穴主要用于治疗热证，如胃火牙痛选胃经的荥穴内庭可清泻胃火；输穴多用于治疗关节疼痛；合穴多用于治疗相关脏腑病证。

表4-1-2　阴经五输穴表

经脉名称	井（木）	荥（火）	输（土）	经（金）	合（水）
手太阴肺经	少商	鱼际	太渊	经渠	尺泽
手厥阴心包经	中冲	劳宫	大陵	间使	曲泽
手少阴心经	少冲	少府	神门	灵道	少海
足太阴脾经	隐白	大都	太白	商丘	阴陵泉
足少阴肾经	涌泉	然谷	太溪	复溜	阴谷
足厥阴肝经	大敦	行间	太冲	中封	曲泉

表4-1-3　阳经五输穴表

经脉名称	井（金）	荥（水）	输（木）	经（火）	合（土）
手阳明大肠经	商阳	二间	三间	阳溪	曲池
手少阳三焦经	关冲	液门	中渚	支沟	天井
手太阳小肠经	少泽	前谷	后溪	阳谷	小海
足阳明胃经	厉兑	内庭	陷谷	解溪	足三里
足少阳胆经	足窍阴	侠溪	足临泣	阳辅	阳陵泉
足太阳膀胱经	至阴	足通谷	束骨	昆仑	委中

（二）按五行生克关系选用

《难经·六十九难》提出“虚者补其母，实者泻其子”，将五输穴配属五行，然后按“生我者为母，我生者为子”的原则，虚证用母穴，实证用子穴。这一取穴法亦称为子母补泻取穴法。在具体运用时，分本经子母补泻和他经子母补泻两种方法。例如，肺经的实证应“泻其子”，肺在五行中属“金”，因“金生水”，“水”为“金”之子，故可选本经五输穴中属“水”的合穴即尺泽；肺经的虚证应“补其母”，肺属“金”，“土生金”，“土”为“金”之母，因此，应选本经属“土”的五输穴，即输穴太渊。这都属于本经子母补泻法。同样用肺经实证来举例：肺属“金”，肾属“水”，肾经为肺经的“子经”，根据“实则泻其子”的原则，应在其子经（肾经）上选取“金”之“子”即属“水”的五输穴，即肾经的合穴阴谷。各经五输穴子母补泻取穴详见表4-1-4。

表4-1-4　子母补泻取穴表

经脉	肺经	肾经	肝经	心经	心包经	脾经	大肠经	膀胱经	胆经	小肠经	三焦经	胃经
本经母穴	太渊	复溜	曲泉	少冲	中冲	大都	曲池	至阴	侠溪	后溪	中渚	解溪
本经子穴	尺泽	涌泉	行间	神门	大陵	商丘	二间	束骨	阳辅	小海	天井	厉兑
他经母穴	太白	经渠	阴谷	大敦	大敦	少府	足三里	商阳	足通谷	足临泣	足临泣	阳谷
他经子穴	阴谷	大敦	少府	太白	太白	经渠	足通谷	足临泣	阳谷	足三里	足三里	商阳

（三）按时选用

天人相应是中医整体观念的重要内容，经脉的气血运行和流注也与季节和每日时辰有密切的关系。《难经·七十四难》云："春刺井，夏刺荥，季夏刺输，秋刺经，冬刺合。"这实质上是根据手足三阴经的五输穴均以井木为始，与一年的季节顺序相应而提出的季节选穴法。另外，子午流注针法则根据十二经脉气血盛衰开合时间，而选用五输穴。

二、原穴、络穴的临床应用

原穴与脏腑之原气有着密切的联系，《难经·六十六难》曰："三焦者，原气之别使也，主通行三气，经历于五脏六腑。"三焦为原气之别使，三焦之气导源于肾间动气，输布全身，调和内外，宣导上下，关系着脏腑气化功能，而原穴正是其所流注的部位。《灵枢·九针十二原》指出："凡此十二原者，主治五脏六腑之有疾者也。"因此，原穴主要用于治疗相关脏腑的疾病，也可协助诊断。

络穴是络脉从本经别出的部位，且由于十二络脉具有加强表里两经的联系作用，因此，络穴除可治疗其络脉的病证外，又可治疗表里两经的病证，正如《针经指南》云："络穴正在两经中间……若刺络穴，表里皆活。"如肝经络穴蠡沟，既可治疗肝经病证，又可治疗胆经病证；同样，胆经络穴光明，既可治疗胆经病证，又可治疗肝经病证。督脉络穴为长强，任脉络穴为鸠尾，脾之大络为大包。络穴扩大了经脉的主治范围。十二经原穴、络穴详见表4-1-5。

表4-1-5　十二经脉原穴与络穴表

经脉	原穴	络穴	经脉	原穴	络穴
手太阴肺经	太渊	列缺	手阳明大肠经	合谷	偏历
手厥阴心包经	大陵	内关	手少阳三焦经	阳池	外关
手少阴心经	神门	通里	手太阳小肠经	腕骨	支正
足太阴脾经	太白	公孙	足阳明胃经	冲阳	丰隆
足厥阴肝经	太冲	蠡沟	足少阳胆经	丘墟	光明
足少阴肾经	太溪	大钟	足太阳膀胱经	京骨	飞扬

临床上常把先病经脉的原穴和后病的相表里的经脉络穴配合使用，称为原络配穴法或主客原络配穴法，是表里经配穴法的典型实例。如肺经先病，先取肺经的原穴太渊，大肠后病，再取该经络穴偏历。反之，大肠先病，先取大肠经原穴合谷，肺经后病，后取该经络穴列缺。

三、俞穴、募穴的临床应用

背俞穴位于背腰部的膀胱经线上，募穴则位于胸腹部，故又称为"腹募穴"。由于背俞穴和募穴都是脏腑之气输注和汇聚的部位，在分布上大体与对应的脏腑所在部位的上下排列相接近，因此，主要用于治疗相关脏腑的病变。如肺热咳嗽，可泻肺之背俞穴肺俞；寒邪犯胃出现的胃痛，可灸胃之募穴中脘。另外，背俞穴和募穴还可用于治疗与脏腑经络相联属的组织器官疾患。如肝开窍于目，主筋，目疾、筋病可选肝俞；肾开窍于耳，耳疾可选肾俞。背俞穴、募穴表详见表4-1-6。

表4-1-6　六脏六腑背俞穴与募穴表

六脏	背俞穴	募穴	六腑	背俞穴	募穴
肺	肺俞	中府	大肠	大肠俞	天枢
心包	厥阴俞	膻中	三焦	三焦俞	石门
心	心俞	巨阙	小肠	小肠俞	关元
脾	脾俞	期门	胃	胃俞	中脘
肝	肝俞	章门	胆	胆俞	日月
肾	肾俞	京门	膀胱	膀胱俞	中极

根据《难经·六十七难》“阴病行阳，阳病行阴，故令募在阴，俞在阳”及《素问·阴阳应象大论》“从阴引阳，从阳引阴”等论述，脏病（阴病）多与背俞穴（阳部）相关，腑病（阳病）多与募穴（阴部）联系。临床上腑病多选其募穴，脏病多选其背俞穴。当然，这仅是从阴阳理论角度来运用俞、募穴的一种方法，并不是绝对的。《灵枢·卫气》云：“气在胸者，止之膺与背俞。气在腹者，止之背俞……”说明了脏腑之气可通过气街与其俞、募穴相联系。由于俞、募穴均与脏腑之气密切联系，因此，临床上常常把病变脏腑的俞、募穴配合运用，以发挥其协同作用，即俞募配穴法，是前后配穴法的实例。《素问·奇病论》载：“口苦者……此人者，数谋虑不决，故胆虚，气上溢，而为之口苦。治之以胆募、俞。”这是最早记载的俞募配穴法。

四、八脉交会穴的临床应用

八脉交会穴是古人在临床实践中总结出的可治疗奇经八脉病证的八个腧穴，认为这八个腧穴分别与相应的奇经八脉经气相通，其对应关系见表4-1-7。《医学入门》载：“周身三百六十穴，六十六穴又统于八穴。”这里的“八穴”就是指八脉交会穴，足见古人对其的重视。在临床上当奇经八脉出现相关的疾病时，可以用对应的八脉交会穴来治疗。如督脉出现的脊柱强痛，可选后溪；冲脉出现的胸腹气逆，可选公孙。另外，临床上也可把公孙和内关，后溪和申脉，足临泣和外关，列缺和照海相配，治疗有关部位的疾病，见表4-1-7。古人还以八脉交会穴为基础，创立了按时取穴的灵龟八法。

表4-1-7　八脉交会穴及主治表

穴名	主治	相配主治
公孙 内关	冲脉病证 阴维脉病证	心、胸、胃疾病
后溪 申脉	督脉病证 阳跷脉病证	目内眦、颈项、耳、肩部疾病
足临泣 外关	带脉病证 阳维脉病证	目锐眦、耳后、颊、颈、肩部疾病
列缺 照海	任脉病证 阴跷脉病证	肺系、咽喉、胸膈疾病

五、八会穴的临床应用

八会穴即脏会章门，腑会中脘，气会膻中，血会膈俞，筋会阳陵泉，脉会太渊，骨会大杼，髓会绝骨。这八个穴位虽属于不同经脉，但对于各自所会的脏、腑、气、血、筋、脉、骨、髓相关的病证有特殊的治疗作用，临床上常把其作为治疗这些病证的主要穴位。如六腑之病，可选腑之会穴中脘；血证可选血之会穴膈俞等。《难经 · 四十五难》说："热病在内者，取其会之穴也。"提示八会穴还可治疗相关的热病。

六、郄穴的临床应用

郄穴是治疗本经和相应脏腑的重要穴位，尤其在治疗急症方面有独特的疗效。阳经郄穴多治疗急性痛证，如急性胃脘痛，取胃经郄穴梁丘；阴经郄穴多治疗血证，如肺病咯血，取肺经郄穴孔最等。脏腑疾患也可在相应的郄穴上出现疼痛或压痛，有助于诊断。各经郄穴见表4-1-8。

表4-1-8　郄穴表

经脉	郄穴	经脉	郄穴
手太阴肺经	孔最	足少阴肾经	水泉
手厥阴心包经	郄门	足阳明胃经	梁丘
手少阴心经	阴郄	足少阳胆经	外丘
手阳明大肠经	温溜	足太阳膀胱经	金门
手少阳三焦经	会宗	阴维脉	筑宾
手太阳小肠经	养老	阳维脉	阳交
足太阴脾经	地机	阴跷脉	交信
足厥阴肝经	中都	阳跷脉	跗阳

七、下合穴的临床应用

下合穴主要用于治疗六腑疾病。《灵枢 · 邪气脏腑病形》指出"合治内腑"，概括了下合穴的主治特点。六腑胃、大肠、小肠、胆、膀胱、三焦的下合穴依次分别为足三里、上巨虚、下巨虚、阳陵泉、委中、委阳。临床上六腑相关的疾病常选其相应的下合穴治疗，如肠痈取上巨虚，泻痢选下巨虚。另外，下合穴也可协助诊断。

八、交会穴的临床应用

交会穴具有治疗交会经脉疾病的特点。如三阴交本属足太阴脾经腧穴，它又是足三阴经的交会穴，因此，它不仅能治疗脾经病证，也可治疗足少阴肾经和足厥阴肝经的病证。

（万　飞）

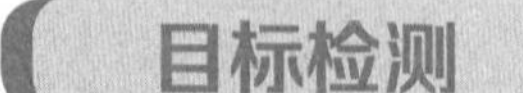

答案解析

单项选择题

1. 以下哪种属于针灸治疗作用的范畴（　）

A．消炎　　B．行气　　C．镇静　　D．调和阴阳　　E．都不是

2．下列属于针灸治疗原则的是（　）

A．扶正祛邪　　B．虚则补之　　C．子母补泻　　D．调和阴阳　　E．都不是

3．根据辨位归经，下齿痛宜选（　）

A．手阳明经　　B．手太阳经　　C．足阳明经　　D．足太阳经　　E．以上均不正确

4．下列各项中，属于表里经配穴的是（　）

A．咳嗽取尺泽、鱼际　　B．感冒取列缺、合谷　　C．膝痛取阳陵泉、阴陵泉

D．胃痛取中脘、内庭　　E．痛经取地机、隐白

5．阳经经脉五输穴之输穴的五行属性为（　）

A．木　　B．火　　C．土　　D．金　　E．水

书网融合……

知识回顾

习题

项目二　内科病证的针灸治疗

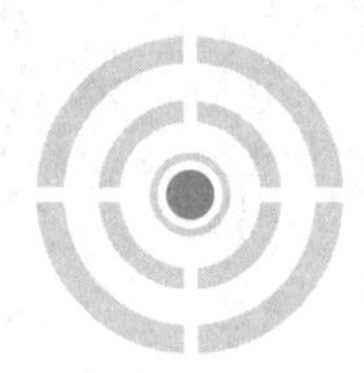

学习目标

知识要求：

1. 掌握头痛、面痛、腰痛、痹证、坐骨神经痛、中风、眩晕、面瘫、不寐、感冒、哮喘、呕吐、胃痛、便秘的针灸处方选穴、治疗操作。

2. 熟悉痿证、痫病、郁证、痴呆、心悸、咳嗽、泄泻、癃闭、消渴的针灸处方选穴、治疗操作，以及辨证要点和其他治法。

技能要求：

1. 能制定临床常见病证的针灸治疗方案。

2. 会应用针灸技术对上述病证进行治疗操作。

任务一　头　痛★★

PPT

头痛是患者自觉头部疼痛的一类病证，可见于多种急、慢性疾病，如脑及眼、口鼻等头面部病变和许多全身性疾病均可出现头痛，其病因复杂，涉及面很广。头为“诸阳之会”“清阳之府”，手、足三阳经和足厥阴肝经均上头面，督脉直接与脑府相联系。因此，各种外感及内伤因素导致头部经络功能失常，气血失调，脉络不通或脑窍失养等，均可导致头痛。本部分主要讨论外感和内伤杂病以头痛症状为主症者，若为某一疾病发生过程中的兼症，可参照本部分内容进行治疗。

头痛可见于西医学的高血压、偏头痛、丛集性头痛、紧张性头痛、感染性发热、脑外伤及五官科等病中。

【辨证】

临床上头痛总体上分为外感头痛和内伤头痛两大类。按照头痛的部位辨证归经，额痛或眉棱、鼻根部痛者为阳明头痛，两侧部头痛为少阳头痛，枕部痛或下连于项者为太阳头痛，颠顶痛或连于目系者为厥阴头痛。

1. 外感头痛

主症　头痛连及项背，发病较急，痛无休止，外感表证明显。

兼见　恶风畏寒，口不渴，苔薄白，脉浮紧，为风寒头痛；头痛而胀，发热，口渴欲饮，小便黄，苔黄，脉浮紧，为风热头痛；头痛如裹，肢体困重，苔白腻，脉濡，为风湿头痛。

2. 内伤头痛

主症　头痛发病较缓，多伴头晕，痛势绵绵，时止时休，遇劳或情志刺激而发作、加重。

兼见 头胀痛目眩，心烦易怒，面赤口苦，舌红苔黄，脉弦数，为肝阳上亢头痛；头痛兼头晕耳鸣，腰膝酸软，神疲乏力，遗精，舌红苔少，脉细无力，为肾虚头痛；头部空痛兼头晕，神疲无力，面色不华，劳则加重，舌淡，脉细弱，为血虚头痛；头痛昏蒙，脘腹痞满，呕吐痰涎，苔白腻，脉滑，为痰浊头痛；头痛迁延日久，或头有外伤史，痛处固定不移，痛如椎刺，舌暗，脉细涩，为瘀血头痛。

【治疗】

1. 基本治疗

治法 调和气血，通络止痛。根据头痛部位以循经取穴和阿是穴为主。

主穴 百会 风池 阿是穴 合谷

配穴 阳明头痛者，配阳白、内庭；少阳头痛者，配率谷、外关、足临泣；太阳头痛者，配天柱、后溪、昆仑；厥阴头痛者，配四神聪、太冲、内关。风寒头痛者，配风门、列缺；风热头痛者，配曲池、大椎；风湿头痛者，配头维、阴陵泉；肝阳上亢者，配太冲、太溪；痰浊头痛者，配中脘、丰隆；瘀血头痛者，配血海、膈俞；血虚头痛者，配脾俞、足三里。

方义 局部取百会、风池、阿是穴可疏导头部经气。风池为足少阳经与阳维脉的交会穴，功长祛风活血、通络止痛。合谷为行气止痛要穴，善治头面诸疾。诸穴合用，共奏通经活络止痛之效。

操作 毫针虚补实泻法。寒证加灸；瘀血头痛可在阿是穴点刺出血。头痛剧烈者，阿是穴可采用强刺激和久留针。

2. 其他治疗

（1）耳针法 选皮质下、枕、额、肝、神门，毫针刺或埋针或王不留行籽压丸。对于顽固性头痛可在耳背静脉点刺出血。

（2）皮肤针法 用皮肤针叩刺太阳、印堂及阿是穴，出血少量，适用于外感头痛、瘀血头痛。

（3）穴位注射法 选风池穴，用1%利多卡因或维生素B_{12}注射液，每穴0.5~1mL，每日或隔日1次，适用于顽固性头痛。

【附注】

1. 针灸治疗头痛有较好的疗效，对于多次治疗无效或逐渐加重者，要查明原因，尤其是要排除颅内占位性病变。

2. 头痛患者在治疗期间，应禁烟酒，适当参加体育锻炼，避免过劳和精神刺激，注意休息。

（冉 茜）

PPT

任务二 面 痛★★

面痛是以眼、面颊部出现放射性、烧灼样抽掣疼痛为主症的疾病，又称“面风痛”“面颊痛”，多发于40岁以上人群，女性多见，以右侧面部为主。面部主要归手、足三阳经所主，尤其是内外因素使面部手、足阳明及手、足太阳经脉的气血阻滞，不通则痛，导致本病。

本病相当于西医学的三叉神经痛，是临床上最典型的神经痛。三叉神经分眼支、上颌支和下颌支，第二支、第三支同时发病者最多。

【辨证】

主症 面部疼痛突然发作，呈闪电样、刀割、针刺、电灼样剧烈疼痛，持续数秒到数分钟，发作次数不定，间歇期无症状，痛时面部肌肉抽搐，伴面部潮红、流泪、流涎、流涕等，常因说话、吞咽、刷牙、洗脸、冷刺激、情绪变化等诱发。

眼部痛，主要属足太阳经病证；上颌、下颌部痛，主要属手、足阳明经和手太阳经病证。

兼见　面部有感受风寒史，遇寒则甚，得热则轻，鼻流清涕，苔白，脉浮者，为风寒证；痛处有灼热感，流涎，目赤流泪，苔薄黄，脉数者，为风热证；有外伤史，或病变日久，情志变化可诱发，舌暗或有瘀斑，脉细涩者，为气血瘀滞；兼见烦躁易怒，口渴便秘，舌红，苔黄，脉数者，为肝胃郁热；兼见形体消瘦，颧红，脉细数无力者，为阴虚阳亢。

【治疗】

1. 基本治疗

治法　疏通经络，祛风止痛。以手足阳明经、足太阳经穴为主。

主穴　攒竹　四白　下关　地仓　合谷　太冲　内庭

配穴　眼部痛者，配丝竹空、阳白、外关；上颌支痛者，配颧髎、迎香；下颌支痛者，配承浆、颊车、翳风。风寒证者，配列缺、风池；风热证者，配曲池、外关；气血瘀滞者，配内关、三阴交；肝胃郁热者，配行间；阴虚阳亢者，配风池、太溪。

方义　攒竹、四白、下关、地仓，疏通面部经络。合谷为手阳明大肠经原穴，“面口合谷收”，与太冲相配为“四关”穴，可祛风、通络、止痛。内庭为足阳明经荥穴，与面部腧穴相配，可清泄阳明热邪，疏通阳明经气血。

操作　毫针泻法。针刺时宜先取远端穴，重刺激。面部腧穴在急性期宜轻刺。风寒证可加灸。

2. 其他治疗

（1）耳针法　选面颊、颌、额、神门。毫针刺法，或用埋针法、压丸法。

（2）刺络拔罐法　选颊车、地仓、颧髎，用三棱针点刺，行闪罐法，隔日1次。

（3）皮内针法　在面部寻找扳机点，将揿针刺入，外以胶布固定，埋藏2~3天，更换揿针。

【附注】

1. 三叉神经痛是一种顽固难治之证，针刺治疗有一定的止痛效果，对继发性三叉神经痛要查明原因，采取适当措施。

2. 针刺治疗时局部穴宜轻刺而久留针，远端穴位可用重刺激手法，尤其在发作时，宜用远端穴位行强刺激手法。

（冉　茜）

任务三　腰　痛★★

PPT

腰痛又称“腰脊痛”，是以自觉腰部疼痛为主症的一类病证，主要与感受外邪、跌仆损伤和劳欲太过等因素有关。腰部从经脉循行上看，主要归足太阳膀胱经、督脉、带脉和足少阴肾经（贯脊属肾）所主，故腰脊部经脉、经筋、络脉的不通和失荣是腰痛的主要病机。

本病常见于西医的腰部软组织损伤、肌肉风湿、腰椎病变及部分内脏病变。

【辨证】

主症　腰部疼痛。

疼痛在腰脊中部，为督脉病证；疼痛部位在腰脊两侧，为足太阳经证；腰眼（肾区）隐隐作痛，起病缓慢，或酸多痛少，乏力易倦，脉细者，为足少阴经证，即肾虚腰痛。

兼见　腰部受寒史，值天气变化或阴雨风冷时加重，腰部冷痛重着、酸麻，或拘挛不可俯仰，或痛连臀腿者，为寒湿腰痛；腰部有劳伤或陈伤史，劳累、晨起、久坐加重，腰部两侧肌肉触之有僵硬感，痛处固定不移者，为瘀血腰痛。

【治疗】

1. 基本治疗

治法　通经止痛。以局部阿是穴及足太阳经穴为主。

主穴　阿是穴　大肠俞　委中

配穴　督脉病证，配后溪；足太阳经证，配申脉。寒湿腰痛者，配命门、腰阳关；瘀血腰痛者，配膈俞、次髎；肾虚腰痛者，配肾俞、太溪。

方义　阿是穴、大肠俞可疏通局部经脉、络脉及经筋之气血，通经止痛。委中为足太阳经穴，"腰背委中求"，可疏调腰背部膀胱经脉之气血，是治疗腰背部疼痛的要穴。

操作　毫针虚补实泻法。寒湿证、肾虚者加艾灸；瘀血证加刺络拔罐。

2. 其他治疗

（1）皮肤针法　选择腰部疼痛部位，用梅花针叩刺出血，加拔火罐。适用于寒湿腰痛和瘀血腰痛。

（2）耳针法　取患侧腰骶椎、肾、神门，毫针刺后嘱患者活动腰部；或用揿针埋藏或用王不留行籽贴压。

（3）穴位注射法　用地塞米松5mL和普鲁卡因2mL混合液，严格消毒后刺入痛点，无回血后推药液，每穴注射0.5~1mL，每日或隔日1次。

【附注】

1. 针灸治疗腰痛具有很好的疗效，但因脊柱结核、肿瘤等引起的腰痛，不属于针灸治疗范围。

2. 平时常用两手掌根部揉擦腰部，早晚一次，可减轻腰痛和防止腰痛。

3. 对于椎间盘突出引起的腰痛可配合推拿、牵引等方法。

（冉　茜）

PPT

任务四　痹　证★★

痹证是由风、寒、湿、热等邪引起的以肢体关节、肌肉酸痛、麻木、重着、屈伸不利，甚或关节肿大灼热等为主症的一类病证。

本病主要包括西医学的风湿热（风湿性关节炎）、类风湿关节炎、骨性关节炎等。

【辨证】

主症　关节肌肉疼痛，屈伸不利。

兼见　疼痛游走，痛无定处，时见恶风发热，舌淡苔薄白，脉浮，为行痹，又称为风痹；疼痛较剧，痛有定处，遇寒痛增，得热痛减，局部皮色不红，触之不热，苔薄白，脉弦紧，为痛痹，又称为寒痹；若肢体关节酸痛重着不移，或有肿胀，肌肤麻木不仁，阴雨天加重或发作，苔白腻，脉濡缓，为着痹，又称为湿痹；关节疼痛，局部灼热红肿，痛不可触，关节活动不利，可累及多个关节，伴有发热恶风，口渴烦闷，苔黄燥，脉滑数，为热痹。

【治疗】

1. 基本治疗

治法 通痹止痛。以病痛局部穴为主，结合循经选穴。

主穴 阿是穴 局部经穴

配穴 行痹者，配膈俞、血海；痛痹者，配肾俞、关元；着痹者，配阴陵泉、足三里；热痹者，配大椎、曲池；另可根据疼痛的部位循经配穴。

方义 病痛局部循经选穴，可疏通经络气血，使营卫调和而风寒湿热等邪无所依附，痹痛遂解。风邪偏盛为行痹，取膈俞、血海活血养血，遵“治风先治血，血行风自灭”之理。寒邪偏盛为痛痹，取肾俞、关元，益火之源，振奋阳气而祛寒邪。湿邪偏盛为着痹，取阴陵泉、足三里健脾除湿。热痹者，配大椎、曲池可泄热疏风、利气消肿。

操作 毫针泻法或平补平泻法。痛痹、着痹者可加灸法。热痹者大椎、曲池可点刺出血。

2. 其他治疗

（1）拔罐法 取阿是穴，行闪罐法拔至皮肤潮红；或用留罐法，每次留罐10分钟，隔日治疗1次。

（2）皮肤针法 取阿是穴，中、重度叩刺，使少量出血。

（3）穴位注射法 采用当归注射液、1%的利多卡因、维生素B_{12}注射液，在病痛部位选穴，每穴注入0.5~1mL，注意勿注入关节腔内。每隔1~3日注射1次。

【附注】

1. 针刺治疗痹证有较好的效果，尤其对风湿性关节炎。由于类风湿关节炎病情缠绵反复，属于顽痹范畴，非一时能获效。

2. 本病应注意排除骨结核、肿瘤，以免延误病情。

3. 患者平时应注意关节的保暖，避免风寒湿邪的侵袭。

（冉 茜）

任务五 坐骨神经痛★★

PPT

坐骨神经痛是指多种病因所致的沿坐骨神经通路的病损，腰、臀、大腿后侧、小腿后外侧及足外侧以疼痛为主要症状的综合征，中医称“腰腿痛”。在《灵枢·经脉》中记载足太阳膀胱经的病候时有“腰似折，髀不可以曲，腘如结，腨如裂”，形象地描述了本病的临床表现。

【辨证】

主症 腰或臀、大腿后侧、小腿后外侧及足外侧放射性、电击样、烧灼样疼痛。腰部病变使神经根受压迫或刺激引起者，为根性坐骨神经痛；坐骨神经干受压迫或刺激引起者，为干性坐骨神经痛。临床上以根性坐骨神经痛多见。

根据疼痛部位进行经络辨证：疼痛以下肢后侧为主者，为足太阳经证；以下肢外侧为主者，为足少阳经证。

兼见 腰腿冷痛重着，遇冷加重，舌质淡，苔白滑，脉沉迟者，为寒湿证；腰腿疼痛剧烈，痛处固定不移，有外伤史，舌质紫暗，脉涩者，为瘀血阻络证；痛势隐隐，喜揉喜按，舌淡，脉细者，为气血不足证。

【治疗】

治法 通经止痛。以足太阳、足少阳经穴为主。

主穴 足太阳经证：腰夹脊 秩边 委中 承山 昆仑 阿是穴

足少阳经证：腰夹脊 环跳 阳陵泉 悬钟 丘墟 阿是穴

配穴 寒湿证加命门、腰阳关；瘀血阻络证加血海、阿是穴；气血不足加足三里、三阴交。

方义 腰夹脊穴是治疗腰腿痛的要穴，可疏通局部气血。治病求本，分别取足太阳、足少阳经诸穴，可疏导本经痹阻不通之气血，达到“通则不痛”的目的。

操作 毫针虚补实泻法。以沿腰腿部足太阳、足少阳经向下有放射感为度，不宜多次重复。

【附注】急性期应卧床休息，椎间盘突出症者应睡硬板床。平时应注意保暖，劳动时注意正确姿势。

（冉 茜）

任务六 中 风★★

PPT

中风是以突然晕倒，不省人事，伴口角㖞斜，语言不利，半身不遂，或不经昏仆仅以口㖞、半身不遂为临床主症的疾病。中风的发生是多种因素所导致的复杂的病理过程，风、火、痰、瘀是其主要的病因，脑府为其病位。因发病急骤，症见多端，病情变化迅速，与风之善行数变特点相似，故名中风、卒中。本病发病率和死亡率较高，常留有后遗症；近年来发病率不断增高，发病年龄也趋向年轻化，是威胁人类生命和生活质量的重大疾患。

西医学的急性脑血管病，如脑梗死、脑出血、脑栓塞、蛛网膜下腔出血等属本病范畴。

【辨证】

1. 中经络

主症 半身不遂，舌强语謇，口角㖞斜。

兼见 面红目赤，眩晕头痛，心烦易怒，口苦咽干，便秘尿黄，舌红或绛，苔黄或燥，脉弦有力，为肝阳暴亢；肢体麻木或手足拘急，头晕目眩，苔白腻或黄腻，脉弦滑，为风痰阻络；口黏痰多，腹胀便秘，舌红，苔黄腻或灰黑，脉弦滑大，为痰热腑实；肢体软弱，偏身麻木，手足肿胀，面色淡白，气短乏力，心悸自汗，舌黯，苔白腻，脉细涩，为气虚血瘀；肢体麻木，心烦失眠，眩晕耳鸣，手足拘挛或蠕动，舌红，苔少，脉细数，为阴虚风动。

2. 中脏腑

主症 神志恍惚，迷蒙，嗜睡，或昏睡，甚者昏迷，半身不遂。

兼见 神昏，牙关紧闭，口噤不开，肢体强痉，为闭证；面色苍白，瞳神散大，手撒口开，二便失禁，气息短促，多汗腹凉，脉散或微，为脱证。

【治疗】

1. 基本治疗

（1）中经络

治法 醒脑开窍，疏通经络。以手厥阴经、督脉、足太阴经穴为主。

主穴 内关 水沟 三阴交 极泉 尺泽 委中

配穴 肝阳暴亢加太冲、太溪；风痰阻络加丰隆、合谷；痰热腑实加曲池、内庭、丰隆；气虚血瘀加足三里、气海、血海；阴虚风动加太溪、风池；口角㖞斜加颊车、地仓；上肢不遂加肩髃、手三里、合谷；下肢不遂加环跳、阳陵泉、阴陵泉、风市；足内翻加丘墟透照海；足外翻加太溪、中封；足下垂加解溪；便秘加天枢、丰隆、支沟；语言謇涩，配廉泉、通里、哑门；吞咽困难加廉泉、金津、玉液；复视加风池、睛明；尿失禁、尿潴留加中极、关元。

方义 中风病位在脑，督脉入络脑，水沟为督脉穴，可醒脑开窍、调神导气。心主血脉，内关为心包经络穴，可调理心气，疏通气血。三阴交为足三阴经交会穴，可滋补肝肾。极泉、尺泽、委中疏通肢体经络。

操作 内关用泻法；水沟用雀啄法，以眼球湿润为佳；刺三阴交时，沿胫骨内侧缘与皮肤呈45°，使针尖刺到三阴交穴，用补法；刺极泉时，在原穴位置下1寸心经上取穴，避开动脉，直刺进针，用提插泻法，以患者上肢有麻胀和抽动感为度；尺泽、委中直刺，使肢体有抽动感。

（2）中脏腑

①闭证

治法 平肝息风，醒脑开窍。以手厥阴经、督脉及十二井穴为主。

主穴 水沟　十二井　太冲　丰隆　劳宫

方义 闭证为肝阳暴张，气血上逆所致，故取十二井穴点刺出血，可接通十二经气，调和阴阳；并泻水沟，开窍启闭；足厥阴经循行至颠顶，泻太冲降肝经逆气以平息肝阳；脾胃为生痰之源，痰浊壅遏，气机失宣，取足阳明经络穴丰隆，豁痰开窍；取手厥阴经荥穴劳宫，清心泄热。

操作 水沟同前。十二井穴用三棱针点刺出血；太冲、丰隆、劳宫用泻法。

②脱证

治法 回阳固脱。以任脉穴为主。

主穴 关元　神阙

方义 关元为任脉与足三阴经交会穴，灸之可扶助元阳。神阙为生命之根蒂，真气所系，可益气固本，回阳固脱。

操作 神阙用隔盐灸，关元用大艾炷灸，至四肢转温为止。

2. 其他治疗

（1）头针法　选顶颞前斜线、顶颞后斜线、顶旁1线及顶旁2线，毫针平刺入头皮下，快速捻转2~3分钟，每次留针30分钟，留针期间反复捻转2~3次，行针时嘱患者活动患侧肢体。

（2）电针法　在患侧上、下肢体各选两个穴位，针刺得气后留针，接通电针仪，以患者肌肉微颤为度，每次通电20~30分钟。

【附注】

1. 针灸治疗中风疗效较满意，尤其对于神经功能的康复如肢体运动、语言、吞咽功能等有促进作用，针灸越早效果越好，治疗期间应配合功能锻炼。

2. 中风急性期，出现高热、神昏、心衰、颅内压增高、上消化道出血等情况时，应采取综合治疗措施。

3. 中风患者应注意防止压疮，保证呼吸道通畅。

4. 本病应重在预防，如年逾四十，经常出现头晕头痛、肢体麻木，偶有发作性语言不利、肢体痿软无力者，多为中风先兆，应加强防治。

（冉　茜）

任务七　眩　晕★★

PPT

岗位情景模拟 1

患者男性，68岁，因头晕、耳鸣4天入院，现恶心，头中空鸣，耳鸣如蝉，足底发麻，行走有时双腿软弱无力，伴身倦乏力，食欲不振，夜寐欠安。伸舌右偏，舌暗，苔薄白，脉沉细无力。脑血流图显示椎动脉狭窄并基底动脉供血不足。

问题与思考

试析本病的病因病机、诊断、证型、治则、针灸处方及方义。

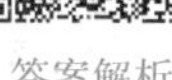
答案解析

眩晕也称头晕眼花，是以自觉眼花或眼前发黑，视物旋转，或感头重脚轻，或天旋地转，或如坐车船为主症的病证。起病急，常反复发作，轻者发作短暂，闭目即止，重者不能站立，甚至昏倒。本病的发生常与忧郁恼怒、恣食厚味、年老体弱、久病劳伤、跌仆损伤等因素有关。其病位在脑髓清窍，与肝、脾、肾相关。其病性有虚有实，临床以虚证为多。虚证为脾胃不足、肾虚髓空或气血虚弱等，皆可导致清窍失养。实证多与气、血、痰、瘀扰乱清窍有关。情志不舒，气郁化火，风阳扰动，或急躁恼怒，肝阳暴亢，发为眩晕；暴饮暴食，或恣食肥甘厚味，损伤脾胃，水失健运，聚湿生痰，痰湿中阻，清阳不升，浊阴上蒙清窍；素体薄弱，或病后体虚，气血不足，清窍失养；年老体弱，或过度劳伤，肾精亏虚，脑髓不充等各种因素均可导致眩晕的发生。

本病常见于西医学的脑血管疾病、高血压、贫血、梅尼埃病、颈椎病等疾病。

【辨证】

主症　头晕目眩，视物旋转，泛泛欲吐，甚则昏眩欲倒。轻者如坐车船，飘摇不定，闭目少顷即可复常；重者两眼昏花缭乱，视物不明，旋摇不止，难以站立，昏昏欲倒，甚则跌仆。

兼见　失眠多梦，急躁易怒，头目胀痛，耳鸣，口苦，舌红苔黄，脉弦数者为肝阳上亢；头重如蒙，视物旋转，胸闷恶心，神疲困倦，舌淡胖，苔白腻，脉濡滑者为痰湿中阻；目眩动则加剧，面色㿠白，神倦乏力，倦怠懒言，心悸少寐，腹胀纳呆，舌淡，苔薄白，脉细弱者为气血两虚；眩晕久作不已，两目干涩，视力减退，耳鸣齿摇，少寐健忘，腰酸膝软，五心烦热，舌红，少苔，脉细数者为肾精不足。

【治疗】

1. 基本治疗

（1）实证

治法　平肝潜阳，化痰定眩。以督脉、足少阳经及足厥阴经穴为主。

主穴　百会　风池　内关　太冲　三阴交

配穴　肝阳上亢配行间、侠溪、太溪；痰湿中阻配头维、中脘、丰隆。高血压配曲池、足三里；颈性眩晕配风府、天柱、颈夹脊。

方义　眩晕病位在脑，脑为髓海，督脉入络于脑，百会位于脑部颠顶，为诸阳之会穴，能泻诸阳之气，清利头目；风池能疏调头部气机；内关通阴维脉，可宽胸理气，和胃化痰；太冲为肝经的原穴，可平肝潜阳，调理气血；内关与太冲相配可增强平肝之力；三阴交为足三阴经的交会穴，可调补肝脾肾。

操作　毫针泻法。

（2）虚证

治法　益气养血，补精定眩。以督脉穴和相应背俞穴为主。

主穴　百会　风池　肝俞　肾俞　足三里

配穴　气血两虚配气海、脾俞、胃俞；肾精不足配太溪、悬钟、三阴交。

方义　百会行补法可升提气血，风池为近部选穴，可疏调头部气血，二穴相配以充养脑髓；肝俞，肾俞滋补肝肾，益精养血，培元固本；足三里补益气血。

操作　百会、风池用平补平泻法，肝俞、肾俞、足三里等穴用补法，可灸。

2. 其他治疗

（1）头针法　取顶中线、枕下旁线。用毫针沿头皮刺入，快速捻转，中等刺激，留针。

（2）耳针法　取肾上腺、皮质下、枕、神门、额、内耳。肝阳上亢者，加肝、胆；痰湿中阻者，加脾；气血两虚者，加脾、胃；肾精亏虚者，加脑、肾。每次取3~5穴，用毫针刺或压丸法。血压高者，可在降压沟、耳尖点刺放血。

（3）刺血法　取印堂、太阳、头维、百会等穴，用三棱针点刺出血数滴。适用于眩晕实证者。

【附注】

1. 针灸治疗眩晕有较好的疗效。

2. 针灸治疗眩晕要注意原发病。

3. 眩晕发作时，如伴呕吐应防止呕吐物误入气管。

4. 平时要调情绪，适寒温，清淡饮食，少食肥甘之品。

（陈　劼）

任务八　面　瘫★★

PPT

面瘫是以口眼㖞斜为主要症状，以单纯一侧面部表情肌群瘫痪，口角歪向健侧，同时伴发眼闭合不全、流泪等症状，又称为口㖞，或口眼㖞斜。本病发病急，春秋季为多，可发生于任何年龄段，以一侧面部发病多见。其发生常与疲劳过度、正气不足、脉络空虚，卫外不固，风寒或风热之邪乘虚而入，中面部经络，致气血痹阻，经筋功能失调，筋肉失于约束，出现㖞僻。《灵枢·经筋》云："足之阳明，手之太阳，筋急则口目为僻……"面瘫病位在面部，与太阳、阳明经筋相关，手、足阳经均上行头面部，当邪气阻滞面部经络，尤其是手太阳和足阳明经筋功能失调，可导致面瘫的发生。

面瘫多指西医学的周围性面神经麻痹，最常见于贝尔麻痹、亨特综合征。

【辨证】

主症　以口眼㖞斜为主要症状。通常发病急，多在睡眠醒来时，突然发现一侧面部肌肉板滞、麻木、瘫痪，额纹变浅或消失，眼闭合不全，流泪露睛，鼻唇沟变浅，口角歪向健侧，病侧不能做皱眉、蹙额、闭目、露齿、鼓颊动作；常有受寒史或初起时有一侧耳内或耳后乳突处的疼痛，有的患者还可能出现患侧舌前2/3味觉减退或消失，或者听觉过敏等症状。

兼见　若发病时，有面部受凉史，舌淡，苔薄白，脉浮紧者为风寒袭络；若继发于感冒发热，或咽部、耳部感染病史，舌红，苔薄黄，脉浮数者为风热侵袭；若病程较久，兼见面色淡白，肢体倦怠无力，舌淡，苔白，脉沉细者为气血不足；若见面部抽搐，麻木，头重如裹，舌体胖大，苔白腻，脉弦滑者为风痰阻络。

【治疗】

1. 基本治疗

治法　祛风通络，调和经筋。以局部、手足阳明经穴为主。

主穴　攒竹　阳白　四白　颧髎　颊车　地仓　下关　合谷　太冲

配穴　风寒袭络配风池、风府；风热侵袭配外关、关冲；气血不足配足三里、气海；风痰阻络配丰隆、中脘。人中沟歪斜配水沟；鼻唇沟变浅配迎香；颏唇沟歪斜配承浆；舌麻、味觉减退配廉泉、足三里；眼睑闭合不全配鱼腰、申脉；流泪配承泣；乳突部疼痛配翳风；听觉过敏配听宫、中渚。

方义　面部诸穴属局部取穴，能通调面部经筋气血，活血通络。合谷为手阳明经的原穴，是循经远端取穴，可通调气血，祛除阳明、太阳经筋之邪气，祛风通络。太冲为足厥阴原穴，肝经循行“上出额”，“下颊里，环唇内”，与合谷相配，一阴一阳，一气一血，具有加强疏调面颊部气血的作用。

操作　急性期，面部腧穴，取穴宜少，针刺宜浅，手法宜轻，肢体远端的腧穴行泻法且手法宜重；恢复期，足三里行补法，其他腧穴行平补平泻法，可加灸。

2. 其他治疗

（1）皮肤针法　取阳白、颧髎、地仓、颊车。皮肤针轻叩，以局部潮红为度。适用于恢复期。

（2）刺络拔罐法　取阳白、颧髎、地仓、颊车。以皮肤针叩刺或三棱针点刺出血后，加拔火罐。适用于恢复期。

（3）电针法　取太阳、阳白、地仓、颊车。断续波，强度以患者面部肌肉微见跳动而能耐受为度。适用于面瘫中、后期。

（4）穴位贴敷法　太阳、阳白、颧髎、地仓、颊车，将马钱子锉成粉末，取0.3~0.6g，撒于胶布上，然后贴于穴位处。或用蓖麻仁捣烂加少许麝香，取绿豆大一粒，贴敷穴位上。或用白附子研细末，加少许冰片做面饼，穴位贴敷。

【附注】

1. 针灸治疗周围性面瘫是目前最安全有效的方法，以早治为佳。

2. 临床上一般由无菌性炎症导致的面瘫预后较好，由病毒等感染所致的面瘫（如亨特面瘫）预后较差。如果3个月至半年内不能恢复，多有患侧面肌出现挛缩，口角反牵向患侧，形成“倒错”现象，为面神经麻痹后遗症，疗效较差。

3. 治疗期间面部应戴口罩、避风寒，禁烟酒，注意休息。眼睑闭合不全者可戴眼罩；每日点眼药水2~3次，以预防感染。

（陈　劼）

任务九　痿　证★

PPT

痿证是指肢体软弱无力，筋脉弛缓，不能随意活动，甚则肌肉萎缩或瘫痪的一种病证。临床以下肢痿弱多见，又称“痿躄”。“痿”指肢体痿弱不用，“躄”为下肢软弱无力，不能行走之意。其发生常与感受温邪、湿热浸淫、饮食毒物所伤、久病房劳、跌打损伤等因素有关。其病位在筋脉肌肉，与肺、脾、肝、肾有关。外感温热毒邪，或高热不退，或病后余热燔灼，伤津耗气，使肺热叶焦，不能输布津液，五体失养；长期生活于湿地环境或冒雨涉水，湿邪浸淫，郁而化热，湿热阻闭经络；平素脾胃虚弱，或饮食不节，气血津液生化不足，不能濡养五脏；先天不足，或久病体虚，或劳伤过度，精血亏虚等内外致病因素，均可使筋脉失于濡养而成痿证。痿证以热证、虚证为多，虚实夹杂或本虚标实亦不少见。

痿证可见于西医学的格林–巴利综合征、运动神经元病、急性感染性多发性神经根神经炎、重症肌无力、脊髓病变、肌营养不良及周期性瘫痪等疾病。

【辨证】

主症　肢体筋脉弛缓，肌肉痿弱无力，甚则瘫痪。

兼见　病初起发热，热退后突然出现肢体软弱无力，心烦口渴，大便干燥，小便黄赤，舌质红，苔黄，脉细数者为肺热伤津；肢体困重、麻木、微肿，逐渐痿软无力，以下肢为重，喜凉，小便赤涩，舌红，苔黄腻，脉濡数者为湿热浸淫；肢体痿软无力，逐渐加重，神疲乏力，面浮不华，少气懒言，食少纳呆，腹胀便溏，舌淡，苔薄白，脉细缓者为脾胃虚弱；起病缓，肢体痿软失用、肌肉萎缩，尤以腿胫肌萎缩严重，兼腰膝酸软，不能久立，甚则不能步履，或伴头晕耳鸣，咽干口燥，舌红少苔，脉细数者为肝肾亏虚。

【治疗】

1. 基本治疗

治法　祛邪通络，濡养筋脉。以手、足阳明经穴及相应夹脊穴为主。

主穴　上肢：肩髃　曲池　手三里　外关　合谷　颈、胸段夹脊穴

下肢：髀关　伏兔　阳陵泉　足三里　悬钟　三阴交　解溪　腰段夹脊穴

配穴　肺热伤津配尺泽、大椎；湿热浸淫配阴陵泉、内庭；脾胃虚弱配脾俞、胃俞、中脘、关元；肝肾亏虚配肝俞、肾俞、太溪、太冲。

方义　阳明经为五脏六腑之海，多血多气，主润宗筋，故取手足阳明经穴，遵从“治痿独取阳明”的治疗原则，疏通经络，调气理血，滋养筋脉；夹脊穴与膀胱经背俞穴经气相通，可通行气血，调脏腑。外关、阳陵泉、悬钟为少阳经穴，能辅佐阳明经行气血，其中阳陵泉乃筋之会穴，有通调诸筋的作用，悬钟为髓会，两穴相配具有强筋壮骨之功。三阴交为足三阴经的交会穴，有健脾养肝益肾作用，能濡养筋脉。

操作　毫针刺，按虚补实泻法常规操作；夹脊穴向脊柱方向斜刺；肢体穴位可加用灸法，亦可用电针；大椎、尺泽可用三棱针点刺出血。

2. 其他治疗

（1）皮肤针法　用皮肤针反复叩刺背部肺俞、脾俞、胃俞、膈俞和患肢阳明经，以微出血为度。

（2）电针法　在瘫痪肌肉处选取适当穴位。针刺后加电针仪，断续波，以患者能耐受为度。

（3）穴位注射法　取肩髃、曲池、外关、合谷、足三里、阳陵泉、悬钟、三阴交。每次选2~4穴。选用维生素B_1或维生素B_{12}注射液，每穴注入0.5~1mL，注意勿注入关节腔内。

【附注】

1. 针灸治疗本病有较好的疗效，但疗程较长，患者需有耐心和信心。
2. 治疗期间，患者配合使用护理支架及夹板托扶，保持四肢功能体位，防止足下垂或足内翻。
3. 患者要加强主动及被动肢体功能锻炼。
4. 对于长期卧床患者要嘱其注意预防压疮。

（陈　劼）

任务十 痫 病★

PPT

痫病又称癫痫、痫证，俗称“羊痫风”，是以突然意识丧失，发则仆倒，不省人事，强直抽搐，口吐涎沫，两目上视，或喉中有鸣声，发过即醒，一如常人为主症的病证，具有突然性、短暂性、反复性发作的特点。其发生多与先天禀赋不足、情志失调、饮食不节、脑部外伤及外邪侵袭或家族遗传史等有关。其病位在脑，与肝、心、脾、肾功能失调有关。母孕受惊或多病过劳、服药不当，损及胎儿或胎气；情志刺激，肝郁不舒，或突受惊恐，致气机失调，骤然阳升风动，风痰上逆；各种内外因素导致风、痰、火、瘀等蒙蔽清窍，扰乱神明，元神失控。本病虚实夹杂，发作期多实，或实中夹虚；间歇期多虚，或虚中夹实。

本病即西医学的癫痫。

【辨证】

1. 发作期

（1）大发作（典型发作） 突然晕倒，口唇青紫，两目上视，牙关紧闭，四肢抽搐，项背强直，口吐涎沫，或口中发出猪羊叫声，二便失禁，醒后平复如常；发作前常有眩晕头痛，心烦失眠，胸闷不舒，神疲乏力等先兆症状。

（2）小发作 突然呆木无知，双目瞪视，或头部前倾下垂而后迅速抬起，肢体无力，不动不语，呼之不应，发过即苏，一如常人。

2. 间歇期 若见急躁易怒，心烦失眠，口苦咽干，咳痰不爽，溲黄便干，舌红，苔黄腻，脉弦滑而数者为痰火扰神；胸闷痰多，痞满，纳差，便溏，舌淡，苔白腻，脉濡滑或弦细者为风痰闭阻；头部刺痛，痛有定处，常有脑部外伤史，舌质紫暗或有瘀斑，苔薄白，脉涩者为瘀阻脑络；神疲乏力，少气懒言，面色皖白，大便溏薄，舌淡，苔白腻，脉沉弱者为心脾两虚；神志恍惚，头晕目眩，两目干涩，健忘失眠，腰膝酸软，大便干燥，舌红，苔薄黄，脉细数者为肝肾阴虚。

【治疗】

1. 基本治疗

（1）发作期

治法 醒脑开窍，息风止痉。以督脉、手厥阴经穴为主。

主穴 水沟 百会 后溪 内关 涌泉 太冲

配穴 大发作配十宣；小发作配神门、神庭。

方义 水沟、百会为督脉腧穴，后溪为八脉交会穴，通督脉，督脉入络脑，脑为元神之府，可醒脑开窍，解痉止搐；内关为心包经络穴，调理心神；涌泉为肾经井穴，可开窍醒神，镇痉定眩；太冲为肝之原穴，可息风止痉。

操作 毫针刺，用泻法。水沟用重雀啄刺法，至眼球湿润为度。

（2）间歇期

治法 豁痰息风，醒神定痫。以任脉、督脉及手足厥阴经穴为主。

主穴 印堂 鸠尾 间使 太冲 丰隆 腰奇

配穴 痰火扰神配神门、内庭；风痰闭阻配合谷、风池、阴陵泉；瘀阻脑络配膈俞、内关、血海；心脾两虚配心俞、脾俞、足三里；肝肾阴虚配肝俞、肾俞、三阴交。

方义　印堂可醒脑开窍，安神定痫；鸠尾为任脉络穴，任脉为阴脉之海，可平抑风阳，是治疗痫病的要穴；间使为心包经经穴，可调气血、理心神，与腰奇同为治疗痫证的经验效穴；太冲为肝之原穴，能理肝气、息肝风；丰隆能豁痰化浊。

操作　毫针刺，按虚补实泻法操作。太冲、丰隆行泻法。

2. 其他治疗

（1）耳针法　取心、肝、皮质下、神门，每次选2~3穴，耳针强刺激，间歇按揉；或压丸法。

（2）穴位注射法　取足三里、内关、大椎、风池，每次选2~3穴，维生素B_1或维生素B_{12}注射液，或当归注射液，每穴注射0.5mL。

（3）穴位埋线法　取大椎、肝俞、腰奇、足三里、丰隆。常规消毒，用羊肠线埋入穴位下肌肉层，每隔15日治疗1次。

【附注】

1. 针灸治疗痫病能快速改善症状，可缩短发作时间，减少发作次数，有较好的疗效。

2. 对于较重的癫痫应配合抗癫痫药物，针刺起效后再逐渐减量，不可立即停用；对癫痫持续发作状态要采取综合治疗；对继发性癫痫，应重视原发病的治疗。

3. 在治疗过程中，应注意饮食起居，避免过度劳累、精神刺激，以防复发。

（陈　勐）

任务十一　不　寐★★

PPT

不寐亦称“失眠”“不得卧”，是以经常不能获得正常睡眠，或睡眠时间不足，或睡眠深度不足，轻者入睡困难，时寐时醒，或醒后不能再睡，重则彻夜不眠为特征的病证。其发生常与饮食不节、情志失常、劳逸过度、病后或年老体虚等因素有关。不寐的病位在心，与肝、脾、肾、胆、胃等脏腑功能失调密切相关。情志不遂，肝郁化火，肝阳扰动心神；思虑劳倦太过则伤脾，脾运不健，气血生化之源不足，心神失养；房劳伤肾，肾水不能上济于心，心火独炽，心肾不交；暴受惊恐，心胆气虚，神魂不安；饮食不节，宿食停滞，胃不和则卧不安；各种情志刺激及内伤因素等影响于心，或使心神被扰，或使心神失养，神不安则不寐；或阴跷脉、阳跷脉功能失于平衡，阳盛阴衰，阴阳失交，出现不寐。不寐以虚实夹杂之证多见。

本病多见于西医学的神经衰弱、更年期综合征、焦虑症、抑郁症、贫血等多种疾病中。

【辨证】

主症　轻者入睡困难或睡而易醒，醒后不睡，连续4周以上，重者彻夜不眠。

兼见　不易入睡，多梦易醒，心悸健忘，纳差倦怠，面色无华，食少便溏，舌质淡，苔薄白，脉细弱者为心脾两虚；难以入睡，情绪不宁，急躁易怒，头晕头胀，口苦口干，溲黄便秘，舌红，苔黄，脉弦数者为肝火扰神；心烦不寐，或入睡困难，头晕耳鸣，五心烦热，潮热盗汗，腰膝酸软，舌红，少苔，脉细数者为心肾不交；夜寐易惊，多梦善恐，心悸胆怯，自汗气短，舌淡，苔薄，脉弦细者为心胆气虚；心烦不眠，胸闷脘痞，嗳气吞酸，头重目眩，舌红，苔黄腻，脉滑数者为脾胃不和。

【治疗】

1. 基本治疗

治法　调和阴阳，宁心安神。以督脉、手少阴、足太阴经穴及八脉交会穴为主。

主穴　百会　安眠　内关　神门　三阴交　照海　申脉

配穴　心脾两虚配心俞、脾俞、足三里；心肾不交配心俞、肾俞、太溪；心胆气虚配心俞、胆俞；肝火扰神配行间、太冲；脾胃不和配中脘、足三里。头晕配风池、天柱；不寐重者配四神聪、印堂。

方义　百会为督脉腧穴，督脉循行脑部，取之可镇静、安神、利眠；安眠穴调神安神，是治疗不寐的经验效穴；心主神明，神门为心之原穴，内关为心包经穴，心包与心，本同一体，均有宁心安神之效；三阴交为足三阴经交会穴，能调和肝、脾、肾三脏，可调气养血，安定神志；照海通阴跷脉、申脉通阳跷脉，跷脉主睡眠，司眼睑开合，两穴同用可调节阴阳跷脉而安神助眠。

操作　毫针平补平泻，补照海，泻申脉。虚证可灸。

2. 其他治疗

（1）耳针法　取神门、皮质下、心、肾、肝、脾、交感。毫针刺或埋针法或压丸法，每次选3~5穴，双耳交替使用。

（2）皮肤针法　从项部至腰部，沿督脉和足太阳膀胱经背部第1侧线，用皮肤针自上而下叩刺至皮肤潮红即可。

（3）拔罐法　从项部至腰部，循足太阳膀胱经第1、2侧线来回走罐，以背部潮红为度。

（4）电针法　选四神聪、太阳，接电针仪，用较低频率，每次刺激30分钟。

【附注】

1. 针灸治疗不寐效果较好。

2. 针灸治疗时，要指导患者适饮食，调情志，定时眠，养成良好的睡眠习惯。

3. 还要注意同时治疗其原发病。

（陈　劼）

任务十二　郁　证★

PPT

郁证是由于情志不舒，气机郁滞，脏腑功能失调所引起的，临床上以心情抑郁，情绪不宁，胸胁胀满，或易怒喜哭，或咽中如物梗阻，不寐等为主症的一类病症。本病是内科常见的病证，近年来由于人们生活节奏加快，竞争和精神心理压力逐渐增大，其发病率不断上升，青中年女性多发。郁有积、滞、蕴结等含义。由外邪与情志等因素所致的郁均包括在其中，古代文献中记载的“梅核气”“脏躁”“百合病”等都属本证范畴。郁证主要与情志不舒、思虑过度、饮食不节等因素有关。其病位在肝，可涉及心、脾、肾。

本病主要见于西医学的抑郁症、癔症及焦虑症、围绝经期综合征等疾病中。

【辨证】

主症　精神抑郁善忧，情绪不宁善太息。

兼见　胸胁胀痛，脘闷嗳气，不思饮食，大便不调，舌质淡红，苔薄腻，脉弦者为肝气郁结；急躁易怒，口干而苦，或头痛、目赤、耳鸣，大便秘结，舌红，苔黄，脉弦数者为气郁化火；咽中如有物梗阻，吞之不下，咳之不出，舌苔白腻，脉弦滑者为痰气郁结，称为梅核气；精神恍惚，心神不宁，多疑易惊，悲忧善哭，喜怒无常，舌淡，脉弦者为心神惑乱，称为脏躁；面色不华，多思善疑，失眠健忘，神疲纳差，心悸胆怯，舌淡，苔薄，脉细者为心脾两虚；眩晕耳鸣，情绪不宁，五心烦热，盗汗，两目干涩，口干咽燥，舌红，少苔，脉细数者为肝肾阴虚。

【治疗】

1. 基本治疗

治法　调神解郁，疏理气机。以督脉、手足厥阴经、手少阴经穴为主。

主穴　百会　印堂　水沟　内关　神门　太冲　三阴交

配穴　肝气郁结配膻中；气郁化火配行间；痰气郁结配丰隆、中脘、天突；心神惑乱配通里、心俞；心脾两虚配心俞、脾俞、足三里；肝肾阴虚配肝俞、肾俞、太溪，咽部异物梗阻感明显者配天突、照海。

方义　百会、印堂、水沟可通督醒脑调神；心主神志，内关为心包经穴，神门为心之原穴，两穴同气可宽胸理气，安神解郁；郁证发病在肝，取肝之原穴太冲用以疏肝理气，通畅气机；三阴交为肝、脾、肾三经的交会穴，能调和三脏。诸穴合用，可使气机通畅，神志安定，郁证得解。

操作　毫针刺，水沟行泻法，其余主穴行平补平泻法。

2. 其他治疗

（1）耳针法　取肝、肾、心、神门、皮质下、交感，每次选3~5穴，用毫针刺或耳针、压丸法。

（2）电针法　取四神聪、印堂、内关、神门、太冲，用连续波。

（3）穴位注射法　取心俞、脾俞、内关、足三里，用丹参注射液，或维生素B_1，或维生素B_{12}注射液，每穴注入0.3~0.5mL。

【附注】

1. 针灸治疗郁证的疗效较好。
2. 治疗期间要注重心理疏导，建立自信心，多参加户外社交活动及体育锻炼，培养乐观的精神。
3. 避免不良的精神刺激。
4. 病情严重者应有专人陪护。

（陈　劼）

任务十三　痴　呆*

PPT

痴呆又称呆病，是在意识清醒状态下，出现以呆傻愚笨、智能低下、认知下降，记忆力减退或丧失，并相继出现人格、情感和行为改变等障碍，且呈进行性加重过程的神志病。本病常由先天不足、后天失养或老年精气亏虚、情志久郁、外伤及中毒等引起，病位在脑，与肝、心、脾、肾等脏腑功能失常关系密切。幼时痴呆多由于先天禀赋不足，或出生时产伤，或缺氧损及脑髓而成。老年人痴呆多由于精血不足，髓海空虚；或脾失健运，痰浊内生，上蒙清窍；或脏气虚衰，运血无力而致。总之，瘀血、痰湿阻滞脑络，或气血、脑髓不足，脑窍失养，均可导致神明失用而成痴呆。病变多见虚实夹杂证。

本病可见于西医学的阿尔茨海默病、先天性痴呆、血管性痴呆、中毒性脑病、营养缺乏及代谢性脑病、颅脑外伤等疾病。

【辨证】

主症　失智愚笨，善忘。轻者情绪不稳，表情淡漠，记忆力减退，迟钝等；重者神情呆滞，终日不语，或语无伦次，或闭门独处，行为怪僻，不欲食，数日不知饥饿，记忆障碍，智力缺损，认知障碍，生活不能自理，甚至不能抵御伤害等。

兼见　记忆、判断力减退，暴发性哭笑，易怒，易狂，伴有头昏眩晕、耳鸣、手足发麻、震颤、失眠，腰酸骨软，舌质红，苔薄白，脉沉细者为肝肾亏虚；行为表情失常，终日不言不语，喜怒无常，步态不稳，面色淡白，气短乏力，舌淡，苔白，脉细弱无力者为气血不足；表情呆板，行动迟缓，哭笑无常，倦怠思卧，脘腹胀满，不思饮食，口吐涎沫，头重如裹，舌胖嫩而淡，苔白腻，脉滑者为痰浊蒙窍；神情淡漠，反应迟钝，常默默无语，或离奇幻想，善惊易恐，肌肤甲错，或肢体麻木不遂，舌质紫暗，有瘀点或瘀斑，脉细涩者为瘀血阻络。

【治疗】

1. 基本治疗

治法 醒脑益智，补肾充髓。以督脉、手厥阴经、足少阴经穴为主。

主穴 百会 神庭 印堂 四神聪 内关 神门 太溪 悬钟

配穴 肝肾亏虚配肝俞、肾俞；气血不足配足三里、气海、血海；痰浊蒙窍配丰隆、中脘；瘀血阻络配膈俞、内关。

方义 取督脉腧穴百会、神庭、印堂与健脑益聪之效穴四神聪相配，能醒脑调神；心主神明，取心经神门与心包经络穴内关，可开心窍安神志；脑为髓海，肾主骨生髓，取髓会悬钟、肾之原穴太溪，可充养髓海，健脑益智。

操作 毫针刺，太溪、悬钟行补法，其余主穴平补平泻，头部穴间歇捻转行针，或加用电针。

2. 其他治疗

（1）耳针法 取皮质下、枕、心、肝、肾、神门、脑点、肾上腺。每次选用3~5穴，毫针浅刺、轻刺，或用埋针法、压丸法。

（2）头针法 取额中线、顶中线、顶颞前斜线、顶颞后斜线，将2寸长毫针刺入帽状腱膜下，行较强捻转刺激，使局部有热感，或配合使用电针。

（3）穴位注射法 风府、风池、肾俞、足三里、三阴交。复方当归注射液，或丹参注射液，每次每穴注入药液0.5~1mL。

【附注】

1. 针灸对痴呆有一定的治疗作用，对血管性痴呆疗效较好。
2. 痴呆治疗期间应少用安眠镇静的药物。
3. 注意情志调节与智能训练，勤动手，勤动脑。
4. 针灸治疗本病一般疗程较长。
5. 要注意看护重症者，防跌倒、迷路、压疮等异常情况。

（陈 劼）

任务十四 心 悸★

PPT

心悸是以自觉心中急剧跳动，惊慌不安，甚至不能自主为主要临床表现的一种病证，又称为惊悸、怔忡。惊悸常因惊恐、劳累而发，时作时止，不发时如常人，病情较轻；怔忡与惊恐无关，症见心中跳动不安，终日不止，稍劳尤甚，病情较重。怔忡多伴有惊悸，惊悸迁延日久亦可发展为怔忡。两者病情虽有轻重之不同，发病情况亦有差异，但病因病机基本相同，故合并叙述。心悸是临床常见病证之一，也可作为临床其他病证的一种症状，如胸痹心痛、失眠、健忘、眩晕、水肿、喘证等出现心悸时，应主要针对原发病进行辨证治疗。

心悸多与体虚劳倦、七情所伤、感受外邪、药食不当等因素有关，基本病机为心神不宁，病位在心，与肝、脾、肾功能失调密切相关。

西医学中各种原因引起的心律失常，如心脏神经官能症、冠状动脉粥样硬化性心脏病、肺源性心脏病、风湿性心脏病、高血压性心脏病及甲状腺功能亢进症、贫血等，凡以心悸为主要临床表现时，均可参考本病进行辨证治疗。

【辨证】

主症　自觉心中悸动不安，心跳或快或慢，或忽跳忽止，不能自主。

兼见　常因惊恐而诱发，气短自汗，失眠多梦，神倦乏力，夜寐不宁，而易惊醒，舌淡，苔薄白，脉弦细者，为心虚胆怯；失眠健忘，头晕目眩，面色少华，神疲乏力，胸闷食少，舌淡红，苔薄白，脉弱无力者，为心脾两虚；心中烦热，思虑劳心则加重，头晕目眩，少寐多梦，腰酸耳鸣，手足心热，舌红少苔，脉细数者，为阴虚火旺；胸闷喘息，不能平卧，咳吐痰涎，眩晕，胸闷，动则气短，咳吐大量泡沫痰涎，面浮足肿，尿少，舌淡，苔白滑，脉沉细者，为水气凌心；心痛阵作，甚则不能自主，胸闷不舒，唇甲青紫，舌质紫暗，或有瘀斑，脉细涩或结代者，为心脉瘀阻。

【治疗】

1. 基本治疗

治法　宁心安神，定悸止惊。取手少阴心经、手厥阴经心包经经穴及相应脏腑的俞募穴为主。

主穴　内关　神门　郄门　心俞　巨阙

配穴　心虚胆怯配胆俞；心脾两虚配脾俞、足三里；阴虚火旺配太溪、肾俞；水气凌心配气海、阴陵泉；心脉瘀阻配膻中、膈俞。

方义　内关为手厥阴心包经的络穴，能够通心络，安心神，定心悸，为治疗心悸的要穴；神门为手少阴心经的原穴，可调理心经气血，郄门为手厥阴心包经的郄穴，有宽胸理气，宁心安神之效，二穴相配可宁心安神以定悸；心俞为心之俞穴，能够益心气，调心血，配心之募穴巨阙，属于俞募相配，有养心安神、镇惊定悸之功。

操作　实证用泻法，或平补平泻法；虚证用补法。心脉瘀阻者膈俞可用刺络拔罐法。

2. 其他治疗

（1）耳针法　取心、交感、神门、皮质下。常规消毒，毫针刺入1分许，捻转1分钟，留针20分钟，每日或隔日治疗1次。或用揿针埋藏，或王不留行籽贴压，每3~5日更换1次。

（2）穴位注射法　取心俞、厥阴俞、内关、膻中。用丹参注射液，或维生素B_1、维生素B_{12}混合注射液，每次选用1~2穴，每穴注射0.5mL，隔日1次。

（3）皮肤针法　取心俞、厥阴俞、巨阙、内关、膻中。中等强度叩刺，每次5~10分钟，至局部出现红晕略有出血点为度，每日1次。

【附注】

1. 本病可见于西医学多种疾病，所以明确诊断，针对病因进行治疗很有必要。若器质性心脏病出现心衰倾向时，应及时采取综合治疗措施。

2. 应注意调畅情志，避免忧思、郁怒、惊恐等不良刺激，注意休息，适当参加体育锻炼。

3. 注意饮食有节，忌肥甘厚味、过饥、过饱、酒烟，水气凌心者应限制食盐摄入量。

（刘春梅）

PPT

任务十五　感　冒★★

感冒是以鼻塞、流涕、喷嚏、咳嗽、头痛、恶寒发热、全身不适等为主要临床表现的常见外感性疾病。一年四季皆可发生，尤以春、冬季为多发。由于感邪之轻重不同，体质强弱之差异，感冒病情亦有轻重之分，轻者称为伤风，重者称为重伤风。若病情较重，并在一个时期内在某一地区引起广泛流行者，则称为时行感冒。

本病的发生常与风邪或时行疫毒之邪侵袭肺脏，或体质虚弱等因素有关，以风邪为主因，病位在肺卫。在人体正气不足，卫外不固，机体抗病能力下降时，外邪或时行病毒从口鼻或皮毛而入，首伤肺卫，导致卫阳被遏，营卫失和，肺气失宣，发为本病。每与当令之气（寒、热、暑湿）或非时之气（时行疫毒）夹杂为患。

西医学的上呼吸道感染、普通感冒和流行性感冒可参照本病进行辨证治疗。

【辨证】

主症　恶寒发热，鼻塞流涕，咳嗽，头痛，周身酸楚不适等。时行感冒则突然恶寒，高热，周身酸楚，疲乏无力。

兼见　恶寒重，发热轻或不发热，无汗，头痛身疼，鼻塞，流清涕，打喷嚏，咽喉痒，咳嗽，咳痰清稀，舌苔薄白，脉浮紧等，为风寒感冒。微恶风寒，发热重，汗出，咽喉肿痛，头胀痛，鼻塞，流浊涕，咳嗽，痰稠或黄，口干而渴，舌尖红，苔薄白或薄黄，脉浮数等，为风寒感冒。夹湿则头重如裹，胸闷纳呆；夹暑则汗出不解，心烦口渴，鼻塞流涕，头昏胀重，身重倦怠，恶风发热，或身热不扬，无汗或少汗，舌苔白腻或微黄腻，脉多濡数等，为暑湿伤表。该型多见于夏季。形体虚弱，反复外感者，为体虚感冒。

【治疗】

1．基本治疗

治法　祛风解表。以手太阴经、手阳明经及督脉穴为主。

主穴　列缺　合谷　风池　大椎　太阳

配穴　风寒感冒配风门、肺俞，风热感冒配曲池、尺泽，夹湿配阴陵泉，夹暑配委中，体虚感冒配足三里，咽喉疼痛配少商、商阳。

方义　感冒为外邪侵犯肺卫所致，手太阴肺经与手阳明大肠经互为表里，故取手太阴肺经的络穴列缺与手阳明大肠经的原穴合谷相配，属于原络配穴法，以疏风宣肺，解表清热；风池为足少阳胆经与阳维脉的交会穴，“阳维为病苦寒热”，故风池既可疏散风邪，与太阳穴相配又可清利头目；大椎属于督脉，为六阳之会，主一身之阳气，故凡外感六淫在表者，均可取之以疏散表邪，温灸大椎可通阳散寒，刺络出血可清泄热邪。

操作　主穴以毫针泻法为主，风寒感冒可加灸法；风热感冒，大椎可行刺络拔罐法。配穴中足三里用毫针补法；尺泽、委中、少商、商阳可点刺出血。

2．其他治疗

（1）拔罐法　取大椎、风门、肺俞、身柱，拔罐后留罐10~15分钟，至皮肤瘀血为度；或用闪罐法，至皮肤潮红为度。适用于风寒感冒。

（2）三棱针法　取大椎、尺泽、委中、耳尖、少商，在大椎穴刺络放血，并拔火罐5~10分钟；委中、尺泽局部常规消毒后，用三棱针点刺出血，令其血流自止；少商、耳尖点刺出血数滴。适用于风热感冒。

（3）耳针法　取肺、气管、内鼻、脾、三焦、耳尖。耳尖点刺放血，余穴选2~3穴，常规消毒，毫针刺入1分许，捻转1分钟，留针20分钟，每日或隔日治疗1次。或用揿针埋藏，或王不留行籽贴压，每3~5日更换1次。

（4）艾灸法　取大椎、风门、足三里。每穴艾条悬灸10分钟，至局部皮肤潮红为度。适用于风寒感冒，并有预防感冒的作用。

【附注】

1. 平时应注意保暖，保持室内通风，坚持锻炼，增强抗病能力，可预防本病。

2. 本病与某些传染性疾病的早期症状相似，必须注意加以鉴别。

（刘春梅）

PPT

任务十六　咳　嗽★

咳嗽是肺系疾患中常见的主要症状，是由外邪侵袭肺系，或脏腑功能失调，内伤及肺，肺失宣降所成，临床主要表现为咳嗽和咯痰。若咳与嗽分别言之，有声无痰为“咳”，有痰无声为“嗽”，一般多声与痰并见，故以“咳嗽”并称。

咳嗽的发生常与外感、内伤等因素有关，故有外感与内伤之分。病位在肺，与肝、脾、肾关系最为密切。

西医学的上呼吸道感染、支气管炎、支气管扩张、肺炎、肺结核等以咳嗽为主要临床表现的病症，可参照本病进行辨证论治。

【辨证】

1. 外感咳嗽

主症　咳嗽起病急，病程较短，常伴有寒热、头痛等外感表证，多属实证。

兼见　咳嗽声重，咽痒，痰稀色白，伴鼻塞、流涕、恶寒发热、无汗、头痛等风寒表证，苔薄白，脉浮紧者为风寒袭肺；兼见咳嗽频剧，咳痰黄稠，咳吐不爽，口干咽痛，伴鼻流浊涕、头胀痛、汗出等风热表证，苔薄黄，脉浮数者为风热犯肺。

2. 内伤咳嗽

主症　起病较缓，咳嗽反复发作，病程长，可伴有他脏兼症，多属虚证或虚中夹实证。

兼见　咳声重浊，痰多色白，易于咳出，胸脘痞闷，纳呆腹胀，神疲身倦，苔白腻，脉濡滑者为痰湿阻肺；气逆咳嗽，阵阵而作，痰少质黏，不易咯出，咳时胁痛，口苦，舌红，苔薄黄，脉弦数者为肝火灼肺；咳嗽日久，干咳少痰，或痰中带血，口燥咽干，手足心热，潮热颧红，盗汗，舌红少苔，脉细数者为肺阴亏虚。

【治疗】

1. 基本治疗

（1）外感咳嗽

治法　疏风解表，宣肺止咳。以手太阴经、手阳明经穴为主。

主穴　肺俞　列缺　合谷

配穴　风寒袭肺配风门、太渊，风热犯肺配大椎、曲池，咽喉痛配少商。

方义　肺俞为肺脏之气输注之处，邻近肺脏，可调理肺脏气机，使其清肃有权，宣肺气而止咳嗽；列缺为手太阴肺经的络穴，散风祛邪，宣肺解表；合谷为手阳明大肠经之原穴，与列缺配合属于原络配穴法。诸穴合用，共奏宣肺解表、散风祛邪、止咳之功。

操作　毫针泻法，少商点刺放血，风寒袭肺者宜针灸并用，或针后在背部腧穴拔罐。留针20~30分钟，每日1次。

（2）内伤咳嗽

治法　肃肺理气，止咳化痰。取手太阴经、足太阴经穴为主。

主穴　肺俞　太渊　三阴交

配穴　痰湿阻肺配丰隆、阴陵泉，肝火灼肺配行间、鱼际，肺阴亏虚配膏肓。咯血配孔最，胁痛配阳陵泉，咽喉干痒配太溪，盗汗配阴郄，气短乏力配足三里、气海。

方义　肺俞调理肺气，止咳化痰；太渊为肺之原穴，本经真气所注，可利肺化痰；三阴交为肝、脾、肾三经之交会穴，能够疏肝健脾，滋阴润燥，化痰止咳。三穴合用可肃肺理气，止咳化痰。

操作　用毫针平补平泻，酌情加灸。留针20~30分钟，每日1次。

2. 其他治疗

（1）拔罐法　取背部第1~12胸椎两侧足太阳膀胱经第1侧线，每侧5~6只罐，留罐10~15分钟，至皮肤瘀血为度。或选取大杼至膈俞，用走罐法，至局部皮肤潮红为度。适用于外感风寒咳嗽。

（2）皮肤针法　选取颈后5~7颈椎两侧、气管两侧、天突、肘窝及大鱼际、小鱼际部，叩刺，适用于外感咳嗽；或选取项后至背部1~7胸椎两侧足太阳膀胱经、颈前气管两侧、膻中、天突，叩刺。适用于咳嗽日久，反复发作者。

（3）穴位贴敷法　选肺俞、定喘、风门、膻中、丰隆。以白附子16%、洋金花48%、川椒33%、樟脑3%的比例制成粉剂。取适量药粉置穴位上，用胶布贴敷，每3~4日更换1次。亦可用白芥子、甘遂、细辛、丁香、苍术、川芎等量研成细粉，加入基质，调成糊状，制成直径1cm的圆饼，贴在穴位上，用胶布固定，每3天更换1次，5次为1个疗程。以上两种方法以“三伏天”应用效果为佳，即“冬病夏治”。若起小水疱，任其自然吸收；如已溃破，则涂以龙胆紫，敷以消毒纱布，以防感染。此法适用于慢性咳嗽。

【附注】

1. 针灸对急、慢性咳嗽有较好的疗效，久病患者必要时配合药物等其他治疗方法。

2. 日常生活中要注意保暖，预防感冒，注意调畅情志，忌食辛辣油腻之品，戒酒、戒烟，对本病有重要意义。

3. 适当参加体育锻炼，以增强体质，提高抗病能力。

（刘春梅）

PPT

任务十七　哮　喘★★

哮喘是一种临床常见的反复发作性疾病。临床以呼吸急促，喉间有哮鸣音，甚至张口抬肩，不得平卧为主症。但在临床表现上哮与喘略有不同：“哮”是喉中痰鸣有声，呼吸急促，哮以声响言；“喘”是呼吸困难，甚则张口抬肩，喘以气息言。临床上喘未必兼哮，而哮必兼喘，二者往往同时出现，所以又称为“哮喘”。本病一年四季均可发生，而以寒冷季节、天气变化急剧时多见，且易复发。

哮喘发病的病机为痰饮内伏于肺，每因外邪侵袭、饮食不当、情志刺激、体虚劳倦等因素引动伏痰，阻塞气道，导致肺失宣降而发作。病位在肺，与脾、肾关系密切。

本病属于西医学的支气管哮喘、阻塞性肺气肿、肺源性心脏病、心肺功能不全、慢性喘息性支气管炎等范畴。

【辨证】

发作期多表现为气阻痰壅的实证，亦有素体肺肾不足或正气耗伤或反复发作者，发作时表现为虚证。缓解期多表现为肺、肾等脏气虚弱，兼有痰浊内阻之证。

1. 实证

主症 病程短，或当发作期，哮喘声高气粗，呼吸深长有余，呼出为快，体质较强，脉象有力。

兼见 喉中哮鸣如水鸡声，痰多色白，稀薄或多泡沫，伴恶寒无汗、头痛、口不渴等风寒表证，苔薄白，脉浮紧者为风寒外袭；喉中痰鸣如吼，声高气粗，痰色黄或白，黏着稠厚，咳吐不爽，胸中烦闷，伴口渴、纳呆、便秘，舌红，苔黄腻，脉滑数者为痰热阻肺。

2. 虚证

主症 病程长，反复发作或当哮喘缓解期，哮喘声低气怯，气息短促，深吸为快，体质虚弱，脉弱无力。

兼见 喘促气短，动则加剧，喉中痰鸣，吐痰稀薄，神疲乏力，动则汗出，舌淡，苔白，脉细弱者为肺气虚；气息短促，呼多吸少，动则喘甚，汗出肢冷，耳鸣，腰膝酸软，舌淡，苔薄白，脉沉细者为肾气虚。

【治疗】

1. 基本治疗

（1）实证

治法 祛邪肃肺，化痰平喘。以手太阴经穴及相应背俞穴为主。

主穴 列缺 尺泽 肺俞 中府 定喘

配穴 风寒外袭配风门、合谷；痰热阻肺配丰隆、曲池。喘甚者配天突。

方义 手太阴肺经络穴列缺可宣通肺气，祛邪外出，合穴尺泽以肃肺化痰，降逆平喘；肺俞、中府为俞募配穴法，调理肺脏气机、宣肺祛痰、止哮平喘；定喘为治疗哮喘的经验效穴。

操作 毫针泻法，风寒袭肺者可酌加灸法或拔罐法。

（2）虚证

治法 补益肺肾，止哮平喘。取相应背俞穴及手太阴经、足少阴经穴为主。

主穴 肺俞 膏肓 肾俞 太渊 太溪 足三里 定喘

配穴 肺气虚配气海；肾气虚配关元。

方义 膏肓为治疗虚劳要穴，与肺俞相配，针灸并用，可补益肺气；补肾俞以纳肾气平喘；肺之原穴太渊配肾之原穴太溪，可充肺肾之气，滋肾益肺；足三里调补胃气，健运中焦，以资生化之源，使水谷精微上归于肺，肺气充则卫外有权，不受外邪，亦为培土生金之意；定喘为止咳平喘之效穴。

操作 毫针补法，肺、肾气虚者可酌加灸法。

2. 其他治疗

（1）穴位贴敷法　选肺俞、膏肓、膻中、定喘。常用白芥子30g，甘遂15g，细辛15g，共为细末，用生姜汁调成糊状，制成药饼如蚕豆大，敷于穴位上，外用胶布固定，贴30~60分钟后取掉，以局部红晕微痛为度。若起疱，消毒后挑破，涂龙胆紫。在三伏天贴敷，每10天1次。

（2）皮肤针法　取鱼际至尺泽间手太阴肺经循行部位、第1胸椎至第2腰椎旁开1.5寸足太阳膀胱经循行部位，用皮肤针循经叩刺，中等刺激强度，至皮肤潮红或微渗血为度。适用于发作期。

（3）穴位埋线法　取肺俞、定喘、膻中。用一次性无菌埋线针，常规消毒后，将0~1号铬制羊肠线1~2cm，埋入穴位皮下，半年1次，一般埋线2~3次。

（4）耳针法　取对屏尖、肾上腺、气管、肺、皮质下、交感。每次选用3~5穴，常规消毒，毫针刺入1分许，捻转1分钟，留针20分钟，每日或隔日治疗1次。或用揿针埋藏，或王不留行籽贴压，每3~5日更换1次。发作期每日1~2次；缓解期用弱刺激，每周2次。

【附注】

1. 哮喘的缓解期应积极治疗原发病。对哮喘持续发作，针灸不能控制者，应采取综合救治措施。

2. 哮喘患者应注意保暖，加强身体锻炼，增强抗病能力，预防感冒。由过敏引起的哮喘，避免接触诱发因素。

3. 可采用“冬病夏治”及保健灸的方式进行预防和治疗。

（刘春梅）

任务十八　呕　吐★★

PPT

呕吐是由于胃失和降，气逆于上，胃内容物从口吐出的病证。前人以有物有声谓之“呕”，有物无声谓之“吐”，因二者往往同时出现，故称为“呕吐”。

呕吐常与外邪犯胃、饮食不节、情志失调、体虚劳倦等因素有关。病位在胃，与肝、脾有关。六淫外邪，侵犯胃腑，而致胃失和降，水谷随气上逆，则发呕吐；或饮食不节，食滞胃腑，胃气上逆，而致呕吐；或恼怒伤肝，横逆犯胃，或忧思劳倦，内伤脾胃，均可致脾失健运，胃失和降，气逆于上而发生呕吐。呕吐是临床上的常见病证，既可单独为患，亦可见于其他多种疾病。

西医学的急慢性胃炎、幽门痉挛或梗阻、肠梗阻症、胰腺炎、胆囊炎、胃神经官能症等疾病出现以呕吐为主要表现时，可参照本病进行辨证治疗。

【辨证】

呕吐初病多实，也有虚证或虚实夹杂之证。

主症　实证一般发病急，呕吐量多，吐出物多酸臭味。虚证病程较长，发病较缓，时作时止，吐出物不多，腐臭味不甚。

兼见　呕吐清水或稀涎，食久乃吐，胸脘满闷，常伴恶寒发热、头身疼痛，或大便溏薄，舌淡，苔薄白，脉迟者为寒邪客胃；呕吐酸苦热臭，食入即吐，口干而渴，大便干，舌红，苔薄黄，脉数者为热邪内蕴；因暴饮暴食而呕吐酸腐，吐出为快，腹胀满，嗳气厌食，大便臭秽，或溏或结，苔厚腻，脉滑实者为饮食停滞；呕吐多因情志不畅而发作，嗳气吞酸，胁部胀痛不舒，舌边红，苔薄腻或微黄，脉弦者为肝气犯胃；呕吐清水痰涎，脘痞纳呆，头眩心悸，苔白腻，脉滑者为痰饮内停；劳累过度或饮食稍有不慎即发呕吐，时作时止，反复发作，面色无华，少气懒言，神疲倦怠，胃脘隐痛，纳呆便溏，舌淡苔薄，脉弱者为脾胃虚寒。

【治疗】

1. 基本治疗

治法 和胃理气，降逆止呕。以胃的募穴及足阳明经、手厥阴经穴为主。

主穴 中脘 足三里 内关

配穴 寒邪客胃配上脘、胃俞；热邪内蕴配合谷、金津、玉液；饮食停滞配梁门、天枢；肝气犯胃配期门、太冲；痰饮内停配丰隆、公孙；脾胃虚寒配脾俞、胃俞。

方义 中脘为胃的募穴，居于胃脘部，可理气和胃止呕；足三里为胃的下合穴，合治内腑，可疏理胃肠气机，通降胃气；内关为手厥阴心包经的络穴，又为八脉交会穴之一，擅长宽胸理气，和胃降逆，为止呕要穴。

操作 毫针实证用泻法，虚证用补法，或平补平泻法。寒气客胃或脾胃虚寒者宜配合灸法，热邪内蕴者金津、玉液点刺出血。留针20~30分钟，每日1次。

2. 其他疗法

（1）穴位注射法 选中脘、足三里、内关。药用维生素B_1或维生素B_6注射液，每穴注入0.5~1mL，每日或隔日1次。

（2）耳针法 选胃、贲门、食道、口、神门、交感、皮质下。每次3~4穴，常规消毒，毫针刺入1分许，捻转1分钟，留针20分钟，每日或隔日治疗1次。或用揿针埋藏，或王不留行籽贴压，每3~5日更换1次。

【附注】

1. 针灸治疗某些消化系统病变引起的呕吐有较满意的效果，因妊娠或药物反应引起的呕吐，亦可参照治疗。但对消化道严重梗阻、肿瘤或脑源性呕吐等，仅作为对症处理，应重视对原发病的治疗。

2. 平时宜饮食适度，忌暴饮暴食，少食厚味、生冷、辛辣等物，同时注意调畅情志。

3. 避免延误治疗，诊断过程中应详细采集病史，认真体检，必要时结合胃肠X线检查、内窥镜等实验室检查，以明确诊断。

（刘春梅）

PPT

任务十九 胃 痛★★

胃痛是指以上腹部近心窝处经常发生疼痛为主症的病证，又名"胃心病""心下痛"。胃痛多因寒邪客胃、饮食伤胃、情志不畅和脾胃虚弱等致病，其病位在胃，与肝、脾也有关。胃痛以实证多见，也有虚证或虚实夹杂之证。

本病常见于西医学的急、慢性胃炎，胃及十二指肠溃疡病，胃痉挛，胃肠神经官能症等疾病。

【辨证】

主症 实证病势较急，痛势较剧，痛处拒按，食后痛增；虚证病势较缓，痛势较轻，痛处喜按，空腹痛甚。

兼见 胃痛暴作，恶寒喜暖，口不渴，或喜热饮，舌淡苔薄白，脉弦紧者，为寒邪客胃；胃脘胀满疼痛，嗳腐吞酸，或呕吐不消化食物，吐后或矢气后痛减，苔厚腻，脉滑者，为饮食伤胃；胃脘胀痛，痛连两胁，每因情志因素而诱发或加重，嗳气泛酸，喜太息，苔薄白，脉弦者，为肝气犯胃；胃痛如刺，痛有定处，或有呕血便黑，舌质紫暗或有瘀斑，脉涩者，为瘀血停胃。胃脘隐痛喜暖，泛吐清水，神疲肢倦，手足不温，大便溏薄，舌淡苔白，脉虚弱或迟缓者，为脾胃虚寒；胃脘灼热隐痛，似饥而不欲食，口燥咽干，大便干结，舌红少津，脉细数者，为胃阴不足。

【治疗】

1．基本治疗

治法　和胃止痛。以胃之募穴、足阳明经穴为主。

主穴　中脘　内关　足三里

配穴　寒邪客胃配胃俞；饮食伤胃配梁门、下脘；肝气犯胃配期门、太冲；瘀血停胃配膈俞、三阴交。脾胃虚寒配关元、脾俞、胃俞；胃阴不足配胃俞、三阴交、内庭。

方义　胃痛病位在胃，局部近取胃之募穴中脘，循经远取胃之下合穴足三里，远近相配，疏调胃腑气机，和胃止痛。内关为八脉交会穴，宽胸解郁、行气止痛。

操作　根据虚实行毫针补泻手法，寒邪客胃、脾胃虚寒者宜加用灸法。疼痛发作时可加强刺激，持续运针1~3分钟，中脘等局部穴以捻转为主，中等刺激。

2．其他治疗

（1）耳针法　选胃、十二指肠、肝、脾、神门、交感。疼痛剧烈时以毫针强刺激，双耳并用；痛缓时宜轻刺激，可用压丸法，两耳交替。

（2）穴位注射法　选足三里、胃俞、脾俞、肝俞。每次2穴，或选一侧穴位交替进行。药用复方当归或丹参注射液，每穴注入2~3mL，隔日1次。适用于慢性、虚寒性胃痛。

【附注】

1．针灸治疗胃痛疗效显著，慢性胃痛疗程略长，临床应根据证型灵活配穴。

2．临床见溃疡出血、穿孔等重症，除针灸外应及时采取急救措施，以免延误治疗。

3．可配合中药、食疗等综合治疗方法。平时注意饮食规律，忌食刺激性食物。保持心情舒畅，避免精神紧张，注意劳逸结合，适当进行体育锻炼。

（苏绪林）

PPT

任务二十　泄　泻★

泄泻是以排便次数增多、便质稀溏或完谷不化，甚至泻出如水样为主要表现的病证。一般将大便稀溏而势缓者称为泄，大便清稀如水而势急者称为泻，临床多统称泄泻。泄泻多因感受外邪、饮食所伤、情志不调、禀赋不足、久病体虚等致病。病位在脾、胃与大肠，与脾关系最为密切，也与肝、肾有关，但脾失健运是病机关键。

西医学的急、慢性肠炎，胃肠功能紊乱，过敏性、溃疡性结肠炎，肠结核等引起的腹泻，可参照本病进行辨治。

【辨证】急性泄泻以实证为多见，慢性泄泻以虚证或虚实夹杂之证为多见。

1．急性泄泻

主症　发病势急，病程短，泄泻次数多。

兼见　泻下急迫，或泻而不爽，黄褐臭秽，肛门灼热，舌红，苔黄腻，脉濡数者为肠腑湿热；大便清稀或如水样，腹痛肠鸣，身寒喜温，苔白滑，脉濡缓者为寒湿内盛；泻下恶臭，腹痛肠鸣，泻后痛减，嗳腐吞酸，脘腹胀满，不思饮食，舌苔垢浊或厚腻脉滑者为食滞肠胃。

2. 慢性泄泻

主症 发病势缓，病程较长，泄泻次数较少，呈间歇性发作，多为虚证或虚实夹杂。

兼见 黎明前脐腹作痛，肠鸣即泻，完谷不化，泻后则安，腹部喜暖，腰膝酸软，舌淡苔白，脉沉细者为肾阳虚衰；大便时溏时泻，迁延反复，稍进油腻食物则便次增多，面黄神疲，舌淡苔白，脉细弱者为脾气虚弱；泄泻肠鸣，腹痛攻窜，矢气频作，胸胁胀闷，嗳气食少，每因情志因素而发作或加重，舌淡，脉弦者为肝气乘脾。

【治疗】

1. 基本治疗

（1）急性泄泻

治法 除湿导滞，通调腑气。以足阳明经、足太阴经穴为主。

主穴 天枢 上巨虚 阴陵泉 水分

配穴 寒湿内盛配神阙；肠腑湿热配内庭、曲池；食滞肠胃配中脘。泻下脓血配曲池、三阴交、内庭。

方义 天枢为大肠募穴，与大肠下合穴上巨虚合用，调理肠腑而止泻；阴陵泉可健脾化湿；水分利小便而实大便。

操作 毫针平补平泻，酌情加灸。留针20~30分钟，每日1次。

（2）慢性泄泻

治法 健脾温肾，固本止泻。以任脉、足阳明经、足太阴经穴为主。

主穴 神阙 天枢 足三里 公孙

配穴 脾气虚弱配脾俞、太白；肾阳虚衰配肾俞、关元；肝气乘脾配肝俞、太冲。久泻虚陷者配百会。

方义 灸神阙可温补元阳，固本止泻；天枢属胃经穴，又为大肠募穴，能调理肠胃气机；足三里、公孙能调理脾胃，健脾化湿止泻。

操作 神阙穴用隔盐灸，其他腧穴常规针刺。寒湿及脾虚、肾虚证针灸并用，肾阳虚衰者可用隔附子饼灸。

2. 其他治疗

（1）穴位注射法 取天枢、上巨虚或足三里。用维生素B_1或B_{12}注射液，每穴0.5~1mL。

（2）穴位贴敷法 取神阙穴。用五倍子、五味子、肉豆蔻研细末各等份混合，食醋调成膏状敷脐，每日1次。适用于慢性腹泻。

（3）耳针法 取大肠、脾、交感。毫针刺或用埋针法、压丸法。

【附注】

1. 针灸治疗泄泻疗效显著，但临床见严重失水或由恶性病变所引起的腹泻，须采用综合治疗，以免延误病情。

2. 可配合中药、食疗等综合治疗方法。平素饮食应清淡，忌食生冷、辛辣、油腻之品，注意饮食卫生。

（苏绪林）

PPT

任务二十一 便 秘★

便秘是指大便秘结不通，患者粪质干燥、坚硬，排便坚涩难下，常常数日一行，甚至非用泻药、栓剂或灌肠不能排便的病证。本病主要为大肠传导功能失常，粪便在肠内停留时间过久，水液被吸收，以致便质干燥难解。病位在肠，与脾、胃、肺、肝、肾等脏腑的功能失调有关。

【辨证】

主症 大便秘结不通，排便艰涩难解。

兼见 大便干结，腹胀腹痛，身热，口干口臭，喜冷饮，舌红，苔黄或黄燥，脉滑数者，为热秘；欲便不得，嗳气频作，腹中胀痛，纳食减少，胸胁痞满，舌苔薄腻，脉弦者，为气秘；大便艰涩，腹部拘急冷痛，畏寒喜暖，小便清长，舌淡苔白，脉沉迟者，为冷秘；虽有便意，但排出不畅，便质不干硬，临厕努挣乏力，舌淡苔薄，脉细弱者，为虚秘。

【治疗】

1. 基本治疗

治法 调理肠胃，行滞通便。以大肠的背俞穴、募穴及下合穴为主。

主穴 天枢 支沟 大肠俞 上巨虚

配穴 热秘者，配曲池、内庭；气秘者，配太冲、中脘；冷秘者，配神阙、关元；虚秘者，配足三里、脾俞、气海。

方义 天枢乃大肠募穴，疏通大肠腑气，腑气通则大肠传导功能复常；大肠俞与天枢合用为俞募配穴；上巨虚为大肠下合穴，“合治内腑”，三穴合用可调理脾胃，行滞通便。支沟宣通三焦气机，三焦之气通畅，则肠腑通调，是治疗便秘的效穴。

操作 毫针实泻虚补。冷秘、虚秘宜配合灸法。

2. 其他治疗

（1）耳针法 选大肠、直肠、交感、皮质下。毫针刺，中等强度或弱刺激，或用揿针或用王不留行籽贴压。

（2）穴位注射法 选主穴治疗，用生理盐水或维生素B_1、维生素B_{12}注射液，每穴注射0.5~1mL，每日或隔日1次。

【附注】

1. 针灸治疗本病有较好疗效，如经治疗多次而无效者须查明原因。

2. 平时应坚持体育锻炼，多食蔬菜、水果，养成定时排便习惯。

（冉 茜）

PPT

任务二十二 癃 闭★

癃闭是指排尿困难，点滴而下，甚至小便闭塞不通的一种疾患。“癃”是指小便不利，点滴而下，病势较缓；“闭”是指小便不通，欲溲不下，病势较急。癃与闭虽有区别，但都是指排尿困难，只是程度不同，故常合称癃闭。本病常与外邪侵袭、饮食不节、情志内伤、痰浊内停及体虚久病等相关，病位在膀胱与肾，与三焦、肺、脾、肝等脏腑的气机失利密切相关。

本病可见于西医学的膀胱、尿道器质性和功能性病变及前列腺疾患等所造成的排尿困难和尿潴留。

【辨证】

1. 实证

主症　发病急，小便闭塞不通，努责无效，小腹胀急而痛，烦躁口渴，舌质红，苔黄腻。

兼见　口渴不欲饮，或大便不畅，舌红，苔黄腻，脉数者，为膀胱湿热；呼吸急促，咽干咳嗽，舌红苔黄，脉数者，为肺热壅盛；多烦善怒，胁腹胀满，舌红，苔黄，脉弦者，为肝郁气滞；尿细如线，或点滴不通，小腹满痛，舌紫暗或有瘀点，脉涩者，为浊瘀阻塞。

2. 虚证

主症　发病缓，小便淋漓不爽，排出无力，甚则点滴不通，精神疲惫，舌质淡，脉沉细而弱。

兼见　气短纳差，小腹坠胀，舌淡苔白，脉细弱者，为脾虚气弱；若排尿无力，腰膝酸软，舌淡胖，苔薄白，脉沉细无力者，为肾气亏虚。

【治疗】

1. 基本治疗

（1）实证

治法　清热利湿，行气活血。以足太阳经、足太阴经及相应俞募穴为主。

主穴　秩边　阴陵泉　三阴交　中极　膀胱俞

配穴　膀胱湿热者，配委阳；肺热壅肺者，配尺泽；肝郁气滞者，配太冲、大敦；浊瘀阻塞者，配次髎、血海。

方义　秩边为膀胱经穴，可调理膀胱功能。三阴交穴通调足三阴经气血，消除瘀滞。阴陵泉清热利湿而通小便。中极为膀胱募穴，配膀胱之背俞穴，俞募相配，促进气化。

操作　毫针泻法。针刺中极等下腹部穴位之前，应首先叩诊，检查膀胱的膨胀程度，以便决定针刺的方向、角度和深浅，不能直刺者，则向下斜刺或透刺法，使针感能到达会阴并引起小腹收缩、抽动为佳；每日1~3次。

（2）虚证

治法　温补脾肾，益气启闭。以足太阳经、任脉及背俞穴为主。

主穴　秩边　关元　脾俞　三焦俞　肾俞

配穴　脾虚气弱者，配气海、足三里；肾气亏虚者，配太溪、复溜。无尿意或无力排尿者，配气海、曲骨。

方义　秩边为膀胱经穴，可调理膀胱功能。关元为任脉与足三阴经交会穴，能温补下元，鼓舞膀胱气化。脾俞、肾俞补益脾肾。三焦俞通调三焦，促进膀胱气化功能。

操作　秩边用泻法，操作同上。其余主穴用毫针补法。亦可用温针灸，每日1~2次。

2. 其他治疗

（1）耳针法　选肾、膀胱、肺、肝、脾、三焦、交感、神门、皮质下、腰骶椎。每次选3~5穴，毫针用中强刺激，或用埋针法、压丸法。

（2）穴位敷贴法　选神阙穴。用葱白、冰片、田螺或鲜青蒿、甘草、甘遂各适量，混合捣烂后敷于脐部，外用纱布固定，加热敷。

【附注】

1. 针灸治疗癃闭有一定的效果，可以避免导尿的痛苦和泌尿道感染，尤其是对于功能性尿潴留，疗效更好。

2. 膀胱过度充盈时，下腹部穴位应斜刺或平刺。

3. 如属机械性梗阻或神经损伤引起者，须明确发病原因，采取相应措施。

（冉　茜）

PPT

任务二十三　消　渴*

消渴是以多饮、多食、多尿、形体消瘦，或尿有甜味为特征的病证，其主要病理变化为阴虚燥热。本病主要由禀赋不足，饮食不节，情志不调，劳欲过度所致。本病的病变脏腑主要在肺、胃、肾，又以肾为关键。病机以阴虚为本，燥热为标，两者又往往互为因果，病初以燥热为主，继则阴虚燥热互见，病久则以阴虚为主。临床上根据患者的症状不同、病变轻重程度不同，可分为上、中、下三消。病变脏腑各有侧重，上消属肺燥，中消属胃热，下消属肾虚，亦可肺燥、胃热、肾虚三焦同病。

西医学的糖尿病可参考本病治疗。

【辨证】

主症　多饮、多食、多尿，形体消瘦，或尿有甜味。

兼见　烦渴多饮，口干舌燥，尿量频多，舌边尖红，苔薄黄，脉洪数者，为肺热津伤，属上消；多食善饥，口渴尿多，形体消瘦，大便干燥，苔黄，脉滑实有力者，为胃热炽盛，属中消；尿频尿多，浑浊如膏脂，或尿甜，腰膝酸软，乏力，头晕耳鸣，口干唇燥，皮肤干燥，瘙痒，舌红苔少，脉细数者，为肾阴亏虚，属下消；小便频数，浑浊如膏，甚至饮一溲一，面容憔悴，耳轮干枯，腰膝酸软，四肢欠温，畏寒怕冷，阳痿或月经不调，舌淡苔白而干，脉沉细无力者，为阴阳两虚。

【治疗】

1. 基本治疗

治法　清热润燥，养阴生津。以背俞穴、足少阴经及足太阴经穴为主。

主穴　胃脘下俞　肺俞　脾俞　肾俞　三阴交　太溪

配穴　肺热津伤配太渊、少府；胃热津伤配内庭、地机；肾阴亏虚配复溜、太冲；阴阳两虚配关元、命门。上肢疼痛或麻木者，配肩髃、曲池、合谷；下肢疼痛或麻木者，配风市、阳陵泉、解溪；皮肤瘙痒者，配风池、大椎、曲池、血海。

方义　胃脘下俞为奇穴，是治疗本病的经验效穴。肺俞、脾俞、肾俞分别为肺、脾、肾的背俞穴，能培补肺阴、滋补肾阴、健脾生津。太溪、三阴交可补肝肾、清虚热。

操作　主穴用毫针补法或平补平泻法。

2. 其他治疗

（1）耳针法　选胰胆、内分泌、肾、三焦、耳迷根、神门、心、肝、肺、屏尖、胃等穴。每次取3~4穴，毫针用轻刺激，或用埋针法、压丸法。

（2）穴位注射法　选心俞、肺俞、脾俞、胃俞、肾俞、三焦俞或相应夹脊穴、曲池、足三里、三阴交、关元、太溪。每次选取2~4穴，以当归或黄芪注射液，或以生理盐水，或用小剂量的胰岛素进行穴位注射，每穴注射液为0.5~1mL。

【附注】

1. 针灸对本病有一定的疗效，对其并发症亦有很好的效果。

2. 因糖尿病患者的皮肤容易化脓感染，用穴要少而精，注意严格消毒。

3. 患者应控制饮食，多食粗粮和蔬菜，节制肥甘厚味和面食，严禁烟酒，保持精神调养，避免过度劳累，节制性欲，注意保暖，防止感冒，参加适当的体育锻炼。

（冉　茜）

答案解析

目标检测

单项选择题

1. 某女，43岁。眩晕2个月，加重1周，昏眩欲仆，神疲乏力，面色㿠白，时有心悸，夜寐欠安，舌淡，脉细。治疗应首选（　）

A. 风池、肝俞、肾俞、行间、侠溪　　B. 丰隆、中脘、内关、解溪、头维
C. 百会、上星、风池、丰隆、合谷　　D. 脾俞、足三里、气海、百会、风池、肾俞
E. 百会、太阳、印堂、合谷

2. 某男，30岁，早上起床突然发现自己嘴歪眼斜，嗓子痛，耳后痛，喝水漏水，吃饭藏食，身体其他部位没有异常，该男子出现了（　）

A. 面瘫　B. 脑血管病　C. 咽炎　D. 中耳炎　E. 脑炎

3. 陈某，男，75岁。双侧肢体软弱无力逐渐加重1年，肌肉萎缩，神疲肢倦，少气懒言，纳呆便溏，舌淡，苔薄白，脉细弱。其诊断是（　）

A. 痿证湿热浸淫证　B. 痿证脾胃虚弱证　C. 痿证肝肾亏损证
D. 中风肝肾亏虚证　E. 中风风痰瘀阻证

4. 治疗痫病发作期的主穴是（　）

A. 水沟、百会、中脘、神门、神庭　　B. 水沟、百会、神门、行间、内庭
C. 鸠尾、印堂、太冲、丰隆、间使　　D. 水沟、百会、后溪、内关、涌泉
E. 鸠尾、印堂、太冲、合谷、风池

5. 针灸治疗不寐证取四神聪、神门、三阴交为主，若配心俞、脾俞，适宜治疗不寐证的证型是（　）

A. 心肾不交型　B. 心胆气虚型　C. 脾胃不和型　D. 肝火扰神型　E. 心脾两虚型

6. 下列哪项不是治疗郁证的主穴（　）

A. 水沟　B. 内关　C. 百会　D. 风池　E. 太冲

7. 某男，50岁。常心悸不安、胸闷不舒，心痛偶作，舌暗、舌边有瘀点，脉结代。证属（　）

A. 心虚胆怯　B. 心脾两虚　C. 阴虚火旺　D. 心脉瘀阻　E. 水气凌心

8. 冯某，昨日下午洗冷水浴后即喷嚏咳嗽，至晚发热头痛，咳嗽加重、痰少而稠，咽痛，针灸取穴为（　）

A. 合谷、风门、肺俞、列缺、尺泽、风池
B. 大椎、曲池、尺泽、风池、合谷、列缺、太阳
C. 大椎、风门、列缺、合谷、尺泽、风池
D. 中脘、曲池、足三里、阴陵泉、合谷
E. 大椎、合谷、太阳、列缺、尺泽、风池

9. 肺俞、膏肓、太渊、三阴交适用于治疗哪种咳嗽（　）

A．风寒犯肺　B．痰浊阻肺　C．肝火伤肺　D．肺阴亏损　E．风热伤肺

10．治疗呕吐的主穴是（　）

A．中脘、天突、胃俞　B．中脘、内关、足三里　C．中脘、合谷、足三里

D．中脘、天枢、足三里　E．中脘、膻中、足三里

书网融合……

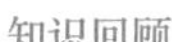

知识回顾

微课

习题

项目三　妇儿科病证的针灸治疗

PPT

学习目标

知识要求：

1. 掌握月经不调、痛经、崩漏、绝经前后诸证、遗尿的针灸处方选穴、治疗操作。

2. 熟悉带下病、缺乳、小儿多动症的针灸处方选穴、治疗操作，以及辨证要点和其他治法。

技能要求：

1. 能制定临床常见病证的针灸治疗方案。

2. 会应用针灸技术对上述病证进行治疗操作。

任务一　月经不调★★

月经不调是以月经周期及月经的量、色、质的异常为主要临床表现的月经病。临床上月经不调的分类有月经先期、月经后期、月经先后无定期等情况，古代文献中多记载为“经早”“经迟”“经乱”。月经不调的发生与感受寒邪、饮食伤脾或情志不畅等因素有关。病位在胞宫，与冲、任二脉及肾、肝、脾关系密切。

月经不调临床常见月经先期、月经后期、月经先后无定期等情况。月经先期多由热扰血海或虚热扰动冲任或气虚不能统血所致；月经后期多由寒凝血脉或血虚化源不足所致；月经先后无定期多由肝郁扰动冲任或肾虚精血不足所致。总之，脏腑功能失常，气血不和，冲任二脉损伤，是月经不调的基本病机。

月经不调可见于西医学的排卵性功能失调性子宫出血、生殖器炎症或生殖器肿瘤等疾病。

【辨证】以月经周期及月经的量、色、质异常为主要表现。

1. 月经先期

主症　月经周期提前7天以上，甚至10余日一行，连续2个月经周期以上。

兼见　月经量多，色红或紫，质黏有块，兼面红口干，心胸烦热，舌红，苔黄，脉数，为实热证；月经色红质稠，两颧潮红，手足心热，舌红，苔少，脉细数，为虚热证；月经量少或量多，色淡质稀，神疲肢倦，心悸气短，舌淡，脉细弱，为气虚证。

2. 月经后期

主症 月经周期推迟7天以上，甚至40~50日一行，连续2个周期以上。

兼见 月经量少，或有血块，小腹冷痛，舌暗或胖，苔薄白，脉沉紧，为寒凝证；月经色淡质稀，面色少华，腹痛喜按，舌淡，苔薄，脉细，为血虚证。

3. 月经先后无定期

主症 月经周期或提前或延后7天以上，连续2个周期以上。

兼见 经量或多或少，色暗有块，胸胁作胀，喜太息，苔薄，脉弦，为肝郁证；经量少，色淡质稀，腰骶酸痛，舌淡，苔白，脉沉细弱，为肾虚证。

【治疗】

1. 基本治疗

（1）月经先期

治法 调理冲任，清热调经。以任脉、足太阴经穴为主。

主穴 关元 三阴交 血海

配穴 实热配行间；虚热配太溪；气虚配足三里、脾俞。月经过多配隐白。

方义 关元为任脉与足三阴经的交会穴，故本穴是益肝肾、调冲任的要穴；三阴交为足三阴经交会穴，可调理脾、肝、肾三脏，养血调经，与关元皆为治疗月经病的要穴；血海清热和血。

操作 毫针常规针刺。实证用泻法，虚证可加灸，血热只针不灸。于月经来潮前5~7天开始治疗，直到月经来潮时为止，连续治疗3个月经周期。

（2）月经后期

治法 温经散寒，行血调经。以任脉、足太阴经穴为主。

主穴 气海 三阴交 归来

配穴 寒凝配关元、命门；血虚配足三里、血海。

方义 气海是任脉穴，具有益气温阳、散寒通经的作用；三阴交为足三阴经交会穴，可调理脾、肝、肾三脏，养血调经，是治疗月经病的要穴；归来调和气血。

操作 毫针补法，可加灸。于月经来潮前5~7天开始治疗，直到月经来潮时为止，连续治疗3个月经周期。

（3）月经先后无定期

治法 调补肝肾，理血调经。以任脉、足太阴经穴为主。

主穴 关元 三阴交 肝俞

配穴 肝郁配期门、太冲；肾虚配肾俞、太溪。

方义 关元、三阴交为治疗月经病的要穴；肝俞为肝之背俞穴，有疏肝理气、养血调经的作用，且肝肾同源，故又可补益肾精。

操作 毫针虚补实泻法。于月经来潮前5~7天开始治疗，直到月经来潮时为止，连续治疗3个月经周期。

2. 其他治疗

（1）耳针法 取肝、脾、肾、子宫、内分泌、卵巢、神门、缘中，压丸法。

（2）穴位注射法 取关元、三阴交、气海、血海、肝俞、脾俞、肾俞，每次选2~3个穴，选用当归或丹参注射液，隔日1次。

（3）皮肤针法 取背腰部、骶尾部夹脊穴或背俞穴，少腹部的任脉及肾经、脾经、胃经腧穴，下肢部的足三阴经腧穴，隔日1次。

（4）艾灸法　取关元、神阙穴，隔姜灸，适用于月经后期。

【附注】

1. 针灸对本病有较好的治疗效果。对功能性原因引起的月经周期，经期，月经的量、色、质的异常，其效果尤为显著；对于器质性原因引起的应针对器质性病因采取综合治疗。

2. 月经不调的治疗需要把握好治疗时机。一般在月经来潮前5~7天开始治疗，月经来潮时停止治疗，一般需连续治疗3个月经周期或以上。

3. 月经不调受情绪影响较大，需保持良好的心态和良好的饮食、作息习惯；避免坐卧湿地和饮食生冷；当月经量过多或经期过长时应注意适当卧床休息。

4. 治疗前可根据患者病情选择妇科检查、卵巢功能测定、妇科B超等辅助检查以明确病因，使治疗更加有针对性。

（高　月）

任务二　痛　经★★

岗位情景模拟 2

患者，女，22岁。经行腹痛3年，加重3月余。患者15岁月经初潮，平素月经尚规律，经期5~7天，月经用周期30~32天，量中等，色暗红，有血块。患者自初潮始即有经行小腹冷痛伴腰部酸痛，自行用暖水袋热敷后可缓解。3个月前因受凉后腹痛，腰部酸痛明显加重。经前2天开始出现小腹部冷痛坠胀，得温痛减，常伴腰部酸困，背部疼痛，双膝关节冷痛，甚则恶心呕吐，面色苍白，出冷汗，持续至第2~3日月经量多后症状自行减轻。现症见：小腹偏凉，手足不温，纳眠可，二便调。舌暗苔白，脉沉紧。妇科彩超未见明显异常。

答案解析

问题与思考

试析本病的病因病机、诊断、证型、治则、针灸处方及方义。

痛经是指妇女经期或行经前后出现的周期性小腹疼痛，又称为“经行腹痛”。痛经的发生常与饮食生冷，情志不畅，起居不慎等因素有关。基本病机是不通则痛或不荣则痛。实证病机为冲任瘀阻，气血运行不畅，胞宫经血流通受阻；虚证病机为冲任虚损，胞宫、经脉失于濡养。本病病位在胞宫，与冲、任二脉，以及肝、肾二脏关系密切。

痛经在西医学中分为原发性痛经和继发性痛经两种。原发性痛经是指检查生殖器官无明显异常者，又称为功能性痛经，多见于青年女性。继发性痛经多继发于生殖器官的器质性病变，如子宫内膜异位症、子宫腺肌病、慢性盆腔炎、子宫肌瘤、宫颈口粘连狭窄等疾病。

【辨证】经期或行经前后，呈周期性小腹或腰骶疼痛为主要表现。临床上痛经总体可分为实证和虚证两大类。

1. 实证

主症　疼痛发于经前或经行之初，以绞痛、灼痛、刺痛为主，疼痛拒按，月经量少、质稠、行而不畅，血色紫暗有块，块下痛缓。

兼见　经前或经期小腹胀痛拒按，经血量少，行而不畅，血色紫暗有块，块下痛缓，伴有乳痛，舌质紫暗或有瘀点，脉弦，为气滞血瘀；小腹冷痛拒按，得热痛减，量少，面色青白，肢冷畏寒，舌暗苔白，脉沉紧，为寒凝血瘀。

2．虚证

主症　月经将净或经后始作痛者，以隐痛、坠痛为主，喜按喜揉，量少色淡或色暗。

兼见　小腹隐痛喜按，月经量少，面色无华，舌淡，脉细无力，为气血虚弱；经后小腹绵绵作痛，月经色暗量少，伴腰骶酸痛，头晕耳鸣，舌淡红苔薄，脉沉细，为肾气亏损。

【治疗】

1．基本治疗

（1）实证

治法　行气活血，调经止痛。以任脉、足太阴经穴为主。

主穴　中极　三阴交　地机　次髎　十七椎

配穴　气滞血瘀配太冲、血海；寒凝血瘀配关元、归来。

方义　中极为任脉穴，通于胞宫，与足三阴经相交会，可通调冲任，理下焦之气；三阴交为足三阴经的交会穴，调理肝、脾、肾；地机为足太阴脾经郄穴，足太阴经循于少腹部，阴经郄穴治疗血证，可调血通经止痛；次髎、十七椎是治疗痛经的经验效穴，单用即效。

操作　毫针常规针刺，于月经来潮前3~5天开始治疗。发作期每日1~2次，间歇期隔日1次。连续治疗2~4个月经周期。

（2）虚证

治法　调补气血，温养冲任。以任脉、足太阴经、足阳明经穴为主。

主穴　关元　足三里　三阴交

配穴　气血虚弱配气海、脾俞；肾气亏虚配太溪、肾俞。

方义　关元为任脉穴，又为全身强壮要穴，可补益肝肾，温养冲任；足三里为足阳明胃经穴，擅长补益气血；三阴交可调理肝、脾、肾，健脾益气养血。三穴合用，可使气血充足，胞宫得养，冲任自调。

操作　毫针常规针刺，于月经来潮前3~5天开始治疗。发作期每日1~2次，间歇期隔日1次。连续治疗2~4个月经周期。

2．其他治疗

（1）耳针法　取内分泌、内生殖器、交感、神门、皮质下、卵巢、子宫、肾，每次选2~4穴，用毫针刺法或用埋针法、压丸法，经前7~10天开始治疗。

（2）穴位注射法　取中极、关元、次髎穴。用1%利多卡因或5%当归注射液，每次取2穴，每穴注射药液1~2mL，隔日1次。

（3）穴位埋线法　取三阴交上下各0.5寸或三阴交、关元、中极、气海，2周1次。

（4）艾灸法　取关元、气海穴，隔附子饼灸3~5壮，隔日1次。适用于虚证和寒凝血瘀证。

【附注】

1．针灸治疗原发性痛经疗效显著。对于子宫内膜异位症、慢性盆腔炎、子宫肌瘤等有器质性病变的痛经，针灸治疗症状减轻后，应积极对因治疗。

2．痛经的治疗时机选择特别重要，一般在月经来潮前5~7天开始治疗，一直到月经期结束，连续治疗2~4个月经周期。

3. 注意经期卫生及保暖，经期要忌食生冷食品，保持精神愉悦，适量进行有氧运动，避免过度劳累。经期绝对禁止性生活，禁止使用阴道药物及坐浴。

4. 妇科检查、腹腔镜检查、妇科B超检查等辅助检查有助于本病的病因诊断，顽固性痛经针灸治疗效果不明显时应排除器质性疾病所致腹痛。

（高　月）

任务三　崩　漏★★

崩漏是指妇女不在行经期出现阴道突然大量出血或淋漓不断的病证。量多如注者为崩，量少淋漓不尽者为漏，两者常交替出现。古代文献称前者为“崩中”，称后者为“漏下”。崩漏的发生多与素体阳盛或脾肾亏虚、劳倦思虑、饮食不节、房劳多产、七情内伤等因素有关。基本病机是冲任不固，不能制约经血。本病病位在胞宫，与冲、任二脉，以及脾、肾二脏关系密切。

崩漏多见于青春期、产后或围绝经期，相当于西医学中的功能性子宫出血、生殖器炎症、肿瘤和其他原因引起的不规则阴道出血。

【辨证】妇女不在经期阴道突然大量出血或淋漓不断。临床上常分为实证和虚证两类。

1. 实证

主症　经血非时暴下，量多势急，经血色红质稠。

兼见　月经量多，色鲜红或深红，质稠，舌红，脉数，为血热。月经时多时少，色紫暗有块，舌暗，脉弦或涩，为血瘀。出血量多，色紫红而黏腻，兼带下量多，苔黄腻，脉濡数，为湿热。血色正常或有血块，兼时叹息，小腹胀痛，苔薄，脉弦，为气郁。

2. 虚证

主症　久崩久漏，淋漓难尽，经血色淡质稀。

兼见　月经量多，色淡质稀，苔白，脉沉弱，为脾虚。经血色淡质清，兼腰酸肢冷，舌淡，苔薄，脉沉细，为肾虚。

【治疗】

1. 基本治疗

（1）实证

治法　清热利湿，固经止血。取任脉、足太阴经穴为主。

主穴　关元　三阴交　血海　隐白

配穴　血热配中极、血海；血瘀配血海、膈俞；湿热配中极、阴陵泉；气郁配膻中、太冲。

方义　关元是任脉与足三阴经的交会穴，能调冲任二脉之气，制约妄行之经血；三阴交是足太阴、足少阴、足厥阴经的交会穴，能调动肝、脾、肾之经气，补气血、调月经；血海为足太阴脾经穴，可调经止血；隐白为足太阴脾经井穴，为临床治疗崩漏的经验效穴。

操作　毫针常规针刺，关元用平补平泻法，其余穴位用泻法，隐白用艾炷灸。

（2）虚证

治法　健脾补肾，固冲止血。取任脉及足太阴经、足阳明经穴为主。

主穴　气海　三阴交　肾俞　足三里

配穴　脾虚配百会、脾俞；肾虚配肾俞、太溪。

方义　气海既是任脉穴，又为气之海，可补下元，固胞宫；三阴交为足三阴经交会穴，配合肾俞可补脾肾，固冲任；足三里为胃经合穴，善助气血化生，补气摄血。

操作　毫针补法，可灸。

2. 其他治疗

（1）耳针法　取内分泌、内生殖器、肾、子宫、卵巢，压丸法，每次选2~4穴。

（2）穴位注射法　取血海、气海、足三里、三阴交、膈俞，选用黄芪注射液注射。

（3）皮肤针法　取腰骶部相应背俞穴和夹脊穴，下腹部任脉、肾经、脾经、带脉等腧穴，用皮肤针从上而下，循经叩刺至局部微微出血即可，隔日1次。

（4）头针法　取额旁3线。

【附注】

1. 针灸治疗本病应采用“急则治其标，缓则治其本”的原则。

2. 对于出血量多、出血时间久、病势急者，应结合西医学知识采取综合治疗措施。

3. 患者应注意增加饮食营养，多吃富含蛋白质、铁元素等食物，可适当进行有氧运动，对于出血量多、出血时间久者应避免重体力劳动，适当卧床休息。

4. 本病须与胎漏、异位妊娠、产后出血、赤带，以及癥瘕、外伤引起的阴道出血相鉴别。

5. 妇科检查、妇科B超检查、宫腔镜检查、诊断性刮宫等有助于本病的诊断，尤其是绝经期妇女出现反复阴道流血应排除肿瘤的致病因素。

（高　月）

任务四　绝经前后诸证★★

绝经前后诸证是妇女在绝经前后，出现月经紊乱或停止、烘热汗出、面红潮热、情志异常、头痛、眩晕、心悸、失眠健忘、腰背酸痛、皮肤感觉异常等一系列症状的病证。常见于45~55岁女性。本病与先天禀赋、情志所伤、劳逸失度、经孕产乳所伤等因素有关。绝经前后，肾气渐衰，天癸将竭，脏腑功能逐渐衰退，则使机体阴阳代谢失去平衡而出现诸多证候。病位在肾，与肝、脾、心关系密切。

绝经前后诸证多见于西医学中的围绝经期综合征、双侧卵巢切除或放射治疗后双侧卵巢功能衰竭等疾病。

【辨证】

主症　月经紊乱，潮热出汗，心悸，情绪不稳定。

兼见　头晕耳鸣，失眠多梦，心烦易怒，烘热汗出，五心烦热，腰膝酸软，口干，小便黄，舌红，苔少，脉数，为肾阴虚。面色晦暗，精神萎靡，形寒肢冷，纳差腹胀，大便溏薄，尿意频数，舌淡，苔薄，脉沉细，为肾阳虚。头晕目眩，心烦易怒，烘热汗出，腰膝酸软，经来量多，舌质红，脉弦细而数，为肝阳上亢。形体肥胖，胸闷痰多，脘腹胀满，食少，浮肿，便溏，苔腻，脉滑，为痰气郁结。

【治疗】

1. 基本治疗

治法　滋补肝肾，调理冲任。取任脉、足太阴经穴及相应背俞穴为主。

主穴　肾俞　肝俞　太溪　气海　三阴交

配穴　肾阴虚配照海、阴谷；肾阳虚配关元、命门；肝阳上亢配风池、太冲；痰气郁结配中脘、丰隆。烦躁失眠配心俞、神门；纳少便溏配中脘、阴陵泉。

方义　气海为任脉穴，可补益精气，调理冲任，益气固本；三阴交为肝、脾、肾三经交会穴，与肝俞、肾俞合用，可调补肝肾；太溪滋补肾阴。诸穴合用，气血自滋，冲任自调，神安志定。

操作　毫针补法或平补平泻法。肾阳虚，可加灸。

2. 其他治疗

（1）耳针法　取内分泌、内生殖器、皮质下、肝、心、肾、交感、神门。每次选2~4穴，毫针刺或用埋针法、压丸法。

（2）电针法　取三阴交、太溪穴。针刺得气后，接电针仪，选疏密波，弱刺激，每日1次。

（3）穴位埋线法　取大椎、关元、气海、中脘、肾俞、曲池、足三里，7天1次，连续4次为1个疗程，连续治疗3个疗程。

【附注】

1. 更年期临床症状较多，其临床表现、症状轻重及持续时间因人而异，少数症状严重影响生活和工作者需要治疗，其病程短者1~2年，长者数年至10余年。

2. 针灸治疗本病效果良好，同时应加强心理疏导，引导患者保持积极心态，正确认识更年期，接纳更年期，避免忧郁、悲伤、焦虑等情绪。

3. 嘱患者合理饮食，规律作息，适当进行有氧运动，定期体格检查、妇科检查、防癌检查、内分泌检查等。

（高　月）

任务五　带下病★

带下病是指阴道分泌物量多或分泌物色、质、气味异常改变的一类疾病，又称“带证”“下白物”等。本病的发生为素体虚弱、饮食劳倦、感受湿邪等导致脾虚运化失职或肾虚蒸腾失司，使湿邪伤及任、带二脉，任脉失固，带脉失约，以致带下量明显增多，带下色质味异常而为病。本病病位在胞宫，与带脉、任脉，以及脾、肾关系密切。

带下病可见于西医学中的阴道炎、宫颈炎、盆腔炎、内分泌功能失调、宫颈或宫体肿瘤等疾病中。

【辨证】

主症　阴道分泌物多或色、质、气味异常。

兼见　带下量多，色黄或赤、质稠，有臭味，兼阴部瘙痒，舌红，苔黄腻，脉濡数，为湿热下注。带下色白质黏，无臭，绵绵不断，舌淡，苔薄，脉细，为脾虚。带下清冷，稀薄如水，兼腰酸肢冷，舌淡，苔薄，脉沉细，为肾虚。

【治疗】

1. 基本治疗

治法　利湿化浊，固摄带脉。取足少阳经、足太阴经、任脉穴为主。

主穴　带脉　中极　白环俞　三阴交

配穴　湿热下注配阴陵泉、水道、次髎；脾虚配气海、足三里、脾俞；肾虚配关元、肾俞、照海。阴痒配蠡沟、太冲。

方义 带脉穴为足少阳经、带脉二经交会穴，是带脉经气所过之处，能固摄带脉，调理经气；中极为任脉与足三阴经交会穴，可清利下焦，利湿化浊；白环俞属膀胱经，可助膀胱气化，利下焦湿热；三阴交调理肝、脾、肾，健脾利湿，固经止带。

操作 毫针平补平泻法。

2. 其他治疗

（1）耳针法 取内分泌、内生殖器、肾、膀胱、三焦，毫针刺或压丸法。

（2）艾灸法 取三阴交、中极、命门、神阙，温和灸，每穴5~10分钟，隔日1次。适用于脾虚、肾虚所致的带下。

【附注】

1. 针灸治疗带下病临床效果较好。带下量多，伴有恶臭，持续时间久等情况应排除恶性肿瘤等器质性病变。

2. 养成良好的卫生习惯，注意经期卫生及孕产期调护，经常保持会阴部干燥清洁卫生。

3. 避免久居潮湿之地，注意合理饮食，规律作息，适当进行有氧运动。

（高 月）

任务六 缺 乳★

缺乳是指产妇在哺乳期乳汁甚少或全无，亦称“产后乳汁不行”“乳汁不足”等。哺乳中期月经复潮后乳汁相应减少，属正常生理现象。乳汁由气血化生，赖肝气疏泄与调节，因而乳汁生化不足或乳络不畅均可导致乳少。缺乳病位在乳房，胃经经过乳房，肝经至乳下，脾经行乳外，故本病与胃、肝、脾关系密切。

缺乳相当于西医学的产后缺乳、泌乳过少等病。

【辨证】

主症 产后乳汁量少或全无。

兼见 产后乳少，乳房松软不胀，或乳腺细小，为虚证。产后乳少，乳房胀满而痛，乳腺胀硬，或乳房虽松软，但躯体肥盛，为实证。乳少汁稀，兼面色少华、倦怠乏力，舌淡，脉细弱，为气血虚弱。乳少汁稠，兼胸胁胀满，情志抑郁，善太息，舌淡，脉弦，为肝郁气滞。

【治疗】

1. 基本治疗

治法 调理气血，疏通乳络。取足阳明经、任脉穴为主。

主穴 乳根 膻中 少泽

配穴 气血虚弱配足三里、脾俞、胃俞；肝郁气滞配太冲、内关。

方义 乳根疏通阳明经气而催乳；膻中为气会，调气通络而催乳；少泽为通乳之经验效穴。三穴合用，共达催乳、通乳之功。

操作 毫针刺法。针尖向乳房基底部横刺至双乳微胀为佳；膻中向两侧乳房横刺0.5~1.0寸；少泽点刺出血；气血不足者可加灸。

2. 其他治疗

（1）耳针法 取内分泌、交感、胸、肝、脾。每次取2~4穴，毫针刺或用埋针法、压丸法。

（2）艾灸法　取膻中、乳根，温和灸，每穴10~20分钟，每日1~2次。

【附注】

1. 针灸治疗乳少效果较好。

2. 针灸治疗的同时更应注重乳母的饮食营养，饮食中注重高蛋白食物的摄入，避免过多摄入油腻性食物，同时保证其充足的睡眠，保持心情舒畅，进行正确的母乳喂养指导。

3. 对于伴有乳汁壅滞或伴有乳房胀满等情况者，应及早进行排乳，防止乳痈的发生。

（高　月）

任务七　遗　尿★★

遗尿是指3周岁以上的小儿经常在睡眠中小便自遗、醒后方觉的一种病证，又称为“遗溺”“尿床”。偶因贪玩少睡、精神过度疲劳等所导致的暂时遗尿，不属于病态。本病多由禀赋不足、病后体弱，导致肾气不足，下元虚冷，膀胱约束无力，或病后肺脾气虚，水道制约无权，因而发生遗尿。另外，肝经热郁化火，也可迫注膀胱而致遗尿。本病病位在膀胱，与任脉及肾、肺、脾、肝关系密切。

遗尿相当于西医学的原发性遗尿症，亦与泌尿系异常、感染，隐性脊柱裂等疾病有关。

【辨证】

主症　睡中经常遗尿，多则一夜数次，醒后方觉。

兼见　神疲乏力，面色苍白，肢凉怕冷，舌淡，脉沉细，为肾气不足。睡后遗尿，少气懒言，食欲不振，大便溏薄，自汗出，舌淡，苔薄，脉细无力，为脾肺气虚。遗出之尿，量少味臊，性情急躁，面赤唇红，或夜间龂齿，唇红，苔黄，脉数有力，为肝经郁热。

【治疗】

1. 基本治疗

治法　调理膀胱，温肾健脾。取任脉、足太阴经穴，以及膀胱的背俞穴、募穴为主。

主穴　关元　中极　膀胱俞　三阴交

配穴　肾气不足配肾俞、命门、太溪；脾肺气虚配肺俞、气海、足三里；肝经郁热配行间、阳陵泉。夜梦多配百会、神门。

方义　关元为任脉与足三阴经交会穴，培补元气，固摄下元。中极、膀胱俞为膀胱之俞募配穴，可振奋膀胱气化功能。三阴交为足三阴经交会穴，可通调肝、脾、肾三经经气，健脾益气，益肾固本而止遗尿。

操作　毫针补法或平补平泻法，可灸。下腹部穴位针尖向下斜刺，以针感到达前阴部为佳。

2. 其他治疗

（1）耳针法　取肾、膀胱、皮质下、尿道、脑点。每次取2~4穴，毫针刺或用埋针法、压丸法。

（2）皮肤针法　取夹脊穴、气海、关元、中极、膀胱俞、八髎、肾俞、脾俞。叩刺至局部皮肤潮红，也可叩刺后加拔火罐。

（3）穴位激光照射法　选中极、膀胱俞、三阴交，用低功率激光仪照射，每穴照射5分钟，每日1次。对于畏针患儿尤为适宜。

【附注】

1. 针灸治疗遗尿临床效果确切。对患儿要耐心教导，多鼓励少批评，避免患儿产生恐惧心理进而产生自卑感。

2. 针灸治疗的同时可夜间按时唤醒患儿排尿，逐渐养成睡前、早起排尿的习惯。

3. 针灸治疗的同时，嘱家长平时避免患儿白天过度劳累，可适当减少患儿运动量，避免夜间睡眠过沉；嘱家长睡前适当控制患儿饮水；同时白天应注意培养患儿憋尿，指导其控制排尿，以提高膀胱的控制力。

（高　月）

任务八　小儿多动症★

小儿多动症是以患儿注意力不集中、自我控制能力弱、情绪不稳定、多动、任性、冲动，有不同程度的学习困难，但智力基本正常为主要表现的疾病。多见于4~16岁的儿童，大多数患儿到青春期后逐渐好转甚至痊愈。本病的发病原理尚不明了，一般认为可能与遗传有关。本病属于中医学“躁动证”“脏躁”等范畴。本病多与肾虚肝旺以及心脾两虚有关。基本病机为心神失养或元神受扰。本病病位在肝、脾、肾。

【辨证】

主症　注意力不集中，活动过度，冲动任性，缺乏自制能力，不同程度的学习困难，智力基本正常。

兼见　好动，肢体抽动，注意力不集中，任性冲动，动作笨拙，性格暴躁，难以静坐，或五心烦热，盗汗，大便秘结，舌红苔薄白，脉细数，为阴虚阳亢。心神不宁，多动不安，注意力不集中，言语冒失，做事有始无终，形体消瘦或虚胖，纳呆，面色淡黄无华，舌淡苔薄白，脉虚弱，为心脾两虚。多动多语，心烦懊恼，胸闷脘痞，夜寐不安，口苦尿赤，大便秘结，舌红苔黄腻，脉滑数，为痰热内扰。

【治疗】

1. 基本治疗

治法　育阴潜阳，安神定志。以督脉及足少阳经、足厥阴经、足少阴经穴为主。

主穴　百会　印堂　风池　太冲　太溪　神门

配穴　阴虚阳亢者，配三阴交、侠溪；心脾两虚者，配心俞、脾俞；痰热内扰者，配大陵、丰隆；烦躁不安者，配照海、神庭。食欲不振者，配中脘、足三里；遗尿者，配中极、膀胱俞。

方义　百会、印堂两穴相配可安神定志，益智健脑。太溪为肾经原穴，育阴潜阳。太冲、风池镇肝潜阳。神门宁心安神。

操作　风池、太冲用毫针泻法，太溪用补法，其余主穴用平补平泻法；四肢穴位可用快刺不留针法，头部穴位留针30分钟，每日或隔日1次。配穴按虚补实泻法操作。

2. 其他治疗

（1）耳针法　取皮质下、心、肾、神门。针刺、埋线或压丸皆可。

（2）头针法　取顶颞前斜线、顶旁1线、顶旁2线、颞前线、枕下旁线。

【附注】

1. 针灸治疗本病效果较好。

2. 本病应加强对患儿的关心和教育，多陪伴，多鼓励，少批评，必要时可给予心理治疗，不能歧视和给患儿施加精神压力。

3. 注重患儿良好生活习惯的培养，规律作息，适当运动，动静结合，培养兴趣。

（高　月）

目标检测

答案解析

单项选择题

1. 月经周期或提前或延后7天以上，连续2个周期以上，伴有经量或多或少，色暗有血块，胸胁胀痛，喜叹息，苔薄，脉弦，治疗该病除主穴外还需搭配以下哪组穴位（ ）

A. 期门、太冲　B. 肾俞、太溪　C. 关元、命门　D. 足三里、血海　E. 合谷、三阴交

2. 针灸治疗痛经实证，宜选用（ ）

A. 中极、次髎、三阴交　B. 肾俞、太溪、三阴交　C. 关元、足三里、三阴交　D. 带脉、中极、三阴交　E. 合谷、内关、足三里

3. 针灸治疗崩漏实证，宜选用（ ）

A. 关元、隐白、三阴交、血海　B. 肾俞、太溪、三阴交、血海　C. 气海、足三里、肾俞、三阴交　D. 带脉、中极、三阴交、次髎　E. 曲池、外关、足三里、内庭

4. 患者带下量多，色黄或赤、质稠，有臭味，兼阴部瘙痒，舌红，苔黄腻，脉濡数。针灸治疗该病除主穴外还应搭配（ ）

A. 气海、足三里、脾俞　B. 阴陵泉、水道、次髎　C. 关元、肾俞、照海　D. 中脘、丰隆、蠡沟　E. 中脘、合谷、外关

5. 针灸治疗缺乳的经验效穴是（ ）

A. 关元　B. 少泽　C. 气海　D. 隐白　E. 太冲

书网融合……

知识回顾

习题

项目四　皮外伤科病证的针灸治疗

学习目标

知识要求：

1. 掌握瘾疹、蛇串疮、颈椎病、落枕、漏肩风、扭伤的针灸处方选穴、治疗操作。

2. 熟悉神经性皮炎、乳癖、肘劳的针灸处方选穴、治疗操作，以及辨证要点和其他治法。

技能要求：

1. 能制定临床常见病证的针灸治疗方案。

2. 会应用针灸技术对上述病证进行治疗操作。

任务一　瘾　疹★★

瘾疹是以皮肤上出现风团，伴有瘙痒为特点的过敏性皮肤病，又称为“风疹”“风疹块”。瘾疹的发生常与禀赋不足、风邪侵袭、食用鱼虾荤腥食物等因素有关。腠理不固，风邪入侵；或因体质素虚，食用鱼虾荤腥食物，致胃肠积热，复感风邪，均可使邪郁腠理而发病。本病的病位在肌肤腠理，基本病机是营卫失和，邪郁腠理。本病实证多见，也有虚实夹杂之证。

本病相当于西医学的急、慢性荨麻疹。

【辨证】

主症　瘾疹起病急骤，皮肤上出现风团，边界清楚，高出皮肤，周围有红晕，发无定处，时发时退，伴有瘙痒，消退后不留痕迹。

兼见　风团色红，灼热剧痒，遇热加重，舌红，苔薄黄，脉浮数，为风热犯表。风团色白，遇风寒加重，舌淡，苔薄白，脉浮紧，为风寒束表。风团色红，发作与饮食因素有明显关系，腹痛，恶心呕吐，大便或秘或溏，小便黄赤，舌红，苔黄腻，脉滑数，为胃肠积热。风疹反复发作，午后或夜间加剧，口干，舌红，少苔，脉细数无力，为血虚风燥。

【治疗】

1. 基本治疗

治法　疏风和营。以手阳明经、足太阴经穴为主。

主穴　曲池　合谷　血海　膈俞　委中　三阴交

配穴　风热犯表配大椎、风门；风寒束表配风门、肺俞；胃肠积热配天枢、足三里；血虚风燥配脾俞、足三里。呼吸困难配天突；恶心呕吐配内关。

方义　曲池、合谷属于手阳明经穴，与肺经相表里，可通经络、行气血、疏风清热；血海、膈俞、委中合用意在"治风先治血，血行风自灭"，两组穴位相配能疏风、活血、止痒。三阴交属足太阴经，乃足三阴经之交会穴，可养血活血、润燥祛风止痒。

操作　毫针泻法。膈俞可点刺出血。风寒束表者可灸，血虚风燥者只针不灸。

2. 其他治疗

（1）皮肤针法　取曲泽、曲池、大椎、风门、血海、夹脊等穴。中度刺激，以皮肤充血或隐隐出血为度。

（2）拔罐法　取神阙穴，选用大号玻璃罐，先留罐5分钟，起罐后再拔5分钟，如此反复拔3次。也可以用闪罐法拔至穴位局部充血。

（3）耳针法　取肺、胃、肠、肝、肾、肾上腺、神门、风溪。毫针浅刺，中度刺激。也可在耳背静脉放血数滴，或用埋针法、压丸法。

【附注】

1. 针灸治疗急性瘾疹效果较好。本病若多次反复发作，需查明原因，做针对性治疗。皮肤瘙痒症可参照本病治疗。

2. 发病过程中若出现心慌、胸闷、呕吐、呼吸困难等症，应采取综合治疗措施。

3. 凡属体质过敏者，应忌食鱼腥等食物。

（宋春侠）

任务二　蛇串疮★★

蛇串疮是皮肤突发簇集性水疱，呈带状分布，痛如火燎的急性疱疹性皮肤病，又称"缠腰火丹""蛇丹""蛇窠疮""蜘蛛疮""火带疮"等。蛇串疮的病位在肌肤腠理，其发生主要与肝、脾相关。多因于情志不畅，肝经郁热，热溢皮肤，或脾虚生湿，感染毒邪，湿热火毒蕴结肌肤而成。年老体弱者，常因血虚肝旺，气血凝滞，而致疼痛剧烈，病程迁延。本病以实证多见，也有本虚标实之证。

本病相当于西医学的带状疱疹。

【辨证】

主症　患部皮肤灼热刺痛、发红，继则出现簇集性粟粒大小丘状疱疹，多呈带状排列，多发生于身体一侧，以腰、胁部最为常见。疱疹消失后可遗留疼痛感。

兼见　疱壁紧张，灼热刺痛，口苦，烦躁易怒，苔黄，脉弦滑数，为肝胆火盛。皮损色淡，疱壁松弛，胸脘痞满，纳差，身重腹胀，便溏，舌红，苔黄腻，脉濡数，为脾胃湿热。皮疹消退后局部仍疼痛不止，或有色素沉着，心烦不寐，舌紫暗，苔薄白，脉弦细，为瘀血阻络。

【治疗】

1. 基本治疗

治法　泻火解毒，清热利湿。以局部阿是穴及相应夹脊穴为主。

主穴　局部阿是穴　相应夹脊穴

配穴　肝胆火盛配行间、侠溪；脾胃湿热配阴陵泉、内庭；瘀血阻络配血海、三阴交。便秘配天枢；心烦配神门。

方义　局部阿是穴围刺或点刺拔罐，可引火毒外出；本病是疱疹病毒侵害神经根所致，取相应的夹脊穴，直针毒邪所留之处，可泻火解毒，通络止痛。

操作　毫针刺，用泻法。皮损局部阿是穴用围刺法，即在疱疹带的头、尾各刺一针，两旁则根据疱疹带的大小选取1~3个点，向疱疹带的中央沿皮平刺，也可在阿是穴散刺出血后加拔火罐。

2. 其他治疗

（1）皮肤针法　取局部阿是穴，中、重度叩刺，使出血。并可加用艾条熏灸或加拔罐治疗。适用于疱疹后期遗留疼痛者。

（2）火针法　取局部阿是穴、夹脊穴为主。阿是穴点刺深度：急性期以达到疱疹基底部为度，后期以点入皮肤为度。阿是穴点刺后可加拔火罐。适用于各个证型。

（3）耳针法　取胰、胆、肝、肾上腺、神门，毫针刺或用埋针法、压丸法。

【附注】

1. 针灸治疗蛇串疮有较好的疗效，对于后遗神经痛也有较好的止痛效果，若发生化脓感染须尽快转外科治疗。

2. 饮食宜清淡，忌辛辣、油腻、鱼虾、牛羊肉等。

（宋春侠）

任务三　神经性皮炎★

神经性皮炎属中医学“牛皮癣”“顽癣”“摄领疮”等范畴，其发生常与风热侵袭、过食辛辣、情志不遂等因素有关。本病病位在肌肤腠理络脉，与肺、肝关系密切。基本病机是风热外袭或郁火外窜肌肤，化燥生风，肌肤失养。本病以实证多见，也有虚实夹杂之证。

神经性皮炎是一种皮肤神经功能障碍性疾病，以皮肤肥厚、皮沟加深、苔藓样改变和阵发性剧烈瘙痒为特征。临床上分为局限性神经性皮炎和播散性神经性皮炎两种。神经性皮炎与大脑皮质兴奋和抑制过程平衡失调有关，精神因素被认为是主要的诱因，情绪紧张、神经衰弱、焦虑都可促使皮损发生或复发。

【辨证】

主症　颈后、肘、腘、骶、踝等部位。初起瘙痒而无皮疹，反复搔抓后皮肤出现粟粒至绿豆大小丘疹，日久皮肤增厚、粗糙，呈皮革样、苔藓样变。

兼见　发病初期，仅有瘙痒而无皮疹，或丘疹呈正常皮色或红色，食辛辣食物加重，舌红，苔薄黄，脉浮数，为风热侵袭。初期仅有瘙痒而无皮疹，心烦易怒，每因情志刺激后诱发或加重，舌红，苔薄黄，脉弦，为肝郁化火。病久丘疹融合成片，皮肤增厚，干燥如皮革样，色素沉着，或有灰白鳞屑，夜间瘙痒加剧，舌淡，苔白，脉细，为血虚风燥。

【治疗】

1. 基本治疗

治法　祛风止痒，清热润燥。以局部阿是穴及手阳明经、足太阴经穴为主。

主穴　阿是穴　曲池　合谷　血海　膈俞

配穴　风热侵袭配外关、风池；肝郁化火配太冲、肝俞；血虚风燥配脾俞、三阴交、足三里。

方义　取阿是穴宣通局部气血，使肌肤得以濡养，祛风泻火，化瘀止痒；曲池、合谷为阳明经穴，可和血通络，祛风止痒；"治风先治血，血行风自灭"，故取调理血分之要穴血海、膈俞凉血养血活血，濡润肌肤。

操作　阿是穴毫针围刺，针尖沿病灶基底部皮下向中心平刺。余穴毫针虚补实泻法。

2. 其他治疗

（1）皮肤针法　取阿是穴，轻者中度叩刺，以微有血点渗出为度；角化程度严重者重度叩刺，渗血较多为宜。

（2）耳针法　取肺、神门、肾上腺、皮质下、内分泌、肝。毫针刺，中等刺激强度，或用埋针法、压丸法。

【附注】

1. 针灸治疗神经性皮炎有一定的疗效，但本病较难痊愈，需坚持治疗。

2. 宜保持心情舒畅，忌恼怒，忌食辛辣、饮酒，忌用热水洗烫和用刺激性药物外搽。

（宋春侠）

任务四　乳　癖★

乳癖是指妇女乳房部常见的慢性良性肿块，以乳房肿块和胀痛为主症，与月经周期、情绪变化有明显关系，又称"乳痰""乳核"。常见于中青年妇女。乳癖的发生多因情志内伤、忧思恼怒，导致肝脾郁结，气血逆乱，痰浊内生，阻于乳络而成。本病病位在乳房，足阳明胃经过乳房，足厥阴肝经至乳下，足太阴脾经行乳外，故本病与胃、肝、脾三经关系密切。基本病机是气滞痰凝，冲任失调。病性以实证多见，也有虚实夹杂之证。

本病多见于西医学乳腺小叶增生、乳房囊性增生、乳房纤维瘤等疾病。

【辨证】

主症　单侧或双侧乳房出现单个或多个大小不等、形态不一的肿块，胀痛或压痛，表面光滑，边界清楚，推之可动，增长缓慢，质地坚韧或呈囊性感。

兼见　乳房肿块和胀痛随喜怒消长，急躁易怒，经行不畅，舌红，苔薄黄，脉弦滑，为肝郁气滞。乳房肿块胀痛，胸闷不舒，恶心欲呕，苔腻，脉滑，为痰浊凝结。乳房肿块和疼痛在月经前加重，腰酸乏力，月经失调，色淡量少，舌淡，脉沉细，为冲任失调。

【治疗】

1. 基本治疗

治法　理气化痰，调理冲任。以局部腧穴、足阳明经、足厥阴经穴为主。

主穴　膻中　乳根　屋翳　期门　足三里　太冲

配穴　肝郁气滞配肝俞、内关；痰浊凝结配丰隆、中脘；冲任失调配关元、肝俞、肾俞。

方义　本病病位在乳房，涉及肝、胃经。乳根、屋翳位于乳房局部，属胃经，可通调阳明经气；期门邻近乳房，为肝之募穴，疏肝气，调冲任；膻中为气会，合期门可宽胸理气，散结化滞；循经远取足三里、太冲，分别疏通胃经、肝经气机。诸穴合用，可使痰化结散。

操作　毫针泻法。膻中向患侧乳房横刺；乳根向上刺入乳房底部；屋翳、期门沿肋间隙向外斜刺。

诸穴不可直刺、深刺，以免伤及内脏。

2. 其他治疗

（1）电针法　取乳根、屋翳，给予弱刺激。

（2）耳针法　取内分泌、神门、乳腺、卵巢、肝。毫针刺，中等刺激强度，或用埋针法、压丸法。

【附注】

1. 针灸对本病有良好的疗效，可使肿块缩小或消失，但疗程较长，可配合乳房按摩，以提高疗效。

2. 少数病例有恶变的可能，患者要有定期自我检查的意识，必要时及时进行手术治疗。

3. 宜保持心情舒畅，忌忧思恼怒。

（宋春侠）

任务五　颈椎病★★

岗位情景模拟 3

患者王某，女，48岁，教师，2020年11月6日初诊。患者颈肩疼痛、活动不利1年余，加重伴右上肢放射性疼痛2天。患者1年前因经常连续伏案后，出现颈肩部酸痛，无头痛、头晕、恶心、呕吐等症状，反复发作，颈部劳累后症状加重，休息、热敷后可获缓解。2天前因受凉引起颈肩部疼痛、重着、活动受限，伴右上肢、拇指窜痛麻木。在家热敷后，症状未见明显缓解，现来诊。查体：颈部肌肉僵硬，以右侧为甚，活动轻度受限，颈4~6棘间压痛（+），颈4~5棘突右侧（+），右侧椎间孔挤压试验（+），臂丛神经牵拉试验右侧（+），击顶试验（-），肱二头肌、肱三头肌腱反射正常，双侧霍夫曼征（-），余病理反射未引出。舌淡红，苔薄白，脉浮紧。颈椎CT示：C4~C5椎间盘突出，颈椎生理曲度变直。

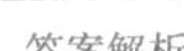

问题与思考

试析本病的病因病机、诊断、证型、治则、针灸处方及方义。

答案解析

颈椎病又称颈椎退行性关节炎、颈椎综合征、颈肩综合征，是由于颈椎间盘退行性变、颈椎骨质增生等病变刺激或压迫颈部神经根、椎动脉、交感神经、脊髓、肌肉等组织，引起的一系列综合征。因压迫和刺激的组织不同，临床症状不同，以头、颈、肩、臂等部位疼痛伴手指麻木等运动功能障碍为特征，重者可导致瘫痪、二便失禁，甚至危及生命。本病为临床常见病、多发病，起病缓慢，40岁以上人群多见。

西医学将本病分为六型，即颈型、神经根型、椎动脉型、交感神经型、脊髓型、混合型，其中神经根型最常见。

【辨证】中医学认为本病与伏案久坐、跌仆损伤、外邪侵袭或年老体弱、肝肾不足等有关。颈部劳作过度、外伤、感风寒等导致气滞血瘀，不通则痛；年老肝血亏虚、肾精不足，筋骨失养，不荣则痛。本病病位在颈部筋骨，与督脉、手足太阳经、手足少阳经脉关系密切。

主症　督脉、足太阳经证表现为颈项部疼痛，颈部俯仰活动不能；手太阳经证表现为颈项部疼痛，颈部俯仰转侧活动受限，伴有无名指、小指麻木疼痛；手阳明经证表现为颈项部疼痛，不能左右回顾，上臂放射性疼痛麻木，伴有拇指、食指或中指麻木疼痛。

颈、肩、臂部以疼痛为主，遇寒痛甚，颈部僵硬，活动不利，舌淡红，苔薄白，脉弦紧，为风寒湿滞。颈肩部、上肢刺痛，痛处固定，肢体麻木，舌质暗，脉弦，为气滞血瘀。颈项部酸痛，伴有乏力、眩晕、耳鸣、耳聋、失眠多梦、肢体麻木等症状，舌红少津，脉弦细，为肝肾不足。

【治疗】

1. 基本治疗　活血通络，祛风止痛。以颈部夹脊及手足太阳经、少阳经穴为主。

主穴　颈夹脊　天柱　风池　肩井　曲池　悬钟　阿是穴

配穴　风寒湿滞配风门、风府、合谷、列缺；气滞血瘀配膈俞、合谷、三阴交；肝肾不足配肝俞、肾俞。督脉、足太阳经证配后溪；手阳明经证配合谷、外关；手太阳经证配申脉。

方义　阿是穴、颈夹脊、天柱、风池为局部选穴，可疏调颈项部筋骨、气血；天柱疏通太阳经气；风池、肩井疏通少阳经气；曲池疏通阳明经气；悬钟为髓会，能滋肾壮骨。诸穴合用，通调督脉、太阳、阳明脉经气，疏通颈项、肩胛部气血。

操作　毫针泻法或平补平泻，寒者加灸。

2. 其他治疗

（1）电针法　取阿是穴、颈夹脊穴等穴，每次取2~3对穴，选连续波或疏密波，每日1次。

（2）刺络拔罐法　颈部压痛点，待出血后加拔火罐，隔2~3日1次。

（3）耳针法　取颈椎、颈、神门、皮质下，毫针刺或压丸法。

（4）穴位注射法　阿是穴、颈夹脊穴，用维生素B_1、维生素B_{12}各2mL，或用复方当归注射液2mL，每穴注入0.5mL。

（5）穴位埋线法　取阿是穴、颈夹脊穴。常规消毒，用羊肠线埋入穴位下肌肉层，每隔15日治疗1次。

【附注】

1. 针灸治疗颈椎病具有良好疗效，其中尤以颈型、神经根型为好，若配合牵引、药物外敷、推拿，疗效更佳。

2. 反复落枕会加重颈椎病病情，故平时应注意保持正确的睡眠姿势，睡眠时枕头的高低要适当，应颈部保暖、避免风寒湿邪侵袭。

3. 长期伏案低头工作者要注意颈部保健，每工作1~2小时后要活动颈部，注意调整坐姿，避免头颈常向某一方向转动或侧弯。

4. 因病程长，反复发作，应注意做好心理疏导，鼓励患者树立信心，配合功能锻炼。

（李丽英）

任务六　落　枕★★

落枕又称失枕，是一种多因枕头高低不适、睡眠姿势不良或感受风寒后，引起颈部肌肉痉挛，以急性、单纯性颈项强痛、活动障碍为主症的病证。好发于青壮年，老年人患病常是颈椎病变的反映，反复发作，以冬春季多见。病情轻者数日可自愈，重者可延续数周不愈，影响生活和工作。

多为晨起后，突感一侧颈项强直疼痛，不能俯仰转侧，痛甚时可向同侧肩部、上臂放射。本病病位在颈项部，与督脉、手足太阳经和足少阳经密切相关。项部疼痛，俯仰时疼痛加重，项背正中压痛明显，为督脉、太阳经证；颈肩部疼痛，头部歪向患侧，颈部不能左右转侧，颈肩部压痛明显，常有患侧肌肉紧张，可触及肿块和条索状的改变，为少阳经证。基本病机是气血瘀滞，经脉闭塞，经筋损伤。

本病多见于西医学的颈部肌肉劳损、颈项纤维组织炎、颈椎小关节滑膜嵌顿、半脱位等疾病所引起的颈项强痛、活动障碍等。

【辨证】

主症　颈项强痛，转侧不利，头部歪向患侧。

兼见　局部有明显筋结压、痛点，舌紫暗或有瘀点、瘀斑，脉涩，为气血瘀滞。受凉后出现颈项疼痛重着拘紧，恶寒恶风、头痛等，舌淡，苔薄白，脉浮紧，为风寒侵袭。

【治疗】

1. 基本治疗

治法　舒筋通络，调和气血。以局部阿是穴及手太阳经、足少阳经穴为主。

主穴　阿是穴　外劳宫　天柱　肩井　后溪　悬钟

配穴　风寒侵袭配风池、合谷；气血瘀滞配血海、膈俞。督脉、太阳经证配百会、大椎；少阳经证配外关、液门。

方义　阿是穴为局部选穴，“以痛为输”能疏通局部经气；太阳、少阳经循行于颈部，后溪、悬钟两穴分属两经，可疏调太阳、少阳经气；外劳宫是治疗本病的经验穴，有活血通络、解痉镇痛之功。诸穴配合能疏通脉络，调气止痛。

操作　毫针常规针刺泻法。先刺远端落枕、悬钟、后溪穴，持续提插捻转，嘱患者慢慢前后俯仰、左右旋转活动颈项，疼痛多可缓解，再行局部取穴针刺治疗。

2. 其他治疗

（1）刺络拔罐法　取阿是穴、肩井等，先行闪罐法，再以三棱针点刺出血后加拔火罐。

（2）耳针法　取颈椎、颈、神门、交感，用毫针刺法或压丸法。

（3）灸法　取肩背部阿是穴、天柱穴、肩井穴等，用温针灸，或以艾条行温和灸。高血压患者不宜重灸。

【附注】

1. 针灸治疗落枕疗效快而显著，是目前治疗本病安全有效的首选方法。

2. 本病起病较快，病程短，如频繁发作则应与颈椎病相鉴别。

3. 预防落枕，主要注意选择合适的枕头，保持良好睡眠姿势，并注意颈部保暖与运动，在日常生活中预防颈部损伤的发生。

（李丽英）

任务七　漏肩风★★

漏肩风是以肩部持续疼痛、痛处固定、夜间痛甚伴有肩部活动受限为主要临床表现的病证。患者年龄多在50岁左右，所以又有“五十肩”之称；因患肩部常畏寒怕冷，疾病后期出现肩部活动明显受限，肩部呈固结状，故又称“冻结肩”“肩凝症”。

漏肩风多与体虚、劳损、年老气血不足、风寒侵袭肩部、外伤等因素有关，基本病机是肩部经络阻滞不通或筋脉失于濡养。本病病位在肩部经筋，与手三阳经、手太阴经关系密切。

本病相当于西医学的肩关节周围炎。

【辨证】

主症　肩周疼痛，夜间为甚，常因天气变化及劳累而诱发或加重，患者肩前、后及外侧均有压痛，主动和被动外展、后伸、上举等功能明显受限，后期可出现肌肉萎缩。手太阴经证，疼痛以肩前部为主，后伸疼痛加剧；手阳明经证，疼痛以肩前外部为主，外展疼痛加剧；手少阳经证，疼痛以肩外侧部为主，外展疼痛加重；手太阳经证，疼痛以肩后部为主，肩外展、内收疼痛加剧。

兼见　肩部窜痛，遇风寒痛增，得温痛缓，畏风恶寒，或肩部有沉重感，舌质淡，苔薄白或腻，脉弦滑或弦紧，为风寒侵袭。肩部有外伤或过度劳作史，肩部疼痛拒按，以夜间为甚，舌紫暗或有瘀斑，舌苔白或薄黄，脉弦或细涩，为瘀血阻滞。肩部酸痛，劳累后加重，伴有头晕目眩，气短乏力，舌质淡，苔白，脉细弱或沉，为气血亏虚。

【治疗】

1. 基本治疗

治法　通经活络，舒筋止痛。取局部穴位及手阳明经、手太阳经、手少阳经穴。

主穴　肩髃　肩髎　肩贞　阿是穴　阳陵泉　条口透承山

配穴　风寒侵袭配风池、合谷；瘀血阻滞配内关、膈俞；气血亏虚配足三里、气海。手太阴经证配列缺；手阳明经证配合谷；手少阳经证配外关；手太阳经证配后溪。

方义　肩髃、肩髎、肩贞分别为手阳明、手少阳、手太阳经穴，与阿是穴均为局部选穴，可疏通肩部经络气血，活血祛风止痛；阳陵泉为筋会，可舒筋止痛；条口透承山可疏导太阳、阳明两经经气，为临床经验效穴。

操作　毫针常规针刺，先刺远端穴，行针后嘱患者运动肩关节；局部穴位可加灸法。

2. 其他治疗

（1）刺络拔罐法　用三棱针点刺或皮肤针叩刺局部压痛点，使少量出血，加拔火罐。

（2）小针刀疗法　肩关节出现粘连时，可用针刀松解粘连。

（3）穴位注射法　取肩部压痛点，用当归注射液或维生素 B_{12} 注射液，每处注射2mL，隔日1次。

（4）耳针法　取肩、肩关节、锁骨、肾上腺、神门，用毫针刺法或压丸法。

【附注】

1. 针灸治疗肩周炎有较好的疗效。但必须明确诊断，做肩部核磁共振检查，与肩袖损伤、肩关节结核、肿瘤等相鉴别。

2. 注意肩部保暖，避免风寒侵袭。

3. 肩部疼痛缓解，坚持肩关节功能锻炼。

（李丽英）

任务八　扭　伤★★

扭伤是指在日常生活或劳作中，由于姿势不协调或受暴力撞击，引起四肢关节或躯体部的软组织损伤，出现损伤部位疼痛肿胀、活动受限，而无骨折、脱臼等情况。多发生于颈、肩、臂、腰、膝、踝等部位。临床以急性腰扭伤、踝关节扭伤多见。

【辨证】

主症　扭伤多由剧烈运动或负重时姿势不当，或不慎跌仆、牵拉等原因，引起某一部位的肌肉筋脉受损，以致经络不通，气血壅滞于局部，经气运行受阻，而导致局部肿胀疼痛，关节活动不利。

兼见 伤处皮肤发红，多为皮肉伤，青色为伤筋，紫色为瘀血留滞；新伤疼痛肿胀，活动不利为气滞血瘀；若陈伤遇天气变化反复发作者为寒湿侵袭，瘀血阻络。

【治疗】

1. 基本治疗

治法 通经活络，舒筋止痛。以局部取穴为主。

主穴 阿是穴 扭伤局部经穴

腰部：阿是穴 大肠俞 腰痛点 委中

踝部：阿是穴 申脉 解溪 丘墟

颈部：阿是穴 风池 绝骨 后溪

肩部：阿是穴 肩髃 肩髎 肩贞

肘部：阿是穴 曲池 小海 天井

腕部：阿是穴 阳溪 阳池 阳谷

髋部：阿是穴 环跳 秩边 居髎

膝部：阿是穴 内膝眼 犊鼻 膝阳关 梁丘

配穴 ①根据损伤部位的经络所在，配合循经远端取穴。急性腰扭伤，腰部正中疼痛，损伤在督脉，可配水沟、后溪穴；腰部一侧或两侧疼痛明显者，损伤在足太阳膀胱经，可配昆仑或后溪穴。急性踝关节扭伤，可配养老穴。②根据病位在其上下循经邻近取穴。如膝内侧扭伤，可在损伤部位的上面取血海穴，下面取阴陵泉穴；踝关节扭伤，可在损伤部位的上面取悬钟穴，下面取昆仑穴。③根据手足同名经脉经气相通，关节相互对应，肩关节对应髋关节，肘关节对应膝关节，腕关节对应踝关节的原理，踝关节外侧足太阳经筋损伤，可在对侧腕关节手太阳养老、然谷处寻找压痛点针刺，属缪刺法，有速效。以此类推。

方义 阿是穴疏通损伤部位经络、行气活血、消肿止痛。“腰背委中求”，后溪为八脉交会穴，通督脉，可疏通督脉、膀胱经经气，通经止痛。

操作 各穴按常规操作；一般先刺远端穴位，配合做运动疗法。

2. 其他治疗

（1）刺络拔罐法 取扭伤部位阿是穴，用皮肤针叩刺或三棱针点刺出血，加拔火罐；急性腰扭伤患者，可在委中穴附近寻找迂曲静脉，三棱针点刺出血加拔火罐。

（2）耳针法 取扭伤部位对应穴位、神门，用毫针刺或压丸法；亦可取耳穴阳性反应点，点刺出血。

【按语】

1. 针灸治疗扭伤有很好的疗效，但应排除骨折、脱位、韧带撕裂等临床表现与急性腰扭伤症状相似的病症。

2. 急性损伤后早期应配合冷敷，24小时后予以热敷、药物熏洗等治疗，帮助消肿化瘀。

3. 急性损伤早期应减少损伤部位运动，后期注意适度运动，增加肌肉力量。

4. 损伤部位注意保暖，避风寒。

（李丽英）

任务九　肘　劳★

肘劳是以肘部局限性疼痛为主症的病证。大多起病缓慢，常反复发作，常见于从事旋转前臂和屈伸肘关节的劳动者，如木工、钳工、水电工、矿工及网球运动员等。

肘劳的发生常与慢性劳损有关，前臂在反复地做拧、拉、旋等动作时，使肘部经筋发生慢性损伤，以致劳伤气血，血不荣筋，筋骨失养，加上寒湿侵袭、过力负重等导致气滞血瘀，筋脉痹阻。本病病位在肘部手三阳经筋。

本病相当于西医学的肘部炎性病证，如肱骨外上髁炎、肱骨内上髁炎、尺骨鹰嘴炎等。

【辨证】

主症　肘关节活动时疼痛，有时可向前臂、腕部和上臂放射，局部不肿胀，有固定的压痛点。

兼见　压痛点在肘关节外上方肱骨外上髁周围，俗称网球肘，为手阳明经筋证；压痛点在肘关节内下方肱骨内上髁周围，俗称高尔夫球肘，为手太阳经筋证；压痛点在肘关节外部尺骨鹰嘴处，俗称学生肘或矿工肘，为手少阳经筋证。

【治疗】

1. 基本治疗

治法　舒筋活血，通络止痛。以局部腧穴为主。

主穴　阿是穴

配穴　手阳明经筋证配曲池、手三里；手太阳经筋证配小海、阳谷；手少阳经筋证配天井、外关。

方义　取阿是穴以通经活络、舒筋止痛；肘劳好发于肘外侧，此乃手阳明经筋所过之处，阳明为多气多血之经，又“主润宗筋”，对劳损引起的肘关节疼痛，取手阳明经曲池、手三里疏通经络气血；小海、阳谷可疏通手太阳经脉气血；天井、外关配合局部压痛点共疏手少阳经脉气血，通络止痛。

操作　毫针常规针刺，阿是穴可多向透刺、围刺或多针齐刺；局部可加灸或电针；以温针灸、隔姜灸最常用。

2. 其他治疗

（1）火针法　取阿是穴或1~2个痛点，将火针烧至发白后，点刺，深度为3~5分，隔日1次。

（2）刺络拔罐法　选局部压痛点，皮肤针叩刺或三棱针点刺至局部皮肤渗血，加拔小火罐，使之出血少许，每日或隔日1次。

（3）穴位注射法　取阿是穴，选取当归注射液，或利多卡因注射液加维生素B_{12}注射液，每穴注射0.5~1mL，每日或隔日1次。

（4）针刀疗法　用针刀松解肱骨外上髁、肱骨内上髁等部位肌腱附着点的粘连。

【附注】

1. 针灸治疗肘劳有很好的临床疗效，一般数次即可见效。局部可配合热敷、药物熏洗、推拿等疗法。

2. 治疗期间限制肘关节、腕关节的活动，勿提重物，避免肘部过度用力。肘部可捆扎弹性保护带，以减少肌腱起点处的牵张应力。

3. 注意局部保暖，避免受风寒。

（李丽英）

目标检测

答案解析

单项选择题

1. 治疗胃肠积热型瘾疹，应配用（　）

A. 大椎、风门　B. 天枢、足三里　C. 风门、肺俞

D. 神门、太冲　E. 足三里、脾俞

2. 治疗肝胆火盛型蛇串疮，应配用（　）

A. 阴陵泉、内庭　B. 血海、三阴交　C. 行间、侠溪

D. 神门、内关　E. 足三里、阳陵泉

3. 治疗肝郁化火型神经性皮炎，应配用（　）

A. 风池、曲池、血海　B. 膈俞、委中、外关　C. 太冲、阳陵泉

D. 太冲、肝俞　E. 合谷、曲池

4. 治疗肝郁气滞型乳癖，应配用（　）

A. 关元、肝俞、肾俞　B. 膈俞、血海　C. 太冲、阳陵泉

D. 肝俞、内关　E. 侠溪、太冲

5. 王某，男，30岁，受凉后出现颈、肩、臂部疼痛，遇寒痛甚，得温痛减，颈部僵硬，活动不利。舌淡红，苔薄白，脉弦紧。针灸治疗该病选取以下哪组主穴（　）

A. 颈夹脊、风池、肩井、曲池、悬钟、阿是穴　B. 颈夹脊、天柱、百会、印堂、太阳

C. 阿是穴、外劳宫、天柱、肩井、太阳　D. 颈夹脊、天柱、阿是穴、足三里、丰隆

E. 颈夹脊、天柱、阿是穴、肝俞、肾俞

书网融合……

知识回顾

习题

项目五 五官科病证的针灸治疗

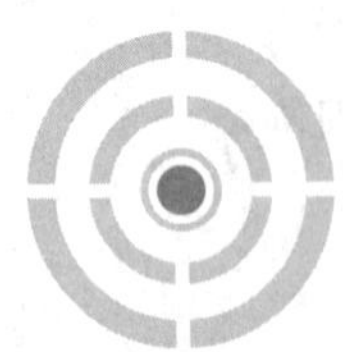

学习目标

知识要求：

1. 掌握目赤肿痛、耳鸣耳聋、牙痛、咽喉肿痛、近视的针灸处方选穴、治疗操作。
2. 熟悉鼻鼽的针灸处方选穴、治疗操作。

技能要求：

1. 能制定临床常见病证的针灸治疗方案。
2. 会应用针灸技术对上述病证进行治疗操作。

任务一 目赤肿痛★★

目赤肿痛为多种眼疾病患中的一个急性症状。古代文献根据其发病原因、症状轻重和流行性，又称"风热眼""暴风客热""天行赤眼"等。多因外感风热时邪，侵袭目窍，郁而不宣；或因肝胆火盛，循经上扰，以致经脉闭阻，血壅气滞，骤然发生目赤肿痛。

本病常见于西医学的急性结膜炎、假性结膜炎以及流行性角膜炎等。

【辨证】

主症 目赤肿痛，羞明，流泪，眵多。

兼见 头痛，发热，脉浮数，为风热证；口苦，烦热，便秘，脉弦滑，为肝胆火盛。

【治疗】

1. 基本治疗

治法 清泄风热，消肿定痛。以手阳明经、足厥阴经、足少阳经穴为主。

主穴 合谷 太冲 睛明 太阳 风池

配穴 风热者，配少商、外关；肝胆火盛者，配行间、侠溪。

方义 取局部穴睛明、太阳宣泄患部郁热以消肿；目为肝之窍，阳明、少阳、厥阴等经脉均循行至目系，故取合谷调阳明经气以疏泄风热，太冲、风池分属于肝胆两经，上下相应，可导肝胆之火下行。

操作 毫针泻法。少商、太阳点刺出血。

2. 其他治疗

（1）挑刺法 可在肩胛间按压敏感点，或大椎两旁0.5寸处选点挑治。本法适用于急性结膜炎。

（2）耳针法　选眼、目$_1$、目$_2$、肝。毫针刺，留针20分钟，间歇运针；亦可在耳尖或耳后静脉点刺出血。

【附注】

1. 针刺治疗目赤肿痛效果较好，可明显缓解病情。

2. 取眼眶内穴位时，针具应严格消毒，以防止感染；进出针须缓慢，轻捻转不宜提插，出针时用棉球按压数秒钟，以防止出血。

（刘　霞）

任务二　耳鸣耳聋★★

岗位情景模拟4

患者王某，男，60岁。患者右耳听力减退2年余。患者从事办公室工作，自诉平素工作压力大，2年前不明原因右耳出现耳鸣，如蜜蜂嗡嗡叫，随后出现听力下降，赴西医院做过系列检查，未发现器质性病变。近1年来，右耳听力下降明显，且左耳也出现耳鸣症状。刻诊：身体消瘦，精神欠佳，右耳几乎不能听见声音，左耳听力下降，舌淡苔白，脉细软。

答案解析

问题与思考

试析本病的病因病机、诊断、证型、治则、针灸处方及方义。

耳聋、耳鸣是指听觉异常的两种症状。耳鸣是以自觉耳内鸣响为主症；耳聋是以听力减退或听力丧失为主症，耳聋往往由耳鸣发展而来。两者在病因病机及针灸治疗方面大致相同，故合并叙述。本病的发生，可分为内因和外因。内因多由恼怒、惊恐，肝胆风火上逆，以致少阳经气闭阻，或因肾虚气弱，肝肾亏虚，精气不能上濡于耳而成；外因多由风邪侵袭，壅遏清窍，亦有因突然暴响震伤耳窍引起者。

【辨证】

1. 实证

主症　暴病耳聋，或耳中觉胀，鸣声隆隆不断，按之不减。

兼见　头胀，面赤，咽干，烦躁善怒，脉弦，为肝胆火盛；畏寒，发热，脉浮，为外感风邪。

2. 虚证

主症　久病耳聋，耳鸣如蝉，时作时止，劳累则加剧，按之鸣声减弱。

兼见　头晕，遗精，带下，腰膝酸软，脉虚细者为肾精亏损；兼神疲乏力，食少腹胀，便溏，脉细弱者为脾胃虚弱。

【治疗】

1. 基本治疗

（1）实证

治法　清肝泻火，疏通耳窍。以足少阳经、手少阳经穴为主。

主穴　翳风　听会　侠溪　中渚

配穴　肝胆火盛者，配太冲、丘墟；外感风邪者，配外关、合谷。

方义　手、足少阳两经经脉均入于耳中，因此取手少阳之中渚、翳风；足少阳之听会、侠溪，疏通少阳经络，清肝泻火。四穴参合，为治疗本病之主方。

操作 毫针泻法。

（2）虚证

治法 益肾养窍。以足少阴经、手太阳经穴为主。

主穴 听宫 翳风 太溪 肾俞

配穴 脾胃虚弱配气海、足三里；肾精亏损配关元、膏肓。

方义 太溪、肾俞能补肾填精，上荣耳窍；听宫为手太阳经与手、足少阳经之交会穴，气通耳内，具有聪耳启闭之功，为治耳疾要穴；配手少阳经局部的翳风穴，可疏导少阳经气，宣通耳窍。

操作 基本刺灸方法，听会、听宫、翳风的针感宜向耳底或耳周传导为佳，余穴常规针刺，虚证可加灸。

2. 其他治疗

（1）耳针法 选心、肝、肾、内耳、皮质下。暴耳聋者，用毫针强刺激；一般耳鸣、耳聋者，用毫针中等刺激量，亦可埋针。

（2）穴位注射法 选听宫、翳风、完骨等穴；用丹参注射液或维生素B_{12}注射液，每穴0.5~1mL。

（3）头针法 选取两侧晕听区，用毫针刺，间歇运针，留针20分钟，每日或隔日1次。

【附注】耳鸣与耳聋的发生原因很多，针灸对神经性耳鸣、耳聋效果好。

（刘 霞）

任务三 鼻 鼽★

鼻鼽是指突然和反复发作的以鼻痒、打喷嚏、流清涕、鼻塞等为主要表现的一种病证。鼽，本意为鼻子堵塞不通。本病呈季节性、阵发性发作，亦可常年发病。其发生常与正气不足、外邪侵袭等因素有关。病位在鼻，与肺、脾、肾三脏关系密切。基本病机是肺气失宣，鼻窍壅塞。

本病相当于西医学的过敏性鼻炎。

【辨证】

主症 鼻痒，打喷嚏，流清涕，鼻塞。

兼见 遇风冷易发，气短懒言，自汗，面色苍白，舌质淡，苔薄白，脉虚弱者，为肺气虚寒；患病日久，鼻塞、鼻胀较重，面色萎黄，四肢倦怠，舌淡胖，边有齿痕，苔薄白，脉弱无力者，为脾气虚弱；病久体弱，神疲倦怠，形寒肢冷，小便清长，舌质淡，苔白，脉沉细无力者，为肾阳亏虚。

【治疗】

1. 基本治疗

治法 调补正气，通利鼻窍。以局部腧穴、手足阳明经穴为主。

主穴 迎香 风池 印堂 合谷 足三里

配穴 肺气虚寒配肺俞、气海；脾气虚弱配脾俞、气海、胃俞；肾阳亏虚配肾俞、命门。

方义 迎香为手阳明经的终止穴，位于鼻旁，通利鼻窍，治一切鼻病；印堂位于鼻上，是治鼻炎的要穴；手阳明经原穴合谷善治头面诸疾；足三里培元固本。诸穴合用，疏风宣肺、通利鼻窍。

操作 基本刺灸方法，毫针平补平泻法。印堂由上往下沿皮直刺至鼻根部；迎香由下往上沿鼻唇沟斜刺。

2．其他治疗

（1）耳针　内分泌、内鼻、肺、脾、肾，用毫针刺，或用埋针法、压丸法。

（2）穴位注射　取合谷、迎香等穴。用复合维生素B注射液、丹参注射液、当归注射液，每穴注入0.3~0.5mL。隔日1次。

（3）穴位贴敷法　取大椎、肺俞、膏肓、肾俞、膻中等穴。用白芥子30g，延胡索、甘遂、细辛、丁香、白芷各10g，研成粉末，用辣椒水调糊，涂纱布上，撒上适量肉桂粉，贴敷上穴（一般在上午贴），保留4小时以上。每周1次，连续3次。

【附注】

1．过敏性鼻炎应积极查找过敏原，避免接触。

2．经常锻炼身体，适当进行户外运动，增强抵抗力。

3．积极治疗上呼吸道疾病。

（刘　霞）

任务四　牙　痛★★

牙痛是指牙齿因各种原因引起的疼痛而言，为口腔疾患中常见的症状之一。手、足阳明经脉分别入下齿、上齿，大肠、胃腑积热，或风邪外袭经络，郁于阳明而化火，火邪循经上炎而发牙痛。肾主骨，齿为骨之余，肾阴不足，虚火上升亦可引起牙痛。亦有多食甘酸之物，口齿不洁，垢秽蚀齿而作痛者。因此，牙痛主要与手足阳明经和足少阴经有关。

本病可见于西医学的龋齿、牙髓炎、根尖周围炎和牙本质过敏等。

【辨证】

主症　牙齿疼痛。

兼见　牙痛甚烈，兼有口臭、口渴、便秘、脉洪等症者，为阳明火邪；痛甚而龈肿，兼形寒身热，脉浮数等症者，为风火牙痛；隐隐作痛，时作时止，口不臭，脉细或齿浮动者，属肾虚牙痛。

【治疗】

1．基本治疗

治法　通络止痛。以手、足阳明经穴为主。

主穴　合谷　颊车　下关

配穴　风火牙痛者，配外关、风池；胃火牙痛者，配内庭、二间；阴虚牙痛者，配太溪、行间。

方义　合谷为远道取穴，可疏通阳明经络，并兼祛风作用，可通络止痛，为治疗牙痛之要穴。颊车、下关为近部选穴，疏通足阳明气血。

操作　主穴用泻法，循经远取可左右交叉刺，合谷持续行针1~2分钟；虚证时，太溪用补法，行间用泻法。

2．其他治疗

耳针法　选上颌、下颌、神门、上屏尖、牙痛点。每次取2~3穴，用毫针刺，强刺激，留针20~30分钟。

【附注】

1．针刺除龋齿为暂时止痛外，对一般牙痛效果良好。

2. 应与三叉神经痛相鉴别。

3. 平时注意口腔卫生。

（刘　霞）

任务五　咽喉肿痛★★

咽喉肿痛是口咽和喉咽部病变的主要症状，以咽喉部红肿疼痛、吞咽不适为特征，又称“喉痹”。咽接食管，通于胃；喉接气管，通于肺。如外感风热之邪熏灼肺系，或肺、胃二经郁热上壅，而致咽喉肿痛，属实热证；如肾阴不能上润咽喉，虚火上炎，亦可致咽喉肿痛，属阴虚证。

本病多见于西医学的急性扁桃体炎、急性咽炎、单纯性喉炎和扁桃体周围脓肿等。

【辨证】

主症　咽喉肿痛。

兼见　咽喉赤肿疼痛，吞咽困难，咳嗽，伴有寒热头痛，脉浮数，为外感风热；咽干，口渴，便秘，尿黄，舌红，苔黄，脉洪大，为肺胃实热。咽喉稍肿，色暗红，疼痛较轻，或吞咽时觉痛楚，微有热象，入夜则见症较重，为肾阴不足。

【治疗】

1. 基本治疗

（1）实证

治法　清热利咽，消肿止痛。以手太阴经、手阳明经穴为主。

主穴　少商　合谷　尺泽　关冲

配穴　外感风热配风池、外关；肺胃实热配内庭、鱼际。

方义　少商为手太阴肺经的井穴，点刺出血，可清泄肺热，为治疗实证咽喉肿痛的要穴；合谷疏泄阳明郁热；尺泽为手太阴经合穴，以泄肺经实热；关冲为手少阳三焦经的井穴，点刺出血，可清泻三焦之火，消肿利咽。

操作　毫针泻法。少商、关冲点刺放血。

（2）虚证

治法　滋阴降火，养阴清热。以足少阴经穴为主。

主穴　太溪　照海　列缺　鱼际

方义　太溪为肾经原穴，有滋阴降火作用；照海亦属肾经，又通阴跷脉，列缺属手太阴肺经，通任脉，二穴相配，为八脉交会组穴，擅治咽喉疾患；鱼际为手太阴经的荥穴，可清肺热、利咽喉。

操作　虚证用补法或平补平泻法，列缺、照海行针时可配合做吞咽动作。

2. 其他治疗

（1）三棱针法　取少商、商阳、耳背静脉，点刺出血。

（2）皮肤针法　取合谷、大椎、后颈部、颌下、耳垂下方。中度或重度刺激。

（3）耳针法　取咽喉、心、扁桃体、耳尖等。用毫针刺，或用压丸法。

【附注】

1. 针刺治疗咽喉肿痛效果好。如扁桃体周围脓肿，不能进食者应予补液，如已成脓则转科处理。

2. 禁止吸烟、饮酒及进辛辣等刺激性食物。

（刘　霞）

任务六　近　视★★

近视是以视近清楚，视远模糊为主症的眼病。古代医籍又称之“能近怯远症”。本病多因先天禀赋不足、劳心伤神等，使心肝肾气血阴阳受损，睛珠形态异常；不良用眼习惯，如看书、写字目标太近，坐位姿势不正以及光线的强烈或不足等，使目络瘀阻，目失所养，导致本病。近视与远视、散光同属于屈光不正的一类眼病。

【辨证】

主症　视近物正常，视远物模糊不清。

兼见　失眠健忘，腰酸，目干涩，舌红，脉细，为肝肾不足；神疲乏力，纳呆便溏，头晕心悸，面色不华或白，舌淡，脉细，为心脾两虚。

【治疗】

1. 基本治疗

治法　调气活血，养肝明目。以局部腧穴及足太阳经、足少阳经穴为主。

主穴　承泣　睛明　风池　光明

配穴　肝肾不足者，配肝俞、肾俞、太溪、太冲；心脾两虚者，配心俞、脾俞、足三里。

方义　近取睛明、承泣，可疏通眼部经气，活血通络明目；风池为足少阳与阳维脉之交会穴，内与眼络相连，光明为足少阳经之络穴，与肝相通，两穴相配可疏调眼络，养肝明目。

操作　承泣、睛明用较轻的平补平泻手法；风池、光明用较强的平补平泻手法。眼区穴宜轻捻缓进，退针时至皮下疾出之，随即予棉球按压1分钟。风池穴针感须扩散至颞及前额或至眼区。

2. 其他治疗

耳针法　选眼、肝、目$_1$、目$_2$。用毫针刺，每次2~3穴，每次留针20~60分钟，间歇运针；或用揿针埋藏或王不留行籽埋压，每3~5日更换1次，双耳交替，嘱患者每日自行按压数次。

【附注】

1. 针刺治疗本病有一定效果，尤以假性近视为佳。如因先天异常所致则非针刺适应证。

2. 科学用眼，坚持做眼保健操，以及其他治疗。

3. 西医学将近视分为低、中、高度，凡屈光度−3.0D以下者为低度近视，−6.0D以下者为中度近视，−6.0D以上者为高度近视。病理性近视（用镜片矫正视力很难达正常者）除高度近视外，还伴有飞蚊症、夜盲、弓形盲点。若合并高度散光，可出现双眼多视或单眼复视。

（刘　霞）

目标检测

答案解析

单项选择题

1. 目赤肿痛属外感风热者，可配用（　）

A. 鱼腰、球后　B. 少商、外关　C. 行间、侠溪　D. 血海、膈俞　E. 列缺、照海

2. 患者，男性，58岁。耳聋10余年，耳中如蝉鸣，伴五心烦热，遗精盗汗，舌红少津，脉细数。宜在太溪、照海、听宫的基础上，加取（　）

A. 气海、血海　B. 外关、合谷　C. 脾俞、足三里　D. 肾俞、气海　E. 肾俞、肝俞

3. 鼻鼽的“鼽”字含义为（　）

A. 鼻堵塞感　B. 打喷嚏　C. 流清涕　D. 嗅觉减退　E. 鼻痒

4. 治疗肾虚型牙痛，除取主穴外，还应配（　）

A. 外关、风池　B. 太溪、行间　C. 太溪、外关　D. 太冲、曲池　E. 太冲、阳溪

5. 风热型咽喉肿痛，除主穴外还可配用（　）

A. 外关、风池　B. 内庭、肺俞　C. 太溪、照海　D. 内关、大椎　E. 外关、大陵

书网融合……

知识回顾

习题

项目六 急症及其他病证的针灸治疗

PPT

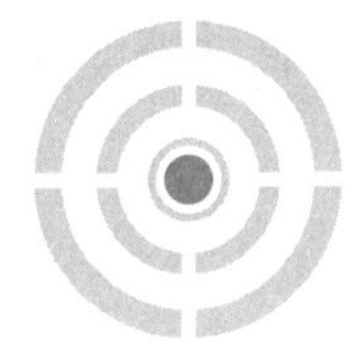

学习目标

知识要求：

1. 掌握晕厥、内脏绞痛的针灸处方选穴、治疗操作。

2. 熟悉肥胖症、戒烟综合征的针灸处方选穴、治疗操作，以及辨证要点和其他治法。

技能要求：

1. 能制定临床常见病证的针灸治疗方案。

2. 会应用针灸技术对上述病证进行治疗操作。

任务一 晕 厥★★

晕厥又称昏厥，或称休克，是一种突发而短暂的意识丧失，四肢厥冷，肌肉不能保持姿势张力而昏倒，历时数秒或数分钟，是由于一时性大脑供血不足所致。本病可发生于多种疾病之中。

晕厥的发生常与暴怒、惊恐、跌仆创伤、剧痛、劳倦过度、产后或其他疾病失血过多、素体元气不足等因素有关。病位在脑，与肝、心、脾关系密切。气血虚弱或情志过激，导致阴阳之气不相顺接，气血运行失常导致晕厥的发生。

本病多见于西医学一过性脑缺血、脑血管痉挛、直立性低血压、低血糖昏迷、癔症性昏迷以及外伤、情志等各种原因引起的晕厥等。

【辨证】

主症 突然昏仆，不省人事，四肢厥冷。

轻者昏厥时间较短，数秒至数分钟后清醒；重者昏厥时间较长，苏醒后无明显后遗症但有疲劳感。

兼见 舌淡唇白，四肢厥冷，息微汗出，舌淡，苔薄白，脉细缓无力，为虚证；素体健壮，偶因外伤、情绪恼怒等致突然昏仆，呼吸急促，牙关紧闭，舌淡，苔薄白，脉沉弦者，为实证。

【治疗】

1. 基本治疗

治法 苏厥醒神。以督脉穴为主。

主穴 百会 水沟 内关 足三里

配穴 虚证配气海、关元；实证配合谷、太冲。

方义　脑为元神之府，精髓之海，督脉入络脑，水沟、百会为督脉穴，故为醒脑开窍之要穴；心主神明，手厥阴心包经络于心，内关为心包经之络穴，又为八脉交会穴，和阴维脉相通，可调心气，苏心神；足三里补益后天气血生化之源，使气血上奉于头以开窍醒神。

操作　实证只针不灸，泻法，或百会点刺出血，可用电针；虚证针灸并用，补法，重灸百会。

2. 其他治疗

（1）耳针法　取心、脑、神门、皮质下、肾上腺。毫针刺，实证强刺激，间歇行针，虚证配脾、胃，用弱刺激，直至复苏。

（2）三棱针法　取十二井穴或十宣，用三棱针点刺出血数滴。大椎穴可用三棱针点刺出血后加拔火罐，适用于实证、热证。

（3）指针法　取水沟、内关、合谷，用拇指重力掐按，以患者出现疼痛反应并苏醒为度。

【附注】

1. 晕厥是临床常见的危重病症，应紧急救治。针灸对情绪激动、外伤疼痛引起的晕厥效果良好，可作为首选治疗方法。对于其他原因引起者，针灸作为应急辅助治疗。

2. 对晕厥患者，须详细检查，明确原因，以便采取相应治疗措施。

（张　锦）

任务二　内脏绞痛★★

内脏绞痛为临床中常见的急症，主要表现是疼痛剧烈，持续性或阵发性。内脏绞痛泛指内脏不同部位出现的剧烈疼痛。临床常见心绞痛、胆绞痛、肾绞痛。

（一）心绞痛

心绞痛是以胸骨左侧后或心前区突然发生压榨性疼痛伴压榨感，或向左上臂内侧放射，心悸、胸闷、气短、汗出为特征的临床综合征。由于冠状动脉供血不足，心肌急剧、短暂的缺血、缺氧所致。常反复发作，一般持续数秒至10余分钟不等，休息或用药后可缓解。可由冠心病、心脏神经官能症、急性冠状动脉综合征、风湿热、冠状动脉炎、肥厚型心肌病等引起。

心绞痛属中医学“胸痹”“真心痛”等范畴，其发生常与情志失调、寒邪内侵、饮食不当、年老体虚等因素有关。本病病位在心，与脾、胃、肝、肾关系密切。各种外邪或脏腑内伤，导致心脉不通，或心脉失养，心络不畅，均可导致心绞痛的发生。心绞痛以实证为多见，亦有虚证或虚实夹杂之证。

【辨证】

主症　突发胸闷及胸骨左侧后或心前区压榨性或窒息性疼痛，或心痛如绞，心痛彻背。

兼见　由七情诱发，胸闷及心区压榨性疼痛，烦躁不宁，脉弦紧者为气滞血瘀。胸中痞闷而痛，痛彻肩背，喘不得卧，喉中痰鸣，舌胖，苔腻，脉滑者为痰浊阻络。面色苍白或表情淡漠，甚至心痛彻背，大汗淋漓，气促息微，四肢厥冷，唇甲青紫或淡白，舌淡红，苔薄白，脉沉细微者为阳气虚衰。遇寒诱发，唇甲青紫，心痛如刺，心痛彻背，舌质紫暗，脉涩者为寒邪凝滞。

【治疗】

1. 基本治疗

治法　通阳行气，温通心脉。以手厥阴经、手少阴经穴为主。

主穴　内关　膻中　郄门　阴郄

配穴　气滞血瘀配太冲、血海；寒邪凝滞配神阙、至阳；痰浊阻络配中脘、丰隆；阳气虚衰配心俞、至阳。

方义　心绞痛的病位在心脏，故选心经和心包经为主。内关为手厥阴经络穴，又为八脉交会穴和阴维脉相通，能调理心气，温通心脉，为治疗心绞痛的特效穴；膻中为心包之募穴，又为气会，可疏调气机，治心胸疾患；郄门、阴郄分别为手厥阴经和手少阴经郄穴，郄穴有活血、缓急、止痛之功，善治心系急症。

操作　毫针捻转结合提插泻法。膻中向下平刺，以有酸麻胀感为度。寒证、虚证宜用灸法。

2. 其他治疗

耳针法　取心、小肠、交感、神门、内分泌。每次选3~5穴，选用32~34号短毫针刺，中等刺激强度。

【附注】

1. 针灸对心绞痛有一定疗效。心绞痛患者要绝对安静卧床休息，随时注意脉象、心律、心电图的变化。长期应用抗心绞痛药物的患者，宜在针灸治疗过程中逐渐减少药量，不可骤然停药。必要时采用中西医结合方法治疗。

2. 饮食要清淡而富有营养，可多吃蔬菜、水果，保证睡眠。

（二）胆绞痛

胆绞痛以右上腹近季肋部突然剧烈疼痛，呈阵发性加剧或痛无休止为主要特征。常向右肩胛区放射，腹肌紧张、压痛明显。严重者，可并发黄疸、高热。常见于多种胆道疾患，如胆囊炎、胆管炎、胆石症、胆道蛔虫症等。

胆绞痛属中医学“胁痛”范畴。其发生常与饮食不节、情志不遂、蛔虫阻滞、结石等因素有关，多为实证。病位在胆，与肝关系密切。基本病机是各种因素导致胆腑气机壅阻，不通则痛。胆绞痛多为实证。

【辨证】

主症　突发右上腹近季肋部剧烈疼痛，呈持续性绞痛，阵发性加剧，疼痛部位拒按，可向右肩胛区放射。

兼见　寒战高热，恶心呕吐，口苦咽干，黄疸便干溲黄，舌红，苔黄腻，脉滑数，为肝胆湿热。常因情志变动而诱发，胁肋胀痛，走窜不定，性情急躁，胸闷不舒，舌淡红，苔薄白、脉弦，为肝胆气滞。右上腹及剑突下阵发性钻顶样剧痛、拒按，恶心呕吐或吐蛔，舌淡，苔白，脉弦紧，为蛔虫妄动。

【治疗】

1. 基本治疗

治法　疏肝利胆，行气止痛。以足少阳经穴、胆的俞募穴为主。

主穴　胆囊　阳陵泉　胆俞　日月

配穴　肝胆湿热配内庭、阴陵泉；肝胆气滞配太冲、丘墟；蛔虫妄动配迎香透四白。

方义　奇穴胆囊穴为治疗胆腑疾病的经验要穴，可疏肝利胆；阳陵泉为胆之下合穴，可利胆止痛；胆俞为胆之背俞穴，日月为胆之募穴，俞募相配，疏调肝胆气机，行气止痛。

操作　毫针捻转结合提插泻法。日月、胆俞注意针刺方向，勿深刺。

2. 其他治疗

耳针法　取肝、胰胆、交感、神门、输尿管。急性发作时采用毫针刺，以患者能够耐受的强刺激，持续捻针。剧痛缓解后行压丸法，两耳交替进行。

（三）肾绞痛

肾绞痛是以阵发性剧烈腰部或侧腹部绞痛并沿输尿管向髂窝、会阴、阴囊及下肢内侧放射，伴血尿、尿少、淋漓不畅为主要表现的病证，是由泌尿系结石引发的剧烈疼痛。患侧有明显叩击痛。本病多见于泌尿系结石病，有肾结石、输尿管结石、膀胱结石、尿道结石之分。

肾绞痛属于中医学“腰痛”“石淋”“砂淋”“血淋”的范畴。其发生常与湿热之邪相关。本病病位在肾，与膀胱、脾关系密切。湿热蕴结下焦，煎熬尿液成石，阻于水道，通降失利，导致肾绞痛的发生。肾绞痛以实证为主，久发可由实转虚。

【辨证】

主症　小腹及茎中急胀刺痛，多呈持续性或间歇性，或腰部刺痛，向膀胱、外生殖器、大腿内侧放射，并出现血尿或脓尿，排尿困难或因有砂石而中断，变换体位常能通畅，肾区有叩击痛。

兼见　寒热往来，口苦呕恶，小便时有中断，尿血，舌红，苔黄腻，脉弦滑数者为下焦湿热；尿痛涩滞，腰膝酸软，排尿无力，小便断续，舌质淡，苔薄白，脉弦紧者为肾气不足。

【治疗】

1. 基本治疗

治法　行气活血，清热通淋止痛。以足太阴经穴与相应背俞穴为主。

主穴　肾俞　膀胱俞　中极　三阴交　阴陵泉

配穴　下焦湿热配委阳、合谷；肾气不足配气海、关元。

方义　肾绞痛的病位在肾脏，故选肾俞与其相表里的膀胱俞为二者的背俞穴，可助膀胱气化，清利下焦湿热，达到行气活血的目的；中极为膀胱募穴；三阴交为肝、脾、肾三经之交会，可疏通肾脏气机，利尿通淋；阴陵泉清利湿热，通淋止痛。

操作　毫针平补平泻法。

2. 其他治疗

耳针法　取肾、输尿管、交感、皮质下、三焦。用毫针刺法，强刺激至疼痛缓解后，间歇留针30分钟左右。

【附注】

1. 结石引起的内脏绞痛，应当明确结石的大小、位置、性质等，以及患者的体质等因素。有尿路梗阻及感染者，应当在针刺镇痛后先行考虑碎石、抗感染甚至手术治疗。

2. 饮食要清淡而富有营养，可多吃蔬菜、水果，保证睡眠。

（张　锦）

任务三　肥胖症★

岗位情景模拟 5

付某，女，28岁，2012年8月20日初诊。患者身体肥胖12年。刻诊：体质肥胖，上下匀称，按之结实，消谷善饥，食欲亢进，口干欲饮，怕热多汗，急躁易怒，腹胀便秘，小便短黄，舌质红、苔黄腻，脉滑有力。查：身高153cm，体重87kg，腹围108cm。空腹血糖14mmol/L，血清总胆固醇9.8mmol/L，甘油三酯4.1mmol/L，低密度脂蛋白4.86mmol/L。

答案解析

问题与思考

试析本病的病因病机、诊断、证型、治则、针灸处方及方义。

当人体脂肪积聚过多，能量摄入超过消耗，体重超过标准体重的20%以上者称为肥胖症。但须区分由于肌肉发达或水液潴留等蛋白质增多所导致的体重增加。肥胖分为单纯性肥胖和继发性肥胖两大类：单纯性肥胖不伴有明显的神经、内分泌形态及功能变化，但可伴有代谢调节过程障碍，单纯型肥胖在临床上最为常见；继发性肥胖常继发于神经、内分泌和代谢疾病，或与遗传、药物有关。针灸减肥主要针对单纯性肥胖。

中医学认为本病的发生常与暴饮暴食、过食肥甘、饮食起居失常、气血阴阳失调等因素有关。本病与脾、胃、肠、肾关系密切。多种外邪及内伤因素导致五脏气血阴阳失调，脾胃俱虚，中焦生化不足，水谷之精气化为水湿、痰浊、膏脂等壅盛于体内而致肥胖。

【辨证】

主症　形体肥胖，面肥颈肿，背腰宽厚，腰粗腹大，臀粗腿圆。

形体壮硕且肌肤紧而结实者为实；肥胖臃肿且肌肤松弛者为虚。

兼见　食欲旺盛，消谷善饥，口干喜饮，大便干燥，舌质红，苔黄腻，脉滑数者为胃肠积热。胃纳正常或偏少，畏寒怕冷，头晕腰酸，月经不调或阳痿早泄，舌淡，苔薄，脉沉细者为肾阳亏虚。面唇无华，神疲乏力，嗜睡懒言，大便溏薄，舌淡，苔薄，脉细弱者为脾胃虚弱。

【治疗】

1. 基本治疗

治法　实证宜清胃通便；虚证宜健脾祛湿，温补肾阳。以任脉穴及手足阳明经、足太阴经穴为主。

主穴　曲池　天枢　阴陵泉　丰隆　太冲

配穴　胃肠积热配上巨虚、内庭；脾胃虚弱配脾俞、足三里；肾阳亏虚配肾俞、关元。心悸配神门、内关；胸闷配膻中、内关；嗜睡配照海、申脉；腹部肥胖配归来、下脘、中极；便秘配支沟；性功能减退配关元、肾俞；下肢水肿配三阴交、水分。

方义　肥胖与脾胃肠腑联系密切。曲池为手阳明大肠经的合穴，天枢为大肠的募穴，两穴相配，可通利肠腑，降浊消脂；阴陵泉为足太阴脾经之合穴，有健脾祛湿之功，丰隆为足阳明胃经之络穴，为祛痰要穴，两穴合用，可健脾利湿、化痰消脂；太冲可疏肝理气。

操作　根据虚实，毫针施以补泻手法。虚证或湿盛者可施以灸法。诸穴均视患者肥胖程度及取穴部位的不同而比常规刺深0.5~1.5寸，可用电针。

2. 其他治疗

（1）耳针法　取口、胃、脾、肺、三焦、内分泌、皮质下，每次选用3~5穴，用毫针刺法，或用埋针法、压丸法。夏天3天换1次，冬天6天换1次。于餐前或饥饿时在耳穴处按压，以减少食欲。

（2）电针法　根据基本治疗处方取穴，选2~3对腧穴，针刺得气后，选疏密波，强刺激20~30分钟，强度以患者能耐受为度。

（3）皮肤针法　根据前述主穴、配穴取穴；并选局部阿是穴，用皮肤针叩刺。实证重力叩刺，以皮肤渗血为度；虚证中等力度刺激，以皮肤潮红为度。

【附注】

1. 针灸对单纯性肥胖症有较好疗效。在取得疗效后仍应调控饮食，坚持运动，以防体重回升。

2. 饮食宜清淡，少食肥甘厚腻及煎炸之品，忌过度睡眠。

3. 生活要规律，切忌睡眠过多，保持精神愉悦。

（张　锦）

任务四　戒断综合征

戒断综合征是指使用精神活动性物质，长期吸烟、饮酒、吸毒之人在成瘾、产生依赖后，突然中断所致的精神症状、躯体症状或社会功能受损，出现烦躁不安、哈欠连作、流泪流涎、全身疲乏、昏昏欲睡、感觉迟钝等一系列戒断症候群。

中医学无此病名，但在“郁证”“多寐”“痫证”“虚损”等病证中有类似症状。本病主要与肺、心、脑关系密切。长期饮酒、吸烟、吸毒，外源性成瘾物质进入人体，与中枢内阿片类受体结合，导致体内内源性阿片类物质的分泌受到抑制。一旦外源性成瘾物质戒断，内源性阿片类物质的分泌不能满足人类的需求。本病的基本病机是气血津液受损，气血瘀滞，毒邪互阻，内扰心神。

（一）戒烟综合征

戒烟综合征是指有较长时间吸烟史，戒断期间所出现的全身一系列的瘾癖戒断症状，主要与肺、心、脑关系密切。本病多为虚实夹杂之证。吸烟对人体的呼吸系统、心血管系统、消化系统、内分泌及神经系统均可造成极大危害。

【辨证】

主症　精神萎靡，疲倦乏力，焦虑不安，呵欠连作，流泪流涎，口淡无味，咽喉不适，胸闷恶心呕吐，甚至出现肌肉抖动、感觉迟钝等。

【治疗】

1. 基本治疗

治法　宁心除烦，安神定躁。以督脉、手少阴经穴为主。

主穴　百会　神门　戒烟穴（列缺与阳溪连线的中点）

配穴　咽部不适配列缺、照海；烦躁不安配涌泉、内关；胸闷、痰多配膻中、丰隆；精神萎靡配劳宫；肌肉抖动配太冲、阳陵泉。

方义　百会为百脉之会，可清利头目、开窍醒神；神门为心的输穴、原穴，戒烟穴为戒烟的经验效穴，两穴配合宁心安神，除烦定躁。

操作　毫针泻法或平补平泻法。

2. 其他治疗

耳针法　取肺、口、交感、神门、皮质下。每次选3~5穴。针刺或压丸前先寻找压痛点，强刺激。

【附注】

1. 针刺配合耳针戒烟效果较好。但对烟龄较长、吸烟较多者效果较差。

2. 对自愿接受戒烟者，能收到满意的戒断效果。医者应启发戒烟者珍惜已取得的效果，鼓励增强其信心。

3. 树立戒烟的信心和决心，是戒烟成功和巩固的关键。

（二）戒毒综合征

戒毒综合征是指吸毒者长期吸食毒品成瘾，戒断时所出现的瞳孔扩大、寒战、厌食，甚则打人毁物等全身一系列的戒断瘾癖症候群。主要与心、脑、肝、脾、肾关系密切。本病以虚证或虚实夹杂之证为主。

【辨证】

主症　神疲呵欠，流泪流涕，瞳孔扩大，出汗寒战，打喷嚏，恶心呕吐，厌食，腹痛腹泻，肌肉抽动、软弱无力，失眠或夜寐易醒，心悸，烦躁易怒或精神抑郁。

兼见　性情暴躁，烦扰不安，精神恍惚，抽搐谵妄，打人毁物，目红口苦，舌红，苔黄，脉弦滑数，为肝风扰动；兼心悸胸闷，失眠健忘，头晕不寐，舌红苔白，脉弦细，为心肾不交；兼精神疲乏，不思饮食，肢体困倦，肌肉震颤，口流涎沫，二便自遗，舌淡，苔白，脉沉细弱，为脾肾两虚。

【治疗】

1. 基本治疗

治法　调神定志，健脾化痰。以督脉、手厥阴经、手少阴经穴为主。

主穴　百会　神门　内关　劳宫　合谷　足三里

配穴　肝风扰动配太冲、侠溪；心肾不交配心俞、肾俞；脾肾两虚配脾俞、肾俞。腹痛腹泻、便秘配天枢、大肠俞；烦躁惊厥配中冲、涌泉；毒瘾发作初期配太冲；肌肉抽搐配阳陵泉；失眠配照海、申脉；呕吐配足三里。

方义　百会为督脉穴，有开窍醒神之功，可清利头目；神门为心之输穴、原穴，内关、劳宫分别为手厥阴心包经的络穴、荥穴，三穴同用可除烦安神、清心定志；合谷为手阳明经原穴，足三里为足阳明经的合穴、下合穴，两穴同用可通行气血、镇静止痛。

操作　各穴常规针刺，可用电针，宜持续较强针感。

2. 其他治疗

（1）耳针法　取肺、心、交感、内分泌、神门、皮质下、肾上腺。每次选3~5穴，用毫针刺法或用压丸法。

（2）电针法　选穴参考基本治疗，用疏密波，强刺激40~60分钟。

（3）拔罐法　督脉、膀胱经背俞穴及夹脊穴，行走罐法。或用皮肤针重叩出血后加拔罐。

【附注】

1. 针灸戒毒有一定的疗效，可用于戒毒的不同阶段。在针灸治疗的同时，进行心理疏导，鼓励患者增强信心，并与家庭和社会配合，可提高、巩固疗效。

2. 治疗过程中出现惊厥、虚脱等较重病情者，应及时采取静脉输液、支持疗法等综合治疗措施。

3. 对于因病须用麻醉类药物者，应给予相应的治疗，以免出现意外。

（三）戒酒综合征

戒酒综合征是指长期（2~3周及以上）大量饮酒，突然中断而出现精神障碍或躯体功能紊乱。戒酒综合征的严重程度不一，轻度有心烦，呵欠，失眠，四肢、头面颤抖，中度有幻觉、抽搐，一般于停酒后6~18小时出现。主要与心、脑、肝、脾、肾关系密切。本病以虚实夹杂之证为主。

【辨证】

主症　全身疲乏，软弱无力，呵欠，流泪，流涕，厌食，恶心呕吐，精神抑郁等。

【治疗】

1. 基本治疗

治法　调和脾胃，宁心安神。以脾、胃的背俞穴为主。

主穴　脾俞　胃俞　足三里　神门　百会

配穴　烦躁不安、精神抑郁配内关、膻中、太冲；头昏、腰膝酸软配肾俞、志室、太溪；恶心呕吐配内关、中脘；腹痛、腹泻配天枢、上巨虚。

方义 足三里为胃的合穴、下合穴，脾俞、胃俞分别为脾、胃的背俞穴，三穴合用，共奏健脾和胃之功；百会为百脉之会，内络于脑，可镇静宁神。神门为心的输穴、原穴，可调心气，宁心安神。

操作 毫针常规刺，可用电针，宜持续保持较强针感。

2. 其他治疗

耳针法 取胃、口、咽喉、内分泌、皮质下、神门。每次选3~5穴，用毫针刺法或王不留行籽压丸。

【附注】

1. 针灸戒酒有明显效果，在治疗期间忌辛辣刺激性食物、浓茶、咖啡。
2. 应用耳压或耳穴埋针时，应先找压痛点。治疗期间，有酒瘾时加强按压耳穴。

（张　锦）

答案解析

目标检测

单项选择题

1. 针灸治疗肥胖之脾胃虚弱者，宜加用的腧穴是（　）
   A. 上巨虚、内庭　B. 脾俞、足三里　C. 肾俞、关元
   D. 神门、内关　E. 内关、膻中
2. 治疗心绞痛常选用的腧穴是（　）
   A. 内关、郄门、阴郄、膻中　B. 内关、大陵、神门、足三里
   C. 血海、足三里、气海、三阴交　D. 内关、合谷、中脘、太冲
   E. 血海、太冲、膈俞、心俞
3. 治疗虚证晕厥常选用的配穴是（　）
   A. 气海、关元　B. 气海、足三里　C. 百会、足三里、内关、水沟
   D. 关元、足三里　E. 内关、足三里
4. 针灸治疗戒烟综合征之咽部不适者，宜配用的腧穴是（　）
   A. 列缺、照海　B. 尺泽、足三里　C. 肾俞、列缺
   D. 神门、膻中　E. 列缺、膻中
5. 针灸治疗肥胖之胃肠积热者，宜配用的腧穴是（　）
   A. 神门、内关　B. 脾俞、足三里　C. 内关、膻中
   D. 上巨虚、内庭　E. 肾俞、关元

书网融合……

知识回顾

习题

模块五
针灸创新思维与学习方法指导

项目一　子午流注针法、灵龟八法和飞腾八法

PPT

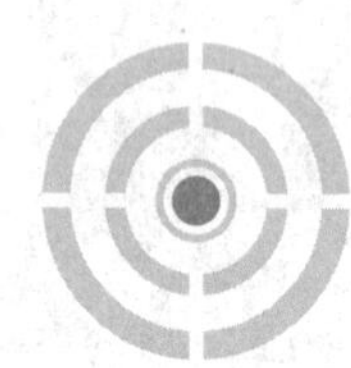

学习目标

知识要求：

1. 掌握子午流注针法、灵龟八法和飞腾八法的概念和临床应用方法。

2. 熟悉天干地支、真太阳时、纳甲法、纳子法、灵龟八法和飞腾八法的开穴表。

3. 了解日时天干地支、真太阳时、纳甲法、灵龟八法和飞腾八法的具体推算方法。

技能要求：

1. 会用查表法或手机APP软件查询日时天干地支。

2. 会借助开穴表或手机APP软件用子午流注针法、灵龟八法和飞腾八法开展临床治疗。

任务一　子午流注针法

子午流注针法是一种按照人体经脉气血流注的时间规律，按时或择时取穴防治疾病的针法。它是中医时间医学的重要组成部分，是一种重要的针灸治疗方法，有着悠久的历史、丰富的文化内涵、可信的临床效果。它包括纳甲法和纳子法，纳甲法分为徐凤纳甲法、阎明广纳甲法，纳子法分为本经纳子法、他经纳子法。

一、基本概念

（一）子午流注

子午流注是子午流法针法的理论依据，它是从时间角度认识人体生命现象，即十二经脉气血流注盛衰规律的一种学说。“子午流注”一词最早见于《子午流注针经》，但未作阐释。《针灸大全·论子午流注之法》释曰：“夫子午流注者，刚柔相配，阴阳相合，气血循环，时穴开阖也。何以子午言之？曰：子时一刻，乃一阳之生，至午时一刻，乃一阴之生。故以子午分之，而得乎中也。流者，往也；注者，住也。”

子午流注针法依据子午流注原理进行取穴针刺以防治疾病，其选穴为分布在十二经脉肘膝关节以下的五输穴和原穴。临床应用时，一是根据诊治时辰，取当时气血流注开阖所在之穴进行治疗，称为“按时取穴”；二是根据病证进行脏腑辨证，选择该脏腑经脉气血流注时日进行治疗，称为“择时取穴”。

（二）纳甲法

纳甲法是根据人体气血运行的十日节律，按照人体经脉气血在十天内的流注开阖特点进行取穴治疗的一种针法。“纳甲”的名称，取“万物剖符甲而出”、人体经脉气血始发之意。因其采取天干演变规律取穴，故又称为纳干法。纳甲法分为徐凤纳甲法和阎明广纳甲法，两者既有区别又有联系。

徐凤纳甲法首载于《针灸大全》。徐凤为明代著名针灸医家，约于1439年编撰成《针灸大全》。《针灸大全》又名《针灸捷要》《针灸捷法大全》，全书共分6卷，内容简明扼要，尤其是对针刺手法和子午流注的论述极为精当。书中的“论子午流注之法”“子午流注逐日按时定穴诀”，对子午流注纳甲法有较全面的论述。因歌诀易于传诵，且被《针灸大成》（明代杨继洲编著，1601年）、《针灸逢源》（清代李学川编著，1817年）等书收录，故今言子午流注纳甲法，多指徐凤纳甲法。

阎明广纳甲法由阎明广系统整理而成。金代阎明广于1153年编撰的《子午流注针经》是现存最早的子午流注专著。此书原作“何若愚编著，阎明广注”，现经考证全书实为阎明广编著，只是书中之“流注指微针赋”为阎氏收录的何氏著作。《子午流注针经》分上、中、下三卷，上卷有何若愚的“流注指微针赋”、阎明广的注文和经脉循行图，中卷有子午流注选用的五输穴与五行配合及与时辰的关系等，下卷介绍了贾氏子午流注纳甲法流注选穴的具体情况。阎明广纳甲法之源，在于贾氏井荥六十首。但对贾氏之考证，至今尚无进展。

阎明广纳甲法注重整体流注的连贯性，不存在流注缺口，能体现十二经脉气血流注循环无端的特点，较徐凤的纳甲法具有更大的实用价值。另外在三焦经、心包经的问题上，阎明广将其作为高于其他十经的相对独立部分，而徐凤之法将三焦寄壬、心包寄癸，在膀胱经和肾经返本还原时要加开阳池、神门两穴，比较烦琐。

（三）纳子法

纳子法是根据人体气血运行的昼夜节律，按照人体经脉气血在昼夜十二时辰的流注开阖情况进行取穴治疗的一种针法。“纳子”之谓，取“万物孳萌”、人体经脉气血萌动之意。因其采用十二地支进行取穴推演，又称为纳支法。因其取穴以“补母泻子”为基本原则，故又称“补泻法”或“补母泻子法”。纳子法发展至今形成了本经纳子法和他经纳子法，或称为本经补母泻子法和他经补母泻子法。另外，窦汉卿在《标幽赋》中提出了“一日取六十六穴之法，方见幽微”，也属纳子法范围。

古之子午流注针法并无纳子法、纳甲法之说。明代刘纯所著的《医经小学》（1388年刊本）中提出“十二经纳甲”之说。至民国时期（1936年），南通徐卓（立孙）在其著作《子午流注》中始称“子午流注纳甲法”，书中言：“子午流注分十二经纳甲及纳子二法，纳甲主日，纳子主时。狭义子午流注专就纳甲而论，广义子午流注则兼纳子而言。”至此，广义的子午流注包括纳子法和纳甲法。

二、基本要素

（一）天干地支

天干有10个：甲、乙、丙、丁、戊、己、庚、辛、壬、癸。

地支有12个：子、丑、寅、卯、辰、巳、午、未、申、酉、戌、亥。

把天干和地支依次从第一个开始各取一个，两两相配，依次为“甲子”“乙丑”等，在取到“癸亥”时，若再取则又为“甲子”，故不再重复。这样，从“甲子”到“癸亥”，天干轮了5次，地支轮了6次，共有60对，称为“六十甲子”（表5-1-1）。六十甲子用来作为纪年、纪月、纪日的代号，循环使用，从不间断，叫作“干支纪法”。它是我国古代历法的一项重大发明。

表5-1-1　六十甲子顺序表

1	2	3	4	5	6	7	8	9	10
甲子	乙丑	丙寅	丁卯	戊辰	己巳	庚午	辛未	壬申	癸酉
11	12	13	14	15	16	17	18	19	20
甲戌	乙亥	丙子	丁丑	戊寅	己卯	庚辰	辛巳	壬午	癸未
21	22	23	24	25	26	27	28	29	30
甲申	乙酉	丙戌	丁亥	戊子	己丑	庚寅	辛卯	壬辰	癸巳
31	32	33	34	35	36	37	38	39	40
甲午	乙未	丙申	丁酉	戊戌	己亥	庚子	辛丑	壬寅	癸卯
41	42	43	44	45	46	47	48	49	50
甲辰	乙巳	丙午	丁未	戊申	己酉	庚戌	辛亥	壬子	癸丑
51	52	53	54	55	56	57	58	59	60
甲寅	乙卯	丙辰	丁巳	戊午	己未	庚申	辛酉	壬戌	癸亥

干支纪年法从公元五十四年开始，公元元年是辛酉年。干支纪年用农历，所以若用公元年数套用农历干支纪年时要注意，农历每年年尾的日期在公历里都是跨年的，即公历的1月和2月的某些日期是属于上一农历年的范围。

干支纪月法在《史记·律书》中有详细记载，由于农历有十二个月，地支有十二个，所以各月的纪月地支是对应的。十二地支固定分配各月，称为“建”，如建子、建丑等。将各月的地支，再配上天干，就构成了干支纪月法。在不同的朝代，年的开始月份对应的地支也不同，有以建寅为正月的，有以建子为正月的，有以建亥为正月的。现今以建寅为正月，是从西汉《太初历》开始的。干支纪月法的循环周期为5年。

干支纪日法在殷代就已经使用了，其顺序到现在是否有无间断或错乱，尚需考证。但从春秋鲁隐公三年（公元前722年）二月己巳日起，一直延续至今，中间从未间断和错乱过，已经有2600多年的历史，这是世界上最长的纪日法。现今纪日干支仍在使用着，如确定三伏和梅季的起讫日期，就由纪日干支推算的。

干支纪时法，一是指用地支记述一昼夜之间的时间段，将一昼夜划分为12个时段。最初不是以地支命名的，而是用周代以来的12时段划分法，即夜半、鸡鸣、平旦、日出、食时、隅中、日中、日昃、晡时、日入、黄昏、人定。公元前104年，汉武帝颁行《太初历》之后，渐以十二地支的名称取代上述名称。十二地支纪时、天象纪时和二十四时的对应关系见表5-1-2。

表5-1-2　地支与时间、天象对应关系

24时	23~1	1~3	3~5	5~7	7~9	9~11	11~13	13~15	15~17	17~19	19~21	21~23
地支	子	丑	寅	卯	辰	巳	午	未	申	酉	戌	亥
天象	夜半	鸡鸣	平旦	日出	食时	隅中	日中	日昃	晡时	日入	黄昏	人定

二是指用干支组合的60组名称循环记述一昼夜的时间段。天干支纪时的循环周期为5天。从甲子日起，这一天干支时段的次序是甲子、乙丑……则次日乙丑日干支纪时应是丙子、丁丑……第5日干支纪时至癸亥终。

（二）时间标准

采用什么样的时间标准，直接关系到时辰干支的推算，关系到开穴的结果，这是子午流注针法的关键。当前，用得较多的为平太阳时和真太阳。平太阳时也称为地方标准时间，每15° 经度为1个时区，全球分为24个时区，我国采用的北京时间是指东经120° 位置的东八区平太阳时。通常所谓的“日”和“时”，就是平太阳日和平太阳时的简称，它是一个均匀的时间系统。真太阳时是以太阳实际位置作为参考的时间系统。太阳视圆面中心连续两次上中天的时间间隔称为一真太阳日。由于地球绕日运行是个椭圆轨道（黄赤道），距太阳近时真太阳日就短，距太阳远时真太阳日就长，所以它不是均匀的时间系统。真太阳日、时、分、秒换算用六十进制。

今天，我国人们习惯使用北京时间来统一计时，用以指导生产和生活。但在子午流注针法产生的时代，人们还没有北京时间概念。据考证，宋金元时期主要采用真太阳时，故子午流注针法的时间标准应为真太阳时。在推算子午流注取穴时辰时，需要将北京时间换算为真太阳时。实际上，现在用手机或计算机可便捷地获取当地经度、真太阳时等信息。

（三）五输穴五行属性

按井、荥、输、经、合的顺序，阴经的五输穴五行属性依次为木、火、土、金、水，阳经的五输穴五行属性依次为金、水、木、火、土，各穴五行属性见表5-1-3、表5-1-4。

表5-1-3　六阴经五输穴五行属性

六阴经	井（木）	荥（火）	输（土）	经（金）	合（水）
肺（金）	少商	鱼际	太渊	经渠	尺泽
肾（水）	涌泉	然谷	太溪	复溜	阴谷
肝（木）	大敦	行间	太冲	中封	曲泉
心（火）	少冲	少府	神门	灵道	少海
脾（土）	隐白	大都	太白	商丘	阴陵泉
心包（相火）	中冲	劳宫	大陵	间使	曲泽

表5-1-4　六阳经五输穴及原穴五行属性

六阳经	井（金）	荥（水）	输（木）	原穴	经（火）	合（土）
大肠（金）	商阳	二间	三间	合谷	阳溪	曲池
膀胱（水）	至阴	足通谷	束骨	京骨	昆仑	委中
胆（木）	足窍阴	侠溪	足临泣	丘墟	阳辅	阳陵泉
小肠（火）	少泽	前谷	后溪	腕骨	阳谷	小海
胃（土）	厉兑	内庭	陷谷	冲阳	解溪	足三里
三焦（相火）	关冲	液门	中渚	阳池	支沟	天井

（四）干支配属

1. 干支配阴阳　天干和地支有阴阳之分，按“甲、乙……癸”和“子、丑……亥”的顺序，其序数依次为“1、2、3……12”，其中1、3、5、7、9、11为奇数属阳，2、4、6、8、10、12为偶数属阴。天干“甲”序数为1属阳，天干“己”序数为6属阴；地支“寅”序数为3属阳，地支“亥”序数为12属阴。

2. 天干配脏腑经脉 天干配脏腑经脉，又称“十二经纳天干法”，主要是根据脏腑经脉表里相配，明代医家刘纯编有歌诀帮助记忆：

甲胆乙肝丙小肠，丁心戊胃己脾乡，庚属大肠辛属肺，

壬系膀胱癸肾脏，三焦亦向壬中寄，包络同归入癸方。

3. 地支配脏腑经脉 该法将十二时地支代表的十二时辰与脏腑经脉气血流注相配，反映出人体脏腑经脉气血流注的昼夜时间规律。具体配属为每日的寅、卯、辰、巳、午、未、申、酉、戌、亥、子、丑时，气血依次流注于肺、大肠、胃、脾、心、小肠、膀胱、肾、心包、三焦、胆、肝经，周而复始，流注不止。

三、日干支和时干支推算

（一）日干支的推算

子午流注针法只需知道日、时干支就可推算取穴。实际上，现在用历书、手机或计算机的万年历程序等，均可方便地查询日干支。为了便于大家深入学习其计算方法，下面列出两种日干支的算法，以供参考。

日干支用公历来算，为便于表述，用［ ］表示取整数（不四舍五入），mod表示取余数。如22÷12的商，表示为［22/12］=1；2022÷12的余数表示为2022mod12=6。

方法一 葛民勤公式法

葛民勤介绍了一个用公式计算日天干的方法。需事先设定下列参数：

C=年数前两位，即（世纪数-1）

Y=年数后两位（计算1月、2月时取Y-1）

M=月数（1月、2月分别取为13、14）

D=日期数

I=0或6（奇数月取0，偶数月取6）

日天干序数={4C+［C/4］+5Y+［Y/4］+［3（M+1）/5］+D-3}mod10

日地支序数={8C+［C/4］+5Y+［Y/4］+［3（M+1）/5］+D+7+I}mod12

此法只用一个公式即可算出，算法较简便。

如计算2022年1月27日的日干支。由上述公式知：C=20，Y=21，M=13，D=27，I=0.

日天干序数={4C+［C/4］+5Y+［Y/4］+［3（M+1）/5］+D-3}mod10

={4×20+［20/4］+5×21+［21/4］+［3×（13+1）/5］+27-3}mod10

=（80+5+105+5+8+24）mod10

=227mod10

=7

即算出日天干为第二个天干，按“甲、乙、丙、丁、戊、己、庚、辛、壬、癸”顺序，第7个是“庚”。

日地支序数={8C+［C/4］+5Y+［Y/4］+［3（M+1）/5］+D+7+I}mod12.

={8×20+［20/4］+5×21+［21/4］+［3×（13+1）/5］+27+7+0}mod12

=（160+5+105+5+8+27+7）mod12

=317mod12

=5

即算出日地支为第二个地支，按“子、丑、寅、卯、辰、巳、午、未、申、酉、戌、亥”顺序，第5个即“辰”。

故2022年1月27日的日干支为“庚辰”。

方法二　用元旦干支推算法

此法为先查出或算出元旦日干支，再算出所求日距当年元旦的天数，利用天干和地支的循环规律来求。因为日干支每60天循环一次，公历平年有365天，闰年有366天，故如果知道了某一年的元旦干支就可以推导出下一年元旦的干支：平年干支数加5，闰年加6。

表5-1-5　2001~2060年元旦干支及序数（表中*示为闰年）

年份	元旦干支	年份	元旦干支	年份	元旦干支	年份	元旦干支
2001	1（甲子）	2016*	19（壬午）	2031	38（辛丑）	2046	57（庚申）
2002	6（己巳）	2017	25（戊子）	2032*	43（丙午）	2047	2（乙丑）
2003	11（甲戌）	2018	30（癸巳）	2033	49（壬子）	2048*	7（庚午）
2004*	16（己卯）	2019	35（戊戌）	2034	54（丁巳）	2049	13（丙子）
2005	22（乙酉）	2020*	40（癸卯）	2035	59（壬戌）	2050	18（辛巳）
2006	27（庚寅）	2021	46（己酉）	2036*	4（丁卯）	2051	23（丙戌）
2007	32（乙未）	2022	51（甲寅）	2037	10（癸酉）	2052*	28（辛卯）
2008*	37（庚子）	2023	56（己未）	2038	15（戊寅）	2053	34（丁酉）
2009	43（丙午）	2024*	1（甲子）	2039	20（癸未）	2054	39（壬寅）
2010	48（辛亥）	2025	7（庚午）	2040*	25（戊子）	2055	44（丁未）
2011	53（丙辰）	2026	12（乙亥）	2041	31（甲午）	2056*	49（壬子）
2012*	58（辛酉）	2027	17（庚辰）	2042	36（己亥）	2057	55（戊午）
2013	4（丁卯）	2028*	22（乙酉）	2043	41（甲辰）	2058	60（癸亥）
2014	9（壬申）	2029	28（辛卯）	2044*	46（己酉）	2059	5（戊辰）
2015	14（丁丑）	2030	33（丙申）	2045	52（乙卯）	2060*	10（癸酉）

推算日干支公式：

日天干序数=（元旦天干序数+当日距元旦天数-1）mod10

日地支序数=（元旦地支序数+当日距元旦天数-1）mod12

如求2022年1月27日的日干支。查表知2022年元旦干支数为51，1月27日距元旦的天数=27，则：

日天干序数=（51+27-1）mod10=7，即当日天干为“庚”。

日地支序数=（51+27-1）mod12=2，即当日地支为“辰”。

故2022年1月27日的干支为“庚辰”。

（二）时干支的推算

1. 推算真太阳时　用北京时间换算真太阳时公式：

当地真太阳时=当地平太阳时+修正值=北京时间+当地平太阳时与北京时间之差+修正值

当地平太阳时与北京时间之差=4分钟×（地方经度-120）（适用于中国）。因各个地方经度是个常数，故从公式可知各个地方的平太阳时差是个常数。如重庆市区的经度为东经106.54°，重庆市区平太阳时与北京时间之差=4分钟×（106.54-120）=-54，即重庆市区平太阳时比北京时间慢54分钟。

修正值是指当地真太阳时与平太阳时之差，修正值=9.5分钟×Sin2L-7.7分钟×Sin（L+78°）。其中L=280°+0.9856°×（计算日距当年1月1日的天数）。从公式可以看出，修正值仅与日期有关系，即对于一年中的某一个日期，这个修正值是个常数。如每年7月27日，修正值均为“-6分钟”，即当地真太阳时比当地平太阳时慢6分钟。

表5-1-6　各日期修正值（当地平太阳时与真太阳时之差值）（单位：分钟）

日	1月	2月	3月	4月	5月	6月	7月	8月	9月	10月	11月	12月
1日	-3.0	-13.1	-13.0	-4.8	2.3	2.2	-3.2	-5.8	0.3	10.6	16.2	10.5
2日	-3.4	-13.2	-12.8	-4.5	2.5	2.1	-3.4	-5.7	0.6	11.0	16.1	10.1
3日	-3.9	-13.4	-12.6	-4.2	2.6	1.9	-3.6	-5.7	0.9	11.3	16.1	9.8
4日	-4.3	-13.5	-12.4	-3.9	2.7	1.8	-3.8	-5.6	1.2	11.6	16.1	9.4
5日	-4.7	-13.6	-12.2	-3.6	2.8	1.6	-3.9	-5.5	1.6	11.9	16.0	9.0
6日	-5.1	-13.7	-12.0	-3.3	2.9	1.5	-4.1	-5.4	1.9	12.2	16.0	8.6
7日	-5.5	-13.8	-11.8	-3.1	3.0	1.3	-4.2	-5.3	2.3	12.4	15.9	8.2
8日	-5.9	-13.9	-11.6	-2.8	3.1	1.1	-4.4	-5.2	2.6	12.7	15.8	7.8
9日	-6.3	-14.0	-11.4	-2.5	3.1	1.0	-4.5	-5.1	3.0	13.0	15.7	7.4
10日	-6.7	-14.1	-11.1	-2.2	3.2	0.8	-4.7	-4.9	3.3	13.2	15.6	7.0
11日	-7.1	-14.1	-10.9	-1.9	3.2	0.6	-4.8	-4.8	3.7	13.5	15.5	6.5
12日	-7.5	-14.2	-10.6	-1.6	3.3	0.4	-4.9	-4.6	4.0	13.7	15.4	6.1
13日	-7.9	-14.2	-10.4	-1.4	3.3	0.2	-5.1	-4.5	4.4	13.9	15.2	5.7
14日	-8.2	-14.2	-10.1	-1.1	3.3	0.1	-5.2	-4.3	4.7	14.2	15.0	5.3
15日	-8.6	-14.2	-9.9	-0.9	3.3	-0.1	-5.3	-4.1	5.1	14.4	14.9	4.8
16日	-8.9	-14.2	-9.6	-0.6	3.3	-0.3	-5.4	-3.9	5.5	14.6	14.7	4.4
17日	-9.3	-14.1	-9.3	-0.4	3.3	-0.5	-5.5	-3.7	5.8	14.8	14.5	3.9
18日	-9.6	-14.1	-9.0	-0.1	3.3	-0.7	-5.6	-3.5	6.2	14.9	14.3	3.5
19日	-9.9	-14.1	-8.8	0.1	3.3	-0.9	-5.6	-3.3	6.5	15.1	14.0	3.0
20日	-10.2	-14.0	-8.5	0.3	3.2	-1.1	-5.7	-3.1	6.9	15.2	13.8	2.6
21日	-10.5	-13.9	-8.2	0.6	3.2	-1.3	-5.8	-2.8	7.2	15.4	13.6	2.1
22日	-10.8	-13.8	-7.9	0.8	3.1	-1.5	-5.8	-2.6	7.6	15.5	13.3	1.7

续表

日	1月	2月	3月	4月	5月	6月	7月	8月	9月	10月	11月	12月
23日	−11.1	−13.8	−7.6	1.0	3.1	−1.7	−5.9	−2.3	8.0	15.6	13.0	1.2
24日	−11.4	−13.6	−7.3	1.2	3.0	−1.9	−5.9	−2.1	8.3	15.7	12.7	0.7
25日	−11.6	−13.5	−7.0	1.4	2.9	−2.1	−5.9	−1.8	8.7	15.8	12.4	0.3
26日	−11.8	−13.4	−6.7	1.6	2.8	−2.3	−5.9	−1.5	9.0	15.9	12.1	−0.2
27日	−12.1	−13.3	−6.4	1.7	2.8	−2.5	−5.9	−1.3	9.3	16.0	11.8	−0.6
28日	−12.3	−13.1	−6.1	1.9	2.7	−2.7	−5.9	−1.0	9.7	16.1	11.5	−1.1
29日	−12.5	—	−5.8	2.0	2.5	−2.9	−5.9	−0.7	10.0	16.1	11.2	−1.5
30日	−12.7	—	−5.5	2.2	2.4	−3.0	−5.9	−0.4	10.3	16.1	10.8	−2.0
31日	−12.9	—	−5.1	—	2.3	—	−5.8	−0.1	—	16.1	—	−2.4

注：若是闰年，从2月28日以后顺沿一天查询，如2月29日用3月1日的值−13.0

如计算重庆市万州区2022年1月27日11时33分的真太阳时。

查表5−1−6，1月27日真太阳时修正值=−12.1分钟；查知万州区的经度是108.35°，万州区平太阳时与北京时间差值为4分钟×（108.35−120），即−46.6分钟；故万州真太阳时=11时33分钟+（−46.6分钟）+（−12.1分钟）=10时34.3分钟。可见，如果直接用北京时间的11点33分对应时辰为午时，而真太阳时10时34分钟对应时辰为巳时。

2. 推算时干支　时地支和时天干需分别推算。

时地支须用真太阳时推算，每2个小时为1个时辰。每天的时地支顺序是固定不变的，具体可参见表5−1−2。如真太阳的23：00~凌晨1：00为子时，中午11：00~13：00为午时。

时天干需根据日干支数进行推算，算法是先推算出各日子时的时天干，然后根据循环规律算出对应时辰的天干。各日子时的规律：

日天干为甲和己，则子时的天干为甲；

日天干为乙和庚，则子时的天干为丙；

日天干为丙和辛，则子时的天干为戊；

日天干为丁和壬，则子时的天干为庚；

日天干为戊和癸，则子时的天干为壬。

也可用公式计算：时天干数=｛（日天干数−1）×2+时地支数｝mod10。如在万州的2022年1月27日11时33分，此时的真太阳时为10时34分，为巳时，按“子、丑、寅、卯、辰、巳、午、未、申、酉、戌、亥”顺序，时辰地支数6，前面已经算出日天干为庚，即日天干序数为7，则：

时辰天干数=｛（7−1）×2+6｝mod10=8，即时天干数为“辛”。故时辰干支为“辛巳”。

四、纳甲法的应用方法

（一）徐凤纳甲法

1. 取穴表　根据取穴原理，可整理出徐凤纳甲法取穴表，便于快速查询，见表5−1−7。

表5-1-7　徐凤纳甲法取穴表

日干		子时	丑时	寅时	卯时	辰时	巳时	午时	未时	申时	酉时	戌时	亥时
胆经	甲日											足窍阴	
	乙日	前谷		陷谷 **丘墟**		阳溪		委中		液门			
肝经	乙日										★大敦		少府
	丙日		太白 **太冲**		经渠		阴谷		劳宫				
小肠	丙日									★少泽		内庭	
	丁日	三间 **腕骨**		昆仑		阳陵泉		中渚					
心经	丁日								★少冲		大都		太渊 **神门**
	戊日		复溜		曲泉		大陵						
胃经	戊日							★厉兑		二间		束骨 **冲阳**	
	己日	阳辅		小海		支沟							
脾经	己日						★隐白		鱼际		太溪 **太白**		中封
	庚日		少海		间使								
大肠经	庚日					★商阳		足通谷		足临泣 **合谷**		阳谷	
	辛日	足三里		天井									
肺经	辛日				★少商		然谷		太冲 **太渊**		灵道		阴陵泉
	壬日		曲泽										
膀胱经	壬日		★至阴		侠溪		后溪 **京骨** **阳池**		解溪		曲池		
	癸日	关冲											
肾经	癸日												★涌泉
	甲日		行间		神门 **大陵** **太溪**		商丘		尺泽		中冲		

注：表中★示为该经的首开井穴。表中为空格处，说明此时为闭时，无开穴

临床应用按上表查询即可，若需理解上表中徐凤纳甲法的取穴原理，需进一步学习开穴与闭穴、主气日、经生经与穴生穴、返本还原（遇输过原）、气纳三焦与血归包络、三焦寄于壬与心包寄于癸、合日互用等原理。

（1）开穴与闭穴　《针灸大成》载："阳日阳时阳穴，阴日阴时阴穴，阳以阴为阖，阴以阳为阖，阖者闭也。"即阳日逢阳时，阴日逢阴时才有穴可开；若阳日逢阴时或阴日逢阳时都无穴可开，子午流注针法中称之为闭时或闭穴。此处"阳日""阴日""阳时""阴时"所指的"阴"或"阳"，是根据天干的阴阳属性来划分的。天干中属阳的为甲、丙、戊、庚、壬，属阴的为乙、丁、己、辛、癸之日。如"甲

子”日为阳日；“乙丑”日为阴日。“甲戌”时为阳时；“乙亥”时为阴时。

（2）主气日与开井穴　主气日是子午流注纳甲法专用的时间单位，又称为经气值日，与主气日对应的经脉称为值日经。主气日起始至终止的时段是值日经的经气流注之时，是该经脉择时治疗的最佳窗口。一个主气日时段跨越了两天，如胆经的主气日，起于甲日的甲戌时，止于乙日的甲申时，见表5–1–8。各经在其主气日的起始时辰开井穴，如胆经在甲日戌时开井穴，肝经在乙日酉时开井穴等。开井穴的时间呈现出“阳进阴退”的规律，即天干为阳主进，地支为阴主退。通过对比发现，各值日经开井穴的日天干序数和时地支序数之和为12（癸日亥时之和可视为0+12）。如甲日戌时的序数=1+11，乙日酉时的序数和=2+10，壬日寅时的序数和=9+3。

表5–1–8　主气日与脏腑关系

主气日	甲	乙	丙	丁	戊	己	庚	辛	壬	癸
值日经	胆	肝	小肠	心	胃	脾	大肠	肺	膀胱 三焦	肾 心包
起始时辰	甲戌	乙酉	丙申	丁未	戊午	己巳	庚辰	辛卯	壬寅	癸亥
结束时辰	甲申	乙未	丙午	丁巳	戊辰	己卯	庚寅	辛丑	壬子	癸酉

（3）经生经与穴生穴　主气日经开过井穴之后，按“经生经”“穴生穴”的原则依次开穴（“经”指经脉，“生”指按五行相生关系推算开穴，“穴”指穴位）。首先按“经生经”原则推算下一个开穴所属经脉，这种推算原则只能是阴经与阴经间推算、阳经与阳经间推算，然后按“穴生穴”原则推算具体的穴位。如胆经主气日在甲戌时开过井穴之后，欲推算下一个开穴，先按“经生经”原则推算：胆经为阳经，五行属木，“木生火”，即应开阳经中五行属火的小肠经；后按“穴生穴”原则推算：胆经井穴属金，“金生水”，即应开小肠经五输穴属水的前谷穴。再如肝经在乙酉时开过井穴之后，下一个开穴应取心经五输穴五行属火的穴位。

（4）返本还原（遇输过原）　一是在开五输穴之输穴时，加开主气日经的原穴，阴经的原穴与五输穴之输穴为同一穴位。二是在壬日膀胱经返本还原时，还要加开三焦经原穴；癸日肾经返本还原时，还要加开心包经原穴。

（5）气纳三焦与血归包络　日干重见时，阳经气纳三焦，按“他生我”的原则（“他”指三焦经，“我”指主气日经，“生”指五行相生关系），取三焦经五输穴中五行属性为主气日经所属五行的母行的穴位。如胆经主气日，胆属木，开穴始于甲戌时，若至甲申时，为“日干重见”，须取三焦经五输穴属水的穴位（水生木）。

阴经血归包络，按“我生他”的原则（“我”指主气日经，“生”指五行相生关系，“他”指心包经），取心包经五输穴中五行属性为主气日经所属五行的子行属性的穴位。如肝经主气日，肝属木，开穴始于乙酉时，若至乙未时，为“日干重见”，须取心包经五输穴中五行属火的穴位（木生火）。

（6）三焦寄于壬与心包寄于癸　三焦寄于壬，即在壬子时膀胱经主气日返本还原时，须同开三焦经原穴。心包寄于癸，即在癸日肾经主气日返本还原时，须同开心包经原穴。

（7）合日互用　因该法闭穴较多，为了扩大十日流注开穴，徐凤采用了合日互用的方法，即甲与己、乙与庚、丙与辛、丁与壬、戊与癸等相合，相合的两日可以互用各日的开穴。

论其合日互用之理，《针灸大全·论子午流注之法》有释云：“俱以子午相生，阴阳相济也。阳日无阴时，阴日无阳时。故甲与己合，乙与庚合，丙与辛合，丁与壬合，戊与癸合也。何以甲与己合？曰：中央戊己属土，畏东方甲乙之木所克，戊属阳为兄，己属阴为妹，戊兄遂将己妹嫁与木家与甲为妻，庶得阴阳和合而不相伤。所以甲与己合，余皆然。”《医学入门·内集·子午八法》中云：“或曰：阳日阳时已过，阴日阴时已过，遇有急疾奈何？曰：夫妻子母互用，必适其病为贵耳。妻闭则针其夫，夫闭则针其妻，子闭针其母，母闭针其子，必穴与病相宜，乃可针也。”此所谓夫妻，即是阴阳的意思，夫妻刚柔相配，合乎阴阳之道。

2. 临床按时取穴法 根据患者就诊的时间，按照纳甲法计算就诊时气血运行之处的穴位，然后选用该穴进行治疗或酌情配穴进行治疗。该法取穴思路：就诊北京时间→真太阳时辰干支→子午流注取穴→根据病证选穴或配穴治疗。

在推算出日干支和时地支之后，可用表查询进行快速取穴。如在重庆市万州区的患者，若在2022年1月27日11时33分来治疗，据前推算，就诊时为庚日巳时，查表5-1-7，知此时为无适合的开穴。

另徐凤纳甲法有“合日互用穴”，即甲日与己日、乙日与庚日、丙日与辛日、丁日与壬日、戊日与癸日的开穴可互用。因乙日与庚日的开穴可互用，即可查乙日巳时取穴，查表知该时也为闭时。

所以，该时就诊的患者，据徐凤纳甲法，在11时33分无适合取穴，但只须等待约30分钟，到了此日午时，临床治疗可用足通谷穴以通畅气血运行，再随证配穴治疗。

3. 临床择时取穴法 该法是根据患者病情，辨证归经，按照所病经脉气血流注的时间，在主气日首开该经井穴，然后再依次开穴治疗。该法取穴思路：患者病证→归经选穴→计算所选穴的开穴日、时干支→开穴的北京时间→预约进行治疗。

如在重庆市万州区的2022年1月27日11时33分来就诊的患者，若是心经病证，当于丁日未时（2月3日，此日万州真太阳时比北京时间慢1小时）首开心经井穴少冲穴治疗，其治疗方案如下：

2月3日未时（北京时间14：00~16：00）选少冲穴治疗；

2月3日酉时（北京时间18：00~20：00）选大都穴治疗；

2月3日亥时（北京时间22：00~24：00）选太渊、神门治疗；

2月4日丑时（北京时间2：00~4：00）选复溜穴治疗；

2月4日卯时（北京时间6：00~8：00）选曲泉穴治疗；

2月4日巳时（北京时间10：00~12：00）选大陵穴治疗。

此为一个治疗周期，若需续治，当于下一个丁日（2月13日）未时再按此方案治疗。

（二）阎明广纳甲法

1. 取穴表 根据取穴原理，可整理出阎明广纳甲法取穴表，便于快速查询，见表5-1-9。

表5-1-9　阎明广纳甲法取穴表

日干	子时	丑时	寅时	卯时	辰时	巳时	午时	未时	申时	酉时	戌时	亥时
甲日		行间		神门		商丘		尺泽		心包五输	★足窍阴	
乙日	前谷		陷谷丘墟		阳溪		委中		三焦输原	★大敦		少府
丙日		太白		经渠		阴谷		心包五输	★少泽		内庭	
丁日	三间腕骨		昆仑		阳陵泉		三焦输原	★少冲		大都		太渊
戊日		复溜		曲泉		心包五输	★厉兑		二间		束骨冲阳	

续表

日干	子时	丑时	寅时	卯时	辰时	巳时	午时	未时	申时	酉时	戌时	亥时
己日	阳辅		小海		三焦输原	★隐白		鱼际		太溪		中封
庚日		少海		心包五输	★商阳		足通谷		足临泣合谷		阳谷	
辛日	足三里		三焦输原	★少商		然谷		太冲		灵道		阴陵泉
壬日		心包五输	★至阴		侠溪		后溪京骨		解溪		曲池	
癸日	关冲	中冲	液门	劳宫	中渚	大陵	支沟	间使	天井	曲泽	三焦输原	★涌泉

注：①表中★示为该经的首开井穴。②表中空格表示此时为闭穴，即此时无开穴。③心包五输：中冲、劳宫、大陵、间使、曲泽。④三焦输原：关冲、液门、中渚、阳池、支沟、天井

临床应用按上表查询即可，若需理解阎明广纳甲法的取穴原理，需进一步学习其推算方法。阎明广纳甲法较徐凤纳甲法除在日干重见纳经、三焦与心包经所寄、返本还原、合日互用等方面有所差异外，余法皆与徐凤纳甲法相同。

（1）气纳三焦与血归包络　该法认为三焦是阳气之父，心包是阴血之母，将三焦、心包经与其他经单列，在日干重见时，阳干气纳三焦，即依次纳三焦经的关冲（阳井）、液门（荥）、中渚（输）、阳池（原）、支沟（经）、天井（合）。如逢主气日为甲日（属阳），从甲戌时起，至甲申时，日干“甲”重见，此时当开三焦经的五输穴和原穴。在日干重见时，阴干血归包络，即依次纳心包经的中冲（阴井）、劳宫（荥）、大陵（输）、间使（经）、曲泽（合）。如逢主气日为乙日（属阴干），从乙酉时起，至乙日未时，当开心包经五输穴。这与徐凤日干重见之取穴方法不同。

（2）三焦寄于壬与心包寄于癸　将壬子时膀胱经主气日以后至癸日癸亥时肾经主气日前的十个时辰（癸丑、甲寅、乙卯、丙辰、丁巳、戊午、己未、庚申、辛酉、壬戌），按阳时属三焦经、阴时属心包经的原则进行开穴。

（3）返本还原　在开阳经输穴时，加开当日值日经的原穴。开阴经输穴时，不加开原穴。

（4）合日互用　本法指出“一时辰之中，阴阳之经相生，所注之穴皆有”。据此而用：甲与己合，乙与庚合，丙与辛合，丁与壬合，戊与癸合。

2. 临床按时取穴法　该法与徐凤纳甲法的取穴方法相同，只是取穴的结果有部分不同。临床治疗当先刺开穴以通畅气血运行，再随证配穴治疗。

3. 临床择时取穴法　该法与徐凤纳甲法的取穴方法相同。仍以在重庆市万州区的2022年1月27日11时33分就诊的患者为例，若是心经病证，当于丁日未时首开心经井穴少冲穴治疗，其治疗方案如下：

2月3日未时（北京时间14：00~16：00）选少冲穴治疗；

2月3日酉时（北京时间18：00~20：00）选大都穴治疗；

2月3日亥时（北京时间22：00~24：00）选太渊治疗（较徐凤法，该法无神门穴，因阴经无返本还原穴）；

2月4日丑时（北京时间2：00~4：00）选复溜穴治疗；

2月4日卯时（北京时间6：00~8：00）选曲泉穴治疗；

2月4日巳时（北京时间10：00~12：00）依次选心包经的中冲、劳宫、大陵、间使、曲泽治疗（徐

风纳甲法只取大陵穴）。

此为一个治疗周期，若需续治，当于下一个丁日（2月13日）未时再按此方案治疗。

（三）本经纳子法

1. 取穴表　根据本经纳子法取穴原理，整理归纳成取穴表5-1-10。

表5-1-10　本经纳子法取穴表

脏腑		胆	肝	肺	大肠	胃	脾	心	小肠	膀胱	肾	包络	三焦
流注时辰		子时	丑时	寅时	卯时	辰时	巳时	午时	未时	申时	酉时	戌时	亥时
虚证	取穴	侠溪	曲泉	太渊	曲池	解溪	大都	少冲	后溪	至阴	复溜	中冲	中渚
	针刺时辰	丑时	寅时	卯时	辰时	巳时	午时	未时	申时	酉时	戌时	亥时	子时
实证	取穴	阳辅	行间	尺泽	二间	厉兑	商丘	神门	小海	束骨	涌泉	大陵	天井
	针刺时辰	子时	丑时	寅时	卯时	辰时	巳时	午时	未时	申时	酉时	戌时	亥时
不虚不实	取穴	足临泣 丘墟	大敦 太冲	经渠 太渊	商阳 合谷	三里 冲阳	太白 太白	少府 神门	阳谷 腕骨	足通谷 京骨	阴谷 太溪	劳宫 大陵	支沟 阳池
	针刺时辰	子时	丑时	寅时	卯时	辰时	巳时	午时	未时	申时	酉时	戌时	亥时

按照虚则补其母和随而济之的原则，虚证应在本经气血流注的下一个时辰针刺本经之母穴以补虚。按照实则泻其子和迎而泻之的原则，实证应在本经气血流注的时辰针刺本经之子穴以泻实。若遇补泻时间已过，或虚实夹杂之证在本经气血流注的时辰取本经本穴和原穴进行治疗。

2. 临床应用　因该法每天都有开穴时间，故临床多用择时取穴法。如患者于2022年1月27日11：33在万州就诊，此时真太阳时为巳时，值脾经流注。

若病证为脾虚证，则当日最佳治疗时间午时（北京时间11：59~13：59），当取脾经之母穴大都穴治疗。

若虚实夹杂，则可在脾经流注之午时（北京时间11：59~13：59），取脾经之本穴和脾经之原穴太白穴治疗。

若患者因各种原因不能在最佳时间治疗，则可取当时流注经的本穴和原穴治疗，再随证配穴治疗。

（四）他经纳子法

1. 取穴表　根据他经纳子法取穴原理，整理归纳成取穴表5-1-11。

表5-1-11　他经纳子法取穴表

脏腑		胆	肝	肺	大肠	胃	脾	心	小肠	膀胱	肾	包络	三焦
流注时辰		子时	丑时	寅时	卯时	辰时	巳时	午时	未时	申时	酉时	戌时	亥时
虚证	取穴	足通谷	阴谷	太白	足三里	阳谷	少府	大敦	足临泣	商阳	经渠	大敦	足临泣
	针刺时间	丑时	寅时	卯时	辰时	巳时	午时	未时	申时	酉时	戌时	亥时	子时

续表

脏腑		胆	肝	肺	大肠	胃	脾	心	小肠	膀胱	肾	包络	三焦
实证	取穴	阳谷	少府	阴谷	足通谷	商阳	经渠	太白	足三里	足通谷	大敦	太白	足三里
	针刺时间	子时	丑时	寅时	卯时	辰时	巳时	午时	未时	申时	酉时	戌时	亥时
不虚不实	取穴	足临泣	大敦	经渠	商阳	三里	太白	少府	阳谷	足通谷	阴谷	劳宫	支沟
		丘墟	太冲	太渊	合谷	冲阳	太白	神门	腕骨	京骨	太溪	大陵	阳池
	针刺时间	子时	丑时	寅时	卯时	辰时	巳时	午时	未时	申时	酉时	戌时	亥时

上表按照虚则补其母和随而济之的原则，虚证应在本经气血流注的下一个时辰针刺本经之母经的本穴以补虚。按照实则泻其子和迎而泻之的原则，实证应在本经气血流注的时辰针刺本经之子经的本穴以泻实。若遇补泻时间已过，或虚实夹杂之证在本经气血流注的时辰取本经本穴和原穴进行治疗。

2. 临床应用　此法临床应用与本经纳子法相同，只是取穴不同，具体可按表5–1–11进行取穴和因时治疗。

五、推广应用

子午流注针法因推算复杂，在一定程度上影响了其学术传承和推广应用。在资讯发达，手机、计算机、网络等信息技术工具已被广泛使用的今天，可以按先学会应用，再理解其原理，继以发扬光大的路径来推广应用子午流注。

所以，我们可以应用查询手册、开穴转盘、手机软件、网上取穴平台等快速查询子午流注针法的开穴情况。这样，我们便省去了复杂的日时干支推算和开穴推算过程，医生在门诊和病房里可以快捷地查询、应用子午流注针法，老百姓也可在医生的指导下简单应用子午流注防治疾病，以使子午流注针法更好地为人民群众的健康服务。

任务二　灵龟八法与飞腾八法

一、灵龟八法

灵龟八法是根据八卦九宫学说，结合人体奇经八脉气血的会合规律，按时选取八脉交会穴防治疾病的针法。又称奇经纳卦法、八法流注、八法神针、阴四针、阳四针。“灵龟”二字来源于《易经》，灵龟是古代所称的九龟中的一种。《河图玉版》载有“灵龟负书，丹甲青文”。“八法”是指八卦的推算方法。“灵龟八法”一说首载于《针经指南》，是中医时间医学的主要内容之一。

（一）八卦九宫

八卦即八个卦相，相传为伏羲氏所画。八卦是古人取阴阳之象，用“—”代表阳，用“– –”代表阴，按照阴阳的情况用三个这样的符号组成八种卦象（图5–1–1），每一卦形代表一定的事物。把八卦的名称和图结合东、西、南、北、中的方位，即成九宫。八卦在九宫的排列有多种，如有先天八卦、后天八卦之分。

灵龟八法取后天八卦（图5–1–1）之序，与洛书九宫图（图5–1–2）相结合，其方位呈现为“戴九履一，左三右七，四二为肩，八六为足”。每宫配上一条奇经及其八脉交会穴，《针灸大成》载有八法歌：

八法歌

坎一联申脉，照海坤二五，震三属外关，巽四临泣数，
乾六是公孙，兑七后溪府，艮八系内关，离九列缺主。

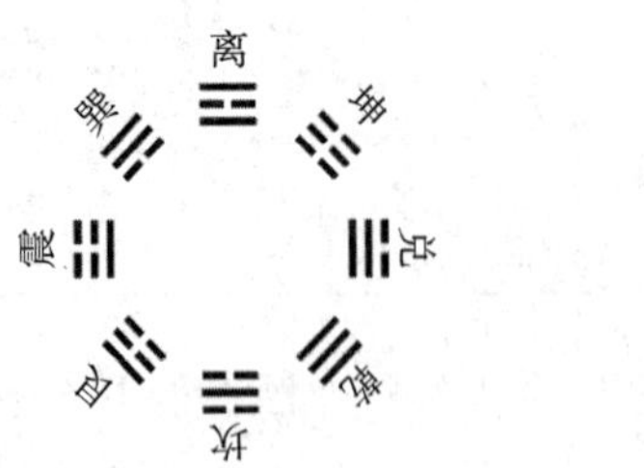

图5–1–1　后天八卦图

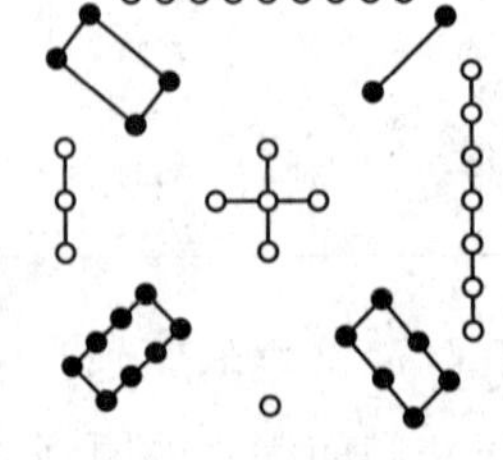
图5–1–2　洛书九宫图

这八个穴位的数字，是灵龟八法推算的重要依据。由此，八卦、九宫、八脉交会穴便形成对应关系，见表5–1–12。

表5–1–12　灵龟八法取穴表

八卦	坎	坤	震	巽	乾	兑	艮	离
九宫数	一	二、五	三	四	六	七	八	九
八脉交会穴	申脉	照海	外关	足临泣	公孙	后溪	内关	列缺

（二）日时干支基数

灵龟八法根据五行生成数和干支顺序的阴阳规定推算基数，这是推算的基本数字。

1. **日干支基数**　日干支各有推算基数，古人编成“八法逐日干支基数歌”，并整理成表5–1–13。

八法逐日干支基数歌

甲己辰戌丑未十，乙庚申酉九为期，
丁壬寅卯八成数，戊癸巳午七相宜，
丙辛亥子亦七数，逐日干支即得知。

表5–1–13　日干支基数

基数	10	9	8	7
日天干	甲己	乙庚	丁壬	丙辛戊癸
日地支	辰戌丑未	申酉	寅卯	巳午亥子

2. **时干支基数**　时干支各有推算基数，古人编成“八法临时干支基数歌”以助记忆，并整理成表5–1–14。

八法临时干支基数歌

甲己子午九宜用，乙庚丑未八无疑，
丙辛寅申七作数，丁壬卯酉六须知，
戊癸辰戌各有五，巳亥单加四共齐，
阳日除九阴除六，不及零余穴下推。

表5-1-14　时干支基数

基数	9	8	7	6	5	4
时天干	甲己	乙庚	丙辛	丁壬	戊癸	—
时地支	子午	丑未	寅申	卯酉	辰戌	巳亥

（三）开穴方法

该法首先将日干支和时干支所代表的四个基数相加求和，然后将其除以9（阳日除以9）或6（阴日除以6），算出余数。此余数即是纳于八卦九宫之数，将其数对照表5-1-12取对应的八脉交会穴。整理成计算公式如下（符号mod表示取余数）：

灵龟八法阳日取穴数=（日干+日支+时干+时支）mod9

灵龟八法阴日取穴数=（日干+日支+时干+时支）mod6

上述公式中，如果日时干支数相加之和被9或6除尽，则取穴数为9或6。

如推算辛巳日癸巳时八法开穴，查表5-1-13知日干支基数分别为7和7，查表5-1-14知时干支数分别为5和4，因辛日为阴日，则灵龟八法取穴数=（7+7+5+4）mod6=5，在表5-1-12查知，此取穴数对应的八脉交会穴为照海。

根据上述开穴方法，将灵龟八法开穴整理为表5-1-15。

表5-1-15　灵龟八法取穴查询表

序号	日干支	子时	丑时	寅时	卯时	辰时	巳时	午时	未时	申时	酉时	戌时	亥时
1	甲子	内关	公孙	临泣	照海	列缺	外关	后溪	照海	外关	申脉	临泣	照海
2	乙丑	照海	外关	申脉	临泣	照海	公孙	临泣	照海	照海	外关	申脉	照海
3	丙寅	照海	照海	外关	申脉	内关	公孙	公孙	临泣	照海	列缺	后溪	申脉
4	丁卯	外关	申脉	照海	外关	公孙	临泣	照海	公孙	临泣	申脉	照海	外关
5	戊辰	照海	外关	公孙	临泣	照海	列缺	临泣	后溪	照海	外关	申脉	内关
6	己巳	照海	外关	申脉	照海	外关	公孙	临泣	照海	公孙	临泣	申脉	照海
7	庚午	照海	外关	申脉	临泣	照海	列缺	临泣	照海	照海	外关	申脉	内关
8	辛未	申脉	临泣	照海	公孙	临泣	照海	照海	外关	申脉	照海	外关	公孙
9	壬申	后溪	照海	外关	申脉	临泣	照海	公孙	临泣	照海	照海	外关	申脉
10	癸酉	申脉	照海	照海	公孙	临泣	照海	公孙	外关	申脉	照海	外关	申脉
11	甲戌	照海	列缺	后溪	照海	外关	公孙	申脉	内关	公孙	临泣	后溪	照海
12	乙亥	照海	公孙	临泣	申脉	照海	外关	申脉	照海	照海	公孙	临泣	照海
13	丙子	申脉	临泣	照海	列缺	后溪	照海	照海	外关	申脉	内关	公孙	列缺
14	丁丑	照海	外关	申脉	照海	照海	公孙	临泣	照海	公孙	外关	申脉	照海
15	戊寅	外关	申脉	临泣	照海	列缺	后溪	照海	照海	外关	申脉	内关	公孙
16	己卯	公孙	临泣	照海	公孙	临泣	申脉	照海	外关	申脉	照海	照海	公孙
17	庚辰	内关	公孙	临泣	后溪	照海	外关	后溪	照海	内关	公孙	临泣	照海
18	辛巳	临泣	申脉	照海	外关	申脉	照海	照海	公孙	临泣	照海	公孙	外关
19	壬午	照海	外关	申脉	内关	照海	列缺	临泣	照海	列缺	外关	申脉	内关
20	癸未	照海	公孙	外关	申脉	照海	外关	申脉	临泣	照海	公孙	临泣	照海

续表

序号	日干支	子时	丑时	寅时	卯时	辰时	巳时	午时	未时	申时	酉时	戌时	亥时
21	甲申	申脉	内关	公孙	临泣	照海	照海	列缺	后溪	照海	外关	公孙	临泣
22	乙酉	临泣	照海	公孙	外关	申脉	照海	外关	申脉	临泣	照海	公孙	临泣
23	丙戌	临泣	后溪	照海	外关	申脉	内关	内关	公孙	临泣	照海	列缺	外关
24	丁亥	照海	公孙	临泣	照海	照海	外关	申脉	照海	外关	公孙	临泣	照海
25	戊子	照海	列缺	外关	申脉	内关	公孙	申脉	临泣	照海	列缺	后溪	照海
26	己丑	照海	公孙	临泣	照海	公孙	外关	申脉	照海	外关	申脉	临泣	照海
27	庚寅	公孙	临泣	照海	照海	外关	申脉	照海	外关	公孙	临泣	照海	列缺
28	辛卯	照海	照海	公孙	临泣	照海	公孙	外关	申脉	照海	外关	申脉	临泣
29	壬辰	内关	公孙	临泣	照海	照海	外关	后溪	照海	外关	公孙	临泣	照海
30	癸巳	照海	外关	公孙	临泣	照海	公孙	临泣	申脉	照海	外关	申脉	照海
31	甲午	内关	公孙	临泣	照海	列缺	外关	后溪	照海	外关	申脉	临泣	照海
32	乙未	照海	外关	申脉	临泣	照海	公孙	临泣	照海	照海	外关	申脉	照海
33	丙申	外关	公孙	临泣	照海	列缺	后溪	后溪	照海	外关	申脉	内关	照海
34	丁酉	临泣	照海	公孙	临泣	申脉	照海	外关	申脉	照海	照海	公孙	临泣
35	戊戌	照海	外关	公孙	临泣	照海	列缺	临泣	后溪	照海	外关	申脉	内关
36	己亥	照海	外关	申脉	照海	外关	公孙	临泣	照海	公孙	临泣	申脉	照海
37	庚子	照海	外关	申脉	临泣	照海	列缺	临泣	照海	照海	外关	申脉	内关
38	辛丑	申脉	临泣	照海	公孙	临泣	照海	照海	外关	申脉	照海	外关	公孙
39	壬寅	公孙	临泣	照海	列缺	外关	申脉	照海	外关	申脉	临泣	照海	列缺
40	癸卯	公孙	临泣	申脉	照海	外关	申脉	照海	照海	公孙	临泣	照海	公孙
41	甲辰	照海	列缺	后溪	照海	外关	公孙	申脉	内关	公孙	临泣	后溪	照海
42	乙巳	照海	公孙	临泣	申脉	照海	外关	申脉	照海	照海	公孙	临泣	照海
43	丙午	申脉	临泣	照海	列缺	后溪	照海	照海	外关	申脉	内关	公孙	列缺
44	丁未	照海	外关	申脉	照海	照海	公孙	临泣	照海	公孙	外关	申脉	照海
45	戊申	后溪	照海	内关	公孙	临泣	照海	公孙	列缺	后溪	照海	外关	申脉
46	己酉	临泣	照海	公孙	临泣	照海	照海	外关	申脉	照海	外关	公孙	临泣
47	庚戌	内关	公孙	临泣	后溪	照海	外关	后溪	照海	内关	公孙	临泣	照海
48	辛亥	临泣	申脉	照海	外关	申脉	照海	照海	公孙	临泣	照海	公孙	外关
49	壬子	照海	外关	申脉	内关	照海	列缺	临泣	照海	列缺	外关	申脉	内关
50	癸丑	照海	公孙	外关	申脉	照海	外关	申脉	临泣	照海	公孙	临泣	照海
51	甲寅	列缺	后溪	照海	外关	申脉	临泣	内关	公孙	临泣	照海	照海	外关
52	乙卯	外关	申脉	照海	照海	公孙	临泣	照海	公孙	外关	申脉	照海	外关
53	丙辰	临泣	后溪	照海	外关	申脉	内关	内关	公孙	临泣	照海	列缺	外关
54	丁巳	照海	公孙	临泣	照海	照海	外关	申脉	照海	外关	公孙	临泣	照海
55	戊午	照海	列缺	外关	申脉	内关	公孙	申脉	临泣	照海	列缺	后溪	照海
56	己未	照海	公孙	临泣	照海	公孙	外关	申脉	照海	外关	申脉	临泣	照海
57	庚申	后溪	照海	外关	公孙	临泣	照海	公孙	临泣	后溪	照海	外关	申脉
58	辛酉	公孙	外关	申脉	照海	外关	申脉	临泣	照海	公孙	临泣	照海	照海

续表

序号	日干支	子时	丑时	寅时	卯时	辰时	巳时	午时	未时	申时	酉时	戌时	亥时
59	壬戌	内关	公孙	临泣	照海	照海	外关	后溪	照海	外关	公孙	临泣	照海
60	癸亥	照海	外关	公孙	临泣	照海	公孙	临泣	申脉	照海	外关	申脉	照海

注：本表中临泣穴指足临泣穴。

（四）临床应用

临床应用灵龟八法，有按时取穴和择时取穴两种，应结合具体病情灵活应用。

1. **按时取穴**　根据患者来诊时间，查出该时灵龟八法所开的八法穴，先刺八法穴以通调经脉气血，再配合与疾病相适应的穴位进行治疗。如患者于辛巳日癸巳时就诊，当先刺照海，再结合病情配穴治疗。

2. **择时取穴**　根据病情选取与病情适应的八脉交会穴，选择该穴处于开穴的时辰进行治疗，治疗时先刺该穴，再根据病情配穴进行治疗。如患者胃痛，可选八脉交会穴之公孙穴治疗，若病情允许，可在公孙穴辛巳日乙未时等，适时先刺公孙穴，再配梁丘、足三里、中脘等穴治疗。

二、飞腾八法

飞腾八法是根据时辰的天干属性选取八脉交会穴进行针灸治疗的按时取穴方法。其取穴运算周期为5天。本法不论日干支和时干支，均以天干为主。王国瑞著《扁鹊神应针灸玉龙经》（1392年）中首次提出“飞腾八法”，后徐凤只用时干与八脉交会穴对应取穴。

该法所配属八卦与灵龟八法不同，因其以时干为主，故又名“奇经纳甲法”。其法，时干逢壬、甲时，开公孙（属乾）；逢丙时，开内关（属艮）；逢戊时，开足临泣（属坎）；逢庚时，开外关（属震）；逢辛时，开后溪（属巽）；逢乙、癸时，开申脉（属坤）；逢己时，开列缺（属离）；逢丁时，开照海（属兑）。古人将此编成“飞腾八法歌”以助记忆，整理成表5-1-16。

飞腾八法歌

壬甲公孙即是乾，丙居艮上内关然，戊为临泣生坎水，庚属外关震相连，
辛上后溪装巽卦，乙癸申脉到坤传，己土列缺南离上，丁居照海兑金全。

表5-1-16　飞腾八法取穴表

时天干	甲、壬	丙	戊	庚	辛	乙、癸	己	丁
九宫八卦	乾	艮	坎	震	巽	坤	离	兑
取穴	公孙	内关	足临泣	外关	后溪	申脉	列缺	照海

根据其推算法，可整理出飞腾八法开穴表5-1-17。

表5-1-17　飞腾八法开穴查询表

日干	子时	丑时	寅时	卯时	辰时	巳时	午时	未时	申时	酉时	戌时	亥时
甲日 己日	公孙	申脉	内关	照海	临泣	列缺	外关	后溪	公孙	申脉	公孙	申脉
乙日 庚日	内关	照海	临泣	列缺	外关	后溪	公孙	申脉	公孙	申脉	内关	照海
丙日 辛日	临泣	列缺	外关	后溪	公孙	申脉	公孙	申脉	内关	照海	临泣	列缺

续表

日干	子时	丑时	寅时	卯时	辰时	巳时	午时	未时	申时	酉时	戌时	亥时
丁日 壬日	外关	后溪	公孙	申脉	公孙	申脉	内关	照海	临泣	列缺	外关	后溪
戊日 癸日	公孙	申脉	公孙	申脉	内关	照海	临泣	列缺	外关	后溪	公孙	申脉

临床应用可按时取穴，如辛巳日癸巳时来诊，按表5-1-17当取申脉穴治疗。也可根据病情择时取穴治疗。如患者胃痛，可取八脉交会穴的公孙穴治疗，治疗时间当选时干为甲或壬的时辰治疗，每天都有相符的时辰。如甲日甲子、壬申时，乙日壬午、甲申时等治疗。治疗时应结合病情灵活应用。

目标检测

答案解析

单项选择题

1. “子午流注”一词首见于（　）

A.《黄帝内经》　B.《子午流注针经》　C.《针灸大全》　D.《难经》　E.《针灸大成》

2. 人们经常说某人的“生辰八字”，是指（　）

A. 该人的姓、名、字、号取八个字代指
B. 该人出生时间和地点相关的八个字
C. 该人出生时间的年、月、日、时的天干和地支
D. 该人出生时间的年、月的天干和地支
E. 该人出生时间的日、时的天干和地支

3. 患者于辛巳日丙申时就诊，根据灵龟八法如何选穴治疗（　）

A. 首先针刺内关穴，然后辨证选穴治疗
B. 首先针刺外关穴，然后辨证选穴治疗
C. 首先针刺头临泣穴，然后辨证选穴治疗
D. 首先针刺足临泣穴，然后辨证选穴治疗
E. 首先针刺公孙穴，然后辨证选穴治疗

4. 患者于甲日未时就诊，根据飞腾八法如何选穴治疗（　）

A. 首先针刺内关穴，然后辨证选穴治疗
B. 首先针刺外关穴，然后辨证选穴治疗
C. 首先针刺列缺穴，然后辨证选穴治疗
D. 首先针刺后溪穴，然后辨证选穴治疗
E. 首先针刺公孙穴，然后辨证选穴治疗

5. 患者于丁日辰时就诊，根据阎明广纳甲法如何选穴治疗（　）

A. 首先针刺阳陵泉穴，然后辨证选穴治疗
B. 首先针刺阴陵泉穴，然后辨证选穴治疗
C. 首先针刺足三里穴，然后辨证选穴治疗
D. 首先针刺足临泣穴，然后辨证选穴治疗
E. 首先针刺三阴交穴，然后辨证选穴治疗

（苏绪林）

书网融合……

知识回顾

微课1

微课2

项目二 针炙学习指导

PPT

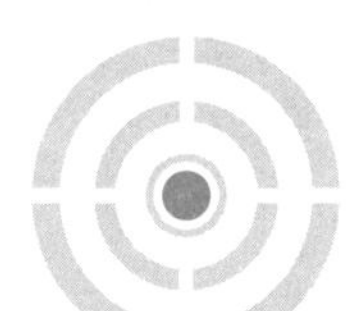

学习目标

知识要求：

1. 掌握全国中医执业（助理）医师资格考试的《针灸学》理论知识和实践技能要求，为考取医师资格证书做好准备。

2. 熟悉《针灸学》课程的特点，理论与实践结合，灵活应用多种学习资源、多种记忆方法，提高学习效果。

技能要求：

1. 会用数字桩和地点桩记忆方法，提高针灸记忆效果，提高学习效率。

2. 能对《针灸学》进行系统归纳和总结。

一、明确学习目标，增强学习动力

“针灸学”是中医类专业的主干课程，是中医执业（助理）医师资格考试的必考内容。“针灸学”是一门临床课程，通过学习针灸的基本知识、基本理论和基本技能，能应用针灸技术防治常见病证。

“针灸学”课程的主要内容为针灸学的概念、针灸学发展历史、经络腧穴、刺灸技术、常见病证的针灸治疗、子午流注等，内容选取既注重《黄帝内经》《难经》《针灸甲乙经》等中医经典的传承，又注重结合临床实践及创新。系统了解“针灸学”课程内容，有助于全面把握课程特点，抓住学习重点。

中国针灸具有2000多年的历史，历史上演绎了许多传奇的针灸故事。学习针灸，可以先了解扁鹊、皇甫谧、王惟一、孙思邈等医家的针灸故事，有助于提高学习兴趣，增强学习动力。

二、强化实践操作，提高动手能力

在针灸临床实践中，首先要正确诊断病情和选择针灸处方，其次要准确定穴，然后是熟练而规范地操作。这些诊疗环节，任何一处出错都会影响临床疗效。正如《备急千金要方》曰：“灸时孔穴不正，无益于事，徒破好肉耳。”因此，学习针灸需要理论与实践有机结合，尤其需要强化实践操作，提高动手能力。

课程会安排画经点穴、刺法灸法等实践操作。如学习经络腧穴，如果仅凭老师课堂讲授或对照相关图片，很难形成明确的感性认识，多有似懂非懂的感觉。所以，必须在人体上观察、触摸，才能完成从抽象到具体感知的转化。学习针灸操作，必须一遍又一遍地进行操作练习，才能掌握技术要点和操作流程。

在操作时，需要注意五个方面问题：

一是充分做好准备。首先是知识准备，如经络腧穴既要掌握腧穴的定位、主治，还要能识别人体体表解剖标志。其次是操作准备，包括操作流程、用品准备、个人卫生等。

二是操作须安全、文明。注意认真观察老师的演示操作或反复观看操作视频，要充分考虑操作者、受术者的舒适度和操作的可行性，特别注意操作的安全性和严谨性，尊重他人和保护隐私，爱护设施设备，规范处理废弃物品等。

三是操作须严谨、规范。操作时要注意准确性，同学间相互监督、点评和帮助，积极主动地请老师“把关”，看操作是否正确。尤其是遇到不清楚的地方一定要请老师指导，不可模棱两可，马虎了事。

四是操作须“放下身段”。首先要克服“不好意思”的心理，如在操作足部腧穴点穴时，有的同学怕“脚臭”就不脱鞋，会影响实践操作。所以，要“不怕脏不怕臭”，积极实践，方能提高动手能力。其次要克服“怕”的心理，如在毫针刺法时，要大胆地实践和体验，才能获得“第一感受”，这对于提高实践能力和今后与患者沟通等具有重要意义。

五是反复操作。除了课内实践，还要在课外反复练习，方可熟能生巧。

三、充分利用资源，提高学习效果

在学习过程中，需要充分应用多种学习资源和学习平台，让学习看得见、听得着、摸得到，让学习更加直观形象、更加生动有趣，就会提高学习效率。学习《针灸学》需要综合应用纸质的教材、图谱，立体的经络腧穴人体模型、针灸器具，信息化的教学课件、动画、视频、音频、VR或AR、文献等资源，还有综合的在线开放课程、教学软件、手机APP等学习平台。

如学习某条经脉循行，借助教材和教师提供的在线开放课程平台或手机教学APP平台：一是预习教材、听教师讲解，读懂《灵枢》的经脉原文；二是结合图谱、人体经络腧穴模型、动画、视频等观察经脉的循行路线，加深学习印象；三是在老师指导下在人体画出经脉循行线，提高实践能力；四是通过做自测题、反复听经脉原文诵读等巩固所学知识；五是在百度、维普、万方等平台搜索与之相关的古代文献、现代研究论文，延伸阅读，拓展知识面，提高创新能力。这样学习经脉，就会变被动为主动，达到“七能”目标要求，即能理解、能背诵、能写出、能画出、能应用、能探索和能创新。

四、做好执考准备，获取执业资格

根据我国《执业医师法》规定，中医类专业专科毕业生毕业一年后须报名参加全国中医执业助理医师资格考试（以下简称“医师资格考试”），成绩合格者才能取得中医执业助理医师资格。医师资格考试须先参加实践技能考试，成绩合格后才能参加综合笔试。这两个考试，针灸学都是重要的考试内容。

1. 实践技能考试

（1）考试内容　根据医师资格考试大纲和考试大纲实施细则（2020版），中医执业助理医师实践技能考试要求的针灸学内容为针灸常用腧穴（90个穴位）、针灸操作（毫针法、艾灸法、三棱针法、皮肤针法、耳穴压丸法）、针灸异常情况处理（晕针、滞针、弯针、断针、血肿、皮肤灼伤及起疱、刺伤内脏、刺伤脑脊髓、外周神经损伤）、常见急性病症的针灸治疗（偏头痛、落枕、中风、心悸、哮喘、呕吐、痛经、扭伤、牙痛、晕厥、抽搐、内脏绞痛）。

（2）考试方式　在第二站考操作，一般为10分，占考试分值的10%，样题如下：

男性患者，46岁。因饮食不节突发右侧胁肋部疼痛（急性胆囊炎）2小时。拟取阳陵泉、丘墟施治。

答题要求：叙述阳陵泉、丘墟定位，并在被检者身上取穴；在模具上行指切进针法刺阳陵泉穴，并回答考官提问。

2. 综合笔试

（1）考试内容　中医执业助理医师资格要求的针灸学考试内容为经络系统、腧穴（重点掌握99个腧穴，见表5-2-1）、刺灸法、常见病证的针灸治疗（内科病证14个：头痛、面痛、腰痛、痹证、坐骨神经痛、中风、眩晕、面瘫、不寐、感冒、哮喘、呕吐、胃痛、便秘；妇儿科病证5个：月经不调、痛经、崩漏、绝经前后诸证、遗尿；皮外伤科病证6个：瘾疹、蛇串疮、颈椎病、落枕、漏肩风、扭伤；五官科病证4个：目赤肿痛、耳鸣耳聋、牙痛、咽喉肿痛；急症及其他病证2个：晕厥、内脏绞痛）。

表5-2-1　中医执业助理医师资格考试需重点掌握的腧穴

序号	经脉	技能考试		综合笔试	
		穴位	数量	穴位	数量
1	肺经	尺泽、孔最、列缺、鱼际、少商	5	尺泽、列缺、太渊、鱼际、少商	5
2	大肠经	商阳、合谷、手三里、曲池、肩髃、迎香	6	商阳、合谷、手三里、曲池、肩髃、迎香	6
3	胃经	地仓、下关、头维、天枢、梁丘、犊鼻、足三里、上巨虚、条口、丰隆、内庭	11	地仓、颊车、下关、天枢、归来、足三里、上巨虚、条口、丰隆、内庭	10
4	脾经	公孙、三阴交、地机、阴陵泉、血海、大横	6	隐白、公孙、三阴交、阴陵泉、血海	5
5	心经	通里、神门、少府	3	少海、通里、阴郄、神门、少冲	5
6	小肠经	后溪、养老、天宗、听宫	4	少泽、后溪、养老、天宗、听宫	5
7	膀胱经	攒竹、天柱、肺俞、膈俞、胃俞、肾俞、大肠俞、次髎、委中、膏肓、秩边、承山、昆仑、申脉、至阴	15	睛明、攒竹、肺俞、心俞、膈俞、肝俞、脾俞、肾俞、大肠俞、次髎、委中、承山、昆仑、申脉、至阴	15
8	肾经	涌泉、太溪、照海、复溜	4	涌泉、太溪、照海、复溜	4
9	心包经	郄门、内关、大陵、中冲	4	曲泽、郄门、内关、劳宫	4
10	三焦经	中渚、外关、支沟、翳风	4	中渚、外关、支沟、肩髎、翳风、丝竹空	6
11	胆经	风池、肩井、环跳、阳陵泉、悬钟、丘墟	6	阳白、风池、肩井、环跳、风市、阳陵泉、悬钟、丘墟、足临泣	8
12	肝经	太冲、蠡沟、期门	3	大敦、行间、太冲、期门	4
13	督脉	腰阳关、命门、大椎、百会、神庭、水沟、印堂	7	腰阳关、大椎、哑门、百会、水沟、印堂	6
14	任脉	中极、关元、气海、中脘、膻中、天突	6	中极、关元、气海、神阙、中脘、膻中、廉泉、承浆	8
15	经外奇穴	四神聪、太阳、定喘、夹脊、腰痛点、十宣	6	四神聪、太阳、夹脊、十宣、外劳宫、内膝眼、胆囊、阑尾	8
		小计	90		99

（2）考试方式　针灸学综合笔试分值为30分，占考试分值的10%，均为单项选择题，系在计算机上作答。

对于中医类专业学习者而言，医师资格考试大纲要求的内容是必须掌握的内容，学习时要进行强化。同时要关注国家对医师资格考试的政策导向，将医师资格考试要求融入平时的学习之中，为今后参加医师资格考试奠定基础，力争一次性取得中医执业助理医师资格。

本教材已经将医师资格考试内容融入各项目、各任务的学习目标中，在目标检测题中融入了医师资格考试题。同学们学习时请对照学习目标，抓住学习要点，应用目标检测题自我检测是否掌握了学习要点，还要反复巩固复习，这样才能牢固掌握相关知识和操作技能。

五、学会科学记忆，提高学习效率

（一）掌握记忆的三个法则

学习针灸需要理解、记忆的内容较多。如何快速、高效地记忆这些内容，这是我们应该思考的问题。记忆有窍门，根据知名记忆大师总结的规律，提高记忆效果有三个基本法则：形象生动、存放有序、适时重复。

一是形象生动。通过丰富而奇特的联想，将记忆的材料转化为一幅幅形象生动的画面，形成一个个生动的故事和场景，以帮助记忆。

二是存放有序。将记忆的内容进行合理分类，把所记的东西有序地挂在一个个数字上或放在一个个地点上。如地点桩和数字桩记忆法就是典型的例子，将在后面介绍这两种记忆方法。

三是适时重复。遗忘是不可避免的，德国心理学家艾宾浩斯总结了遗忘的规律。他认为遗忘速度最快的时间段是20分钟、1小时、24小时，分别遗忘41.8%、55.8%、66.3%；2~31天遗忘率稳定在72%~79%；遗忘的速度是先快后慢，复习的最佳时间是记材料后的1~24小时，最晚不超过2天，在这个区段内稍加复习即可恢复记忆。过了这个时段因已遗忘了材料的72%以上，复习起来就“事倍功半”了。

所以，要保持记忆，我们复习要抓住4个“1”，即要在1小时、1天、1周、1个月内进行必要的复习回忆，尽可能地减少遗忘量，提高记忆效果。

（二）归纳对比记忆法

根据某个相同或相似的属性，把相关联的内容归纳起来，通过对比分析进行记忆。

这种记忆法是在充分理解的基础上，通过系统整理和归纳，找出相同或相似点，找出区分点，以便于抓住特征进行记忆，提高记忆效果。举例如下：

1. 记忆经脉在人体的纵向分布顺序记忆　十二经脉从前正中线向两边分布，经脉分布的一般顺序为：任脉→肾经（胸部2寸，腹部0.5寸）→胃经（胸部4寸，腹部2寸）→脾经（胸部6寸，腹部4寸）→肝经→胆经→膀胱经（第1侧线距后正中线1.5寸，第2侧线距后正中线3寸）→督脉。

2. 记忆耳门、听宫、听会的归经　三个腧穴均在耳屏前方，从上往下为耳门、听宫、听会，依次归经三焦、小肠、胆。可简记为“叫小丹门厅会（叫小丹在门厅相会）”。

3. 归纳与耳密切联系的经络　与耳联系较密切的经络（少阳经和太阳经）。

手少阳三焦经：……其支者……上项，系耳后，直上出耳上角……其支者：从耳后入耳中，出走耳前，过客主人。

足少阳胆经：……其支者……从耳后，入耳中，出走耳前，至目锐眦后。

足太阳膀胱经：其支者，从巅至耳上角。

足阳明胃经：上耳前。

三焦经和胆经与耳的联系易混淆，可用四川话的一个口头禅记为“焦人得很”（记不住心里很着急）。焦，三焦经；人，过客主人。

4. 归纳定位为3寸的腧穴

三阴交（脾经）：内踝高点上3寸，胫骨内侧后缘。

悬钟（胆经）：外踝高点上3寸，腓骨前缘。

足三里（胃经）：犊鼻下3寸，胫骨前嵴一横指。调脾胃、补气血等。

地机（脾经）：当内踝尖与阴陵泉的连线上，阴陵泉下3寸。脾经郄穴，治月经病血证效果好。

关元（任脉）：脐下3寸。调理冲任要穴，治月经不调、痛经；温肾培元，治阳痿、早泄、尿痛、痛经；回阳救逆，治中风脱证；强壮作用，治瘦弱；治尿道炎、肠炎、盆腔炎等（小肠募穴）。

偏历（大肠经）：腕横纹上3寸，络穴，治外感头痛等。

关门（胃经）：在上腹部，当脐中上3寸，距前正中线2寸。

水道（胃经）：在下腹部，当脐中下3寸，距前正中线2寸。

跗阳（胆经）：在小腿后面，外踝后，昆仑穴直上3寸。

间使（心包经）：在前臂掌侧，当曲泽与大陵连线上，腕横纹上3寸，掌长肌腱与桡侧腕屈肌腱之间。

支沟（三焦经）：在前臂背侧，当阳池与肘尖连线上，腕背横纹上3寸，尺骨与桡骨之间。

会宗（三焦经）：在前臂背侧，当腕背横纹上3寸，支沟尺侧、尺骨桡侧缘。

百虫窝（经外奇穴）：屈膝，在大腿内侧，髌底内侧端上3寸，即血海上1寸。

另外还有膀胱经第2侧线上的腧穴。

5. 归纳有调气作用的腧穴

百会：治气机下陷证，如脱肛、阴挺等。

涌泉：治气上冲心，如奔豚气。

膈俞：治气机失衡，如呃逆等。

公孙：治气上冲心，如奔豚气。

气海：补气。

膻中：气会，有调气作用。

脾俞：健脾益气。

关元：补气虚损。

足三里：健脾补气。

（三）顺口溜记忆法

本法主要是将所记材料的关键词中的某些字适当加减，形成一段比较熟悉、有一定意境的顺口溜，以帮助记忆。

此法应用的前提是要熟悉、理解记忆内容，关键是要能将简化的内容还原，故要放在特定的环境里理解。

如记十四经脉的腧穴数：11204521919672792344142429（按经脉流注顺序）。

简记拆分为：1120452，1919，67279，234，414，2429

顺口溜：1120是吾儿，要酒要酒，怒气儿气走，儿先思，思一思，儿思儿走。

还原的办法是第一个9和第三个9分别是心经和心包经，腧穴个数为单数，其余为双数（表5-2-2）。

表5-2-2　十四经脉腧穴数量

肺	大肠	胃	脾	心	小肠	膀胱	肾	心包	三焦	胆	肝	任脉	督脉
11	20	45	21	9	19	67	27	9	23	44	14	24	29

记大肠经五输穴和原穴：商阳、二间、三间、合谷、阳溪、曲池。顺口溜："山羊二三只，河谷羊稀少，去吃草"。

记便秘的针灸主穴：天枢、支沟、水道、归来、丰隆。通过适当调换主穴顺序：支沟、水道、归来、天枢、丰隆，各穴取一个字，即支水来枢隆。可编成顺口溜：便秘支水来枢通。

（四）歌诀记忆法

歌诀是前人为了便于学习和记忆，总结出的歌诀。如"井荥输原经合歌""下合穴歌""四总穴歌"等，读起来朗朗上口，而且所记内容比较准确，针灸学习者可尽量多记针灸歌诀。教材中选编了歌诀，便于同学们记忆。

如"井荥输原经合歌"每两句为一条经脉，背诵时不需要从头背到尾，应该从前往后每两句断开，以一条经脉为单元进行记忆。如前两句"少商鱼际与太渊，经渠尺泽肺相连"，它说明这是肺经，按井荥输原经合的穴位顺序依次是少商、鱼际、太渊（阴经以输代原）、经渠、尺泽。紧接着的两句"商阳二三间合谷，阳溪曲池大肠牵"，这是大肠经，按井荥输原经合的穴位顺序依次是商阳、二间、三间、合谷（原穴）、阳溪、曲池。这样的歌诀朗朗上口，穴位准确，只要肯下功夫，反复记忆完全可以熟记。

（五）数字桩记忆法

数字桩记忆法是用自然数帮助记忆。自然数是理想的有序桩子。自然数从小到大，顺序井然，人人皆知，顺数、倒数均可轻松背诵，这是理想的记忆桩子。如1~99，再加00、01~09、0共有110个数字桩，如果每个数字作为一个桩子，每次每个桩子记1个内容，那就可以有序地记忆110个内容。

数字是较为抽象，为了便于记忆，需要先将抽象数字转化为形象物体。转化的物体一是要注意谐音，二是要在生活中熟悉易回忆，三是相互间特征要明显而易于区分。

各位同学可以根据自己的生活经历，编制自己的数字编码。

如"1"可以编码为"一棵树"，"11"可以编码为"一双筷子"，"21"可以用其谐音编码为"鳄鱼"；"31"可以编码为"山药"；"41"编码为"司仪"；"51"其音五一可编码为"工人"；"61"编码为"儿童"。依此类推。

在编码时需注意几个问题：一是形象、具体、生动，尽量选用色、香、味、形较奇特的物体，不能用抽象或概念性术语；二是自己熟悉，印象深刻，一看到数字就想到编码的事物；三是各个数字编码不能重复，易于区分。

如我们可以用数字桩记忆法试记十二经脉气血流注顺序。

十二经脉流注顺序：肺→大肠→胃→脾→心→小肠→膀胱→肾→心包→三焦→胆→肝→肺（循环

流注）。

为便于记忆，用数字顺序表达为：

1. 肺；2.大肠；3.胃；4.脾；5.心；6.小肠；7.膀胱；8.肾；9.心包；10.三焦；11.胆；12.肝。

第一步：建立数字桩，数字1~12。

第二步：将记忆物形象化，如肺—狒狒，胃—卫士，三焦—山腰等。

第三步：展开想象的翅膀（调动所有感观，形成奇象），将需记的脏腑与数字桩子钩在一起：

1与肺：树上有只狒狒。

2与大肠：鸭子的大肠。

3与胃：耳朵里有个卫士。

4与脾：红旗插在啤酒瓶上。

5与心：钩子钩住了心脏。

6与小肠：勺子上缠着小肠。

7与膀胱：拐杖上有个膀胱。

8与肾：葫芦里有剩汤。

9与心包：酒洒在新买的包里。

10与三焦：棒球打到了山腰。

11与胆：筷子夹起一个苦胆。

12与肝：幺儿喜欢吃猪肝。

第四步：巩固回忆。如问第11条经脉是什么？"11"为"筷子"，"筷子"夹起了什么？夹起了"苦胆"。所以第11条经脉是"胆"。换一种方式，如问脾经是第几条经脉？从"脾"想到"啤酒"，"啤酒"里有什么？插上了"红旗"。"红旗"是"4"的编码，所以脾经是第4条经脉。

（六）地点桩记忆法

地点桩记忆法是用我们熟悉的地点来帮助记忆。在记忆时，把我们要记忆的内容放在一个个地点上，通过联想将地点和需要记的内容联结起来。

地点桩的选取要遵循很熟悉、有顺序、易区分的原则。

一是要很熟悉。我们要从熟悉的环境中找地点桩，比如说我们的家庭、学校、工作单位的地标等。因为我们对这些环境非常熟悉，只要稍加强化，就能轻松地回忆起这些地方的环境特征，而且某些场景还会有情感上的感触与体悟，这些情感可以大大提升记忆效率和效果。

二是要有顺序。我们可以按照顺时针或者逆时针的顺序找地点桩，这样的地点桩天然具备了顺序的属性。比如一条道路，从入口、中途、出口，熟悉而有序，易于忆起。

三是要易区分。选择的地点桩要位置适中、特征突出、形式多样（形状、大小、颜色等）的地点，这样才有较大的区分度。如在教室中选择地点桩，如果第一个地点桩为走道，下一个地点为教室后门，这两个地点，位置跨度太大，而且忽略了教室里有很多有特征的地点，在回忆时就容易出错。同样，如果将教室里的一个个座椅作为地点桩，因为容易混淆也不适用。

（七）其他记忆方法

记忆的方法还有列表法、图示法等，还可以借助思维导图等工具帮助我们理清思路、理顺各知识点的逻辑关系，帮助加深记忆。有的记忆方法初学起来感觉很麻烦，有的同学认为还不如直接死记硬背。

但是“磨刀不误砍柴工”，当你会熟练应用某种记忆方法后，你会快速提高记忆效果。

记忆有方法，但记忆无定法。同学们可以综合应用多种方法进行记忆以提高记忆效率和学习效果。如数字桩和地点桩综合应用可以增强记忆效果。记忆大师王茂华曾指导中医学生在6~10天内把《黄帝内经》4000字的精选部分记熟，能倒背如流。在学习中应用这样的方法记穴位、方剂、中医经典，就会记得又快又准。

目标检测

答案解析

简答题

1. 中医执业助理医师资格考试对《针灸学》实践技能考试和综合笔试的要求有哪些？

2. 应用数字桩记忆法和地点桩记忆法，编制自己的数字编码和地点桩，并与同学分享记忆针灸学的实践案例。

（苏绪林）

书网融合……

知识回顾

附 录

古代人体部位名称释义

顖（xìn） 同囟。颠顶前为囟。即现代解剖学上的前囟。婴儿额骨与左右顶骨未闭合时，称作囟门，可触及动脉搏动；已合，称作囟骨。

颜 又称庭、天庭，即额部中央。一说指左右眉目之间，一说指面部前中央。

阙（quē） 又名印堂，俗称眉心。两眉之间称阙中；两眉之间微上方称阙上。

眉本 与眉梢对举，俗称眉头。即眉毛之内侧端。

目窠（kē） 眼眶内凹陷如窝状的巢穴，又称眼窝。

目胞 俗称眼胞，现称眼睑。又名目裹，上面称上眼睑，下面称下眼睑。

目纲 纲，或作网，又称眼弦，现称睑缘。即眼睑边缘生长睫毛处。上面称目上纲（网），或上弦，即上睑缘；下面称目下纲（网），或下弦，即下睑缘。

目内眦 又称大眦，即内眼角。

目锐眦 又称小眦、目外眦，即外眼角。

頞（è） 俗称鼻梁、山根，现称鼻根。即两目之间，鼻柱之上凹陷处。

王宫 又称明堂骨，俗称鼻柱，即鼻根之下，鼻尖之上。一说指鼻根部。

明堂 即鼻。一说指鼻尖。

鼻准 又称面王。指鼻尖、鼻头、准头。

𩑶（zhuō） 指眼眶下缘的骨。相当于现代解剖学上的上颌骨和颧骨构成眼眶的部分。

𬱖（qiú） 亦称颧，即颧骨，为眼眶外下侧之高骨，或指𩑶内鼻旁间的部位。

颃颡（hángsǎng） 指上腭与鼻相通的部位，相当于鼻咽部。

颏（kē） 又称地阁，俗称下巴，现称下颌骨体。

吻 口四周之口唇称吻。一说指两口角。

颐（yí） 口角外下方，腮部前方。

颞颥（nièrú） 俗称太阳，现称翼点。眉弓外侧，颧骨弓上方。

曲隅 又名曲角、曲周，俗称鬓角。位于额角外下两旁，耳前上方的发际呈弯曲下垂的部分。

耳蔽 耳前小珠，俗称耳门，现称耳屏。

耳缺 耳屏上切迹。

引垂 耳垂。

颔 又称辅车。即下颌骨支，为下颌骨的耳下部分。

齿本 牙齿的根部。

牙车 牙床。

曲牙 下牙床。因其弯曲向前，故名。

曲颊 指下颌角部。

颊车 指下颌骨。

舌本 舌根。

嗌 指食管上口（咽腔），又指喉咙。咽喉部的总称。

颔（hàn） 颏结喉上，两侧肉之空软处。即下颌底与甲状软骨之间。

玉枕骨 枕外隆凸两旁高起之骨，现称枕骨上项线。

完骨 又称寿台骨。指耳后之高骨，现称乳突。

柱骨 为颈椎的统称。又称天柱骨。

缺盆 指锁骨上窝。

骺（kuò） 骨之端称骺。如胸骨之端。

巨骨 又称缺盆骨，现称锁骨。

两叉骨 指肩胛骨与锁骨相接之处，相当于肩锁关节部。古书称的巨骨穴，在两叉骨间。

髃（yú）骨 简称髃。又名肩髃、肩端骨，俗称肩头。相当于肩胛冈之肩峰突。

肩解 指肩端之骨节解处，现称肩关节。

膺（yīng） 胸前两旁肌肉隆起处。相当于胸大肌处。

膻中 两乳之间的部位。

髑骬（héyū） 又称鸠尾、前蔽骨。胸骨下端蔽心之骨。现称胸骨剑突。

胠（qū） 腋下胁上，是胁肋的总称。

季胁 又称季肋、软肋、橛（jué）肋。即胁下软肋的部分。

曲甲 肩胛骨上1/3弯曲突出之处。现称肩胛冈。

肩膊 指两肩及肩之偏后部分。一说为肩胛骨的别称。

眇（miǎo） 季胁下无肋骨之空软处。相当于腹部九分法之腰部。

丹田 指脐直下3寸左右的部位，内与男子精室、女子胞宫所对应。

横骨 指两股之间的横起之骨。相当于现代解剖学上的耻骨。

曲骨 位于横骨的中央部，现称耻骨联合。

鼠蹊（xī） 即腹股沟部。

气街 指腹股沟股动脉处。

廷孔 又作庭孔，指阴道口。

篡（cuàn） 又名下极、屏翳，指前后二阴之间，即会阴部。

下极 指两阴之间，即会阴部。亦有指鼻根、肛门者。

脊骨 指脊椎骨（脊柱）。又名膂骨，俗名脊梁骨。中医指的脊多从第1胸椎棘突开始，向下数至第4骶椎棘突，共21节。

膂（lǚ） 又称膂筋。指脊柱两旁的肌肉，约当骶棘肌分布处。腰以下称胂（sēn）。膂骨指脊骨，一指脊柱之统称，一指第1胸椎棘突。

胂（shēn） 泛指脊柱两侧的肌群。或指髂嵴以下的肌肉部分。

腰髁（kē） 指腰部两旁凸起之骨，与今之髂后上棘似。

尻 尾骶骨部分统称。

骶端 又称骶、尾骶、尾闾（lǚ吕）、穷骨、撅骨。指尻骨的末节，即尾骨。

膊 又称胳膊。指肩以下手腕以上的部分。一说指上臂外侧面。

臑（nào） 指肩至肘内侧靠近腋部隆起的肌肉，即肱二头肌部。一说为上臂统称。其屈侧称臑内，伸侧称臑外。

分肉 泛指肌肉。

辅骨 在上肢，指桡骨。亦称上骨。在下肢指膝两侧之骨：内侧的名内辅，即股骨下端的内侧髁与胫骨上端的内侧髁组成的骨突；外侧的名外辅，即股骨外侧髁与胫骨外侧髁组成的骨突。或指腓骨，又称外辅骨。

兑骨 又称锐骨。小指侧臂骨下端之高骨。相当于尺骨茎突。一说指豆骨。

高骨 体表高突之骨的通称。或指大指侧臂骨下端的高起骨，相当于桡骨茎突。

寸口 两手桡侧掌横纹下，桡动脉搏动处。

鱼 大指后侧隆起之肉。其外方赤白肉分界处叫鱼际。亦有称拇指侧为大鱼，小指侧为小鱼。

将指 即第3指。俗称中指（趾）。

髀（bì） 指股骨之上端。一说为下肢膝上部分的通称。

髀骨 指膝上之大骨，今称股骨。

髀枢 指髋关节部。又名髀厌、机。或指股部外侧最上方，股骨向外上方显著隆起的股骨大转子。

髀关 大腿前上端，即股四头肌之上端。

髀阳 指大腿外侧部。

股阴 指大腿内侧部。

股 膝以上通称股。俗称大腿。

鱼腹股 大腿内侧，其形如鱼腹处。即股内收肌群处。

伏兔 大腿前隆起的股四头肌，形如兔伏，故名。

腘 膝部后面，腿部弯曲时形成凹窝，并呈现横缝（纹），分别称腘窝和腘窝横纹。

膝解 膝骨分解处，今膝关节。

膑 膝前的圆形骨，亦称膝盖骨。今称髌骨。

犊鼻 即膝眼。状若牛鼻之两孔故名。

骱（hāng） 即胫骨。一说指胫骨之下端。

腨（zhuān） 又称腓肠，俗称小腿肚。今称腓肠肌。

踠 胫下尽处之曲节，今称踝关节。

然骨 内踝下前方隆起之大骨，今称舟骨。

绝骨 外踝之上3寸许，腓骨凹陷的部位。悬钟穴所在。

跗 又称趺或足趺，即足背。

核（hé）骨 足第1跖趾关节内侧的圆形突起。

京骨 足小趾本节后外侧突起的半圆骨。即第5跖趾关节外侧的圆形突起。

三毛 足大趾爪甲后方有毛处。又称丛毛、聚毛。

聚毛 足大趾爪甲后方有毛聚集处。又称丛毛。

踵 即足跟部。

赤白肉际 指手（足）的掌（跖）面与背面肤色明显差别的分界处。掌侧皮色较浅，称白肉；背侧肤色较深，称赤肉；两者交接之处称赤白肉际。

歧骨 泛指两骨连接成角之处。如锁骨肩峰端与肩胛冈肩峰之连接处；第1、2掌骨连接处；胸骨下端与左右肋软骨结合处等。

本节 即指掌指关节或跖趾关节的圆形突起。手足指（趾）最上一节，即掌指关节与跖趾关节处。其前方称本节前；后方称本节后。

针灸歌赋选

（一）标幽赋（金元·窦汉卿《针经指南》）

拯救之法，妙用者针。察岁时于天道，定形气于予心。春夏瘦而刺浅，秋冬肥而刺深。不穷经络阴阳，多逢刺禁；既论脏腑虚实，须向经寻。原夫起自中焦，水初下漏，太阴为始，至厥阴而方终；穴出云门，抵期门而最后。正经十二，别络走三百余支；正侧仰伏，气血有六百余候。手足三阳，手走头而头走足；手足三阴，足走腹而胸走手。要识迎随，须明逆顺。况夫阴阳气血多少为最。厥阴太阳，少气多血；太阴少阴，少血多气；而又气多血少者，少阳之分；气盛血多者，阳明之位。先详多少之宜，次察应至之气。轻滑慢而未来，沉涩紧而已至。既至也，量寒热而留疾；未至也，据虚实而候气。气之至也，如鱼吞钩饵之浮沉；气未至也，如闲处幽堂之深邃。气速至而速效，气迟至而不治。观夫九针之法，毫针最微，七星上应，众穴主持。本形金也，有蠲邪扶正之道；短长水也，有决凝开滞之机。定刺象木，或斜或正；口藏比火，进阳补羸。循机扪而可塞以象土，实应五行而可知。然是三寸六分，包含妙理；虽细桢于毫发，同贯多歧。可平五脏之寒热，能调六腑之虚实。拘挛闭塞，遣八邪而去矣；寒热痛痹，开四关而已之。凡刺者，使本神朝而后入；既刺也，使本神定而气随。神不朝而勿刺，神已定而可施。定脚处，取气血为主意；下手处，认水木是根基。天地人三才也，涌泉同璇玑、百会；上中下三部也，大包与天枢、地机。阳跷、阳维并督带，主肩背腰腿在表之病；阴跷、阴维、任、冲脉，去心腹胁肋在里之疑。二陵、二跷、二交，似续而交五大；两间、两商、两井，相依而别两支。大抵取穴之法，必有分寸，先审自意，次观肉分；或伸屈而得之，或平直而安定。在阳部筋骨之侧，陷下为真；在阴分郄腘之间，动脉相应。取五穴用一穴而必端，取三经用一经而可正。头部与肩部详分，督脉与任脉易定。明标与本，论刺深刺浅之经；住痛移疼，取相交相贯之径。岂不闻脏腑病，而求门、海、俞、募之微；经络滞，而求原、别、交、会之道。更穷四根、三结，依标本而刺无不痊；但用八法、五门，分主客而针无不效。八脉始终连八会，本是纪纲；十二经络十二原，是为枢要。一日取六十六穴之法，方见幽微，一时取一十二经之原，始知要妙。原夫补泻之法，非呼吸而在手指；速效之功，要交正而识本经。交经缪刺，左有病而右畔取；泻络远针，头有病而脚上针。巨刺与缪刺各异，微针与妙刺相通。观部分而知经络之虚实，视沉浮而辨脏腑之寒温。且夫先令针耀，而虑针损；次藏口内，而欲针温。目无外视，手如握虎；心无内慕，如待贵人。左手重而多按，欲令气散；右手轻而徐入，不痛之因。空心恐怯，直立侧而多晕；背目沉掐，坐卧平而没昏。推于十干、十变，知孔穴之开阖；论其五行、五脏，察日时之旺衰。

伏如横弩，应若发机。阴交阳别，而定血晕；阴跷阳维，而下胎衣。痹厥偏枯，迎随俾经络接续；漏崩带下，温补使气血依归。静以久留，停针待之。必准者，取照海治喉中之闭塞；端的处，用大钟治心内之呆痴。大抵疼痛实泻，痒麻虚补。体重节痛而输居，心下痞满而井主。心胀咽痛，针太冲而必除；脾冷胃疼，泻公孙而立愈。胸满腹痛刺内关，胁疼肋痛针飞虎。筋挛骨痛而补魂门，体热劳嗽而泻魄户。头风头痛，刺申脉与金门；眼痒眼疼，泻光明与地五。泻阴郄止盗汗，治小儿骨蒸；刺偏历利小便，医大人水蛊；中风环跳而宜刺，虚损天枢而可取。由是午前卯后，太阴生而疾温；离左西南，月朔死而速冷。循扪弹弩，留吸母而坚长；爪下伸提，疾呼子而嘘短。动退空歇，迎夺右而泻凉；推内进搓，随济左而补暖。慎之！大患危疾，色脉不顺而莫针；寒热风阴，饥饱醉劳而切忌。望不补而晦不泻，弦不夺而朔不济；精其心而穷其法，无灸艾而坏其皮；正其理而求其原，免投针而失其位。避灸处而加四肢，四十有九；禁刺处而除六腧，二十有二。抑又闻，高皇抱疾未瘥，李氏刺巨阙而后苏；太子暴死为厥，越人针维会而复醒。肩井、曲池，甄权刺臂痛而复射；悬钟、环跳，华佗刺躄足而立行。秋夫针腰俞而鬼免沉疴，王纂针交俞而妖精立出。取肝俞与命门，使瞽士视秋毫之末；刺少阳与交别，俾聋夫听夏蚋之声。嗟夫！去圣逾远，此道渐坠。或不得意而散其学，或愆其能而犯禁忌。愚庸智浅，难契于玄言。至道渊深，得之者有几？偶述斯言，不敢示诸明达者焉，庶几乎童蒙之心启。

（二）百症赋（明·高武《针灸聚英》）

百症俞穴，再三用心。囟会连于玉枕，头风疗以金针。悬颅、颔厌之中，偏头痛止；强间、丰隆之际，头痛难禁。原夫面肿虚浮，须仗水沟、前顶；耳聋气闭，全凭听会、翳风。面上虫行有验，迎香可取；耳中蝉噪有声，听会堪攻。目眩兮，支正、飞扬；目黄兮，阳纲、胆俞。攀睛攻少泽、肝俞之所，泪出刺临泣、头维之处。目中漠漠，即寻攒竹、三间；目觉𥆧𥆧，急取养老、天柱。观其雀目肝气，睛明、行间而细推；审他项强伤寒，温溜、期门而主之。廉泉、中冲，舌下肿疼堪取；天府、合谷，鼻中衄血宜追。耳门、丝竹空，住牙疼于顷刻；颊车、地仓穴，正口㖞于片时。喉痛兮，液门、鱼际去疗，转筋兮，金门、丘墟来医。阳谷、侠溪，颔肿口噤并治；少商、曲泽，血虚口渴同施。通天去鼻内无闻之苦，复溜祛舌干口燥之悲。哑门、关冲，舌缓不语而要紧；天鼎、间使，失音嗫嚅而休迟。太冲泻唇㖞以速愈，承浆泻牙疼而即移。项强多恶风，束骨相连于天柱；热病汗不出，大都更接于经渠。且如两臂顽麻，少海就傍于三里；半身不遂，阳陵远达于曲池。建里、内关，扫尽胸中之苦闷；听宫、脾俞，祛残心下之悲凄。久知胁肋疼痛，气户、华盖有灵；腹内肠鸣，下脘、陷谷能平。胸胁支满何疗，章门、不容细寻。膈疼饮蓄难禁，膻中、巨阙便针；胸满更加噎塞，中府、意舍所行；胸膈停留瘀血，肾俞、巨髎宜征。胸满项强，神藏、璇玑已试；背连腰痛，白环、委中曾经。脊强兮，水道、筋缩；目瞤兮，颧髎、大迎。痓病非颅息而不愈，脐风须然谷而易醒。委阳、天池，腋肿针而速散；后溪、环跳，腿疼刺而即轻。梦魇不宁，厉兑相谐于隐白；发狂奔走，上脘同起于神门。惊悸怔忡，取阳交、解溪勿误；反张悲哭，仗天冲、大横须精。癫疾必身柱、本神之令，发热仗少冲、曲池之津。岁热时行，陶道复求肺俞理；风痫常发，神道须还心俞宁。湿寒湿热下髎定，厥寒厥热涌泉清。寒栗恶寒，二间疏通阴郄暗；烦心呕吐，幽门开彻玉堂明。行间、涌泉，主消渴之肾竭；阴陵、水分，去水肿之脐盈。痨瘵传尸，趋魄户、膏肓之路；中邪霍乱，寻阴谷、三里之程。治疸消黄，谐后溪、劳宫而看；倦言嗜卧，往通里、大钟而明。咳嗽连声，肺俞须迎天突穴；小便赤涩，兑端独泻太阳经。刺长强与承山，善主肠风新下血；针三阴与气海，专司白浊久遗精。且如肓俞、横骨，泻五淋之久积；阴郄、后溪，治盗汗之多出。脾虚谷以不消，脾俞、膀胱俞觅；胃冷食而难化，魂门、胃俞堪责。鼻痔必取龈交，瘿气须求浮白。大敦、照海，患寒疝而善蠲；五里、臂臑，生疬疮而能治。至阴、屋翳，疗痒疾之疼多；肩髃、阳溪，消瘾风之热极。抑又论妇人经事改常，自有地机、血海；女子少气漏血，不无交信、合阳；带下产崩，冲门、气冲宜审；月潮违限，天枢、水泉细详。肩井乳痈而极效，商丘痔瘤而最良。脱肛趋百会、尾翳之所，无子搜阴交、石关之乡。中脘主乎积痢，外丘收乎大肠。寒疟兮商阳、太溪验，痃癖兮冲门、血海强。夫医乃人之司命，非志士而莫为；针乃理之渊微，须至人之指教。先究其病源，后攻其穴道，随手见功，应针取效。方知玄理之玄，始达妙中之妙。此篇不尽，略举其要。

（三）玉龙歌（元·王国瑞）

中风不语最难医，发际顶门穴要知，更向百会明补泻，即时苏醒免灾危。
鼻流清涕名鼻渊，先泻后补疾可痊，若是头风并眼痛，上星穴内刺无偏。
头风呕吐眼昏花，穴取神庭始不差，孩子慢惊何可治，印堂刺入艾还加。
头项强痛难回顾，牙疼并作一般看，先向承浆明补泻，后针风府即时安。
偏正头风痛难医，丝竹金针亦可施，沿皮向后透率谷，一针两穴世间稀。
偏正头风有两般，有无痰饮细推观，若然痰饮风池刺，倘无痰饮合谷安。
口眼㖞斜最可嗟，地仓妙穴连颊车，㖞左泻右依师正，㖞右泻左莫令斜。
不闻香臭从何治，迎香二穴可堪攻，先补后泻分明效，一针未出气先通。
耳聋气闭痛难言，须刺翳风穴始痊，亦治项上生瘰疬，下针泻动即安然。
耳聋之症不闻声，痛痒蝉鸣不快情，红肿生疮须用泻，宜从听会用针行。
偶尔失音言语难，哑门一穴两筋间，若知浅针莫深刺，言语音和照旧安。
眉间疼痛苦难当，攒竹沿皮刺不妨，若是眼昏皆可治，更针头维即安康。
两睛红肿痛难熬，怕日羞明心自焦，只刺睛明鱼尾穴，太阳出血自然消。
眼痛忽然血贯睛，羞明更涩最难睁，须得太阳针出血，不用金刀疾自平。
心血炎上两眼红，迎香穴内刺为通，若将毒血搐出后，目内清凉始见功。
强痛脊背泻人中，挫闪腰酸亦可攻，更有委中之一穴，腰间诸疾任君攻。
肾弱腰疼不可当，施为行止甚非常，若知肾俞二穴处，艾火频加体自康。
环跳能治腿股风，居髎二穴认真攻，委中毒血更出尽，愈见医科神圣功。
膝腿无力身立难，原因风湿致伤残，倘知二市穴能灸，步履悠然渐自安。
髋骨能医两腿疼，膝头红肿不能行，必针膝眼膝关穴，功效须臾病不生。
寒湿脚气不可熬，先针三里及阴交，再将绝骨穴兼刺，肿痛登时立见消。
肿红腿足草鞋风，须把昆仑二穴攻，申脉太溪如再刺，神医妙诀起疲癃。
脚背痛起丘墟穴，斜针出血即时轻，解溪再与商丘识，补泻行针要辨明。
行步艰难疾转加，太冲二穴效堪夸，更针三里中封穴，去病如同用手抓。
膝盖红肿鹤膝风，阳陵二穴亦堪攻，阴陵针透尤收效，红肿全消见异功。
腕中无力痛艰难，握物难移体不安，腕骨一针虽见效，莫将补泻等闲看。
急疼两臂气攻胸，肩井分明穴可攻，此穴元来真气聚，补多泻少应其中。
肩背风气连臂疼，背缝二穴用针明，五枢亦治腰间痛，得穴方知疾顿轻。
两肘拘挛筋骨连，艰难动作欠安然，只将曲池针泻动，尺泽兼行见圣传。
肩端红肿痛难当，寒湿相争气血狂，若向肩髃明补泻，管君多灸自安康。
筋急不开手难伸，尺泽从来要认真，头面纵有诸样症，一针合谷效通神。
腹中气块痛难当，穴法宜向内关防，八法有名阴维穴，腹中之疾永安康。
腹中疼痛亦难当，大陵外关可消详，若是胁疼并闭结，支沟奇妙效非常。
脾家之症最可怜，有寒有热两相煎，间使二穴针泻动，热泻寒补病俱痊。
九种心痛及脾疼，上脘穴内用神针，若还脾败中脘补，两针神效免灾侵。
痔漏之疾亦可憎，表里急重最难禁，或痛或痒或下血，二白穴在常中寻。
三焦热气壅上焦，口苦舌干岂易调，针刺关冲出毒血，口生津液病俱消。

手臂红肿连腕疼，液门穴内用针明，更将一穴名中渚，多泻中间疾自轻。
中风之症症非轻，中冲二穴可安宁，先补后泻如无应，再刺人中立便轻。
胆寒心虚病如何，少冲二穴最功多，刺入三分不着艾，金针用后自平和。
时行疟疾最难禁，穴法由来未审明，若把后溪穴寻得，多加艾火即时轻。
牙疼阵阵苦相煎，穴在二间要得传，若患翻胃并吐食，中魁奇穴莫教偏。
乳蛾之症少人医，必用金针疾始除，如若少商出血后，即时安稳免灾危。
如今瘾疹疾多般，好手医人治亦难，天井二穴多着艾，纵生瘰疬灸皆安。
寒痰咳嗽更兼风，列缺二穴最可攻，先把太渊一穴泻，多加艾火即收功。
痴呆之症不堪亲，不识尊卑枉骂人，神门独治痴呆病，转手骨开得穴真。
连日虚烦面赤妆，心中惊悸亦难当，若须通里穴寻得，一用金针体便康。
风眩目烂最堪怜，泪出汪汪不可言，大小骨空皆妙穴，多加艾火疾应痊。
妇人吹乳痛难消，吐血风痰稠似胶，少泽穴内明补泻，应时神效气能调。
满身发热痛为虚，盗汗淋淋渐损躯，须得百劳椎骨穴，金针一刺疾俱除。
忽然咳嗽腰背疼，身柱由来灸便轻，至阳亦治黄疸病，先补后泻效分明。
肾败腰虚小便频，夜间起止苦劳神，命门若得金针助，肾俞艾灸起邅迍。
九般痔疾最伤人，必刺承山效若神，更有长强一穴是，呻吟大痛穴为真。
伤风不解嗽频频，久不医时劳便成，咳嗽须针肺俞穴，痰多宜向丰隆寻。
膏肓二穴治病强，此穴原来难度量，斯穴禁针多着艾，二十一壮亦无妨。
腠理不密咳嗽频，鼻流清涕气昏沉，须知喷嚏风门穴，咳嗽宜加艾火深。
胆寒由是怕惊心，遗精白浊实难禁，夜梦鬼交心俞治，白环俞治一般针。
肝家血少目昏花，宜补肝俞力便加，更把三里频泻动，还光益血自无差。
脾家之症有多般，致成翻胃吐食难，黄疸亦须寻腕骨，金针必定夺中脘。
无汗伤寒泻复溜，汗多宜将合谷收，若然六脉皆微细，金针一补脉还浮。
大便闭结不能通，照海分明在足中，更把支沟来泻动，方知妙穴有神功。
小腹胀满气攻心，内庭二穴要先针，两足有水临泣泻，无水方能病不侵。
七般疝气取大敦，穴法由来指侧间，诸经具载三毛处，不遇师传隔万山。
传尸劳病最难医，涌泉出血免灾危，痰多须向丰隆泻，气喘丹田亦可施。
浑身疼痛疾非常，不定穴中细审详，有筋有骨须浅刺，灼艾临时要度量。
劳宫穴在掌中寻，满手生疮痛不禁，心胸之病大陵泻，气攻胸腹一般针。
哮喘之症最难当，夜间不睡气遑遑，天突妙穴宜寻得，膻中着艾便安康。
鸠尾独治五般痫，此穴须当仔细观，若然着艾宜七壮，多则伤人针亦难。
气喘急急不可眠，何当日夜苦忧煎，若得璇玑针泻动，更取气海自安然。
肾强疝气发甚频，气上攻心似死人，关元兼刺大敦穴，此法亲传始得真。
水病之疾最难熬，腹满虚胀不肯消，先灸水分并水道，后针三里及阴交。
肾气冲心得几时，须用金针疾自除，若得关元并带脉，四海谁不仰明医。
赤白妇人带下难，只因虚败不能安，中极补多宜泻少，灼艾还须着意看。
吼喘之症嗽痰多，若用金针疾自和，俞府乳根一样刺，气喘风痰渐渐磨。
伤寒过经犹未解，须向期门穴上针，忽然气喘攻胸膈，三里泻多须用心。
脾泄之症别无他，天枢二穴刺休差，此是五脏脾虚疾，艾火多添病不加。

口臭之疾最可憎，劳心只为苦多情，大陵穴内人中泻，心得清凉气自平。

（四）肘后歌（明·高武《针灸聚英》）

头面之疾针至阴，腿脚有疾风府寻；心胸有病少府泻，脐腹有病曲泉针。
肩背诸疾中渚下，腰膝强痛交信凭；胁肋腿痛后溪妙，股膝肿起泻太冲。
阴核发来如升大，百会妙穴真可骇；顶心头痛眼不开，涌泉下针定安泰。
鹤膝肿劳难移步，尺泽能舒筋骨疼；更有一穴曲池妙，根寻源流可调停。
其患若要便安愈，加以风府可用针；更有手臂拘挛急，尺泽刺深去不仁。
腰背若患挛急风，曲池一寸五分攻；五痔原因热血作，承山须下病无踪。
哮喘发来寝不得，丰隆刺入三分深；狂言盗汗如见鬼，惺惺间使便下针。
骨寒髓冷火来烧，灵道妙穴分明记；疟疾寒热真可畏，须知虚实可用意。
间使宜透支沟中，大椎七壮合圣治；连日频频发不休，金门刺深七分是。
疟疾三日得一发，先寒后热无他语；寒多热少取复溜，热多寒少用间使。
或患伤寒热未收，牙关风壅药难投；项强反张目直视，金针用意列缺求。
伤寒四肢厥逆冷，脉气无时仔细寻；神奇妙穴真有二，复溜半寸顺骨行。
四肢回还脉气浮，须晓阴阳倒换求；寒则须补绝骨是，热则绝骨泻无忧。
脉若浮洪当泻解，沉细之时补便瘳；百合伤寒最难医，妙法神针用意推。
口噤眼合药不下，合谷一针效甚奇；狐惑伤寒满口疮，须下黄连犀角汤。
虫在脏腑食肌肉，须要神针刺地仓；伤寒腹痛虫寻食，吐蛔乌梅可难攻。
十日九日必定死，中脘回还胃气通；伤寒痞气结胸中，两目昏黄汗不通。
涌泉妙穴三分许，速使周身汗自通；伤寒痞结胁积痛，宜用期门见深功。
当汗不汗合谷泻，自汗发黄复溜凭；飞虎一穴通痞气，祛风引气使安宁。
刚柔二痉最乖张，口噤眼合面红妆；热血流入心肺腑，须要金针刺少商。
中满如何去得根，阴包如刺效如神；不论老幼依法用，须教患者便抬身。
打扑伤损破伤风，先于痛处下针攻；后向承山立作效，甄权留下意无穷。
腰腿疼痛十年春，应针不了便惺惺；大都引气探根本，服药寻方枉费金。
脚膝经年痛不休，内外踝边用意求；穴号昆仑并吕细，应时消散即时瘳。
风痹痿厥如何治？大杼曲泉真是妙；两足两胁满难伸，飞虎神针七分到。
腰软如何去得根，神妙委中立见效。

（五）通玄指要赋（又名流注指要赋，金元时期窦汉卿著）

必欲治病，莫如用针。巧运神机之妙，工开圣理之深。外取砭针，能蠲邪而扶正；中含水火，善回阳而倒阴。原夫络别支殊，经交错综，或沟池溪谷以歧异，或山海丘陵而隙共。斯流派以难揆，在条纲而有统。理繁而昧，纵补泻以何功？法捷而明，曰迎随而得用。且如行步难移，太冲最奇。人中除脊膂之强痛，神门去心性之呆痴。风伤项急，始求于风府；头晕目眩，要觅于风池。耳闭须听会而治也，眼痛则合谷以推之。胸结身黄，取涌泉而即可；脑昏目赤，泻攒竹以便宜。但见两肘之拘挛，仗曲池而平扫；四肢之懈惰，凭照海以消除。牙齿痛，吕细堪治；头项强，承浆可保。太白宣通于气冲，阴陵开通于水道。腹膨而胀，夺内庭兮以休迟；筋转而疼，泻承山而在早。大抵脚腕痛，昆仑解愈；股膝疼，阴市能医。痫发癫狂兮，凭后溪而疗理；疟生寒热兮，仗间使以扶持；期门罢胸满血膨而可已，劳宫退胃翻心痛亦何疑！稽夫大敦去七疝之偏坠，王公谓此；三里却五劳之羸瘦，华佗言斯。固知腕骨祛黄，然骨泻肾，行间治膝肿目疾，尺泽去肘疼筋紧。目昏不见，二间宜取；鼻窒无闻，迎香可引。肩井除两臂难任，丝竹疗头疼不忍。咳嗽寒痰，列缺堪治；眵䁾冷泪，临泣尤准（头临泣穴）。髋骨将腿痛以祛残，肾俞把腰疼而泻尽。以见越人治尸厥于维会，随手而苏；文伯泻死胎于阴交，应针而陨。圣人于是察麻与痛，分实与虚。实则自外而入也，虚则自内而出欤！故济母而裨其不足，夺子而平其有余。观二十七之经络，一一明辨；据四百四之疾症，件件皆除。故得夭枉都无，跻斯民于寿域；几微已判，彰往古之玄书。抑又闻心胸病，求掌后之大陵；肩背患，责肘前之三里。冷痹肾败，取足阳明之土；连脐腹痛，泻足少阴之水。脊间心后者，针中渚而立痊；胁下肋边者，刺阳陵而即止。头项痛，拟后溪以安然；腰背疼，在委中而已矣。夫用针之士，于此理苟能明焉，收祛邪之功，而在乎捻指。

（六）金针赋（明·徐凤《针灸大全》）

观夫针道，捷法最奇，须要明于补泻，方可起于倾危。先分病之上下，次定穴之高低。头有病而足取之，左有病而右取之。男子之气，早在上而晚在下，取之必明其理；女子之气，早在下而晚在上，用之必识其时。午前为早属阳，午后为晚属阴，男女上下，凭腰分之。手足三阳，手走头而头走足；手足三阴，足走腹而胸走手。阴升阳降，出入之机。逆之者为泻、为迎，顺之者为补、为随。春夏刺浅者以瘦，秋冬刺深者以肥。更观元气厚薄，浅深之刺犹宜。

原夫补泻之法，妙在呼吸手指。男子者，大指进前左转，呼之为补，退后右转，吸之为泻，提针为热，插针为寒；女子者，大指退后右转，吸之为补，进前呼之为泻，插针为热，提针为寒。左与右各异，胸与背不同，午前者如此，午后者反之。是故爪而切之，下针之法；摇而退之，出针之法；动而进之，催针之法；循而摄之，行气之法。搓而去病，弹则补虚。肚腹盘旋，扪为穴闭。重沉豆许曰按，轻浮豆许曰提。一十四法，针要所备。补者一退三飞，真气自归；泻者一飞三退，邪气自避。补则补其不足，泻则泻其有余。有余者为肿为痛曰实，不足者为痒为麻曰虚。气速效速，气迟效迟。……

且夫下针之先，须爪按重而切之，次令咳嗽一声，随咳下针。凡补者呼气，初针刺至皮内，乃曰天才；少停进针，刺至肉内，是曰人才；又停进针，刺至筋骨之间，名曰地才。此为极处，就当补之，再停良久，却须退针至人之分，待气沉紧，倒针朝病，进退往来，飞经走气，尽在其中矣。凡泻者吸气，初针至天，少停进针，直至于地，得气泻之，再停良久，即须退针，复至于人，待气沉紧，倒针朝病，法同前矣。其或晕针者，神气虚也，以针补之，口鼻气回，热汤与之，略停少顷，依前再施。

及夫调气之法，下针至地之后，复人之分，欲气上行，将针右捻；欲气下行，将针左捻；欲补先呼后吸，欲泻先吸后呼。气不至者，以手循摄，以爪切掐，以针摇动，进捻搓弹，直待气至。以龙虎升腾之法，按之在前，使气在后，按之在后，使气在前。运气走至疼痛之所，以纳气之法，扶针直插，复向下纳，使气不回。若关节阻涩，气不过者，以龙虎龟凤通经接气，大段之法，驱而运之，仍以循摄爪切，无不应矣，此通仙之妙。

况夫出针之法，病势既退，针气微松，病未退者，针气如根，推之不动，转之不移，此为邪气吸拔其针，乃真气未至，不可出之；出之者其病即复，再须补泻，停以待之，直候微松，方可出针豆许，摇而停之。补者吸之去疾，其穴急扪；泻者呼之去徐，其穴不闭。欲令腠密，然后吸气，故曰：下针贵迟，太急伤血；出针贵缓，太急伤气。已上总要，于斯尽矣。

考夫治病，其法有八：一曰烧山火，治顽麻冷痹，先浅后深，凡九阳而三进三退，慢提紧按，热至，紧闭插针，除寒之有准。二曰透天凉，治肌热骨蒸，先深后浅，用六阴而三出三入，紧提慢按，徐徐举针，退热之可凭，皆细细搓之，去病准绳。三曰阳中隐阴，先寒后热，浅而深，以九六之法，则先补后泻也。四曰阴中隐阳，先热后寒，深而浅，以六九之方，则先泻后补也。补者直须热至，泻者务待寒侵，犹如搓线，慢慢转针，法浅则用浅，法深则用深，二者不可兼而紊之也。五曰子午捣臼，水蛊膈气，落穴之后，调气均匀，针行上下，九入六出，左右转之，十遭自平。六曰进气之诀，腰背肘膝痛，浑身走注疼，刺九分，行九补，卧针五七吸，待气上下，亦可龙虎交战，左捻九而右捻六，是亦住痛之针。七曰留气之诀，痃癖癥瘕，刺七分，用纯阳，然后乃直插针，气来深刺，提针再停。八曰抽添之诀，瘫痪疮癞，取其要穴，使九阳得气，提按搜寻，大要运气周遍，扶针直插，复向下纳，回阳倒阴，指下玄微，胸中活法，一有未应，反复再施。

若夫过关过节催运气，以飞经走气，其法有四：一曰青龙摆尾，如扶船舵，不进不退，一左一右，慢慢拨动。二曰白虎摇头，似手摇铃，退方进圆，兼之左右，摇而振之。三曰苍龟探穴，如入土之象，一退三进，钻剔四方。四曰赤风迎源，展翅之仪，入针至地，提针至天，候针自摇，复进其原，上下左右，四围飞旋，病在上吸而退之，病在下呼而进之。

至夫久患偏枯，通经接气之法，有定息寸数。手足三阳，上九而下十四，过经四寸；手足三阴，上七而下十二，过经五寸，在乎摇动出纳，呼吸同法，驱运气血，顷刻周流，上下通接，可使寒者暖而热者凉，痛者止而胀者消。若开渠之决水，立时见功，何倾危之不起哉？虽然，病有三因，皆从气血，针分八法，不离阴阳。盖经脉昼夜之循环，呼吸往来之不息，和则身体康健，否则疾病竟生。譬如天下国家地方，山海田园，江河溪谷，值岁时风雨均调，则水道疏利，民安物阜。其或一方一所，风雨不均，遭以旱涝，使水道涌竭不通，灾忧遂至。人之气血，受病三因，亦犹方所之于旱涝也。盖针砭所以通经脉，均气血，蠲邪扶正，故曰捷法最奇者哉。……

（七）马丹阳天星十二穴治杂病歌

三里内庭穴，曲池合谷接，委中配承山，太冲昆仑穴，环跳与阳陵，通里并列缺。合担用法担，合截用法截，三百六十穴，不出十二诀。……

三里膝眼下，三寸两筋间。能通心腹胀，善治胃中寒，肠鸣并泄泻，腿肿膝胻酸，伤寒羸瘦损，气蛊及诸般。年过三旬后，针灸眼变宽。取穴当审的，八分三壮安。

内庭次趾外，本属足阳明。能治四肢厥，喜静恶闻声，瘾疹咽喉痛，数欠及牙疼，疟疾不能食，针着便惺惺。

曲池拱手取，屈肘骨边求。善治肘中痛，偏风手不收，挽弓开不得，筋缓莫梳头，喉闭促欲死，发热更无休，偏身风癣癞，针着即时瘳。

合谷在虎口，两指歧骨间。头疼并面肿，疟疾热还寒，齿龋鼻衄血，口噤不开言。针入五分深，令人即便安。

委中曲腘里，横纹脉中央。腰痛不能举，沉沉引脊梁，酸疼筋莫展，风痹复无常，膝头难伸屈，针入即安康。

承山名鱼腹，腨肠分肉间。善治腰疼痛，痔疾大便难，脚气并膝肿，辗转战疼酸，霍乱及转筋，穴中刺便安。

太冲足大趾，节后二寸中。动脉知生死，能医惊痫风，咽喉并心胀，两足不能行，七疝偏坠肿，眼目似云朦，亦能疗腰痛，针下有神功。

昆仑足外踝，跟骨上边寻。转筋腰尻痛，暴喘满冲心，举步行不得，一动即呻吟。若欲求安乐，须于此穴针。

环跳在髀枢，侧卧屈足取。折腰莫能顾，冷风并湿痹，腿胯连腨痛，转侧重欷歔。若人针灸后，顷刻病消除。

阳陵居膝下，外廉一寸中。膝肿并麻木，冷痹及偏风，举足不能起，坐卧似衰翁。针入六分止，神功妙不同。

通里腕侧后，去腕一寸中。欲言声不出，懊恼及怔忡。实则四肢重，头腮面颊红，虚则不能食，暴喑面无容。毫针微微刺，方信有神功。

列缺腕侧上，次指手交叉。善疗偏头患，遍身风痹麻。痰涎频壅上，口噤不开牙，若能明补泻，应手即如拿。

（八）十二经气血多少歌（明·徐凤《针灸大全》）

多气多血经须记，大肠手经足经胃。少血多气有六经，三焦胆肾心脾肺。
多血少气心包络，膀胱小肠肝所异。

（九）十二经相传次序歌（清·吴谦《医宗金鉴》）

肺大胃脾心小肠，膀肾包焦胆肝续，手阴脏手阳手头，足阴足腹阳头足。

（十）十二经治症主客原络（明·杨继洲《针灸大成》）

肺之主大肠客

太阴多气而少血，心胸气胀掌发热，喘咳缺盆痛莫禁，咽肿喉干身汗越，
肩内前廉两乳疼，痰结膈中气如缺，所生病者何穴求，太渊偏历与君说。

大肠主肺之客

阳明大肠夹鼻孔，面痛齿疼腮颊肿，生疾目黄口亦干，鼻流清涕及血涌，
喉痹肩前痛莫当，大指次指为一统，合谷列缺取为奇，二穴针之居病总。

脾主胃客

脾经为病舌本强，呕吐胃翻疼腹脏，阴气上冲噫难瘳，体重脾摇心事妄，
疟生振栗兼体羸，秘结疸黄手执杖，股膝内肿厥而疼，太白丰隆取为尚。

胃主脾客

腹膜心闷意凄怆，恶人恶火恶灯光，耳闻响动心中惕，鼻衄唇㖞疟又伤，
弃衣骤步身中热，痰多足痛与疮疡，气蛊胸腿疼难止，冲阳公孙一刺康。

真心主小肠客

少阴心痛并干嗌，渴欲饮兮为臂厥，生病目黄口亦干，胁臂疼兮掌发热，
若人欲治勿差求，专在医人心审察，惊悸呕血及怔忡，神门支正何堪缺。

小肠主真心客

小肠之病岂为良，颊肿肩疼两臂旁，项颈强疼难转侧，嗌颔肿痛甚非常，
肩似拔兮臑似折，生病耳聋及目黄，臑肘臂外后廉痛，腕骨通里取为详。

肾之主膀胱客

脸黑嗜卧不欲粮，目不明兮发热狂，腰痛足疼步难履，若人捕获难躲藏，
心胆战兢气不足，更兼胸结与身黄，若欲除之无更法，太溪飞扬取最良。

膀胱主肾之客

膀胱颈病目中疼，项腰足腿痛难行，痢疟狂癫心胆热，背弓反手额眉棱，
鼻衄目黄筋骨缩，脱肛痔漏腹心膨，若要除之无别法，京骨大钟任显能。

三焦主包络客

三焦为病耳中聋，喉痹咽干目肿红，耳后肘疼并出汗，脊间心后痛相从，
肩背风生连膊肘，大便坚闭及遗癃，前病治之何穴愈，阳池内关法理同。

包络主三焦客

包络为病手挛急，臂不能伸痛如屈，胸膺胁满腋肿平，心中淡淡面色赤，
目黄善笑不肯休，心烦心痛掌热极，良医达士细推详，大陵外关病消释。

肝主胆客

气少血多肝之经，丈夫癞疝苦腰疼，妇人腹膨小腹肿，甚则嗌干面脱尘，
所生病者胸满呕，腹中泄泻痛无停，癃闭遗溺疝瘕痛，太光二穴即安宁。

胆主肝客

胆经之穴何病主？胸胁肋疼足不举，面体不泽头目疼，缺盆腋肿汗如雨，
颈项瘿瘤坚似铁，疟生寒热连骨髓，以上病证欲除之，须向丘墟蠡沟取。

（十一）四总穴歌（明·徐凤《针灸大全》）

肚腹三里留，腰背委中求，头项寻列缺，面口合谷收。
另附六穴：胁肋支沟取，心胸内关谋，两臂曲池妙，两足肩井搜，小腹三阴走，急救刺水沟。

（十二）回阳九针歌（明·高武《针灸聚英》）

哑门劳宫三阴交，涌泉太溪中脘接，环跳三里合谷并，此是回阳九针穴。

（十三）马丹阳天星十二穴并治杂病歌（明·徐凤《针灸大全》）

三里内庭穴，曲池合谷接，委中配承山，太冲昆仑穴，环跳与阳陵，通里并列缺。
合担用法担，合截用法截，三百六十穴，不出十二诀。

（十四）八脉八穴治症歌（明·高武《针灸聚英》）

公孙

九种心疼涎闷，结胸反胃难停，酒食积聚胃肠鸣，水食气疾膈病。
脐痛腹痛胁胀，肠风疟疾心疼，胎衣不下血迷心，泄泻公孙立应。

内关

中满心胸痞胀，肠鸣泄泻脱肛，食难下膈酒来伤，积块坚横胁抢。
妇女胁疼心痛，结胸里急难当，伤寒不解结胸膛，疟疾内关独当。

后溪

手足拘挛战掉，中风不语痫癫，头疼眼肿泪涟涟，腿膝背腰痛遍。
项强伤寒不解，牙齿腮肿喉咽，手麻足麻破伤牵，盗汗后溪先砭。

申脉

腰背屈强腿肿，恶风自汗头疼，雷头赤目痛眉棱，手足麻挛臂冷。

吹乳耳聋鼻衄，痫癫肢节烦憎，遍身肿满汗头淋，申脉先针有应。

临泣

手足中风不举，痛麻发热拘挛，头风痛肿项腮连，眼肿赤疼头旋。

齿痛耳聋咽肿，浮风瘙痒筋牵，腿疼胁胀肋肢偏，临泣针时有验。

外关

肢节肿疼臂冷，四肢不遂头风，背胯内外骨筋攻，头项眉棱皆痛。

手足热麻盗汗，破伤眼肿睛红，伤寒自汗表烘烘，独会外关为重。

列缺

痔疟变肿泄痢，唾红溺血咳痰，牙疼喉肿小便难，心胸腹疼噎咽。

产后发强不语，腰痛血疾脐寒，死胎不下膈中寒，列缺乳痈多散。

照海

喉塞小便淋涩，膀胱气痛肠鸣，食黄酒积腹脐并，呕泻胃反便紧。

难产昏迷积块，肠风下血常频，膈中快气气痃侵，照海有功必定。

（十五）孙思邈十三鬼穴歌（明·徐凤《针灸大全》）

百邪癫狂所为病，针有十三穴须认，凡针之体先鬼宫，次针鬼信[1]无不应，一一从头逐一求，男从左起女从右。一针人中鬼宫停，左边下针右出针，

第二手大指甲下，名鬼信刺三分深，三针足大指甲下，名曰鬼垒[2]入二分，四针掌后大陵穴，入寸五分为鬼心，五针申脉名鬼路，火针三下七锃锃，

第六却寻大椎上，入发一寸名鬼枕[3]，七刺耳垂下五分，名曰鬼床[4]针要温，八针承浆名鬼市，从左出右君须记，九针间使鬼营上，十针上星名鬼堂，

十一阴下缝[5]三壮，女玉门头[6]为鬼藏，十二曲池名鬼臣，火针仍要七锃锃，十三舌头当舌中，此穴须名是鬼封[7]，手足两边相对刺，若逢孤穴只单通，此是先师妙口诀，狂猖恶鬼走无踪。

【注释】

[1] 鬼信：少商穴。

[2] 鬼垒：隐白穴。

[3] 鬼枕：风府穴。

[4] 鬼床：颊车穴。

[5] 阴下缝：奇穴，又名男阴缝，在男子阴茎根部与阴囊相交处正中。

[6] 玉门头：奇穴，又名女阴缝，在女子外生殖器之阴蒂头处。

[7] 鬼封：即海泉穴，在舌系带中点处。

（十六）五输穴歌

少商鱼际与太渊，经渠尺泽肺相连。商阳二三间合谷，阳溪曲池大肠牵。

厉兑内庭陷谷胃，冲阳解溪三里连。隐白大都足太阴，太白商丘并阴陵。

少冲少府属于心，神门灵道少海寻。少泽前谷后溪腕，阳谷小海小肠经。

至阴通谷束京骨，昆仑委中膀胱焉。涌泉然谷与太溪，复溜阴谷肾经传。

中冲劳宫心包络，大陵间使曲泽连。关冲液门中渚焦，阳池支沟天井言。

窍阴侠溪临泣胆，丘墟阳辅阳陵泉。大敦行间太冲看，中封曲泉属于肝。

（十七）八脉交会八穴歌

公孙冲脉胃心胸，内关阴维下总同。临泣胆经连带脉，阳维目锐外关逢。
后溪督脉内眦颈，申脉阳跷络亦通。列缺任脉行肺系，阴跷照海膈喉咙。

（十八）十二原穴歌

大肠合谷肺太渊，脾胃太白冲阳光，心是神门腕骨小，太溪京骨肾暖连，
心包大陵焦阳池，胆是丘陵太冲肝。

（十九）十五络穴歌

肺络列缺大偏历，胃络丰隆公孙脾，心是通里小支正，膀胱飞扬肾大钟，
心包内关焦外关，肝是蠡沟胆光明，任络鸠尾督长强，脾之大络是太冲。

（二十）十二募穴歌

肺上中府大天枢，胃上中脘梁章门，心募巨厥关元小，膀胱中极肾京门，
心包膻中焦石门，胆是日月肝期门。

（二十一）十六郄穴歌

郄有孔郄意，本是气血集，病症反应关，临证可救急。肺取孔最大温溜，脾是地机胃梁丘，心是阳溪小养老，肾取水泉金门暖，心包郄门传会宗，肝是中都胆外关，阳维阳交阴筑宾，阳跷跗阳阴交信。

（刘　霞）

腧穴索引

（以拼音为序）

W

X

Y

Z

主要参考书目

［1］国家市场监督管理总局，国家标准化管理委员会.经穴名称与定位（GB/T 12346—2021）［S］.北京：中国标准出版社，2021.

［2］国家中医药管理局中医师资格认证中心中医类别医师资格考试专家委员会.中医执业医师资格考试医学综合指导用书［M］.北京：中国中医药出版社，2020.

［3］国家中医药管理局中医师资格认证中心中医类别医师资格考试专家委员会.中医执业医师资格考试实践技能指导用书［M］.北京：中国中医药出版社，2020.

［4］汪安宁，易志龙.针灸学［M］.北京：人民卫生出版社，2021.

［5］苏绪林.经络与腧穴［M］.北京：中国中医药出版社，2018.

［6］梁繁荣，王华.针灸学［M］.北京：中国中医药出版社，2021.